Resilienz für die VUCA-Welt

Jutta Heller
(Hrsg.)

Resilienz für die VUCA-Welt

Individuelle und organisationale Resilienz entwickeln

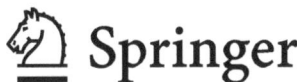

Herausgeberin
Jutta Heller
Stein, Deutschland

ISBN 978-3-658-21043-4   ISBN 978-3-658-21044-1 (eBook)
https://doi.org/10.1007/978-3-658-21044-1

Die Deutsche Nationalbibliothek verzeichnet diese Publikation in der Deutschen Nationalbibliografie; detaillierte bibliografische Daten sind im Internet über http://dnb.d-nb.de abrufbar.

© Springer Fachmedien Wiesbaden GmbH, ein Teil von Springer Nature 2019
Das Werk einschließlich aller seiner Teile ist urheberrechtlich geschützt. Jede Verwertung, die nicht ausdrücklich vom Urheberrechtsgesetz zugelassen ist, bedarf der vorherigen Zustimmung des Verlags. Das gilt insbesondere für Vervielfältigungen, Bearbeitungen, Übersetzungen, Mikroverfilmungen und die Einspeicherung und Verarbeitung in elektronischen Systemen.
Die Wiedergabe von Gebrauchsnamen, Handelsnamen, Warenbezeichnungen usw. in diesem Werk berechtigt auch ohne besondere Kennzeichnung nicht zu der Annahme, dass solche Namen im Sinne der Warenzeichen- und Markenschutz-Gesetzgebung als frei zu betrachten wären und daher von jedermann benutzt werden dürften.
Der Verlag, die Autoren und die Herausgeber gehen davon aus, dass die Angaben und Informationen in diesem Werk zum Zeitpunkt der Veröffentlichung vollständig und korrekt sind. Weder der Verlag noch die Autoren oder die Herausgeber übernehmen, ausdrücklich oder implizit, Gewähr für den Inhalt des Werkes, etwaige Fehler oder Äußerungen. Der Verlag bleibt im Hinblick auf geografische Zuordnungen und Gebietsbezeichnungen in veröffentlichten Karten und Institutionsadressen neutral.

Umschlaggestaltung: deblik Berlin

Springer ist ein Imprint der eingetragenen Gesellschaft Springer Fachmedien Wiesbaden GmbH und ist ein Teil von Springer Nature
Die Anschrift der Gesellschaft ist: Abraham-Lincoln-Str. 46, 65189 Wiesbaden, Germany

Vorwort

Resilienz wird vielfach als Zukunftskompetenz deklariert – insbesondere für unsichere Zeiten. Die Komplexität der Arbeits- und Lebensumwelt, die uns umgibt, fordert neue Fähigkeiten: Flexibel mit ungewissen Situationen umgehen können, Entscheidungen im ambivalenten Umfeld treffen, Scheitern als eine mögliche Option unter anderen akzeptieren – das alles sind Aspekte eines Verhaltens, um sich resilient in einer VUCA-Welt (VUCA steht für volatil, unsicher, komplex – englisch „complex" -, ambigue) zu behaupten.

Der Band *Resilienz für die VUCA-Welt* ist Teil einer Buchreihe zu Coaching und seiner Rolle im Arbeits- und Privatkontext, die auf den Schwerpunktthemen des Erdinger Coaching-Kongresses basiert.

- Aus dem Kongress 2014 „Coaching heute: Zwischen Königsweg und Irrweg" entstand das Buch *Qualität im Coaching*.
- Zum Kongress 2015 „Coaching heute: Zwischen Vertraulichkeit und Firmeninteressen" gibt es noch zahlreiche Online-Dokumente unter ▶ www.coaching-kongress.com/rueckblicke/rueckblick-2015/download/.
- Aus dem Kongress 2016 resultiert das Buch *Digitale Medien im Coaching*.
- Basierend auf dem Kongress 2017 „Coaching heute: Resilienz für die VUCA-Welt" entstand dieser neue Sammelband.

Die meisten AutorInnen dieses Bandes waren auch auf dem Kongress 2017 mit Vorträgen und Workshops zum Schwerpunktthema vertreten. Mein Anspruch war es, beim Kongress ein möglichst breites Spektrum relevanter Themen rund um Resilienz für die VUCA-Welt abzudecken. Das schlägt sich auch in der Thematik der Beiträge im vorliegenden Band nieder: Sie stellen nicht den Anspruch auf Vollständigkeit, sondern sollen Anregungen und Ideen zur Vertiefung einzelner Themen aus Sicht der AutorInnen geben, die aus den verschiedensten Arbeits- und Denk-Kontexten stammen.

Wie kommt es zur Initiierung eines neuen Kongresses und dann zur Festlegung eines Kongresstitels? Von 2011–2014 hatte ich die Leitung der Fakultät Wirtschaftspsychologie inne und verantwortete insbesondere die Themen rund um Training und Business Coaching. Insbesondere Business Coaching wollte ich als USP der Hochschule stärken und konnte dafür letztlich auch die FakultätskollegInnen gewinnen. Zur Themenfindung für die Kongresse 2014–2016 hatten wir intensive Brainstormings mit rund 10 KollegInnen. Bei der Durchführung der Kongresse waren stets meine Professoren-Kollegen Axel Koch, Claas Triebel und Bernhard Hauser dabei. Für 2017 wollte ich das Thema Resilienz platzieren, mit dem ich mich seit einigen Jahren bereits im Beratungsmarkt positioniert hatte. „Für die VUCA-Welt" war auch mein Wunschtitel, der anfangs sehr kontrovers diskutiert wurde. Kurz nachdem wir uns dann doch auf „Resilienz für die VUCA-Welt" geeinigt hatten, entdeckte ich mehrere andere Kongress zur VUCA-Welt. Vielleicht hatte ich eine veränderte Wahrnehmung, jedoch traf und trifft dieses Thema den Nerv der Zeit. Umso mehr freue ich mich, dass wir zahlreiche namhafte ExpertInnen dazu für diesen Band versammeln konnten:

In Teil I des Buches geht es um ganzheitliche Ansätze individueller sowie organisationaler Resilienz. Die Beiträge beschäftigen sich mit Resilienzkultur in Organisationen und der Rolle des Individuums, als Führungskraft, MitarbeiterIn oder „Privatmensch" im Unternehmensumfeld. AutorInnen sind neben mir Nina Gallenmüller Karsten Drath und Sylvia Wellensiek.

In Teil II analysieren Ulrich Lenz, Jens Braak, Klaus Elle und Urte Reckowsky, wie die veränderten Rahmenbedingungen der VUCA-Welt die aktuellen und zukünftigen Arbeitswelten beeinflussen.

In Teil III stellen die AutorInnen Methoden und Anwendungsergebnisse der Resilienzmessung vor. Sie lesen in Beiträgen von Ella Amann, Roman Soucek, Christian Schlett und Nina Pauls zu den Möglichkeiten von Resilienzdiagnostik und -messung bei Einzelpersonen, in Teams und Organisationen.

Teil IV des Bandes geht intensiv auf die neurologischen und medizinischen Grundlagen der Resilienz ein, mit Beiträgen von Petra Golenhofen zur Polyvagaltheorie, Silvia Balaban zur Herzratenvariabilitätsmessung (HRV), Hildegard Nibel und Andreas Herold zu körperorientiertem Coaching und Erwin Schmitt zur Grenze zwischen Coaching und Therapie.

Teil V beschäftigt sich mit Ansätzen zur individuellen Resilienzstärkung durch die Kraft der Natur, durch Stärkenarbeit, durch das Aufzeigen neuer Möglichkeiten und systemische Konfliktbewältigung in Beiträgen von Beate und Olaf Hofmann, Teresa Keller, Karin Lohner und Anja Mumm.

Den Abschluss des Bandes (Teil VI) bilden zwei Praxisbeispiele der Umsetzung von resilienzfördernden Maßnahmen in Unternehmen mit extremen Anforderungen: Andreas Gattinger zeigt am Beispiel von Feuerwehreinsätzen und Stephanie Rascher und Gerhard Fahnenbruck zeigen bei der Luftfahrt, welche Strategien Organisationen zum resilienten Umgang mit der VUCA-Welt anwenden können.

Resilienz hat zahlreiche Facetten. So wird sie aktuell im Logistikbereich, bei Stadtentwicklungen, organisatorischen Umstrukturierungen und in vielen anderen Bereichen diskutiert. Insbesondere für Unternehmen wird das Resilienzthema weiter zunehmen. Das ist auch der Hintergrund für die Gründung des ORES Verband für Organisationale Resilienz e. V., bei dem ich die 1. Vorsitzende bin und der aktuell eine detaillierte Befragung zur organisationalen Resilienz durchführt (Link zur Teilnahme auf ▶ www.ores.online). Die Gründung des Verbandes fand am 28.1.2017 statt, und beim Kongress im Februar 2017 hatten wir unseren ersten öffentlichen Auftritt.

Die Durchführung des Kongresses 2017 entsprach einem eigenständigen „Resilienzprojekt". Wir hatten zu wenige HelferInnen. Meine Mitarbeiterin, die vorab alles koordiniert hatte, konnte an den Kongresstagen kurzfristig nicht dabei sein. Es gab etliche Lücken, die ich versuchte zu füllen. Ich setzte mir zusätzlich zwei Hüte auf, indem ich als Organisatorin und Moderatorin, aber auch als Rednerin aktiv war. Zudem wusste ich (und wenige andere), dass es an der Hochschule mein letzter Kongress

Vorwort

sein würde. Nach über 10 Jahren an der Hochschule mit paralleler Selbstständigkeit hatte ich entschieden, mich nun ausschließlich auf meine selbstständige Tätigkeit als Resilienzberaterin zu fokussieren. Ich hatte mich in dieser Zeit fast immer voll und ganz mit der Hochschule identifiziert, so dass das Kongressende durchaus mit einer persönlichen Krise und schmerzhaftem Loslassen verbunden war.

Umso mehr freue ich mich, dass dieser Sammelband nun vorliegt, durchaus als Essenz meines Entwicklungsweges durch die Hochschulzeit. Ich danke Prof. Dr. Dr. Christian Werner, dem Gründer der Hochschule, der mich gefordert hat, aber auch vertrauensvoll einfach machen ließ. Ich danke Prof. Dr. Britta Salander, die mich an die Hochschule gebracht hat und mir eine liebe Freundin ist. Auch Prof. Dr. Martin Elbe sowie Prof. Dr. Franz-Michael Binninger waren wichtige Weggefährten insbesondere in der Anfangszeit. Danke an Claas, Axel und Bernhard als Coaching-Team ☺ und an alle anderen, mit denen ich an der Hochschule zusammenarbeiten durfte. Danke an Prof. Dr. Ulrich Lenz, an den ich 2014 die Leitung der Fakultät übergeben konnte, der mir insbesondere für die Kongresse freie Hand ließ. Ein großer Dank geht an Nina Gallenmüller, die mir eine vertrauensvolle Mitarbeiterin ist und die im Hintergrund zuverlässig die Fäden zusammenhält. Mein besonderer Dank geht an meinen Mann Siegfried Hochstein, der mich vorbehaltlos unterstützt und zudem noch höchst kompetent stets die Grafik für den Kongress beigesteuert und Marketingberatung geleistet hat.

Ebenso danke ich allen Mit-AutorInnen, die ihre Zeit hier investiert haben, die dadurch auch an anderer Stelle gefehlt hat. Diese Engpässe zeigen sich immer dann, wenn Abgabefristen verlängert werden müssen. Herzlichen Dank an Heiko Sawczuk und Eva Brechtel-Wahl vom Springer-Verlag, die mich bei der Planung des gesamten Buchprojekts begleitet haben, sowie an Renate Schulz, Verantwortliche für das Projektmanagement. Ebenso hat das detaillierte und sensible Lektorat von Stephanie Kaiser-Dauer viel zu diesem Band beigetragen. Auch dafür mein herzlicher Dank.

Im Buch wird eine Vielfalt der weiblichen und männlichen Schreibweise entsprechend der Präferenz der AutorInnen genutzt. Falls nur ein Geschlecht explizit dargestellt ist, ist selbstverständlich das andere Geschlecht mitgemeint. Der Herausgeberin ist es jedoch ein zentrales Anliegen, dass auch Frauen explizit genannt und nicht nur mitgemeint werden.

Jutta Heller
Im Herbst 2018

Inhaltsverzeichnis

I Ganzheitliche Ansätze individueller und organisationaler Resilienz

1 Resilienz-Coaching: Zwischen „Händchenhalten" für Einzelne und Kulturentwicklung für Organisationen 3
 Jutta Heller und Nina Gallenmüller

2 Das FiRE®-Modell 19
 Karsten Drath

3 Ruhe, Kraft und Klarheit in Zeiten ständigen Wandels: Persönliche und organisationale Resilienz durch ganzheitliches Training und Coaching stärken 33
 Sylvia Kéré Wellensiek

II VUCA-Welt als Konstante zukünftiger Arbeitswelten

4 Coaching im Kontext der VUCA-Welt: Der Umbruch steht bevor 49
 Ulrich Lenz

5 Leadership-Coaching in der VUCA-Welt 69
 Jens Braak und Klaus Elle

6 Resilienz im Zeitalter der Mobilität 85
 Urte Reckowsky

III Messung der Resilienzstärke von Individuen, Teams und Organisationen

7 Stark im Arbeitsleben – Instrumente zur Erfassung und Förderung von Resilienz 101
 Roman Soucek, Christian Schlett und Nina Pauls

8 Resilienzdiagnostik und neue Coaching-Ansätze für die VUCA-Welt 115
 Ella Gabriele Amann

9 Messung organisationaler Resilienz: Zentrale Elemente, Schutz- und Risikofaktoren 133
 Jutta Heller, Brigitte Huemer, Ingrid Preissegger, Karsten Drath, Fritz Zehetner und Ella Gabriele Amann

IV Neurobiologische und medizinische Grundlagen der Resilienz

10 Neuroresilienz aus medizinischer Sicht verstehen und messen 143
Petra Golenhofen

11 Stress objektiv messen – der neue holistische Ansatz 153
Silvia Balaban

12 Körperorientiertes Coaching für ressourcenschonendes Auflösen chronischer Stressreaktionen 169
Hildegard Nibel und Andreas Herold

13 Suizide hochrangiger Firmenchefs – Konsequenzen für mein Coaching 185
Erwin Schmitt

V Individuelle Resilienzstärkung

14 „Coaching to go" – die Kraft der grünen Resilienz nutzen 199
Beate Hofmann und Olaf Hofmann

15 Innere Ruhe durch stärkenorientierte Selbstwahrnehmung 213
Teresa Keller

16 Widerstandskraft entwickeln statt Widerstand leben 227
Karin Lohner

17 Systemische Konfliktbewältigung 237
Anja Mumm

VI Praxisbeispiele zur Resilienzförderung

18 Praxisnahe Strategien und Umgang mit Problemen aus der VUCA-Welt von Einsatzleitern am Beispiel von Feuerwehreinsätzen – was kann man von Feuerwehr-Einsatzleitern lernen?! 251
Andreas Gattinger

19 Critical Incident Stress Management – wie professionelle Krisenintervention die Luftfahrt resilienter macht 269
Stephanie Rascher und Gerhard Fahnenbruck

Über die Autorinnen und Autoren

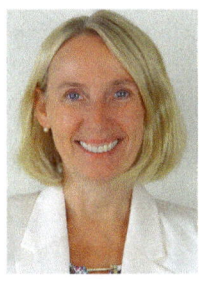

Ella Gabriele Amann
Juristin, Systemischer Business Coach, Heilpraktikerin, Psychotherapeutin und Systemische Familientherapeutin. Leiterin des internationalen Trainer- und Beraternetzwerkes des ResilienzForum, Entwicklerin des Resilienz-Zirkel-Trainings nach dem Bambus-Prinzip® und Mitentwicklerin des RZT® Kompetenz-Profils von SIZE Prozess®. Die Autorin ist Vorstandsmitglied im internationalen Verband für Organisationale Resilienzförderung ORES, Fachgruppe Resilienz-Weiterbildung und Qualitätssicherung.

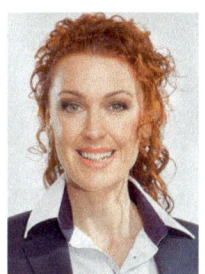

Silvia Balaban
Dipl.-Wirtschaftspsychologin (FH), lehrt als Dozentin an der Hochschule für angewandtes Management. Mit ihrem Unternehmen RECALIBRATION engagiert sie sich auf dem Gebiet des betrieblichen Gesundheitsmanagements. Ergänzt werden verhaltens- und verhältnispräventive Maßnahmen durch die Analyse von Stresshormonen und die Langzeitmessung der Herzratenvariabilität, die dem neusten Stand der Forschung entsprechen. In ihrer Praxis in München berät die Unternehmerin Führungskräfte und Leistungsträger zur sichtbaren Steigerung ihrer Gelassenheit und Resilienz durch wissenschaftlich fundierte bodyundmind-Strategien. Dabei unterstützt die enge Zusammenarbeit mit Ärzten den integrativen Anspruch von RECALIBRATION. Balaban ist zertifizierte Entspannungstherapeutin, geprüfte Stressmanagement-Trainerin und systemisch-integrativer Business-Coach. Sie ist Rednerin und veröffentlicht regelmäßig Fachbeiträge. Ihr Buch *Stressmanagement für Manager (AT)* erscheint 2019. Mehr auf: ▶ recalibration.de.

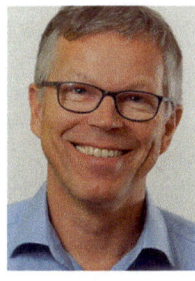

Dr. Jens Braak
ist ein erfahrener Experte für Innovationskultur. Als promovierter Physiker und Spezialist für Chaos- und Systemtheorie hat er Konzepte für die Beratungspraxis entwickelt, die Unternehmen in turbulenten Umfeldern konkrete Tools an die Hand geben. In seinem Buch *Zufallstreffer – Vom erfolgreichen Umgang mit dem Unplanbaren* hat er bereits 2011 das Konzept des Chancenmanagements veröffentlicht, ein umfassender strategischer Ansatz für das agile Management von Innovationen. Mit Innonamics entwickelte er ein Umfragetool zur Messung und Verbesserung der Innovationskultur in Unternehmen. 2016 gründete er gemeinsam mit dem Künstler und Gründer des Metaphorischen Managements Klaus Elle das Da-Vinci-Team. Die Da-Vinci-Tools arbeiten im Spannungsfeld zwischen kreativ-intuitiven und systemisch-strukturierten Methoden und dienen als nachhaltiger Turbo für Veränderungsprozesse von Menschen und Organisationen. ▶ www.braak.de, ▶ www.da-vinci-team.de.

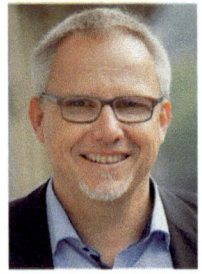

Karsten Drath

arbeitet seit 2006 als Coach und ist als einer der ersten deutschen Coaches vom European Mentoring and Coaching Council als Master Level Coach zertifiziert worden. Zudem ist er akkreditiert von der International Coach Federation, dem World Economic Forum und dem Center for Creative Leadership. Weiterhin ist Drath staatlich geprüfter Psychotherapeut und Autor zahlreicher Bücher zu den Themen Führung, Coaching und Resilienz, darunter das Standardwerk *Resilienz in der Unternehmensführung*. Seine Arbeit beruht auf 15 Jahren Erfahrung im internationalen Business-Kontext, wo er führende Positionen bei Accenture, Bombardier und Dell bekleidete. Seit 2011 fokussiert sich Karsten Drath als Managing Partner bei Leadership Choices auf das Ziel, Führungskräfte in ihrer persönlichen und professionellen Entwicklung zu unterstützen. Dazu begleiten Drath und sein Team europaweit Executives, die ihre Resilienz und das Resilienzfeld ihres Unternehmens verbessern möchten.

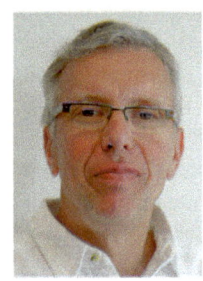

Klaus Elle

ist Experte für metaphorisches Management von Veränderungsprozessen. Er studierte Fotografie in Leipzig mit Diplom als Fotodesigner. Seit 1981 weltweite Ausstellungstätigkeit und Kunstprojekte u. a. in Paris, Zürich, Berlin, New York, Houston, Helsinki, Bratislava, Köln, Warschau, Hamburg. Seit 1996 ist er als Berater in den Bereichen Veränderungsmanagement, Kreativitätstraining, visuelles Coaching tätig. Elle entwickelte zahlreiche visuelle Analysewerkzeuge zur Förderung von Veränderungsprozessen, z. B. „Farbkreisanalyse", „Organisation-Process-Guide", „Sustainability-Business-Navigator". Er ist Autor mehrerer Bücher über Kreativität, Kunst und Veränderung. Im Jahr 2011 erschien im Springer-Verlag *Metaphorisches Management – mit Intuition und Kreativität komplexe Systeme steuern*. Elle arbeitet in vielfältigen professionellen Netzwerken: Zusammenarbeit seit 2006 in der Ausbildung im Nachhaltigkeitsmanagement mit der ETH Zürich, MIT Boston und der Universität von Tokyo; Trainer im MBA-Programm der HSG St. Gallen; Partner der KGOTLA Management Company Amsterdam/Johannesburg; Netzwerkpartner der Neuwaldegg Gruppe Wien. 2016 gründete er gemeinsam mit dem Innovationsexperten Dr. Jens Braak das Da-Vinci-Team. Die Da-Vinci-Tools arbeiten im Spannungsfeld zwischen kreativ-intuitiven und systemisch-strukturierten Methoden und dienen als nachhaltiger Turbo für Veränderungsprozesse von Menschen und Organisationen. ▶ www.elle-elle.de, ▶ www.da-vinci-team.de, ▶ www.klauselleart.viewbook.com.

Über die Autorinnen und Autoren

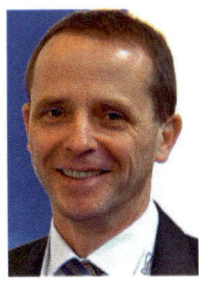

Gerhard Fahnenbruck
ist promovierter Diplom-Psychologe und aktiver Flugkapitän. Seine Doppelqualifikation nutzt er in seiner Funktion als Berater im Kontext von Prävention, Intervention und Nachsorge in Krisensituationen. Der Schwerpunkt seiner Tätigkeit liegt in der Luftfahrt. Seine Kenntnisse, Erfahrungen und Fähigkeiten bringt er darüber hinaus in verschiedenen Bereichen der chemischen Industrie, des Gesundheitswesens, im Energie-, aber auch im Bankensektor ein. In sämtlichen Bereichen arbeitet er mit, in oder für Teams oder baut diese auf. Eine seiner Besonderheiten ist das sensible und flexible Coaching von Führungskräften, bei dem er nicht nur auf seine Ausbildung, sondern auch auf seine langjährigen eigenen Erfahrungen zurückgreifen kann. Er ist seit vielen Jahren ehrenamtlicher Vorstand und Clinical Director der Stiftung Mayday, einer gemeinnützigen und wohltätigen Organisation, die sich insbesondere um Fluglizenzinhaber und deren Angehörige kümmert, die in Not geraten sind.

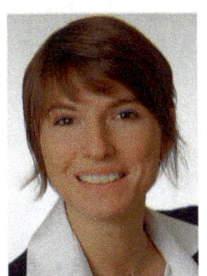

Nina Gallenmüller
ist Diplom-Psychologin und Assistentin von Prof. Dr. Heller. Als HR-Fachkraft hat sie langjährige Erfahrung in der Personalentwicklung in internationalen Unternehmen. Ihre Spezialthemen sind Change Management und Integrationsprozesse mit Fokus auf persönlicher Weiterentwicklung und Resilienz. Seit 2014 ist Frau Gallenmüller Mitarbeiterin im Institut von Prof. Heller. Unter anderem koordinierte sie den jährlichen von der Hochschule für angewandtes Management organisierten Coaching-Kongress und ist Mitautorin verschiedener Veröffentlichungen zu Resilienz.

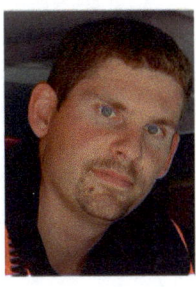

Andreas Gattinger
ist seit 5 Jahren Ausbilder an der Feuerwehrschule der Branddirektion München im Fachbereich Führung. Er ist dort zuständig für die Aus- und Fortbildung von Gruppen- und Zugführern und für das Coaching der Ausbildungsbeamten in der dritten und vierten Qualifizierungsebene während der Anwärterzeit. Als Zugführer im Einsatzdienst ist er als Einsatzleiter oder Abschnittsleiter in der Gefahrenabwehr tätig. Auch bei Großschadenslagen übernimmt er eine Stabsfunktion in der Gefahrenabwehrleitung der Stadt München und ist vertraut mit anspruchsvollen, zeitkritischen und komplexen Situationen.

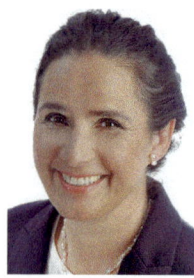

Dr. med. Petra Golenhofen
ist seit über 25 Jahre als Ärztin und Coach tätig.
Grundqualifikationen:
- Approbation als Humanmedizinerin an der Johannes-Gutenberg-Universität Mainz
- Facharztanerkennung für Anästhesiologie und Intensivmedizin an der Ruprecht-Karls-Universität Heidelberg

Zusatzqualifikationen:
- Allgemeine und spezielle Schmerztherapie
- Akupunktur A- und B-Diplom
- Naturheilverfahren
- Chronomedizin, Schlafmedizin
- Traumatherapie
- Hypnotherapie

In Prien am Chiemsee in eigener Praxis ist sie in einem Team spezialisierter Fachkräfte mit dem Schwerpunkt Stresserkrankungen/Resilienzaufbau tätig. Für Trainer und Coaches bietet sie Fortbildungen zum Thema „Neurobiologische Grundlagen zu Stress und Resilienzmanagement" an.

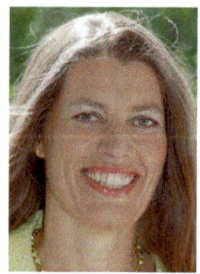

Prof. Dr. Jutta Heller
ist Coach, Autorin und Beraterin zu individueller und organisationaler Resilienz. Sie ist seit über 25 Jahren selbstständig und war zudem über 10 Jahre aktiv als Professorin für Training und Business Coaching an der Hochschule für angewandtes Management. Dort hatte sie knapp acht Jahre Führungsverantwortung und war von 2013–2017 Initiatorin und Organisatorin des jährlichen Coaching-Kongresses. Mit ihrer Akademie bietet sie Resilienztrainings für Führungskräfte, Frauen-Coaching-Tage sowie eine Zertifikats-Ausbildung zum/zur ResilienzberaterIn an. Ihr Hauptfokus sind Unternehmen, um die Resilienzentwicklung für Einzelne, Teams sowie für die Gesamtorganisation zu unterstützen. Sie ist 1. Vorsitzende von ORES – Verband für organisationale Resilienz – der u. a. Forschung zu organisationaler Resilienz voranbringt. Prof. Heller ist ausgebildete systemische Beraterin, NLP-Lehrtrainerin, Business Coach und zertifizierte Rednerin. Sie hat u. a. die Bestseller verfasst: *Resilienz. 7 Schlüssel für mehr innere Stärke* (7. Aufl. 2018), *Das wirft mich nicht um. Mit Resilienz stark durchs Leben geh*en (4. Aufl. 2017). Mehr unter: ▶ www.juttaheller.de.

Über die Autorinnen und Autoren

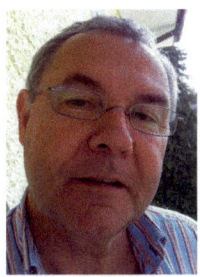

Andreas Herold
MSc., arbeitet mit psychiatrischen Patienten, vor allem traumatisierten Menschen (Missbrauch, Gefängnis, Krieg, Unfälle). Er ist Ausbilder für Brainspotting und TRE. Eingesetzte Methoden: TRE, Brainspotting, Somatic Experiencing.

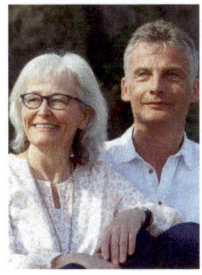

Beate und Olaf Hofmann
schätzen es sehr, dass ihr Zuhause nur wenige Meter vom Waldrand entfernt liegt. 2011 erfüllten sie sich den Traum von einem einjährigen Familiensabbatical in Westkanada. Als Lebens- und Auszeitexperten plädieren sie dafür, Mikroauszeiten zur Stärkung der persönlichen Lebenskraft zu nutzen. Beate Hofmann ist systemischer Coach und Dozentin am Institut für Berufsbegleitende Studien der Ev. Hochschule Moritzburg. Olaf Hofmann ist „Outward-Bound"-zertifizierter Trainer, hat einen Lehrauftrag für Erlebnispädagogik an der Ev. Hochschule Moritzburg und entwickelt als Landesreferent für Freizeit & Tourismus der Ev. Landeskirche Württemberg spirituelle Angebote in der Natur. In Büchern, Vorträgen und Seminaren der Autoren geht es um Lebenskraft, seelische Gesundheit und den Wert von Natur. Als Spezialisten für „Grüne Resilienz" sind sie gefragte Redner bei Firmen und Veranstaltungen. Bei Patmos (*Einfach raus! Wie Sie Kraft aus der Natur gewinnen*, 2. Aufl. 2017) und adeo (*Leben mit tausend Sternen – Holen Sie sich das Glück zurück. Es liegt direkt vor Ihrer Haustür*, 1. Aufl. 2017) erschienen populärwissenschaftliche Bücher zum Thema Natur – Gesundheit und Leistungskraft. Im Magazin *ma vie* des Burda-Verlages ist das Autorendoppel als Seminar-Coach mit einer Kolumne vertreten und hat das Resilienzseminar „Manufaktur des Lebens" konzipiert, das mehrmals jährlich stattfindet. Dass Coaching und Seminare in der Natur eine deutlich nachhaltigere Wirkung zeigen, ist für die Hofmanns eine Erfahrung, über die sie gerne schreiben und die sie nicht nur für ihre Angebote nutzen, sondern auch mit anderen teilen. ▶ www.hopeandsoul.com.

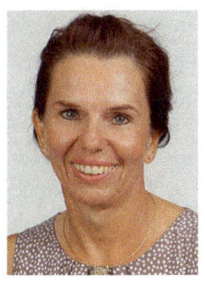

Brigitte Huemer
ist Unternehmensberaterin, Organisationsentwicklerin, Mediatorin und Diplom-Psychologin, Partnerin der Trigon Entwicklungsberatung und Mitentwicklerin des Trigon Modells für Organisationale Resilienz. Die Autorin ist Vorstandsmitglied im internationalen Verband für Organisationale Resilienz, ORES, Vorstandsressort „Umsetzungsorientierte Methoden für Organisationale Resilienz".

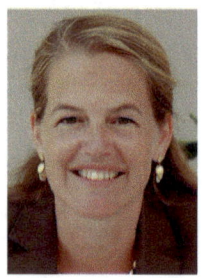

Dr. Teresa Keller

ist als Beraterin, Rednerin und Buchautorin tätig. Nach dem Studium der Betriebswirtschaftslehre promovierte sie in Interkultureller Kommunikation und unterrichtete an der Ludwig-Maximilian- Universität in München. Derzeit ist sie Dozentin für Teamentwicklung und Moderation an der Hochschule für angewandtes Management Sie gründete 2013 das Flourishing Institut in München, das sich zum Ziel gesetzt hat, eine Verbindung zwischen Wissenschaft und Praxis herzustellen, und begleitet Unternehmen, Teams und Persönlichkeiten durch Veränderungs- und Erkenntnisprozesse. Dabei ermöglicht sie es, unterstützt durch den stärkenorientierten Ansatz, in komplexen, konfliktären Situationen Struktur und Klarheit zu entwickeln und Wege aufzuzeigen, die eine Weiterentwicklung ermöglichen. Sie hat verschiedene Bücher geschrieben, unter anderem die erste deutsche Interpretationshilfe des VIA Charakterstärkentests.

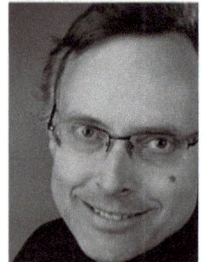

Prof. Dr. Dipl. Kfm. Ulrich Lenz

arbeitet an der Hochschule für angewandtes Management Ismaning/München und vertritt die Lehrgebiete Change Management, Organisationsentwicklung und Coaching. Er leitet den HAM Coaching Kongress. In eigenständigen Mandaten arbeitet er als Coach, überwiegend für Führungskräfte einschließlich C-Level, und als Berater für unterschiedliche Organisationen. Er verbindet anwendungsorientierte Lehre und Forschung mit langjähriger internationaler Führungserfahrung als Bereichsleiter für Executive Development, Organisationsentwicklung und HR Management. In diesen Aufgabenbereichen, aber auch als Interim-Manager, hat er in mehreren Branchen, teilweise mit globaler Verantwortung, Restrukturierungsprojekte einschließlich der kompletten Maßnahmenumsetzung geleitet. Er ist Referent zu Change Management und Digitalisierung bei renommierten Unternehmen und auf internationalen Kongressen.

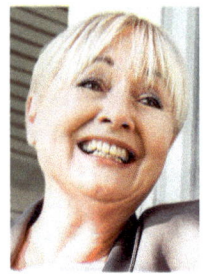

Karin Lohner

ist seit über 20 Jahren und vom DCV zertifizierter Senior- und Lehrcoach. Sie hat viele Jahre Erfahrung aus Führungsaufgaben in der Industrie. Nach einigen hundert Führungskräfte-Coachings sowie vielen Workshops und Seminaren zum Thema Führung hat sie ein Programm für zukunftsstarke Manager und Führungskräfte entwickelt, das unter der Marke iLEAD BEings® von inzwischen mehreren Dutzend Führungskräften in deren Unternehmenskultur etabliert wird. Resilienz ist in diesem Führungsprogramm ein entscheidendes Element für die Stärkung des Organismus Organisation von innen heraus. Karin Lohner hat 2010 ein Selbstcoachingbuch *Hintern hoch und rein ins wahre Leben* bei Ariston Randomhouse veröffentlicht. Mehr unter: ▶ www.ilead-beings.com und ▶ www.lohnercoaching.com.

Über die Autorinnen und Autoren

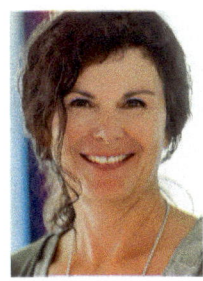

Anja Mumm
beschäftigt sich seit 35 Jahren mit Menschen und deren Bedürfnissen, Motiven und Kommunikationsmustern, zuerst als Reiseverkehrskauffrau und Ausbilderin, später als Diplom-Betriebswirtin und freiberufliche Trainerin und Coach. Die Mischung aus Praxiserfahrung mit Menschen, Wirtschaftswissen und psychosozialen Weiterbildungen macht ihre Arbeit mit Menschen aus. Sie ist Mitbegründerin und langjährige Vorstandssprecherin des Deutschen Coaching Verbandes (DCV) e. V. und engagierte sich viele Jahre im Roundtable der Coaching-Verbände für Qualität und Ausbildungsstandards von Coaches. Sie ist Inhaberin des KompetenzZentrum Coachings in München. Dort unterstützt sie als Beraterin vor allem Führungskräfte in Unternehmen, Geschäftsführer und Selbstständige in ihren persönlichen Entwicklungen und in der Umsetzung von Veränderungen. Zudem leitet sie dort seit 10 Jahren den Ausbildungsgang „Systemisches Coaching". Anja Mumm ist systemische Coach, NLP Master und Trainerin und hat sich in über 25 Jahren durch Methodenweiterbildungen sowie durch die Beschäftigung mit den neuesten Erkenntnissen der Neurobiologie selbst permanent weiterentwickelt und ihre Arbeit auf dem neuesten Stand der Wissenschaft gehalten. Sie ist Autorin und Mitautorin mehrere Bücher, u. a. *Loslassen-Raus aus der Perfektionismusfalle* (Haufe Verlag). ▶ www.anja-mumm.de und ▶ www.coaching-kompetenz.de.

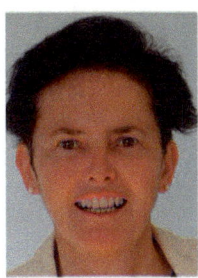

Dr. Hildegard Nibel
hat in Tübingen Psychologie studiert. Promotion in Arbeitspsychologie an der Universität Bern über arbeitsbedingte Gesundheitsstörungen. Seit vielen Jahren ist sie bei Sozialversicherungen und Versicherungsbrokern im HR-Risikomanagement in verschiedenen Funktionen tätig (Beratung von Einzelpersonen und Führungskräften, Eignungsdiagnostik HR-Controlling).

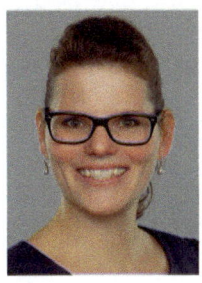

Dr. Nina Pauls
bearbeitet am Lehrstuhl für Wirtschaftspsychologie der Albert-Ludwigs-Universität Freiburg verschiedene Drittmittelprojekte mit den Schwerpunkten Anforderungen der modernen Arbeitswelt und psychische Gesundheit. Eines dieser Projekte ist „Resilire – Altersübergreifendes Resilienzmanagement", in dem – gefördert vom Bundesministerium für Bildung und Forschung – Online-Messinstrumente und Online-Trainings zu Resilienz im Arbeitsleben entwickelt wurden.

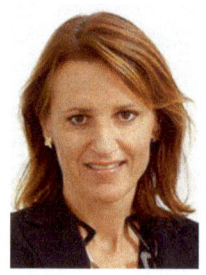

Mag. Ingrid Preissegger

ist Unternehmensberaterin, Coach und Mediatorin. Als Partnerin von Trigon Entwicklungsberatung begleitet sie seit über 10 Jahren Organisationen und Teams bei Veränderungsprozessen, sowie bei Strategieentwicklung und Innovationsprozessen. Aufgrund der besonders fordernden Rahmenbedingungen für Menschen und Organisationen in den letzten Jahren beschäftigt sie sich fokussiert mit dem Thema organisationale Resilienz und hat gemeinsam mit Britt Huemer das Trigon Modell zur Organisationalen Resilienz entwickelt. Sie bietet Seminare und Vorträge zum Thema an und begleitet Organisationen gezielt bei der Entwicklung ihrer Resilienz auf Führungskräfte-, Team- und Organisationsebene – von der Diagnose bis zur Implementierung. Ingrid Preissegger ist Gründungsmitglied und Vorstand des Fachverbands für Organisationale Resilienz ORES. Mehr unter: ▶ www.organisationale-resilienz.at.

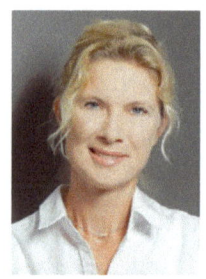

Stephanie Rascher

ist promovierte Diplom-Psychologin und Professorin für Wirtschaftspsychologie an der Hochschule für angewandtes Management. Sie beschäftigt sich mit den wissenschaftlichen Aspekten von Human Factors in Hochrisikoorganisationen und ihrem Transfer in die Wirtschaft, Industrie und Medizin. In ihrer Funktion als Trainerin, Coach und Moderatorin berät sie Fach- und Führungskräfte zu den Themen Fehlerkultur, Führen in unsicherem Umfeld, Entscheidungsfindung in kritischen Situationen und Handlungskompetenz in Krisensituationen. Als HR-Managerin war sie bei der Fluggesellschaft dba und der Porsche AG viele Jahre für die Auswahl, Beratung und Begleitung von Fach- und Führungskräften verantwortlich. Stephanie Rascher engagiert sich ehrenamtlich als Mental Health Professional (MHP) im Kriseninterventionsteam der Stiftung Mayday, das Flugbesatzungen nach belastenden Einsätzen begleitet.

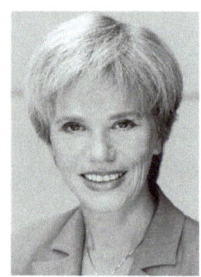

Urte Reckowsky

ist Wirtschaftspsychologin, Kulturwissenschaftlerin und zertifizierter Coach. Seit 20 Jahren berät sie Unternehmen zu Diversity und Inclusion-Projekten und begleitet sie beim Kulturwandel. Im Rahmen ihrer Firma LUDINA – *connecting cultures* betreut sie gemeinsam mit einem Team interkultureller TrainerInnen die länderübergreifende Zusammenarbeit mit Zulieferern und Kunden. Reckowsky und ihre KollegInnen unterstützen darüber hinaus Vorgesetzte bei der Führung von Mitarbeitenden mit unterschiedlichen Hintergründen und fördern Teamentwicklungsprozesse. Als ausgebildete Trainerin entwickelt Reckowsky für ihre Kunden Programme zur Sensibilisierung für unbewusste Vorannahmen („unconscious bias") und kulturelle Unterschiede. Neben der Wissensvermittlung zeichnen sich die Trainings durch einen hohen Erfahrungs- und Erlebnisanteil aus. Durch diese

Zusammensetzung erwerben die Teilnehmenden Handlungskompetenzen und Entscheidungsgrundlagen, welche die internationale Zusammenarbeit im Betriebsalltag wesentlich erleichtern. Reckowsky coacht darüber hinaus Expatriates und ihre PartnerInnen zu den Herausforderungen der Anpassung an das Gastland. Weitere Informationen unter: ▶ www.ludina.ch.

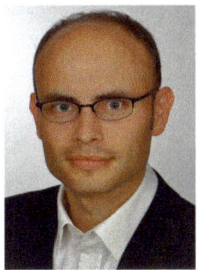

Dr. Christian Schlett
bearbeitete am Lehrstuhl für Wirtschaftspsychologie der Albert-Ludwigs-Universität Freiburg verschiedene Drittmittelprojekte, unter anderem das vom Bundesministerium für Bildung und Forschung geförderte Verbundprojekt „Resilire – Altersübergreifendes Resilienzmanagement". Außer zur Förderung von Resilienz im Arbeitskontext forscht er zu Ursachen der Arbeitszufriedenheit.

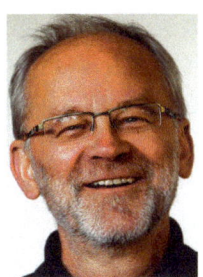

Erwin Schmitt
Psychiater und ärztlicher Psychotherapeut, Facharztzeit in der Psychiatrie Düren, von 1992–2001 Oberarzt in der Fachklinik, von 2002–2014 Chefarzt in der Parkklinik Heiligenfeld Bad Kissingen, deren Schwerpunkt u. a. die Behandlung von Führungskräften und Selbständigen mit Burnout-Folgekrankheiten ist. Seit 2015 ist Erwin Schmitt selbstständig in eigener Psychotherapiepraxis tätig. Ausbildung in diversen Psychotherapieverfahren, für ihn am wichtigsten die Gestalttherapie wegen ihrer lebendigen, humanistischen und spirituell offenen Haltung, die durch Herstellen eines Bewusstheitskontinuums Zustände der „Alltagstrance" aufspürt und Schicht um Schicht abträgt. Zertifikat über „Ärztliche Führung und Leadership im Gesundheitswesen" der Universität Regensburg sowie über Qualitätsmanagement der Bayrischen Landesärztekammer.

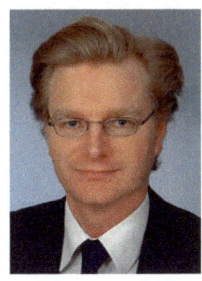

PD Dr. Roman Soucek
ist wissenschaftlicher Mitarbeiter am Lehrstuhl für Psychologie, insbesondere Wirtschafts- und Sozialpsychologie, der Friedrich-Alexander-Universität Erlangen-Nürnberg. Seine Forschungsschwerpunkte umfassen u. a. Resilienz im Arbeitskontext sowie die Gestaltung und Evaluation von Personalentwicklungsmaßnahmen. PD Dr. Roman Soucek koordiniert das BMBF-Verbundprojekt „Resilire – Altersübergreifendes Resilienzmanagement". Im Rahmen dieses Projekts wurden empirisch fundierte Instrumente zur Einschätzung und Förderung von Resilienz im Arbeitsleben entwickelt.

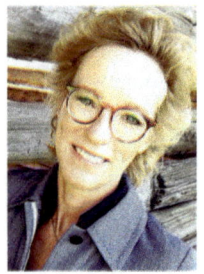

Sylvia Kéré Wellensiek
ist eine international erfolgreiche Trainerin und Coach. Resilienz, Agilität, Team- und Organisationsentwicklung sind ihre Expertise. Sie ist Geschäftsführerin und Gründerin der HBT Akademie in Riegsee. Aufgrund ihrer umfassenden Ausbildung bei renommierten Lehrern im In- und Ausland sowie ihrer mehr als 30-jährigen Erfahrung in Einzelbegleitungen und Seminaren entwickelte sie eine erfolgreiche Arbeitsmethodik – das HBT Human Balance Training. Gemeinsam mit ihrem HBT-Trainerteam initiiert sie profunde Bewusstseins- und Entwicklungsprozesse auf allen Unternehmens- und Organisationsebenen. Ihre derzeitigen Schwerpunkte sind Resilienztrainings für Mitarbeiter und Führungskräfte, Team- und Führungskräfteentwicklungsprogramme sowie Vorträge im In- und Ausland. Die ausgebildete Diplom-Ingenieurin, Physio- und Psychotherapeutin hat zahlreiche Fachbücher und Artikel zum Thema Resilienz veröffentlicht. Seit Herbst 2017 werden die von ihr entwickelten digitalen Lernparcours und Web-basierten Trainings angeboten.

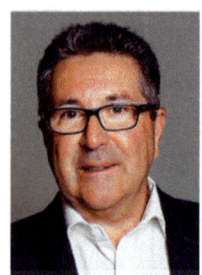

Fritz Zehetner
ist Autor, Trainer, Unternehmensberater und Inhaber von SIZE Prozess®. Er ist seit 1989 selbstständiger Trainer und Unternehmensberater und war viele Jahre Führungskraft in der Wirtschaft. 1999 begann er mit pragmatischer Forschung und Entwicklung unter der internationalen Marke SIZE Prozess®. Sein Ziel ist es, Ressourcen und Potenziale von Personen, Teams und Organisationen sichtbar zu machen und sie gezielt im Hinblick auf neue Herausforderungen weiterzuentwickeln. Er bildet damit Coaches, Berater/-innen, Trainer/-innen und Führungskräfte aus, zertifiziert sie und ermöglicht ihnen mit diesen Instrumenten erfolgreich zu arbeiten. Agilität und Resilienz wurden in den letzten Jahren weitere Schwerpunktthemen seiner pragmatischen Forschungs- und Entwicklungsarbeit. Fritz Zehetner ist ausgebildet als Lehr- und Verhaltenstrainer, ist Absolvent der deutschen Trainerakademie und ausgebildet in Transaktionsanalyse sowie systemischer Organisationsberatung. Er besitzt in Österreich die Gewerbeberechtigung zum eingetragenen Unternehmensberater einschließlich der Unternehmensorganisation im Bereich Human Ressource. Er ist Mitglied der ÖGTA – Österreichische Gesellschaft für Transaktionsanalyse und Fachgruppenmitglied bei ORES für Organisationale Resilienz (FundE, Transfer). Mehr unter ▶ www.sizeprozess.at.

Ganzheitliche Ansätze individueller und organisationaler Resilienz

Inhaltsverzeichnis

Kapitel 1 Resilienz-Coaching: Zwischen „Händchenhalten" für Einzelne und Kulturentwicklung für Organisationen – 3
Jutta Heller und Nina Gallenmüller

Kapitel 2 Das FiRE®-Modell – 19
Karsten Drath

Kapitel 3 Ruhe, Kraft und Klarheit in Zeiten ständigen Wandels: Persönliche und organisationale Resilienz durch ganzheitliches Training und Coaching stärken – 33
Sylvia Kéré Wellensiek

Resilienz-Coaching: Zwischen „Händchenhalten" für Einzelne und Kulturentwicklung für Organisationen

Jutta Heller und Nina Gallenmüller

1.1	**Belastungen und Krisen in der Arbeitswelt** – 4	
1.1.1	Prävention und Belastungsreaktionen – 5	
1.1.2	Verlauf von Individual- und Unternehmenskrisen – 6	
1.2	**Resilienz als dynamischer Anpassungsprozess** – 7	
1.2.1	Resilienzreaktionen im Krisenverlauf – 8	
1.2.2	Resilienzschlüssel – 9	
1.3	**Resilienz stärken im Coaching** – 10	
1.3.1	Resilienz-Coaching zur Handhabung von Individualkrisen – 11	
1.3.2	Resilienz-Coaching zur Handhabung von Unternehmenskrisen – 12	
1.4	**Kulturentwicklung von Organisationen** – 13	
1.4.1	Empfehlungen der ISO-Norm zur Entwicklung organisationaler Resilienz – 14	
1.4.2	Innehalten – sich Zeit nehmen – 15	
1.4.3	Fehlerkultur und Scheitern – 16	
1.5	**Fazit: Keine Intervention im luftleeren Raum** – 16	
	Literatur – 17	

© Springer Fachmedien Wiesbaden GmbH, ein Teil von Springer Nature 2019
J. Heller (Hrsg.), *Resilienz für die VUCA-Welt*,
https://doi.org/10.1007/978-3-658-21044-1_1

Resilienz umfasst die Fähigkeit von Individuen, situationselastisch Herausforderungen nicht nur zu meistern – ohne Schaden dabei zu nehmen –, sondern bestenfalls daran zu wachsen und zu reifen. Dies bedeutet, dass im Resilienz-Coaching die Handhabung konkreter Belastungs- und Krisensituationen im Fokus steht. Relevant ist dabei der Zeitpunkt der Betrachtung, da Menschen anders reagieren: vor einer Krise, in einer Krise oder nach einer Krise. Komplex wird es jedoch, da die Betroffenen oftmals einige kleine und größere Krisen parallel erleben und Krisen in einem Kontext Auswirkungen auf andere Kontexte haben können. – Wenn es um Resilienz geht, sollte daher immer auch die Kulturentwicklung von Organisationen mitgedacht werden, damit wir Organisationen entwickeln, die erfolgreich sind und denen Menschen angehören wollen. Dabei geht es u. a. um Werthaltungen, gelebte Führung und um erfolgreiches Agieren in der VUCA-Welt. Dieser Beitrag will konkrete Ansatzpunkte für die Coaching-Arbeit liefern, so dass individuelle und organisationale Resilienzentwicklung zusammenkommen können. – In diesem Beitrag geht es zuerst darum, wie sich Belastung beim Menschen insbesondere im beruflichen Umfeld auswirkt. In diesem Zusammenhang wird die Rolle von Krisen betrachtet: die persönliche Krise als Folge hoher Belastung oder extremer Erlebnisse und die Unternehmenskrise als Kontext- oder auslösender Faktor. Danach werden die Möglichkeiten einer resilienten Reaktion im Krisenverlauf beschrieben, und es wird auf die Rolle von Coaching bei Individual- und Unternehmenskrisen eingegangen. Schließlich gehen wir auf die Notwendigkeit einer Kulturentwicklung hin zu einer resilienz- und werteorientierten Unternehmenskultur ein, zu der Resilienz-Coaching in vielen unterschiedlichen Aspekten unterstützend wirkt.

1.1 Belastungen und Krisen in der Arbeitswelt

Zunehmende Komplexität und Verdichtung von Aufgaben, Zeitbudgets und Arbeitsraum fordern viel vom modernen arbeitenden Menschen. Individualisierung von Produkten und Dienstleistungen und die immer schnellere Bearbeitung jeglichen Anliegens machen für KundInnen das Leben komfortabler und einfacher. Für diejenigen aber, die perfekt passend und umgehend die Anfragen erfüllen müssen und dabei immer weniger auf Routineabläufe zurückgreifen können, führen die veränderten Arbeitsbedingungen oft zu Stresserleben und zu psychischen Belastungen.

Stresserleben wird meist als Ergebnis einer negativen Bilanz zwischen Anforderungen und Ressourcen beschrieben (Lazarus und Folkman 1984). Stressoren jeglicher Art – das können eigene Anforderungen wie auch die anderer sein – werden als gefährlich für den eigenen Organismus eingestuft. Dies führt zur Aktivierung des Körpers, damit Energien zur Handhabung von Gefahren zur Verfügung stehen. Folglich kann Stress als positive Fähigkeit unseres Körpers bewertet werden (Kalisch 2017). Problematisch wird es jedoch, wenn Gefahren überschätzt werden, Schutzfaktoren bzw. Ressourcen zur Handhabung der Stressoren nicht zur Verfügung stehen und so eine Negativspirale angetriggert wird.

Im Arbeitsleben geht die Reaktion auf Belastungen bis hin zu psychischen Erkrankung und Burnout. Meist ist dies ein länger währender Prozess, der auch als schleichende Krise bezeichnet werden kann und der von akuten individuellen Krisen, die ad hoc beispielsweise durch eine Krankheitsdiagnose oder eine ausgesprochene Kündigung ausgelöst wurden, zu unterscheiden ist. Zunehmendes Belastungserleben bis hin zu Burnout und akute Krisen können sich jedoch wechselseitig verstärken und damit immer mehr die Leistungsfähigkeit von MitarbeiterInnen gefährden. Im aktuellen Fehlzeiten-Report (Badura et al. 2017) wird erneut deutlich, welch große Rolle psychische Faktoren bei der Statistik der Krankentage in Deutschland haben: 6–15 % (je nach Branche) der Arbeitsunfähigkeitsfälle (AU-Fälle) sind durch psychische Erkrankungen verursacht; psychisch bedingte AU-Fälle sind seit Jahren mit Abstand diejenige Diagnose, die am stärksten steigt (um 54,2 % im Zeitraum 2005–2016) (Badura et al. 2017, S. 309).

1.1.1 Prävention und Belastungsreaktionen

Bei Gesundheitsprävention ist die Unterscheidung von Verhaltens- und Verhältnisprävention relevant. Beide zielen auf den Erhalt der Leistungsfähigkeit einer Organisation und ihrer Mitglieder. Unter Verhältnisprävention sind klassische risikominimierende Maßnahmen der Arbeitssicherheit, der Ergonomie und der effizienten Arbeitsorganisation zu verstehen. Die Verhaltensprävention hingegen nimmt Einfluss auf das individuelle Gesundheitsverhalten. Durch Aufklärung und Stärkung der Persönlichkeit soll der Einzelne motiviert werden, Risiken bis hin zu Selbstgefährdungen zu vermeiden, sich also gesundheitsförderlich zu verhalten (Bewegung, gesunde Ernährung) und Kompetenzen zur Stress- und Krisenhandhabung aufzubauen. Dies ist eines der klassischen Arbeitsfelder von Personalentwicklung bzw. des betrieblichen Gesundheitsmanagements, die Maßnahmen von Vortrag über Training bis hin zu Coaching planen und organisieren.

Trotz solcher Präventionsmaßnahmen, die in vielen Unternehmen eingesetzt werden, nehmen die psychischen Erkrankungen zu. Daher wurde vom Gesetzgeber inzwischen eine verpflichtende psychische Gefährdungsbeurteilung eingeführt, die im Arbeitsschutzgesetz (§ 5 Abs. 3 ArbSchg) sowie im Sozialgesetzbuch verankert wurde. Dabei gilt es, Symptome zu identifizieren, die zunehmendes Belastungserleben aufdecken können.

Auf akute Belastung reagiert der Mensch physisch auf drei unterschiedliche Arten, nämlich mit den Stressreaktionen „fight", „flight" oder „freeze" („fight-flight-freezing system" FFFS nach dem Psychologen Jeffrey Alan Gray). Bei vermeintlicher Gefahr greifen wir automatisch auf diese altbewährten Muster zurück, um keine Energiereserven für die Auswahl der Verhaltensreaktion aufbringen zu müssen. Entweder reagiert jemand, der äußeren Druck im Arbeitsleben belastend wahrnimmt, mit **Angriff** („fight") – beispielsweise mit Schuldzuweisungen an KollegInnen für nicht erledigte Aufgaben. Oder aber man wählt die **Flucht**-Option („flight") durch Ausweichen, vorauseilende Entschuldigungen bis hin zur Flucht in die Krankheit. Das Verhaltensmuster „freeze" ist entwicklungsgeschichtlich gesehen die älteste Reaktion unseres Körpers, die in der Frühzeit der Menschheit als letzter Ausweg diente. Es entspricht der tierischen Reaktion des „**Sich-tot-Stellens**", wenn (subjektiv interpretiert) weder Kampf noch Flucht mehr in Frage kommen. In der modernen Arbeitswelt kann sich das Verhaltensmuster „freeze" zum Beispiel im Präsentismus zeigen. Von Präsentismus spricht man, wenn Menschen zur Arbeit gehen, obwohl sie eigentlich gar nicht mehr denk- und arbeitsfähig sind – beispielsweise, weil sie gerade äußersten Stress oder eine Depression erleben. Dennoch versuchen sie, durch ihre äußerliche Anwesenheit möglichst wenig negative Aufmerksamkeit auf sich zu ziehen.

> Das Phänomen Präsentismus darf nicht verwechselt werden mit sogenannter innerer Kündigung, wo Menschen eigentlich nichts mehr an sich rankommen lassen, zwar mechanisch äußerlich

weiterhin den Aufgaben nachgehen, innerlich jedoch keinerlei Bezug oder Motivation für diese mehr vorhanden ist. Der Unterschied liegt im persönlichen Stresserleben, das beim Präsentismus im Gegensatz zur inneren Kündigung sehr hoch ist.

Bei kurzfristigen Stresssituationen können diese automatisch vom Körper abgespulten Reaktionen durchaus nützlich sein. Gerade bei kontinuierlicher Belastung, die schwer selbst steuerbar ist, sind solche tief in uns verankerten Reaktionen weder hilfreich noch gesund: Vielmehr braucht eine belastete Person dann ein tiefergehendes Verständnis zum Umgang mit dem eigenen Stress- und Druckerleben und eine gefestigte persönliche Basis, die den Umgang damit ermöglicht. Wenn stattdessen dann nur – wenn überhaupt – mit Stressmanagement gegengesteuert wird, kommt es früher oder später zur Krise. Sei es ausgelöst durch ein kritisches Ereignis oder durch den Druck permanenter Alltagsbelastungen: In einem bestimmten Moment kann die Leistungsfähigkeit nicht mehr aufrechterhalten werden. Das Leistungsniveau sinkt und bricht letztendlich komplett ein.

> Der/die Coach muss sensibel beurteilen können, ob es sich um ein Burnout-Erleben mit medizinisch-therapeutischem Behandlungsbedarf handelt oder um ein Krisenerleben, das zwar sehr belastend, aber dennoch handhabbar in Begleitung mit unterstützenden Personen erscheint.

Das vorliegende Kapitel beschäftigt sich mit einer genaueren Analyse von Krisenverläufen als Hintergrund von Coaching; Burnout wird im Rahmen dieses Beitrags nicht weiter vertieft.

1.1.2 Verlauf von Individual- und Unternehmenskrisen

Unter Krise verstehen wir im Allgemeinen eine schwierige Situation, die existenzgefährdend ist. Wir sprechen von kleinen und großen Krisen, in denen wir nicht mehr so wie bisher „funktionieren". Auslöser für solch ein Krisenerleben können Unfälle, Krankheiten, Scheidungen, Tod nahestehender Menschen, berufliche Ereignisse bis hin zu Jobverlust sein. Eine Krise ist ein Prozess, der auf einen Wendepunkt zuläuft, dessen Ausgang jedoch unsicher ist. Dabei sind zwei entgegengesetzt wirkende Kräfte relevant (vgl. Krystek und Hünecke 2017, S. 11):

- Kräfte, die rückwärtsgewandt sind und den Zustand vor der Krise wiederherstellen wollen,
- Kräfte, die vorwärtsgewandt sind und auf Entwicklung setzen.

Bei Individualkrisen folgt das Verhalten und Erleben einem typischen Verlauf, der sich nach Fink (in: Krystek und Hünecke 2017, S. 15) in vier Phasen gliedert:

- **Schock-Phase:** In der Schock-Phase direkt nach Eintreten bzw. Erkennen der Krise überwiegt die Angst und Hilflosigkeit angesichts der Situation. Die Emotionen sind kaum kontrollierbar und verhindern ein klares Durchdenken der Situation.
- In der **Rückzugs- oder Verneinungs-Phase** überwiegt Verdrängung und Verharmlosung, Nicht-Wahrhaben-Wollen der Wirklichkeit. Die Menschen sind scheinbar ausgeglichen. Sie sind jedoch eher widerständig gegen jegliche Veränderung.
- Die vielleicht wichtigste Phase ist die **Phase der Akzeptanz und des Eingeständnisses**. Auch wenn die Emotionen, die in der Akzeptanz-Phase vorherrschen, als unangenehm erlebt werden, macht erst das Eingeständnis des Scheiterns bisheriger Pläne und Widerstände den Weg für eine Veränderung frei. Die Betroffenen erleben jetzt eher depressive Gefühle, es stellt sich Apathie ein, auch Trauer.
- Erst in der vierten **Phase der Anpassung bzw. des Wandels** wird der Mensch wieder aktiv, ändert entweder sein eigenes Erleben und Verhalten, um sich der neuen Situation anzupassen, oder schafft einen Wandel in seiner Umwelt, der besser zu seinen Vorstellungen und Erwartungen passt.

Auch Unternehmenskrisen gilt es genauer zu analysieren, da sie wiederum den Kontext für individuelles Stress- bis hin zu Krisenerleben darstellen und sich wechselseitig verstärken können. Je nach Phase einer Unternehmenskrise bieten sich unterschiedliche Ansatzmöglichkeiten und damit Inhalte für die Coaching-Arbeit an. Zu unterscheiden sind nach Krystek und Hünecke (2017, S. 17–19) ebenfalls vier Phasen:

- **Potenzielle Krise**: Krisensymptome sind nicht wahrnehmbar, jedoch manifestieren sich Fehlverhalten und Fehlentscheidungen. Was jedoch als fehlerhaft bewertet werden muss, kann in der Regel erst rückblickend festgestellt werden. Daher müssen Führungskräfte unter Unsicherheitsbedingungen komplexe Themen entscheiden. Auch die Entwicklung von Notfallplänen fällt in diese Phase sowie generell die Vorsorge für überlebenskritische Situationen/Prozesse eines Unternehmens.
- **Latente Krise**: Zentral ist in dieser Phase die Früherkennung latent vorhandener Krisenprozesse. Es geht um rechtzeitige Wahrnehmung und schnelle Entscheidung, so dass Maßnahmen zur Krisenvermeidung bzw. zur Kriseneindämmung eingeleitet werden können.
- **Akute/beherrschbare Krise**: Durch das Krisenmanagement werden erforderliche Gegenmaßnahmen eingeleitet. Diese können systematisch, z. B. anhand von Notfallplänen, Checklisten, angegangen werden oder auch mit einem situativ-improvisierenden Stil des „muddling through".
- **Akute/nicht beherrschbare Krise**: Krisenhandhabung zielt eigentlich auf die Rettung eines Systems. Wenn es jedoch zu einer Liquiditätskrise kommt, bietet sich für Unternehmen meist nur noch die Insolvenz als bedingt konstruktiver Ausweg an.

Die beschriebenen Phasen für Unternehmenskrisen lassen sich anhand zahlreicher bekannter Beispiele belegen und führen zu Gewinner-/Verliererdiskussionen. Thematisiert werden dann destruktive Aspekte wie die Existenzgefährdung von MitarbeiterInnen, Vertrauensverlust gegenüber der Führung, Abwanderung von Leistungsträgern versus konstruktive Aspekte wie Sicherung von Arbeitsplätzen, Fokussierung auf profitable Geschäftseinheiten bzw. Produkte, Freisetzen von Innovationskraft (Krystek und Hünecke 2017, S. 16).

Relevant für Coaching (bzw. jegliche Unterstützungsmaßnahme) ist folglich eine genaue Wahrnehmung der individuellen Belastungssituation, der Auswirkungen bzw. Reaktionen auf die Belastungen sowie der aktuellen Phase der Individual- wie auch der Unternehmenskrise.

1.2 Resilienz als dynamischer Anpassungsprozess

Resilienz wird abgeleitet von resilire (lat.) und beschreibt einen Mix aus individuellen Eigenschaften und Fähigkeiten, sich erfolgreich bei Herausforderungen, belastenden Situationen bis hin zu Krisen anzupassen, diese zu handhaben, ohne persönlich Schaden zu nehmen, sondern sogar aufgrund dieser Erfahrungen innerlich zu wachsen. In frühen Studien zu Resilienz wurden eher Eigenschaften fokussiert, jedoch später zunehmend Fähigkeiten (vgl. Bengel und Lyssenko 2012; Heller et al. 2012, 2013, 2015; Leipold 2015; Siebert 2012; Soucek et al. 2017). Inzwischen gibt es zahlreiche Studien und Messinstrumente, um relevante Resilienzschlüssel zu bestimmen. Für Coaching- und auch Organisationsentwicklungsmaßnahmen interessant sind primär veränderbare Konzepte – angeborene Merkmale können schließlich nicht (oder kaum) verändert werden.

Aktuell gibt es durch die Neuroforschung und die Kognitionspsychologie Ansätze, die nochmal neu anfangen, Resilienz zu erforschen und zu definieren. Resilienz wird als aktiver Prozess des Organismus beschrieben (Kalisch 2017, S. 59–62), inklusive vielfältiger dynamischer

Wechselwirkungen zwischen Individuum und Umwelt. Psychische Gesundheit ist demnach das Resultat eines Anpassungs- und Lernprozesses, bei dem die Krisen-Reaktionskräfte trainiert werden (vgl. Kalisch 2017, S. 63–73).

Weitestgehend einig ist sich inzwischen die Wissenschaft, dass Resilienz keine stabile Eigenschaft ist. Daher kann in Analogie zum eher stabilen Intelligenzquotienten auch kein fixer Resilienzquotient ermittelt werden. Zudem braucht es stets die Berücksichtigung des jeweils aktuellen Belastungserlebens und mehrere Messpunkte.

1.2.1 Resilienzreaktionen im Krisenverlauf

Resilienz kann sich im Umgang mit Belastungen und Krisen unterschiedlich zeigen. Resiliente Menschen haben im Umgang mit Stressoren, Druck und Belastungen ein besseres Coping (Bewältigung), das sich im Krisenverlauf oder bei der Erholung von der Krise oder in einer Kombination von beidem zeigt (◘ Abb. 1.1).

Die Resilienz zeigt sich in der Reaktion auf einen Krisenauslöser, der im Normalfall eine typische Krise mit Leistungsabfall und langsamer Erholung auslöst. Personen mit hoher Resilienz erleben die Krise ebenfalls, ihre Bewältigungsreaktion kann sich aber auf unterschiedliche Arten positiv vom Normalverlauf unterscheiden:

- Die Leistungsfähigkeit ist schneller wiederhergestellt als im Verlauf der „normalen" Erholung (in ◘ Abb. 1.1, Resilienz 1).
- Die Leistungsfähigkeit bleibt in höherem Maße erhalten, das heißt, der Einbruch findet nicht so tief statt (in ◘ Abb. 1.1, Resilienz 2).
- Manchmal zeigt sich die resiliente Reaktion sogar als Postbelastungswachstum, bei dem sich die Leistungsfähigkeit der Person nach der kritischen Belastung und der Reaktion darauf auf einem höheren Niveau ansiedelt als vor der kritischen Belastung.

Ebenfalls dargestellt ist der Ausnahmefall einer verzögerten Erholung, die sich beispielsweise beim Vorliegen einer reaktiven Depression zeigen kann und unter Umständen therapeutischer Behandlung bedarf.

> **Resilienz zeigt sich in der dynamischen Anpassung eines Menschen an eine Belastung oder Krise, nicht in einem generellen Fehlen eines Krisenerlebens.**

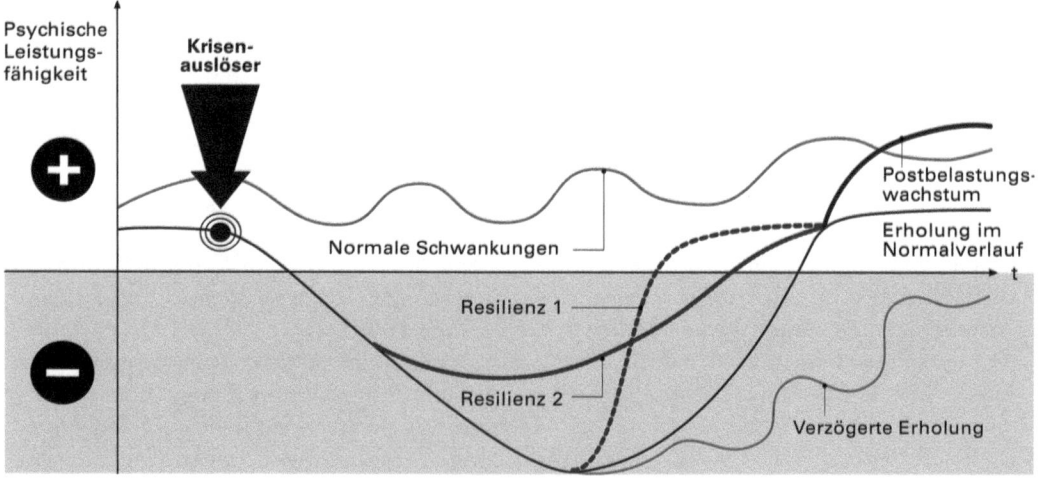

◘ **Abb. 1.1** Krisenerleben – Vergleich resiliente vs. nicht resiliente Menschen

1.2.2 Resilienzschlüssel

Resilienzschlüssel sind psychologische Faktoren, die uns bei der Handhabung belastender Situationen unterstützen können. Eine optimistische Grundhaltung gehört auf jeden Fall dazu, genauso wie Selbstwirksamkeitserwartungen und eine gute Bindung bzw. soziale Unterstützung (vgl. Kalisch 2017, S. 86). Basierend auf den Arbeiten von Reivich und Shatté (2002), Rampe (2005), der Metastudie von Bengel und Lyssenko (2012) in Kombination mit der aktuellen Diskussion zur VUCA-Welt (siehe ▶ Kap. 4 in diesem Buch) hat Heller ein Konzept mit 3 + 7 Resilienzschlüsseln entwickelt (vgl. Heller et al. 2012; Heller 2013, 2015, 2018).

Die drei Faktoren Achtsamkeit, Ungewissheitstoleranz und Veränderungsbereitschaft stehen in engem Zusammenhang mit dem Erleben und der Handhabung von Unternehmenskrisen (siehe ▶ Abschn. 1.3.2). Die sieben Faktoren Akzeptanz, Optimismus, Selbstwirksamkeit, Eigen-Verantwortung, Netzwerk-, Lösungs- und Zukunftsorientierung entsprechen eher den klassischen Resilienzschlüsseln, die in ähnlichen Kombinationen auch für verschiedene Resilienzskalen genutzt werden. Diese 3 + 7 Resilienzschlüssel sollen Resilienz nicht objektiv messen, sondern sie bieten einen Reflexionsrahmen zur Identifizierung von Ansatzmöglichkeiten zur Resilienzstärkung. Ziel einer solchen Resilienzstärkung ist, dass wir angesichts von Belastungen bzw. Herausforderungen situationselastisch agieren – also handlungsfähig bleiben –, nicht so tief fallen und uns schnell wieder erholen können.

> **Die 3 + 7 Resilienzschlüssel**
> 1. Achtsamkeit: Um kritische Situationen frühzeitig wahrzunehmen, ist es förderlich die Gegenwart bewusst, unvoreingenommen, offen zu beobachten. Hilfreich ist dafür ein flexibles Verändern – weit oder eng – des Fokus der Aufmerksamkeit.
> 2. Ungewissheitstoleranz: Nichts ist stetiger als die Veränderung. Stellen Sie sich flexibel auf die Risiken und Ungewissheiten im Unternehmensumfeld ein und lassen Sie sich „überraschen".
> 3. Veränderungsbereitschaft: Sie beschreibt das „Wollen" einer Veränderung, also die Einsicht in die Notwendigkeit und die Vorteile der Veränderung, die Aufgeschlossenheit für Neues, die Kreativität etc.
> 4. Akzeptanz: Für erfolgreiches Handeln braucht es Akzeptanz sowohl für die anstehenden Aufgaben als auch zwischen den Menschen.
> 5. Optimismus: Gerade wenn es schwierig ist, sollten wir darauf vertrauen, dass es wieder besser wird, und die Dinge aktiv anpacken.
> 6. Selbstwirksamkeit: Menschen mit hoher Selbstwirksamkeit können sich so organisieren, dass sie sich den Anforderungen gewachsen fühlen.
> 7. Eigen-Verantwortung: Entwickeln Sie unterstützende Glaubenssätze, lernen Sie aus Fehlern und „gescheiter zu scheitern".
> 8. Netzwerkorientierung: Fähigkeit, gut in Kontakt mit anderen zu gehen, sich in andere einzufühlen und Beziehungen gestalten zu können.
> 9. Lösungsorientierung: Probleme können grundsätzlich gelöst werden. Diese Haltung ermöglicht es, mit Kreativität gemeinsam an die Themen ranzugehen.
> 10. Zukunftsorientierung: Dies bedeutet, Visionen zu entwickeln und die strategische Umsetzung in kurzen Zeitphasen zu planen.

1.3 Resilienz stärken im Coaching

Coaching wird verstanden als professionelle Beratung, Begleitung und Unterstützung von Personen bei primär beruflichen Themen. Es dient der Steigerung und dem Erhalt der Leistungsfähigkeit unter anspruchsvollen Bedingungen (vgl. Definition des DBVC o. J.). Generell ist Coaching inhaltsfrei, bekommt jedoch durch die gewählten Zusätze der Coachs einen bestimmten Fokus, z. B. Gesundheits-Coaching, Karriere-Coaching oder Resilienz-Coaching. Einerseits dienen solche Etikettierungen dem Marketing, andererseits können sich KundInnen mit bestimmten Anliegen so zielgerichtet passende Angebote suchen.

Bei Resilienz-Coaching wird es daher einerseits um Aushalten sowie um Reduzierung von Belastungssituationen bzw. Krisenerleben gehen. Andererseits geht es um Aktivierung von Ressourcen und Resilienzentwicklung (Exkurs).

> **Exkurs**
>
> **Interventionen zur Resilienzentwicklung**
>
> Beispielhaft seien hier drei Ansätze genannt, aus deren Repertoire Interventionen zur Resilienzentwicklung ausgewählt werden können. Jeder Ansatz integriert jeweils unterschiedliche Schlussfolgerungen aus der Resilienzforschung in die Methoden, die bevorzugt verwendet werden.
> Am Anfang des Ansatzes der positiven Psychologie steht die fast philosophische Frage, was das Leben lebenswert macht. Aufgrund der klar postulierten „Hin-zu"-Orientierung (im Gegensatz zur „Weg-von"-Orientierung) konzentriert sich dieser Ansatz auf die positiven Tendenzen im Menschen mit dem Versuch, diese zu stärken und zum Tragen zu bringen. Daher kommen hier vor allem Methoden zum Einsatz, die sich mit positiven Emotionen befassen, z. B. positiver Tagesrückblick, Dankbarkeit und Freundlichkeit, und die auf die Stärken des Einzelnen fokussieren, z. B. Signaturstärken neu einsetzen, expressives Schreiben zur Problemhandhabung mit Stärken oder zur Identifizierung des Best Possible Self (zur Förderung von Selbstwirksamkeit) (vgl. Blickhan 2015, S. 152–153).
> Im Ansatz der neurolinguistischen Psychologie findet sich insbesondere der Bezug zum Konstruktivismus. Der Mensch wird als gänzlich individuell angenommen, jede Wirklichkeit ist subjektiv. Die Denkweise und Realität des Menschen formt sich durch Erfahrungen, die Glaubenssätze, Prägungen und Muster im Denken hervorbringen. Methoden, die auf diesem Ansatz beruhen und für die Resilienzentwicklung angewandt werden, beschäftigen sich daher unter anderem mit Wahrnehmung (Submodalitätenarbeit zur Stärkung von Akzeptanz, Arbeit mit Glaubenssätzen zur Stärkung von Eigen-Verantwortung), dem Selbstbild (Selbstbildarbeit zur Steigerung von Selbstwirksamkeit) und mit Werten (Wertearbeit für mehr Lösungsorientierung) (ausführlich hierzu Heller 2013, 2015).
> Methoden der kognitiven Verhaltenspsychologie setzen neurologisch und physiologisch an, denn durch eine Unterbrechung des erlernten Reiz-Reaktions-Musters auf psychischer sowie physischer Ebene wird ein Umlernen erreicht. Typische Methoden, die auf Grundlage der kognitiven Verhaltenspsychologie angewandt werden, sind Entspannungstechniken (Atemmeditation zur Reduzierung von Stresserleben) oder die Bewusstmachung negativer Verhaltensweisen und das Ersetzen durch positive Verhaltensweisen (Gedankenstopp zum Zurückfinden in eine optimistische Grundhaltung). Auch die Methode der Extinktion (Sicherheitslernen durch Entkoppelung eines Reizes und Stresserleben) ist hier einzuordnen (vgl. Kalisch 2017, S. 169 ff.), ebenso wie ein positiver Bewertungsstil („positive appraisal style", PAS) zur Bewertung von Gefahren. (Es zeigt sich sogar, dass Menschen, die Situationen nicht ganz realistisch, sondern tendenziell sogar *zu* positiv bewerten, weniger unnötigen Stress erleben – und damit ihre psychische Gesundheit und ihre Resilienz besser aufrechterhalten; vgl. Kalisch 2017, S. 135 ff.).

1.3.1 Resilienz-Coaching zur Handhabung von Individualkrisen

Resilienz-Coaching setzt je nach der individuellen Phase, in der sich der/die Coachee befindet, unterschiedlich an. Welche Stressreaktion zeigt der/die Coachee? Mit welchem Stressniveau arbeitet er/sie in der Phase der Anspannung? Werden auch Pausen, Phasen des Innehaltens aktiv eingefordert und eingehalten? Sind diese Phasen „freeze"-Phasen oder Ruhephasen des Innehaltens? Um in akuten Situationen mit einem belasteten Menschen überhaupt arbeiten zu können, ist also eine richtige Einschätzung des Stressniveaus wichtig. Je nachdem, ob sich der/die Betroffene im „fight"-, „flight"- oder „freeze"-Modus befindet, ob er/sie sich vor einer Krise, am Beginn oder schon mitten in der Krise befindet oder diese eigentlich schon überstanden hat, inwiefern ein/e Coachee mit dem Konzept der Ressourcenaktivierung vertraut ist… je nach individueller Situation sind unterschiedliche Herangehensweisen angebracht.

Diese Herangehensweise impliziert, dass eine Krise ein vorübergehender Zustand ist – so dass ein Coaching als Kriseninterventionsmaßnahme zwar zuerst den Fokus auf Stabilisierung legen kann, dass jedoch letztlich eine Änderung oder „Lösung" des Zustands erreicht werden soll. Resilienz-Coaching soll also nicht darauf abzielen, sich dem Zustand anzupassen und ihn leichter zu ertragen, auch wenn Akzeptanz als einer der Resilienzschlüssel im Resilienz-Coaching eine große Rolle spielt. Vielmehr geht es darum, den/die Coachee auf dem Weg durch und aus der Krise zu begleiten und in jeder Etappe passende Ressourcen zu aktivieren, so dass ein resilientes Krisenerleben ermöglicht wird und rückblickend kein Stresserleben durch Erinnern an eine Situation bzw. einen Stressor erfolgt.

Dem/der Coach kommt in der gemeinsamen Arbeit mit dem/der Coachee die Rolle des Händchenhaltens zu: einfach da sein, Unterstützung und Halt geben. Das Bild des „Händchenhaltens" für den/die Coachee ist durchaus ernst gemeint und berechtigt. Der/die Coach muss es nämlich beim Coaching schaffen, eine Atmosphäre der Unterstützung und Sicherheit zustande zu bringen (vgl. auch Social Engagement System in der Polyvagaltheorie, ▶ Kap. 10), so dass der/die Coachee sich nicht mehr schützen, sondern öffnen und sich letztlich mit den relevanten Themen auseinandersetzen kann.

Menschen, die eine Krise erleben, durchlaufen den Weg vom Schock zum Wandel unterschiedlich schnell oder in unterschiedlicher Intensität; oder sie springen zwischen zwei Phasen vielfach hin und her, bevor sie den Schritt in die nächste Phase vollziehen können (vgl. ▶ Abschn. 1.1.2). Der Ablauf jedoch bleibt gleich, und Resilienz-Coaching kann nun sowohl dabei helfen, die Krise insgesamt zu verkürzen, als auch die Intensität des negativen Erlebens in jeder der vier Phasen – Schock, Rückzug, Akzeptanz/Eingeständnis, Anpassung/Wandel – zu verringern. Je nach Moment können stabilisierende Maßnahmen angebracht sein, die letztendlich in die Befähigung zurückführen, sich den Herausforderungen zu stellen. Oder eine begleitende Unterstützung, das Händchenhalten durch den/die Coach, bis ein zielorientiertes Verhalten für den/die Coachee auch alleine wieder möglich ist.

Die Ansatzpunkte für Resilienz-Coaching orientieren sich demnach an den Bedürfnissen des betroffenen Menschen in der jeweiligen Krisenphase. In der Schockphase steht das Ziel im Vordergrund, die Betroffenen zu stabilisieren, so dass ein „Weitermachen" überhaupt möglich scheint. Trotz Krisenerleben geht es darum, dass der/die Coach einen sicheren Raum vermittelt, wo der/die Coachee sich klein und hilflos fühlen darf, seine/ihre unterschiedlichsten Gefühle zeigen darf und der Coach dafür sorgt, dass sich der/die Coachee gehalten fühlt. Dies kann möglich werden, indem beispielsweise der/die Coach fordert: „Schau mich an und sag: Jutta, das tut so weh, ich weiß nicht mehr weiter…" Hier geht es erstmal darum, die Gefühle wahrzunehmen, sich dem Erleben zu stellen. Es geht hier vor allem um ein sicheres Bindungserleben in einer schlimmen, belastenden Situation. Zudem kann die Etablierung eines „sicheren Wohlfühlortes" nach Reddemann unterstützend sein (vgl. Heller 2013, S. 180–181).

In der Verneinungs-Phase ist dann insbesondere die Emotionsregulation bedeutend: Durch ein Steuern der eigenen Gefühle hin zu einem realistischen Optimismus werden die Emotionen in produktive Bahnen gelenkt. Das Stoppen von negativen Gedankenspiralen und die Hinwendung zu den positiven Dingen ermöglichen es dem/der Coachee, „runterzukommen" und nicht durch vorschnellen Aktionismus zu versuchen, die Veränderung zu bekämpfen.

In der Phase der Akzeptanz und des Eingeständnisses schließlich setzen sich die Betroffenen mit dem Scheitern der eigenen Pläne und Vorhaben auseinander, was meist mit einem Zweifeln an der eigenen Person und den eigenen Fähigkeiten einhergeht. Selbstwirksamkeit wiederzuerlangen, aufzubauen ist dann das primäre Ziel für den/die Coachee: Wenn das Vertrauen in die eigene Stärke wiederhergestellt ist, fällt der Schritt zu Veränderungen und Neuanfang leichter.

In der Phase der Anpassung bzw. des Wandels schließlich begleitet der/die Coach den/die Coachee schon auf dem Weg aus der Krise und beim Blick in die Zukunft. Die Resilienzschlüssel der Lösungsorientierung und Zukunftsorientierung sind jetzt von großem Nutzen, wenn der/die Coachee genügend stabilisiert ist und sich zuversichtlich und stark genug fühlt, um sich mit der Zukunft auseinanderzusetzen.

1.3.2 Resilienz-Coaching zur Handhabung von Unternehmenskrisen

Neben Auswirkungen von Individualkrisen sind ebenso Aspekte von Unternehmenskrisen relevant für Coaching. Coaching wird im beruflichen Kontext vor allem von Führungskräften wahrgenommen. Je nach Krisenphase und je nach Verantwortungsposition des/der Coachee werden unterschiedliche Coaching-Inhalte und Interventionen relevant.

In der Phase einer **potenziellen Krise** suchen Führungskräfte vielfach Unterstützung, wenn es um Entscheidungen unter Bedingungen der Unsicherheit und Komplexität geht. Sie wollen es richtig und gut machen und können unter solchen Bedingungen nur an ihren Ansprüchen scheitern. Denn was richtig ist, „das würfeln die Götter im Olymp aus" – so die plakative Aussage des Executive-Coachs Klaus Eidenschink beim Hephaistos Institutstag 2017. Je höher Führungskräfte in der Hierarchie positioniert sind, desto weniger können sie ihren Verantwortungsbereich überblicken. Während einfache und komplizierte Themen mit einem Ursache-Wirkungs-Denken lösbar sind, bewegen wir uns in der komplexen Umwelt weg von der Annahme, dass alles erklärbar und steuerbar ist oder auch nur sein sollte.

> Komplexität ... ist nicht linear, nicht systematisch. Sie ist zirkulär, sie begründet durch Bezüge, nicht durch Ursachen, sie ist relational, sie ist in sich unendlich, sie erscheint insbesondere als widersprüchlich, vieldeutig, paradox und voller Ambiguität.
> Klaus Eidenschink (o. J.)

Snowden und Boon (2007) vergleichen komplizierte und komplexe Systeme anschaulich mit einem Ferrari und dem Regenwald: Während beide ein perfektes Zusammenspiel vieler einzelner Teile darstellen, kann ein Ferrari von einem versierten Mechaniker auseinander- und wieder zusammengebaut werden. Demgegenüber befindet sich der Regenwald in einem ständigen Zustand des Wandels, der in sich zwar funktioniert, in dem aber Einwirkungen in einzelnen Systemteilen zu völlig unvorhergesehenen Auswirkungen bei anderen Teilen des Systems führen, die unumkehrbar sind. Mit dieser nicht mehr durch herkömmliche Managementmethoden kontrollierbaren

Umwelt sehen sich Unternehmen und andere Organisationen heute im Normalfall konfrontiert. Die Geschehnisse sind zwar nicht *chaotisch* – aber *erklärbar* zeigen sie sich erst im Nachhinein, wenn Ursache-Wirkungs-Beziehungen zumindest teilweise nachvollzogen werden können. Um in einer solchen Umwelt zurechtzukommen, braucht es eine Haltung, die Spannung aushalten kann und keine starren Vorgaben mehr benötigt. Eine Sowohl-als-auch-Herangehensweise kann mit scheinbar konträren Anforderungen einer komplexen Umwelt umgehen und die ad hoc entstehenden Herausforderungen so in die Gesamtheit der umgebenden Bedingungen integrieren, dass sich die Organisation als Ganzes in die Richtung der übergeordneten Ziele weiterentwickelt.

Wir alle können nicht definitiv wissen, wie sich der Dollarkurs im nächsten Jahr entwickelt, welche lokalen Krisen sich tatsächlich global auswirken werden, welche Auswirkungen der Klimawandel tatsächlich haben wird, wo die nächsten religiös motivierten Anschläge stattfinden werden oder welche Chancen sich tatsächlich durch die Digitalisierung ergeben. Trotzdem müssen Führungskräfte entscheiden. Im Resilienz-Coaching kann es folglich um Entwicklung von Spannungstoleranz sowie um Stärkung einer optimistischen Haltung und des positiven Bewertungsstils PAS („positive appraisal style") gehen. Auf dieser Basis lassen sich dann Entscheidungen leichter fällen.

In der Phase einer **latenten Krise** kommt zum Entscheidungszwang in der Regel Zeitdruck verschärfend hinzu. Schwache Fehlersignale, Unstimmigkeiten, Verzögerungen, Materialknappheit, Produktionsausfälle, zunehmende Reklamationen oder auch Fehlzeiten von MitarbeiterInnen können Vorboten einer Krise sein. Die Unternehmensmitglieder stehen dann vor der Herausforderung, möglichst schnell, flexibel, situationsgerecht und proaktiv zu agieren. Wer sich jedoch inmitten der Probleme befindet, tut gut daran, innezuhalten, auf Abstand zu gehen und auch mit Perspektivwechseln die wahrnehmbaren Faktoren kritisch zu prüfen. In solch einer Phase kann ein/e Coach als SortierhelferIn agieren, um subjektive Wahr-Gebungen (nach Gunter Schmidt) zu hinterfragen. Manche aktuelle Forschung sieht in dieser unterschiedlichen Bewertung von Stressoren durch den Einzelnen sogar „eine Kernfrage, wenn nicht *die* Kernfrage der Resilienz" (Kalisch 2017, S. 45).

In einer **akuten Unternehmenskrise** werden meist FachexpertInnen als BeraterInnen geholt. Aber auch psychologischer Beistand ist dann angeraten, da spätestens in dieser Phase Aspekte von Individualkrisen und Unternehmenskrisen sich wechselseitig beeinflussen.

In komplexen Systemen werden immer Fehler passieren und Fehlentscheidungen getroffen. Auch Scheitererfahrungen gehören dazu. Für zukünftige Entwicklungen können Weichen gestellt und es kann vieles vorbereitet werden, aber sie lassen sich nicht wirklich durchplanen. Daher kommt es zukünftig immer stärker auf die Resilienzfähigkeit an – für Führungskräfte und MitarbeiterInnen –, situationsgerecht flexibel – also situationselastisch – zu agieren und zu reagieren, und Scheitererfahrungen in die persönliche Entwicklung integrieren zu können.

1.4 Kulturentwicklung von Organisationen

Die Erforschung von Organisations- bzw. Unternehmenskultur geht auf Ed Schein zurück. Er definiert Organisations- bzw. Unternehmenskultur als „Bestandteil der Routinen und Gewohnheiten, die im alltäglichen Arbeitsprozess bei der Wahrnehmung, im Denken, Handeln und Fühlen unreflektiert zu Tage kommen". Zentral ist dabei sein Verständnis von Normen, Werten und Symbolen, die als Artefakte eine Organisationskultur vermitteln – beispielsweise durch ein Firmengebäude aus Glas, legere Kleidung der MitarbeiterInnen oder kostenfreies Mittagessen. Relevant seien vor allem die Werte und darauf basierende Entscheidungen von UnternehmensgründerInnen (z. B. Fokus auf Entwicklung oder Marketing) (vgl. Schein 2009, S. 27). Zudem komme es bei der Entwicklung bzw. Veränderung einer Organisation darauf an, dass diejenigen Führungskräfte ausgewählt werden, die die erwünschten Werte teilen (S. 40), dass Wege zum Lernen aufgezeigt und angeboten werden – beispielsweise auch Coaching (S. 46–47) – und dass MitarbeiterInnen systematisch am Prozess und bei der Entwicklung von Regeln beteiligt werden.

Allein diese Beschreibungen bieten bereits vielfältige Themen für Coaching und Organisationsentwicklung. Wenn jedoch Resilienz-Coaching im Hinblick auf Kulturentwicklung gefordert wird, so lohnt sich ein Blick auf unterschiedliche Konzepte organisationaler Resilienz und auf Empfehlungen zur Entwicklung einer organisationalen Resilienzkultur (siehe u. a. Sheffi 2006; Weick und Sutcliffe 2010; Heller et al. 2012; Bargstedt et al. 2015; Huemer und Preissegger 2016; Hoffmann 2017 sowie zahlreiche Beiträge in diesem Band). Hier soll nur die neue ISO-Norm zu organisationaler Resilienz genauer betrachtet werden.

1.4.1 Empfehlungen der ISO-Norm zur Entwicklung organisationaler Resilienz

Im März 2017 wurde von der Internationalen Organisation für Normung (ISO) eine Norm zu organisationaler Resilienz veröffentlicht. Die ISO 22316 „Security and resilience – Organizational resilience – Principles and attributes" richtet sich an Organisationen jeglicher Art, Größe und Entwicklungsphase sowie aus unterschiedlichsten Industriezweigen oder Sektoren.

Organisationale Resilienz wird definiert als „ability of an organization to absorb and adapt in a changing environment" (ISO 22316:2017(E), S. 1), wofür neun Elemente aufgeführt werden (S. 2–6, Übersetzung von den Autorinnen). Dem beschreibenden Ansatz der ISO-Norm stellt ORES Verband für Organisationale Resilienz e.V. aktuell eine diagnostische Befragung zur Seite, die basierend auf den Elementen der ISO-Norm die Resilienz in Organisationen erfasst (▶ Kap. 9).

Neun Elemente organisationaler Resilienz
- Geteilte Vision und klares Ziel. Eine resiliente Organisation teilt auf allen Hierarchieebenen eine gemeinsame Vision, gemeinsame Ziele und Werte in Hinblick auf den Nutzen von Resilienzmanagement.
- Umfeld verstehen und beeinflussen. Eine resiliente Organisation versteht die internen und externen Systeme, in denen sie sich bewegt, und schafft demzufolge Möglichkeiten zur Einflussnahme.
- Effektive und ermutigende Führung. Eine resiliente Organisation besitzt eine Führungskultur, die Führung auch in Perioden der Unsicherheit und der Veränderung ermöglicht.
- Resilienzfördernde Kultur. Eine resiliente Organisation hat gemeinsame resilienzfördernde Überzeugungen und Werte, positive Einstellungen und Verhaltensweisen, die fest in jedem/jeder Einzelnen verankert sind.
- Information und Wissen teilen. Die Mitglieder einer resilienten Organisation teilen ihre Informationen und ihr Wissen. Lernen aus Erfahrung und aus Fehlern wird unterstützt.
- Verfügbarkeit von Ressourcen. Eine resiliente Organisation entwickelt Ressourcen (z. B. qualifizierte MitarbeiterInnen, Anlagen, Informationen, Technologie etc.), die die vulnerablen Stellen der Organisation abdecken und eine schnelle Anpassung an veränderte Umstände ermöglichen.
- Koordinierte Unternehmensbereiche. Die verschiedenen Unternehmensmanagementbereiche einer resilienten

Organisation werden definiert, entwickelt und koordiniert, so dass sie gemeinsam an den strategischen Zielen der Organisation arbeiten. („Unternehmensmanagementbereiche" umfasst in diesem Sinne z. B. HR, QR, BGM, Krisenmanagement, IT, …)
- Kontinuierliche Verbesserung fördern. Eine resiliente Organisation evaluiert ihre Ergebnisse, um von Erfahrungen zu lernen und Chancen zu erkennen.
- Veränderung antizipieren und managen. Eine resiliente Organisation erkennt zukünftige Veränderungen früh, kann damit umgehen und reagiert angemessen.

Bei jedem dieser neun Elemente kann Resilienz-Coaching einsteigen und kritisch hinterfragen, inwiefern der/die Coachee diese Punkte handhabt bzw. dazu beiträgt. Wer diese Punkte kritisch prüft, wird erkennen, dass es nicht mehr nur um Risikomanagement geht, sondern tatsächlich um Kulturentwicklung mit dem Fokus auf veränderte Werte und Haltungen der Organisationsmitglieder. Die Rolle von Führungskräften wird sich in einer von Resilienz geprägten Organisationskultur entscheidend verändern. Die VUCA-Welt wird das Ihre dazu tun, dass hierarchische Modelle weniger erfolgreich funktionieren. Dann können Führungskräfte nicht mehr als quasi „AlleinherrscherIn" und EntscheiderIn agieren, da sie sich mit diversen Unternehmensbereichen abstimmen müssen. Auch eine Top-Down-Autorität wird dann nicht mehr funktionieren, da durch geteiltes Wissen der Abstand schrumpft, zunehmend Augenhöhe entsteht. Wenn die Kulturentwicklung gar in Richtung evolutionärer Organisationsmodelle geht (siehe Laloux 2017, S. 38 ff.), dann wird die Selbstführung von MitarbeiterInnen deutlich zunehmen und die Bedeutung von Führungskräften mehr in Richtung Unterstützung für die MitarbeiterInnen gehen. Auch für diesen Lernprozess kann Resilienz-Coaching hervorragend zur Unterstützung für die Führungskräfte eingesetzt werden.

1.4.2 Innehalten – sich Zeit nehmen

Gerade in einer Krise und direkt nach der Handhabung einer Krisensituation sollten wir innehalten. Das ist sicherlich zuerst ein ungewohntes Verhalten, da die bisherigen Organisationskulturen eher ein „schneller, höher, weiter" gefordert haben. Bei tragischen Ereignissen sind wir es inzwischen „gewohnt", eine Schweigeminute einzulegen. Innehalten kann jedoch auch bedeuten, dass wir über Erlebtes sprechen, uns gegenseitig informieren, wer was in der akuten Krisensituation getan hat, unsere Emotionen, Gedanken und auch Fantasien „was wäre, wenn" konkret benennen.

Bei einer Studie der LMU mit Palliativ-Teams wurde deutlich, wie Team-Resilienz entsteht. Palliativ-Teams kümmern sich um Schwerstkranke, die „aus-therapiert" sind, die primär nur noch Maßnahmen zur Schmerzlinderung bekommen. In solchen Teams arbeiten ÄrztInnen, Pflegekräfte, SterbebegleiterInnen, PhysiotherapeutInnen bis hin zu den Reinigungskräften zusammen. Sie alle verbringen Zeit mit den PatientInnen – und auch Angehörigen – und können in dieser Zeit entsprechend ihren Kompetenzen für den/die PatientIn da sein. Wenn diese unterschiedlichen Berufsgruppen zusammenarbeiten statt gegeneinander, wenn sie sich wirklich WERTschätzen, ergänzen, füreinander da sind, sich auf Augenhöhe begegnen, dann können schwierige und belastende Zeiten besser ertragen werden. Entscheidend sind zudem geteilte Werte, die bei solch einer herausfordernden Arbeit Sinn geben. Bei PalliativpatientInnen ist das Ende absehbar, und trotzdem kann es dramatisch, emotional und belastend für die Beteiligten enden. Entscheidend ist dann, dass alle Beteiligten sich die Zeit nehmen, um miteinander zu sprechen, um Erlebtes zu verarbeiten. Dies verstärkt das Gefühl des Miteinanders, gibt Schutz und Halt (siehe LMU 2016).

Sich Zeit nehmen, innehalten, die aktuelle Situation wahrnehmen, zurückschauen, vorausschauen, eigene Bedürfnisse wahrnehmen, Emotionen konstruktiv zulassen, meditieren – für die meisten MitarbeiterInnen in Organisationen klingt das sicherlich noch sehr ungewöhnlich. Mit Resilienz-Coachings und auch -Trainings für Teams kann jedoch Schritt für Schritt an den Elementen organisationaler Resilienzkultur gearbeitet werden. Konkrete Unternehmensbeispiele zu einer derart veränderten Organisationskultur werden aktuell in den Filmen AUGENHÖHE und AUGENHÖHEwege (▶ www.augenhoehe-film.de) präsentiert.

1.4.3 Fehlerkultur und Scheitern

Werden Fehler unter den Teppich gekehrt, oder wird ihre Entdeckung gefeiert und für Veränderung genutzt? Für viele Menschen sind Fehler mit Ohnmacht und Schamerleben gekoppelt. Ähnlich ist es mit Scheitern. Wir sollen und wollen erfolgreich sein. Jedoch besteht immer die Möglichkeit, dass eine angestrebte Veränderung sich nicht bewährt oder nicht umgesetzt werden kann und damit scheitert. Im Kleinen oder Großen – Scheitern kommt in jeder Organisation vor. Nicht erreichte Ziele als kleines Scheitern sind meist noch besprechbar, manches wird jedoch von Anfang an totgeschwiegen, es wird getuschelt oder aber beispielsweise bei gravierenden Fehlinvestitionen exemplarisches „Köpfe-Rollen" verlangt.

Fehler, Krisen und Scheitern hängen eng zusammen: Ein Feuerwehrmann macht einen Einschätzungsfehler bei einer Brandbekämpfung, so dass es zu einem großen Waldbrand kommt. Eine Bankangestellte stürzt nach einem Raubüberfall in eine große persönliche Krise und bewertet sich als gescheitert. Die schwere Krankheit einer Schlüsselperson hat Auswirkungen auf die Entscheidungsprozesse der gesamten Organisation. Ein gescheitertes Projekt hat gleichzeitig Auswirkung auf die Organisation und auch auf Projektleiterin und Projektmitglieder, je nachdem, welchen Anteil am Scheitern sich die Beteiligten zurechnen.

Je größer das Scheitern bewertet wird, desto eher braucht es konkrete Unterstützung, damit die Situations- und die Selbstbewertung wieder in eine optimistische Richtung gelenkt werden kann. Grundsätzlich geht es nämlich auch anders, so dass wir letztlich „gescheiter scheitern" können. Auch in der ISO-Norm zu organisationaler Resilienz wird vorgeschlagen, dass wir Fehler und Scheitern annehmen sollen. Fehler und Scheitern werden damit als wertvoll bewertet. Diese Umbewertung im persönlichen Erleben kongruent anzunehmen, kann Inhalt von Coaching-Arbeit sein. Aber darüber hinaus braucht es konkrete Organisationsentwicklungsmaßnahmen, um letztlich die Resilienz von Individuum und Organisation zu stärken.

1.5 Fazit: Keine Intervention im luftleeren Raum

Coaching-Maßnahmen werden in der Regel bezahlt, wenn ein Return-On-Invest erwartet wird. Nur ein Wohlfühlen des/der Coachee reicht dafür nicht aus. Erwartet werden beispielsweise ein Wiederherstellen bzw. eine Verbesserung des Leistungsvermögens, eine verbesserte Krisenhandhabung, eine bessere Passung, Anpassung oder Konflikthandhabung mit anderen Führungskräften, Teammitgliedern, Abteilungen bzw. Arbeitsbereichen oder auch KundInnen.

Mit zu bedenken ist im Verlauf eines Coachings nicht nur die Perspektive des/der Einzelnen, sondern auch die Auswirkungen auf relevante Andere im privaten und im beruflichen Kontext. Diese Menschen müssen die Belastungen und Veränderung des/

der Einzelnen aushalten, idealerweise können sie diese annehmen und nutzen. Dies kann bedeuten, dass ein/e Coachee verändertes Denken, Fühlen und Handeln explizit vorlebt und andere Menschen im eigenen Team und in der Organisation wiederum in ihrer Resilienzentwicklung unterstützen kann.

Idealerweise sind Coaching-Maßnahmen ein Baustein in einer breiter aufgestellten Kulturentwicklung, bei der parallel zur individuellen Resilienzentwicklung von MitarbeiterInnen und Führungskräften auch organisationale Resilienzentwicklung gefördert wird. Entscheidend dafür ist eine Grundhaltung, die durch Resilienz-Coaching gefördert werden kann. Es ist eine Grundhaltung, die mit den Komplexitäten der modernen Unternehmensumwelt umgehen kann, die agile Strukturen in den Organisationen aktiv fördert und die hin geht zu einer Wertschätzung von Fehlern und Scheitern als Teil der Weiterentwicklung einer Organisation.

Resilienz-Coaching ist ein facettenreiches Unterfangen mit vielen zu berücksichtigenden Faktoren. Es umfasst, wie dargestellt, die Aufgabe sowohl des Händchenhaltens als auch einer umfassenden Krisenbegleitung für Einzelne bis hin zur Kulturentwicklung für Organisationen. Inwiefern ein/e Coach solche zum Teil höchst emotionalen Themen begleiten will und kann, muss jede/r für sich entscheiden.

Erlauben Sie uns abschließend eine Empfehlung: Arbeiten Sie in den akuten Phasen nicht gleich an der Veränderung, da sonst zusätzlicher „Druck ins System" kommt. Gehen Sie auf Entdeckungsreise zusammen mit Ihrem/Ihrer Coachee. Wählen Sie gemeinsam, welche Fokusse auf der individuellen Ebene, der Team- oder Organisationsebene relevant sind, welche Interventionen letztlich zu weniger Belastungserleben führen und welche Ressourcen für mehr Wohlbefinden, Lebensfreude und Lebenslust sorgen können.

Denken Sie auch an sich selbst, so dass Sie als Coach in einem ressourcenvollen Zustand sind. Entwickeln Sie für sich eine Kultur des Innehaltens – gerade wenn's stürmisch wird. Sorgen Sie für sich, damit Sie situationselastisch und gesund durchs Leben kommen!

Literatur

Badura, B., et al. (2017). *Fehlzeiten-Report 2017*. Berlin: Springer.

Bargstedt, U., Horn, G., & van Vegten, A. (2015). *Resilienz in Organisationen stärken: Vorbeugung und Bewältigung von kritischen Situationen*. Oberhaching: Verlag für Polizeiwissenschaften.

Bengel, J., & Lyssenko, L. (2012). *Resilienz und psychologische Schutzfaktoren im Erwachsenenalter. Schriftenreihe zu Forschung und Praxis der Gesundheitsförderung* (Bd. 43). Köln: Bundeszentrale für gesundheitliche Aufklärung.

Blickhan, D. (2015). *Positive Psychologie. Ein Handbuch für die Praxis*. Paderborn: Junfermann.

DBVC. (o. J.). Definition coaching. ► http://www.dbvc.de/der-verband/ueber-uns/definition-coaching.html. Zugegriffen: 25. Dez. 2017.

Eidenschink, K. (o. J.). Metatheorie der Veränderung. ► https://metatheorie-der-veraenderung.info/metatheorie/darstellungsform/. Zugegriffen: 1. Jan. 2018.

Heller, J. (2013). *Resilienz. 7 Schlüssel für mehr innere Stärke*. München: GU.

Heller, J. (2015). *Resilienz. Innere Stärke für Führungskräfte*. Zürich: orell füssli.

Heller, J. (2018). *30 Minuten - Resilienz für Unternehmen*. Offenbach: Gabal.

Heller, J., Elbe, M., & Linsenmann, M. (2012). Unternehmensresilienz. Faktoren betrieblicher Widerstandsfähigkeit. In F. Böhle, & S. Busch (Hrsg.), *Management von Ungewissheit* (S. 213–232). Bielefeld: transcript.

Hoffmann, G. (2017). *Organisationale Resilienz*. Berlin: Springer.

Huemer, B., & Preissegger, I. (2016). Gesunde Menschen in gesunden Organisationen – die Wirkungskraft von organisationaler Resilienz. In M. Hänsel, & K. Kaz (Hrsg.), *CSR und gesunde Führung. Werteorientierte Unternehmensführung und organisationale Resilienzsteigerung* (S. 223–245). Berlin: Springer.

ISO 22316:2017 (2017). Security and resilience – Organizational resilience – Principles and attributes (ISO 22316:2017-03).

Kalisch, R. (2017). *Der resiliente Mensch*. München: Piper.

Krystek, U., & Hünecke, A. (2017). Krisen: ein universelles Phänomen von überlebenskritischer

Ambivalenz. In B. Badura, et al. (Hrsg.), *Fehlzeiten-Report 2017*. Berlin: Springer.

Laloux, F. (2017). *Reinventing Organizations visuell*. München: Vahlen.

Lazarus, R., & Folkman, S. (1984). *Stress, appraisal and coping*. New York: Springer.

Leipold, B. (2015). *Resilienz im Erwachsenenalter*. München: Ernst Reinhardt Verlag.

LMU. (2016). Institut für Leadership und Organisation. *MThZ, 67*, 286–287.

Rampe, M. (2005). *Der R-Faktor. Das Geheimnis unserer inneren Stärke*. München: Knaur Verlag.

Reivich, K., & Shatté, A. (2002). *The Resilience Factor. 7 Keys to finding your inner strength and overcoming life's hurdles*. New York: Broadway Books.

Schein, E. (2009). *Führung und Veränderungsmanagement*. Bergisch Gladbach: EHP.

Sheffi, Y. (2006). *Worst-Case-Szenario. Wie Sie Ihr Unternehmen auf Krisen vorbereiten und Ausfallrisiken minimieren*. Landsberg am Lech: mi-Fachverlag.

Siebert. A. (2012). Resiliency quiz. ► http://www.resiliencycenter.com/resiliencyquiz.shtml. Zugegriffen: 27. Febr. 2012.

Snowden, D., & Boon, M. (2007). Cynefin – A leader's framework for decision making. *Harvard Business Review, 85*(11), 68–76.

Soucek, R., Pauls, N., Schlett, C., Krogoll, T., Moser, K., & Göritz, A. S. (2017). Resilienz als individuelle und betriebliche Kompetenz – Instrumente zur Einschätzung und Förderung von Resilienz im Arbeitskontext. *praeview, 8*(1), 8–9.

Weick, K.E., & Sutcliffe, K.M. (2010). *Das Unerwartete managen. Wie Unternehmen aus Extremsituationen lernen* (2. Aufl.). Stuttgart: Schäffer-Poeschel.

Das FiRE®-Modell

Was Führungskräfte über Resilienz wissen sollten

Karsten Drath

2.1	**Sphäre „Persönlichkeit" – 22**	
2.1.1	Mehr über sich selbst erfahren – 22	
2.1.2	Selbstbild und Fremdbild – 22	
2.1.3	Kennen Sie Ihre Traits? – 22	
2.1.4	Rohe und erarbeitete Resilienz – 23	
2.1.5	Was aus der Einschätzung folgt – 23	
2.2	**Sphäre „Biografie" – 24**	
2.2.1	Kraft aus der Vergangenheit ziehen – 24	
2.2.2	Die eigene Geschichte erzählen – 24	
2.3	**Sphäre „Haltung" – 25**	
2.3.1	Opfer- oder Gestalterhaltung? – 25	
2.3.2	Die Opferhaltung verlassen – 26	
2.3.3	Bewusst Dankbarkeit praktizieren – 26	
2.4	**Sphäre „Mentale Agilität" – 27**	
2.4.1	Geistige Wendigkeit trainieren – 27	
2.5	**Sphäre „Energiemanagement" – 27**	
2.5.1	Energiebilanz – 28	
2.5.2	Die eigene Akkuladung steuern – 28	
2.6	**Sphäre „Geist-Körper-Achse" – 28**	
2.6.1	Gut für sich selbst sorgen – 29	
2.6.2	Sich wohl in der eigenen Haut fühlen – 29	
2.6.3	Nicht nur auf den Bauch hören – 29	

© Springer Fachmedien Wiesbaden GmbH, ein Teil von Springer Nature 2019
J. Heller (Hrsg.), *Resilienz für die VUCA-Welt*,
https://doi.org/10.1007/978-3-658-21044-1_2

2.7 **Sphäre „Authentische Beziehungen" – 30**
2.7.1 Authentische Beziehungen aufbauen und pflegen – 30
2.7.2 Der persönliche Aufsichtsrat – 30
2.7.3 Beziehungspflege kostet Zeit – 31

2.8 **Sphäre „Sinn" – 31**
2.8.1 Ein Leben im Einklang mit den eigenen Werten führen – 31
2.8.2 Welchen Unterschied machen Sie? – 32

Das FiRE®-Modell

Wie gelingt es Menschen, in schwierigen Situationen auf Kurs zu bleiben? Wenn man mit Persönlichkeiten spricht, die in ihrem Leben ein ausgesprochen hohes Maß an Selbstführung unter Beweis gestellt haben, empfinden diese ihre Leistung zumeist als normal und als nichts Besonderes. Sie sind sich häufig ihrer Kompetenz nicht bewusst, sondern meistern eben ihr Leben, so gut sie können, und ergreifen die Chancen, die sich ihnen bieten. Das zeigt: Es braucht meist einiges an Zeit und Reflexion, um die eigene Fähigkeit wahrzunehmen. Wer diese Zeit und Reflexion aufbringt, der entwickelt sich zum Meister in der Kunst der Selbstführung, und dem gelingt es, seine innere Kraft sinnvoll zu lenken und sie dort einzusetzen, wo sie wirklich einen spürbaren Unterschied macht.

Beispiel

Hans-Olaf Henkel ist heute ein weltgewandter Mann mit einer Aura, die ans Aristokratische grenzt. Überraschenderweise kommt er nicht aus einem wohlbehüteten Elternhaus. Nachdem sein Vater im Zweiten Weltkrieg gefallen war, wuchs er als Halbwaise auf und verbrachte sogar mehrere Monate in Kinderheimen, die damals kein sonderlich angenehmer Ort waren. Nach einer Odyssee durch insgesamt 14 Schulen schaffte er schließlich die mittlere Reife und machte eine Lehre zum Speditionskaufmann. In Abendschulen belegte er über viele Jahre Kurse in Betriebs- und Volkswirtschaft sowie in Soziologie. Gut 40 Jahre später, nach einer Karriere im Management von IBM und als Cheflobbyist des BDI, wurde Henkel zum Präsidenten der Leibniz-Gemeinschaft ernannt, einem Zusammenschluss deutscher Forschungsinstitute unterschiedlicher Fachrichtungen. Sogar eine Schmetterlingsart wurde nach ihm benannt.

Für unsere Arbeit mit Managern benötigten wir ein einfaches und zugleich umfassendes Modell, das die Komplexität der bisher vorliegenden Forschungserkenntnisse minimiert und dennoch nicht trivial ist. Daher haben wir die verschiedenen Faktoren effektiver Selbstführung zu einem räumlichen Konstrukt zusammengefasst, das wir als FiRE-Modell (◘ Abb. 2.1) bezeichnen. Die Abkürzung steht dabei für „Factors of improved Resilience Effectiveness".

Es dient dazu, Strategien zum Erhalt bzw. zur Verbesserung der Resilienz von Führungskräften sowohl zu entwickeln als auch zu trainieren, damit sich schwierige Situationen oder gar Krisen weniger gravierend für den betroffenen Manager auswirken oder ihn im Idealfall sogar stärken. Entwickelt wurde das FiRE-Modell unter Zuhilfenahme fundierter Konzepte mehrerer anerkannter Psychologen, Psychiater, Soziologen, Biologen und Hirnforscher.

Das Modell besteht aus acht ineinander ruhenden Sphären, mit von innen nach außen zunehmendem Radius. Dies soll symbolisieren, dass die äußeren Ebenen der Resilienz, d. h., Sinn und authentische Beziehungen, leichter vom Individuum zu beeinflussen sind als der innere Kern, also die eigene Biografie und die Persönlichkeit selbst. Im mittleren Bereich finden sich mit der Geist-Körper-Achse, dem Energiemanagement, der mentalen Agilität und der Haltung drei Ebenen, die ebenso zentral für die Selbstführung sind und mit einigem Aufwand vom Individuum beeinflusst werden können.

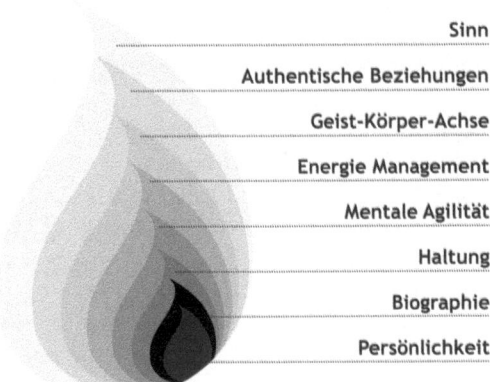

◘ Abb. 2.1 Das FiRE-Modell

2.1 Sphäre „Persönlichkeit"

Die Stressresistenz eines Menschen ist eine Persönlichkeitseigenschaft, die zur einen Hälfte genetisch bedingt ist und zur anderen Hälfte von der frühkindlichen Prägephase abhängt. Von allen Sphären der Resilienz ist die Sphäre „Persönlichkeit" am wenigsten bewusst beeinflussbar. Grundlegende Eigenschaften wie Introversion bzw. Extraversion oder die emotionale Stabilität eines Menschen sind nur in sehr engen Grenzen willentlich dauerhaft zu ändern.

2.1.1 Mehr über sich selbst erfahren

Bei der Arbeit auf der Ebene der „Persönlichkeit" geht es darum, die eigene Person mit ihren Eigenschaften, Stärken und Schwächen besser kennenzulernen, um sich selbst besser steuern zu können. Das gelingt durch Selbstreflexion, Feedback von außen und durch Instrumente der Persönlichkeitspsychologie.

2.1.2 Selbstbild und Fremdbild

Das Selbstbild, das viele Führungskräfte von sich haben, stimmt nicht immer voll und ganz damit überein, wie sie von anderen in ihrem Umfeld gesehen werden. Häufig ist eher das Gegenteil der Fall. Ein erster Schritt zur Selbsterkenntnis ist es daher, Eigen- und Fremdbild miteinander in Einklang zu bringen. Was zunächst einfach klingt, ist gar nicht so trivial. Zunächst gilt es nämlich, das Bild, das andere Menschen von uns haben, überhaupt zu erfahren. In vielen Unternehmen werden dafür heute ab einer gewissen Führungsspanne 360°-Feedbacks angeboten. Diese gibt es sowohl als Internet-Fragebogen als auch in der „handgemachten" Version, die dann durch persönliche Gespräche mit einem Coach erhoben werden. Unsere Empfehlung ist, solche Möglichkeiten stets zu nutzen. Aber selbst, wenn keine solchen Feedbacks angeboten werden, kann man sein Umfeld direkt befragen. Dies erfordert neben Einigem an Mut auch die Fähigkeit, gut zuzuhören.

Doch was passiert, wenn Führungskräfte Rückmeldungen erhalten, die sie nicht erwartet hatten? Je größer die Abweichungen zwischen Eigen- und Fremdbild sind, desto mehr kann ein Feedback wehtun. Dies gilt natürlich insbesondere dann, wenn das Fremdbild deutlich negativer ausfällt, als man sich selbst sieht. In diesem Fall aktiviert die Persönlichkeit Abwehrmechanismen, die das Feedback abschwächen, relativieren oder entkräften sollen, um das eigene Selbstbild zu schützen.

2.1.3 Kennen Sie Ihre Traits?

Menschen entwickeln charakteristische Verhaltensweisen nicht ohne Grund. Insbesondere unter Druck werden oft die ältesten Anteile der menschlichen Persönlichkeit dominant: die sogenannten Traits. Hierbei handelt es sich um zeitstabile Verhaltenspräferenzen, die nur sehr schwer bis gar nicht willentlich zu ändern sind. Um das Fremdbild zu verstehen, welches das Umfeld von einer Führungskraft hat, ist es sehr sinnvoll, dies durch eine Erhebung der Traits, quasi als Innenansicht der Persönlichkeit, zu komplettieren. Hierfür bietet sich als eines der bestetablierten persönlichkeitspsychologischen Verfahren die Gruppe der „Big Five" an. Die Persönlichkeit eines Menschen lässt sich demnach mittels fünf Dimensionen unterscheiden:
1. Neurotizismus
2. Extraversion
3. Offenheit für Erfahrungen
4. Verträglichkeit
5. Gewissenhaftigkeit

2.1.4 Rohe und erarbeitete Resilienz

Aktuelle Forschungserkenntnisse legen nahe, dass sich das Konstrukt der inneren Widerstandsfähigkeit bei einem Erwachsenen in die „rohe" Resilienz der Persönlichkeit unterteilt und außerdem in die „erarbeitete" Resilienz, die die Summe aller Strategien zur Selbststeuerung repräsentiert, die sich ein Mensch im Laufe seines Lebens erarbeitet hat.

Während sich rohe Resilienz nicht willentlich verändern lässt, trifft exakt das Gegenteil für die Strategien zur Selbststeuerung zu. Jeder Mensch findet für sich im Laufe des Lebens mehr oder weniger effektive Strategien, um sich selbst zu managen, wenn er negativem Stress ausgesetzt ist. Diese Strategien fallen unter die erarbeitete Resilienz.

Ein Indikator der rohen Resilienz ist beispielsweise die Zeitspanne der Schockstarre nach einem lauten Knall. Der Bereich der rohen Resilienz wird von zwei der fünf Faktoren der „Big Five" repräsentiert. Es handelt sich hierbei um „Bedürfnis nach Stabilität" und „Extraversion".

Dabei spiegelt die Dimension „Bedürfnis nach Stabilität" individuelle Unterschiede im Erleben und in der Bewältigung von herausfordernden Situationen wider. Hohe Werte entsprechen einer hohen Empfänglichkeit für negativen Stress, stehen aber auch für Empathie.

Die Dimension „Extraversion" wiederum beschreibt Unterschiede im Umgang mit anderen Menschen, insbesondere in Situationen, die als energiezehrend bzw. energiegebend empfunden werden. Hohe Werte bedeuten, dass jemand Energie daraus gewinnt, aktiv und mit vielen Menschen in Kontakt zu sein, während niedrige Werte bedeuten, dass eine Person eher Einzelgespräche bevorzugt und häufig gerne unabhängig ist.

▶ Aus der Resilienzforschung wissen wir heute, dass in der Big-Five-Logik ein niedriges Maß des „Bedürfnisses nach Stabilität" und ein hohes Maß an „Extraversion" als Schutzfaktoren gelten. Gleiches gilt für einen hohen Wert von „Offenheit für Erfahrungen".

2.1.5 Was aus der Einschätzung folgt

Für jede Führungskraft sollte es ein Teil der eigenen Professionalität sein, auf die Verbesserung der eigenen Selbstführung Wert zu legen. Dabei ist die Herausforderung für Menschen mit einem hohen Maß an „roher" Resilienz anders als für besonders sensible Menschen.

— Menschen mit ausgeprägter roher Resilienz sehen typischerweise keine Notwendigkeit darin, auf sich selbst zu achten, und haben das folglich auch nie kultiviert. Sie verfügen über eine eher schwach ausgeprägte Empathie, umgangssprachlich ausgedrückt eine „dicke Haut". Sie scheinen oft ein hohes Maß an Energie zu haben und sind nur schwer von ihrem Kurs abzubringen. Sie sind hart zu sich selbst und zu Anderen. Für diese Menschen scheint es keine Schwäche zu geben – bis dann irgendwann einmal eine Lebenssituation kommt, die größer und gewaltiger ist als sie und die sie nicht bewältigen können. Aus unserer Arbeit kennen wir zahlreiche Fälle von Managern, die an einer solchen Situation zerbrochen sind, weil sie keine Strategien zur Selbststeuerung kultiviert haben, um mit ihrer Schwäche konstruktiv umzugehen und sich wieder an sich selbst aufzurichten.
— Personen mit einem niedrigen Maß an roher Resilienz kennen dagegen ihre Schatten und Dämonen nur zu gut. Sie sind eher sensibel, lassen sich von Konflikten und Unsicherheit aus der Ruhe bringen und machen sich viele Gedanken. Sie haben, so gut es geht, ihren Frieden damit gemacht und mehr oder minder bewusst Techniken entwickelt, um sich selbst zu stabilisieren. Aber sie fühlen sich

keineswegs unverwundbar. Sie kennen ihre eigenen Täler. Für diese Gruppe von Entscheidern geht es darum, sich ihrer Selbstverantwortung bewusst zu werden und ihre Selbststeuerung weiter zu kultivieren und zu professionalisieren.

2.2 Sphäre „Biografie"

Die Persönlichkeit eines Menschen ist untrennbar mit seiner Vergangenheit verbunden, was wiederum Auswirkungen auf seine Einstellung zu Herausforderungen der Gegenwart und Erwartungen an die Zukunft hat.

Ein zentraler Aspekt der Biografie sind die Krisen und schwierigen Zeiten, die ein Mensch bereits in seinem Leben bewältigt hat. Sie sind wichtige Ressourcen, wenn es darum geht, mit neuen belastenden Situationen konstruktiv umzugehen und sich davon buchstäblich nicht unterkriegen zu lassen. Bei Lichte betrachtet, besteht unsere Biografie tatsächlich aus drei verschiedenen Gruppen von Ressourcen:

- Da wären zunächst die schlimmen, manchmal vielleicht sogar traumatischen Ereignisse. Doch diese haben wir mittlerweile zumeist verarbeitet, so dass wir sie als gemachte Erfahrungen betrachten können, die zwar schmerzhaft, aber auch sehr lehrreich waren.
- Dann wären da die positiven Erlebnisse, unsere Sternstunden, Glücksmomente und Erfolge. Diese geraten schnell in Vergessenheit, und es gilt sie präsent zu haben, damit sie uns bei der Bewältigung aktueller Krisen Selbstvertrauen und Rückhalt geben.
- Die dritte Gruppe sind die gemachten Lernerfahrungen und Sichtweisen, die wir uns in Bezug auf das Leben zu eigen gemacht haben. Sie prägen unser Weltbild und sind bei der Bewertung aktueller Schwierigkeiten von großer Bedeutung.

2.2.1 Kraft aus der Vergangenheit ziehen

Die Art, wie ein Mensch seine Lebensgeschichte sieht, insbesondere sein Blick auf schwierige Phasen und belastende Erlebnisse, ist entscheidend für seine Haltung gegenüber Gegenwart und Zukunft und damit für seine Selbstführung. Das Interessante daran ist, dass unsere Biografie dabei in der Tat nicht statisch ist. Die meisten Menschen neigen zu der Annahme, dass es exakt nur eine Wirklichkeit gibt, die wir mit unseren Sinnesorganen aufnehmen und in unserem Gedächtnis als exakte Kopie der Wirklichkeit abspeichern. Diese Gedächtnisinhalte halten wir für ein unveränderliches Abbild der real existierenden Wirklichkeit. Die Summe unserer Gedächtnisinhalte, so die Annahme, bildet schließlich dauerhaft unsere unverfälschte und chronologische Lebensgeschichte.

Diese Annahmen sind heute dank der Erkenntnisse der Hirnforschung allesamt überholt. Das episodische Gedächtnis besteht aus einzelnen Erinnerungen, sog. Engrammen, die in Bildern und Geschichten organisiert sind. Da das Gehirn nicht zwischen Sinneseindrücken, Sachinhalten und emotionaler Bewertung unterscheidet, ist die eigene Lebensgeschichte nicht statisch. Vielmehr ist sie insbesondere in Bezug auf die emotionale Bewertung von vergangenen Ereignissen durchaus veränderbar. Um die innere Widerstandsfähigkeit zu stärken, macht es Sinn, sich intensiver mit der eigenen Geschichte zu beschäftigen.

2.2.2 Die eigene Geschichte erzählen

Die meisten Menschen erinnern sich spontan an eine Handvoll Ereignisse, die ihr bisheriges Leben geprägt haben. Diese Ereignisse stechen in ihrer Erinnerung heraus, andere verblassen dagegen. Es mag uns so vorkommen, als sei unsere Lebensgeschichte einfach so mit uns passiert. Tatsächlich lässt sich die Biografie eines Menschen auch als eine Sammlung von Ressourcen verstehen.

Die Erkenntnisse der narrativen Psychotherapie zeigen, dass bereits das bloße Beschreiben der eigenen Lebensgeschichte sich nachhaltig positiv auf den eigenen Gemütszustand auswirkt, da positive und negative Ereignisse miteinander entlang eines Zeitstrahls verbunden werden.

> Welche Muster fallen Ihnen an Ihrer Biografie auf? Sie haben mit Sicherheit zahlreiche schwierige Situationen in Ihrem Leben meistern müssen. Wie können Ihnen diese Erfahrungen heute nützlich sein? Nutzen Sie doch folgende Fragen zur Orientierung:
> - Wie ist Ihr Leben bisher verlaufen?
> - Was kommt Ihnen da sofort in den Sinn?
> - Welche Lebensereignisse haben Ihr Leben am stärksten geprägt?
> - Worauf sind Sie stolz?
> - Was ist Ihnen peinlich?
> - Was gibt Ihnen heute noch Kraft?
> - Was macht Sie traurig oder wütend?

2.3 Sphäre „Haltung"

Die innere Haltung eines Menschen beeinflusst seinen Umgang mit den Herausforderungen des Lebens. Sie entscheidet letztlich darüber, ob eine aufkommende Krise oder ein nahendes Problem als Überforderung oder aber als Herausforderung gesehen wird. Die innere Haltung gibt den Gedanken und Gefühlen einer Person im Angesicht von Schwierigkeiten quasi eine Richtung und hat damit Auswirkungen auf die Qualität des Handelns.

Sieht ein Manager sich als „Gestalter", der seines eigenen Glückes Schmied ist? Oder fühlt er sich eher als „Opfer", dem die Dinge über den Kopf wachsen, das sich selbst bedauert und die Verantwortung für seine Misere bei anderen sieht? Eine solche Opferhaltung drückt sich in der verbalen und nonverbalen Kommunikation aus, vermindert die eigene emotionale Souveränität sowie das Denkvermögen und reduziert damit auch die Qualität der Entscheidungen. Und dennoch ist es nicht leicht, sich aus einer Opferhaltung zu lösen. Das wissen wir alle.

Darüber hinaus können uns grundlegende, unbewusste Entscheidungen das Leben betreffend, in der Psychologie auch Glaubenssätze genannt, im späteren Berufsleben in die Quere kommen. Diese Strategien, die in Kinder- und Jugendtagen effektiv waren, um Zuwendung zu erhalten, sind meist auch ein effektiver Antrieb für die spätere Karriere, allerdings zu einem hohen Preis. Viele Manager, mit denen wir arbeiten, haben Glaubenssätze verinnerlicht wie z. B.: „Wenn ich nicht alles gebe, werde ich nicht akzeptiert." Diese tiefliegende Überzeugung setzt einerseits ungeheure Kräfte frei, andererseits kann sie sich auf Dauer negativ auf das soziale Leben, die nötige Regeneration und die persönliche Zufriedenheit eines Menschen auswirken. Solche Glaubenssätze gilt es zu überdenken und gegebenenfalls mit einem Update zu versehen.

2.3.1 Opfer- oder Gestalterhaltung?

Die Einstellung oder innere Haltung einer Führungskraft ist entscheidend für die Art, wie sie mit belastenden Situationen umgeht. Sie entscheidet darüber, ob eine schwierige Entwicklung eher als Herausforderung verstanden wird, die Ansporn zur Höchstleistung ist, oder aber als Überforderung, die früher oder später in die Resignation führt.

Die innere Haltung eines Menschen ist etwas Unwillkürliches, d. h., sie wird typischerweise nicht bewusst eingenommen, ist aber wahrnehmbar und kann daher auch mit einiger Übung beeinflusst werden. Dies bezeichnen wir auch als Selbstverantwortung. Von zentraler Bedeutung ist dabei, wo ein

Mensch die Instanz verortet sieht, die die Kontrolle über sein Schicksal hat.

Ist diese Instanz innerhalb seiner Person selbst angesiedelt, so spricht man auch von einer „internen Verortung von Kontrolle" („internal locus of control"). Diese Menschen erkennt man daran, dass sie, und nur sie, sich für ihr Schicksal zuständig fühlen. Man bezeichnet diese Einstellung auch als „Gestalterhaltung".

Nimmt eine Person dagegen das Schicksal als eine Macht wahr, gegenüber der sie hilflos ist und die sie nicht beeinflussen kann, so wird das auch als „externe Verortung von Kontrolle" („external locus of control") bezeichnet. Personen mit dieser Überzeugung machen oft andere für Ereignisse bzw. Missgeschicke verantwortlich, weshalb man diese Einstellung auch als „Opferhaltung" bezeichnet.

2.3.2 Die Opferhaltung verlassen

Sich als Opfer zu fühlen, bringt Emotionen mit sich wie Angst, Wut, Scham, Hilflosigkeit und mitunter sogar Hoffnungslosigkeit. Dies sind allesamt keine besonders angenehmen oder gar erstrebenswerten Gefühle. Umso mehr verwundert es, dass manche Führungskräfte eine lange Zeit in der Opferhaltung zubringen und sich beständig weigern, diese zu verlassen. Wenn ein energetischer Zustand über einen längeren Zeitraum vorhält, so geschieht dies nicht ohne Grund. Die Opferhaltung muss also auch gewisse Vorteile haben. Hier gibt es verschiedene Aspekte:

- **Schuld**: Ein Manager im Opfer-Modus trägt keine Schuld, denn ihm wurde ja von anderen übel mitgespielt.
- **Recht**: Er ist emotional im Recht und moralisch gesehen gegenüber dem Widersacher erhaben. Ihm gebührt Solidarität und Beistand von anderen.
- **Verantwortung**: Er ist nicht für die Geschehnisse verantwortlich, denn er kann ja in dieser Situation nichts machen. Ihm sind die Hände gebunden.
- **Zuspruch**: Wenn einem etwas Schlimmes widerfährt, kann man von anderen Zuspruch und Anteilnahme erwarten.
- **Freibrief**: Einem, der viel verloren hat, lässt man Fehlverhalten und Entgleisungen eher durchgehen, denn er verdient Schonung.

Es gibt also durchaus einige triftige Gründe, sich selbst in der Opferrolle kritisch zu hinterfragen. Das ist aber leichter gesagt als getan, denn unser Gehirn wird in derart belastenden Situationen vom Schmerzzentrum mit Adrenalin und Noradrenalin förmlich geflutet, was u. a. zu wenig hilfreichen Denkmustern führt, die es zunächst zu erkennen und dann zu durchbrechen gilt. Der erste Schritt, die Opferhaltung zu verlassen, besteht daher darin, sich selbst einzugestehen, dass man sich möglicherweise überhaupt in ihr befindet.

2.3.3 Bewusst Dankbarkeit praktizieren

Die US-Armee hat ein großes Problem, denn im Jahr 2013 starben erstmals mehr Soldaten an Selbstmord als durch feindliches Feuer. George W. Casey Jr., ein heute pensionierter US-amerikanischer Vier-Sterne-General, rief als Reaktion auf diese sich abzeichnende Entwicklung das weltweit größte Förderprogramm für Resilienz unter dem Namen „Comprehensive Soldier and Family Fitness" ins Leben.

Die wesentlichen konzeptionellen Wurzeln des Programms liegen im sog. „Penn Resiliency Program", das von Jane Gillham, Karen Reivich und Martin Seligman 1994 an der University of Pennsylvania entwickelt wurde. In über 20 unabhängigen Studien wurde nachgewiesen, dass das Programm das Auftreten von mittleren bis schweren depressiven Symptomen bei Schülern und Studenten über einen Zeitraum von bis zu 24 Monaten gegenüber einer Kontrollgruppe reduziert. Auch das Auftreten von Ängsten und Gefühlen wie Hoffnungslosigkeit konnte damit nachweislich vermindert werden.

Dagegen nahmen Optimismus und das allgemeine Wohlbefinden zu.

Eine der zentralen Interventionen beider Programme ist interessanterweise eine Übung zum bewussten Praktizieren von Dankbarkeit. Im Armeejargon trägt sie den plakativen Namen „Hunting the Good Stuff". Im Kern besteht die Übung aus einer täglichen Reflexion über die guten Dinge, die einem heute widerfahren sind. Dabei sollen von den Teilnehmern täglich mindestens drei Ereignisse niedergeschrieben werden, für die diese echte Dankbarkeit empfinden. Das liest sich deutlich einfacher, als es letztlich ist. Probieren Sie es doch selbst einmal aus.

2.4 Sphäre „Mentale Agilität"

In dieser Sphäre geht es um die Fähigkeit und den Willen, immer weiter zu lernen, flexibel auf rasch wechselnde Rahmenbedingungen zu reagieren und souverän mit Unsicherheit und Komplexität umzugehen. Abhängig von ihrer Verantwortung müssen Führungskräfte heute mehr denn je in der Lage sein, zügig weitreichende Entscheidungen zu treffen, obwohl die Datenlage widersprüchlich ist und sich zudem ständig ändert. Das erfordert zum einen eine gesunde Intuition und zum anderen das Selbstbewusstsein, mit suboptimalen Entscheidungen leben zu können. Vor allem bedarf es aber der Bereitschaft, beim Betreten von Neuland die eigene Komfortzone zu verlassen, sowie der Fähigkeit und des Willens zur Improvisation. Mentale Agilität hat etwas damit zu tun, skeptisch gegenüber tradierten Erfahrungswerten zu sein und anstatt dessen davon auszugehen, dass Umbrüche geschehen werden. Es bedeutet, Muster zu erkennen und aus scheinbar unzusammenhängenden Erkenntnissen neue Einsichten zu gewinnen.

2.4.1 Geistige Wendigkeit trainieren

Aus neurobiologischer Sicht geht es bei mentaler Agilität um eine Routine im Ausprägen und Verfestigen neuer neuronaler Strukturen. Diese Umbaukapazität des Gehirns wird auch als Neuroplastizität bezeichnet. Um diese Fähigkeit zu kultivieren, braucht es im Wesentlichen drei Bestandteile:

- **Einen triftigen Grund:** Aus der modernen Hirnforschung wissen wir, dass die Neuroplastizität des Gehirns in jedem Lebensalter gegeben ist, wenn die anstehende Herausforderung emotional in Verbindung mit den Zielen und Werten eines Menschen steht.
- **Ausreichende körperliche und geistige Ressourcen:** Sorgen Sie für genügend Schlaf, gute Ernährung und ein sinnvolles Maß an Belastung in Ihrem Leben. Wenn ein Mensch sich bereits unter einem hohen Maß an negativem Stress befindet, ist das nicht der optimale Zeitpunkt, um die mentale Agilität zu trainieren.
- **Training:** Üben Sie anhand risikoarmer Herausforderungen. Lernen Sie z. B. regelmäßig neue Menschen kennen, die andere Interessen haben als Sie. Bereisen Sie Länder, in denen Sie noch nicht waren. Erlernen Sie ein neues Hobby. Alles, was neue Erfahrungen und das Verlassen der Komfortzone verspricht, ist erlaubt.

2.5 Sphäre „Energiemanagement"

Die Sphäre „Energiemanagement" beschäftigt sich mit einfachen, schnell wirksamen Strategien, um den eigenen Energielevel gezielt zu verbessern. Sie sind der Erste-Hilfe-Kasten für Führungskräfte und alle, die daran arbeiten möchten, sich zu erden, Kraft zu tanken, Distanz zu Alltagsproblemen zu schaffen und sich so für schwierige Situationen zu wappnen. Die Bandbreite der möglichen Ressourcen, aus denen man neue Energie ziehen kann, ist dabei groß und individuell sehr unterschiedlich.

Ressourcen müssen jedoch meist erst erarbeitet und danach regelmäßig angewendet werden, damit sie positiv wirken können.

2.5.1 Energiebilanz

Welche Mechanismen haben Sie entwickelt, um Stress abzubauen, wenn Sie angespannt sind? Wie fahren Sie Ihre Energie hoch, wenn Sie vor einem wichtigen Termin stehen? Welche Werkzeuge nutzen Sie, um sich besser zu organisieren?

Dem gegenüber stehen Situationen, Verhaltensweisen oder konkrete Menschen, die Sie auf unerklärliche Weise Energie verlieren lassen, so wie eine elektrische Batterie, die bei Kälte viel mehr Energie verliert als bei Wärme. Oft bekommt man es erst im Nachhinein mit, wenn man es mit Energieräubern zu tun hatte.

2.5.2 Die eigene Akkuladung steuern

Menschen haben die Fähigkeit, aus einem Gedanken, einer Tätigkeit und sogar aus einem leblosen Objekt Energie für sich zu schöpfen. Dazu gehört die Fähigkeit, Stress abzubauen und den Kopf frei zu bekommen, sich an- und abzuregen, Gedankenströme in eine Richtung zu lenken, den eigenen Energielevel willentlich zu verändern, Probleme zu strukturieren und die eigenen Batterien wieder aufzuladen. Unserer Erkenntnis nach gibt es verschiedene Arten von Ressourcen, die von Person zu Person zudem stark variieren:

- **Wurzel-Ressourcen** geben Erdung, Kontakt zum eigenen Körper und bauen aufgestaute Energie ab. Außerdem helfen sie dabei, eine größere innere Distanz zu den Problemen des Alltags zu schaffen.
- **Flügel-Ressourcen** helfen Menschen dabei, eine bestimmte Energie oder Haltung aufzubauen und damit ihr Level an innerer Aktivität zu steigern. Diese Techniken geben Kraft und Zuversicht, sie bündeln Energie und helfen dabei, sich über momentane Schwierigkeiten zu erheben. Werden sie in der richtigen Situation angewendet, so geben sie dem Inneren eine gewisse „Vorspannung". Dies macht es leichter, die eigene Energie hochzufahren und sich mit seinen eigentlichen Zielen bewusst zu identifizieren, um sich so auf eine herausfordernde Situation besser einstellen und vorbereiten zu können.

> - Nehmen Sie sich ein paar Minuten Zeit für eine erste Energiebilanz. Was gibt Ihnen Energie? Was lässt Sie Energie verlieren?
> - Was sind Ihre Wurzel-Ressourcen? Was hilft Ihnen dabei, ruhiger zu werden und Ihren Level an innerer Unruhe zu reduzieren? Beispiele: Meditation, Erinnerungen an positive Momente, Wellness
> - Was lässt Ihnen Flügel wachsen? Beispiele: Bewusstes Erinnern an positive Glaubenssätze, Rituale, energiegeladene Musik, körperliche Aktivierung z. B. durch schnelles Gehen

2.6 Sphäre „Geist-Körper-Achse"

Der Mensch besteht aus Körper und Geist. Beide sind eng miteinander verbunden. Sie beeinflussen sich wechselseitig und sollten deshalb gleichermaßen Beachtung finden. Dies gilt in besonderem Maße für Führungskräfte. Sie haben oft, bedingt durch lange Arbeitszeiten und häufiges Reisen, einen Lebenswandel, der einem sorgsamen Umgang mit dem eigenen Körper zuwiderläuft. Zudem werden unter Führungskräften in besonderem Maße Belastbarkeit, Härte und Robustheit verherrlicht, was das rücksichtsvolle Haushalten mit den eigenen Energiereserven schwierig macht.

Die Arbeit an der Geist-Körper-Achse beginnt bei der Schlafmenge und der Qualität der Ernährung und führt über verschiedene Formen der körperlichen Aktivierung, wie beispielsweise Ausdauersport, Yoga oder autogenes Training bis hin zu Achtsamkeits- und Meditationsübungen. Ebenfalls gehört die Messung von körperlichen Stressindikatoren, z. B. des Ruhepulses, dazu, mit dem Ziel, die eigene Selbstwahrnehmung zu schärfen.

Die Geist-Körper-Achse hat die Fähigkeit, das Erleben von akutem negativem Stress sowohl mittelfristig abzumildern als auch kurzfristig zu unterbrechen. Die Arbeit in dieser Sphäre konzentriert sich darauf, mithilfe des Körpers ein größeres Maß an Ausgeglichenheit sowie mehr gedankliche Klarheit zu erzielen.

2.6.1 Gut für sich selbst sorgen

Nicht nur beeinflusst die Psyche über das Gehirn zahlreiche Vorgänge im menschlichen Körper, wie z. B. das Herz-Kreislauf- und das Immunsystem und sogar Teile der Erbanlagen. Auch der Körper beeinflusst den Gehirnstoffwechsel und damit die seelische Balance, z. B. über Schlaf, Ernährung, Bewegung oder Meditation. Diese Wechselwirkung hat entscheidende Auswirkungen auf die individuelle Fähigkeit eines Menschen zur Selbststeuerung. Wer sie versteht und sie gezielt nutzt, kann entscheidenden Einfluss auf seine Widerstandsfähigkeit ausüben.

2.6.2 Sich wohl in der eigenen Haut fühlen

Viele Menschen haben ein eher schwieriges Verhältnis zu ihrem Körper. So, wie sie sind, mögen sie sich oft nicht. Ohne unseren Körper und dessen Gesundheit sind wir nichts, doch das merken viele erst, wenn er nicht mehr mitmacht. Im Sinne der Selbstführung geht es vor allem um eine wertschätzende und annehmende Haltung dem Körper gegenüber.

Doch wann fühlt man sich energiegeladen und wohl in seiner Haut? Mit subjektiven Gefühlen ist das so eine Sache, denn sie sind nur schwer vergleichbar. Um die eigene Wahrnehmung zu kalibrieren, gibt es aus medizinischer Sicht leicht zu erfassende Kenngrößen, die das körperliche Energieniveau eines Menschen näherungsweise beschreiben. Diese sind der Ruhepuls und der sog. Body-Mass-Index.

Der **Ruhepuls** macht eine Aussage über die Tagesform. Er lässt sich sehr leicht ermitteln, wenn man z. B. stolzer Besitzer einer Fitnessuhr ist. Ein gesunder, untrainierter Erwachsener hat einen Ruhepuls von 50–100 Schlägen pro Minute, wobei ein Bereich von 60–75 Schlägen pro Minute als optimal angesehen wird. Positiv zu bewerten ist es, wenn Ihr Ruhepuls stabil im Vergleich zu den letzten Tagen und Wochen ist. Dies ist eine erste grobe Aussage über den Wirkungsgrad, mit dem Ihr Organismus arbeitet.

Die zweite vergleichsweise statische Kenngröße ist der **Body-Mass-Index** (BMI). Der BMI errechnet sich über folgende Formel:

$$BMI = \frac{Körpermasse\ in\ kg}{(Körperlänge\ in\ m)^2}$$

Auch wenn der BMI lediglich einen groben Richtwert darstellt, so ist doch seit langem bereits bekannt, dass es einen direkten Zusammenhang zwischen dem BMI und dem Maß an Energie gibt: Je eher sich eine Person innerhalb ihres Korridors für Normalgewicht bewegt, desto mehr körperliche und auch geistige Energie steht ihr zur Verfügung.

2.6.3 Nicht nur auf den Bauch hören

Wir alle kennen den Begriff „Bauchgefühl" und meinen damit so etwas wie Intuition, die sich auf körperlicher Ebene ausdrückt.

Der aus Portugal stammende Hirnforscher António Damásio, seines Zeichens Professor für Neurowissenschaften an der University of Southern California, geht davon aus, dass alle diese Körperwahrnehmungen, die er als somatische Marker bezeichnet, eine ganz spezifische Funktion haben. Sie geben uns Zugang zu unserem Körpergedächtnis, das ein Teil unserer Intuition ist. Damásio geht davon aus, dass wir im Gedächtnis nicht nur vergangene Ereignisse und dazugehörige Gefühle abspeichern, sondern auch assoziierte Körperwahrnehmungen wie Bauchziehen, Gänsehaut oder den berühmten „Kloß im Hals". Wenn Menschen mit einer Entscheidung konfrontiert sind, erwägt ihr Gehirn also nicht nur kognitiv die verschiedenen Reaktionsmöglichkeiten und schätzt die daraus resultierenden Ergebnisse ab, sondern es liefert auch die passenden Körperwahrnehmungen dazu.

Somatische Marker dienen dazu, Entscheidungen und ihre möglichen Resultate aus Sicht des Individuums in „positiv" und „negativ" zu unterteilen. Sie erteilen dem Bewusstsein also Auskunft über die eigenen Bedürfnisse und Präferenzen, sehr wahrscheinlich mit dem Hintergrund, Entscheidungsprozesse zu vereinfachen. Damit dies gelingen kann, ist es allerdings wichtig, dass diese Körperempfindungen von der jeweiligen Person auch registriert und idealerweise befolgt werden. Dies erfordert neben dem Willen zum „Zuhören" auch regelmäßige Zeiten der Ruhe und der Reduktion von Außenreizen, damit diese Empfindungen überhaupt an die Oberfläche kommen können.

2.7 Sphäre „Authentische Beziehungen"

Mit wem sprechen Sie, wenn Ihnen etwas „an die Nieren" geht? Wer bildet Ihren ganz persönlichen Aufsichtsrat? Vertrauensvolle, ehrliche Beziehungen sind gerade für Führungskräfte wichtig, da sie hier nicht die Rolle des stets souveränen Entscheiders mimen müssen, der zu allen Problemen auch eine Lösung parat hat. Authentische Beziehungen zu Freunden, vertrauten Kollegen, Mentoren oder einem Coach geben einem Manager die Gelegenheit, auch einmal Zweifel oder Ängste zeigen zu dürfen. Das macht solche Beziehungen ausgesprochen wertvoll.

Die Beziehungen sollten natürlich eine gewisse Qualität und Tiefgang haben. Nicht ständig, aber zumindest hin und wieder. Doch je höher man auf der Karriereleiter klettert, umso weniger erlaubt es der Lebenswandel, tiefergehende zwischenmenschliche Beziehungen zu unterhalten. Auch weiß man oft nicht, wer es wirklich noch ehrlich mit einem meint oder wer nur Nähe sucht, um sich selbst einen Vorteil zu verschaffen. Von vielen erfolgreichen Managern wird die Tragweite solcher authentischen Beziehungen unterschätzt. Der Pflege solcher Kontakte wird eine entsprechend niedrige Priorität eingeräumt – bis dann irgendwann keine Freunde mehr da sind, die noch Zeit mit einem verbringen wollen, besonders wenn es hart auf hart kommt.

2.7.1 Authentische Beziehungen aufbauen und pflegen

Als authentisch empfundene dauerhafte und verlässliche Beziehungen stellen eine besondere Art von Ressource dar, die eine hohe Auswirkung auf die individuelle Widerstandsfähigkeit und Selbstführung haben. Entscheidend ist dabei, dass dies Beziehungen sind, in denen sich die Person so zeigen kann, wie sie wirklich ist, ohne sich anzustrengen oder sich zu verstellen.

2.7.2 Der persönliche Aufsichtsrat

Ungeteilte Aufmerksamkeit und echtes Interesse werden in unserer schnelllebigen und zu Oberflächlichkeit neigenden Welt immer mehr zu einem Luxusgut. Aber authentische und vertrauensvolle Beziehungen sind elementar für die Festigung und Verbesserung unserer geistigen und körperlichen Widerstandsfähigkeit.

Die meisten Manager, mit denen wir in unseren Workshops arbeiten, ziehen tatsächlich großen Nutzen daraus, sich mit Ihresgleichen vertrauensvoll auszutauschen. Sie messen diesen besonderen Beziehungen eine hohe Bedeutsamkeit bei, wenn sie sie erst einmal erlebt haben. In der Forschung werden diese wechselseitigen Beziehungen von Managern auch als „Critical Leader Relationships" (CLR) bezeichnet. Eine solche CLR kann beschrieben werden als eine stabile, dauerhafte, vertrauensvolle Beziehung zu einer anderen Person (die meist ebenfalls Führungskraft ist) mit dem Ziel der Unterstützung und der Beratung in führungsrelevanten Fragestellungen. Es handelt sich also hier nicht um Freundschaften oder um normales kollegiales Networking.

2.7.3 Beziehungspflege kostet Zeit

In der Regel entstehen CLR nicht einfach so, sondern sie müssen aktiv gepflegt werden. Wie bei jeder guten Beziehung kostet dies Zeit und Energie. Es konnte gezeigt werden, dass CLR am besten auf Augenhöhe funktionieren, d. h., wenn beide Beteiligten die regelmäßigen informellen Gespräche schätzen und gleichermaßen einen Nutzen daraus ziehen. Auch CLR im Sinne einer Beziehung zwischen „Mentor" und „Mentee" können funktionieren, denn auch hier haben beide Seiten etwas davon. Der Mentor kann seine Erfahrung weitergeben, was seine Eigenreflexion anregt und zudem dem Ego schmeichelt. Der Mentee hat einen erfahrenen Sparringspartner an der Seite, der ihn im Sinne eines wohlwollenden Ratgebers und Advocatus Diaboli hinterfragt.

2.8 Sphäre „Sinn"

Beruflich engagierte und erfolgreiche Menschen führen meist ein Leben auf der Überholspur. Sie leisten viel, nehmen jede Menge Unannehmlichkeiten für ihren Job in Kauf, verzichten oftmals auf ein erfülltes Privatleben. Die entscheidende Frage lautet: zu welchem Zweck? Was soll durch die Art der eigenen Lebensführung anders werden in der Welt? Geht es um eine formale Karriere? Ist Status der Treiber oder Macht? Geht es um Einfluss und Gestaltungsmöglichkeiten? Geht es um ein besseres Leben für die Kinder oder darum, von der Nachwelt in Erinnerung behalten zu werden? Die Antworten auf solche Fragen liefern die Werte einer Person. Sie bilden das Koordinatensystem für das eigene Handeln. Wenn die Handlungen mit den eigenen Werten weitestgehend übereinstimmen, entsteht Stimmigkeit.

Wer wirklich einen Sinn in dem sieht, wofür er sich engagiert – für den sich also sein Handeln nicht nur richtig, sondern bedeutsam anfühlt – kann beruflichem Druck und Lebenskrisen besser trotzen. In der Sphäre „Sinn" geht es folglich darum, die persönlichen Werte einer Führungskraft zu erarbeiten und herauszufinden, was ihr wirklich bedeutsam ist im Leben.

2.8.1 Ein Leben im Einklang mit den eigenen Werten führen

Welchen Sinn hat Ihr Leben? Das Wort Sinn leitet sich vom altdeutschen Begriff „sin" ab, der so viel bedeutet wie „eine Fährte suchen". Viele Manager, mit denen wir arbeiten, haben keine genaue Vorstellung von dem Sinn, den ihr Leben hat oder haben könnte. Nicht wenigen ist das Gespräch darüber bereits ziemlich unangenehm. Und dennoch ist empfunder

Sinn die ultimative Quelle von innerer Stärke und Selbstführung. Die zentrale Frage lautet: „Hat das, was ich tue, haben meine Entscheidungen, hat meine Karriere, mein Leben als Ganzes einen Sinn?"

Das Erleben von Sinn gibt dem eigenen Handeln Bedeutsamkeit und Ausrichtung sowie das Gefühl von Zugehörigkeit und Stimmigkeit. Sinn stellt nicht das Individuum und sein alleiniges Wohlergehen in den Mittelpunkt des Handelns, sondern vielmehr etwas, das sich richtig und bedeutsam anfühlt und größer ist als jeder Einzelne. Sinn kann sich dabei jeder Mensch nur selbst stiften, auch wenn der Sinn durch unser Umfeld, sei es durch andere Menschen, die uns nahestehen, oder durch die Arbeit, bei der man uns braucht, gefestigt wird. Da es sich bei Sinn im weitesten Sinne um eine Überzeugung handelt, ist diese Komponente der Selbstführung in dem Maße veränderbar, wie eine Überzeugung veränderbar ist.

Welchen Sinn hat Ihr Leben, Ihre Karriere? Viele Führungskräfte, mit denen wir arbeiten, haben erst einmal keine Antworten auf diese Fragen. Und das, obwohl doch für uns alle das Leben endlich ist. Manager sind gewohnt zu steuern, Einfluss zu nehmen und die Kontrolle zu behalten. Und doch endet unser aller Leben mit einem riesigen Kontrollverlust: unserem Tod. Das menschliche Bedürfnis nach Sinn ist ein Geschenk dieser Perspektive.

2.8.2 Welchen Unterschied machen Sie?

Aus dem Englischen kommt der Ausdruck „to make a difference". Dies bedeutet sinngemäß, dass die Taten einer Person die Welt zu einem besseren Ort machen, verglichen mit einer Welt ohne diese Person. In unseren Workshops bitten wir die Teilnehmer, darüber zu reflektieren, welchen Unterschied sie auf verschiedenen Ebenen mit ihrem Leben machen wollen. Das wäre sicherlich auch eine interessante Fragestellung für Sie.

- Was für einen Unterschied werden Sie gemacht haben, wenn Sie diese Erde verlassen? Wird sich Ihre Karriere und der Preis, den Sie dafür bezahlt haben, gelohnt haben? Woran sollen die Menschen denken, wenn sie sich an Sie erinnern?
- Welchen Unterschied möchten Sie machen in Bezug auf sich selbst, auf Ihren Partner/die Kinder, auf Ihre Kollegen und auf die Welt?

Ruhe, Kraft und Klarheit in Zeiten ständigen Wandels: Persönliche und organisationale Resilienz durch ganzheitliches Training und Coaching stärken

Sylvia Kéré Wellensiek

3.1 Das HBT Human Balance Training – 34

3.2 Die heutige Zeit – ein Aufruf zur Bewusstseinsentwicklung – 38

3.3 Drei Trainingsstufen mit zwölf Perspektiven – 39
3.3.1 Phase I – 39
3.3.2 Phase II – 40
3.3.3 Phase III – 41

3.4 Resilienzmanagement und der praktische Nutzen – 43

3.5 Integration und Vernetzung – 44

3.6 Fazit – 45

© Springer Fachmedien Wiesbaden GmbH, ein Teil von Springer Nature 2019
J. Heller (Hrsg.), *Resilienz für die VUCA-Welt*,
https://doi.org/10.1007/978-3-658-21044-1_3

In diesem Beitrag wird eine Methode vorgestellt, die über Jahrzehnte stetig weiterentwickelt wurde. Das HBT Human Balance Training fördert Resilienzprozesse für Geschäftsführer, Führungskräfte, Teams und Mitarbeiter sowie die Integration von Resilienzmanagement im Arbeitsleben und in allen relevanten Arbeitsstrukturen. – Im Fokus steht die Begleitung von Entwicklungs- und Veränderungsprozessen über alle Hierarchieebenen hin zu einer agilen, flexiblen und gleichzeitig widerstandfähigen und veränderungskompetenten Organisation. Durch Vorträge, Prozessberatung, Führungskräfte- und Mitarbeitertrainings, Teamentwicklung, Einzelcoachings und digitale Lernparcours befähigen wir Menschen und Organisationen, den Herausforderungen und Belastungsfeldern unserer Zeit konstruktiv zu begegnen. – Den Kern dieser Methode bilden verschiedene Resilienz-Trainingsparcours, deren Inhalte in Präsenztrainings und/oder digitalen Lernparcours vermittelt werden.– Langjährige, branchenübergreifende Erfahrungen führten zu der Überzeugung, dass die Klarheit und Wiederholbarkeit der Übungen des HBT Trainings maßgeblich zu einer nachhaltigen Resilienzkultur in Unternehmen und Organisationen beitragen können.

3.1 Das HBT Human Balance Training

Das Besondere am Konzept der Resilienz ist für mich der proaktive Blick sowie der Fokus auf Ressourcen statt auf Defizite. Resilienz steht für Widerstandskraft, Belastungsfähigkeit und Stabilität – gleichzeitig auch für Flexibilität, Veränderungsfreude und Lernbereitschaft. Diese Kompetenzen gehen fließend über in die Prinzipien der Agilität. Diesen Begriff verbinde ich mit rascher Anpassungsfähigkeit, schnellen, transparenten Prozessen und direkter vertrauensvoller Zusammenarbeit. Letztendlich ist es eine Haltung, die Menschen und Organisationen dahin entwickelt, wach, schnell und innovativ auf wechselnde Bedürfnisse von Kunden und Märkten einzugehen. Beide Konzepte bedingen sich gegenseitig. Denn nur wer Kraft und Energie in sich selbst trägt, kann stark und aufmerksam auf andere zugehen und für sie da sein. Dabei geht es darum, eine klare, konsequente Haltung zu finden – um einen Perspektivwechsel aus gesundem Menschenverstand heraus. Und es geht um ein neues, ressourcenorientiertes Systemverständnis, das aktuell dringend benötigt wird. Unternehmen und Organisationen sind heute hochdynamischen, schwankungsintensiven, komplexen Bewegungen ausgesetzt, die von allen Beteiligten eine ständige Veränderungsbereitschaft und umfassendes Engagement verlangen. Hohe Leistungsfähigkeit, ausgereifte Selbststeuerung, vernetzte Kommunikation bei gleichzeitiger Offenheit für Flexibilität und Innovation – all das wird von Mitarbeitern und Führungsverantwortlichen quer durch alle Hierarchiestufen verlangt.

Seit mehr als 30 Jahren bin ich im großen Feld der Menschenkunde unterwegs. In meiner Arbeit, die ich als Bewusstseinstraining verstehe, möchte ich Menschen auf ihrem Weg begleiten und unterstützen. Die Aufgaben, die sich mir dabei stellen, haben sich in den Jahren stark verändert. Deshalb habe ich Schritt für Schritt eine Arbeitsmethode entwickelt, die dieser individuellen und auch gesellschaftlichen Thematik Rechnung trägt – das HBT-Training. HBT steht hierbei für Human Balance Training.

Die HBT Akademie, gegründet 2004, zielt ganz systematisch auf die Balance von Gesundheit und Leistungsfähigkeit von Mitarbeitern und Unternehmen in einer komplexen und veränderungsbeschleunigten Arbeitswelt 4.0. Mit unseren Angeboten möchten wir profunde Bewusstseins- und Entwicklungsprozesse in Gang setzen.

Durch kontinuierliche Auswertung und Weiterentwicklung unserer Trainingsinhalte sowie der Ausbildung von Resilienz-Trainern und -Coaches können wir heute ein umfassendes Angebot zur Verfügung stellen. Unsere Kernkompetenz ist dabei die gezielte Förderung von Resilienzprozessen für Geschäftsführer, Führungskräfte, Teams und Mitarbeiter sowie die Integration von Resilienzmanagement in Unternehmen und Organisationen. Wir begleiten Entwicklungs- und Veränderungsprozesse über alle Hierarchieebenen hin zu einer agilen, flexiblen und gleichzeitig veränderungskompetenten Organisation. Dabei werden alle Personen/Ebenen im Unternehmen aufgabengerecht angesprochen und inhaltlich miteinander vernetzt. Durch Vorträge, Prozessberatung, Führungskräfte- und Mitarbeitertrainings, Teamentwicklung, Einzelcoaching und mit unseren digitalen Lernparcours befähigen wir Menschen und Organisationen, den Herausforderungen und Belastungsfeldern unserer Zeit konstruktiv zu begegnen. Bei unseren Trainings legen wir größten Wert auf Praxisnähe und Teilnehmerorientierung. Uns liegt es am Herzen, dass fachlich/sachliche und menschliche Themen in ihrer alltäglichen Verflechtung wahrgenommen und adäquat bearbeitet werden. Für die Umsetzung stellen wir hocherprobtes Handwerkszeug zur Verfügung. Die Trainings- und Beratungsmethoden sind klar strukturiert, leicht nachvollziehbar und praxistauglich.

Wir konzentrieren uns darauf,
- das Individuum zu stärken, das heißt, die Einzelperson – ob Vorstand, Geschäftsführer, Führungskraft oder Mitarbeiter – in ihrer individuellen Rolle und Befähigung zu unterstützen und zu optimaler Umsetzung zu befähigen,
- die soziale Interaktion zu verbessern, das heißt, das Zusammenspiel der einzelnen Akteure und Teams zu optimieren,
- das Umfeld so zu verändern, dass auf struktureller Ebene Bedingungen geschaffen und dauerhaft implementiert werden können, die eine kraftvolle Entfaltung der Potenziale ermöglichen.

Der Mensch steht im Mittelpunkt, die Methode dahinter. Das HBT Human Balance Training verbindet Erkenntnisse und Methoden aus der Organisationsentwicklung, dem Coaching, der Psychotherapie und Sportpsychologie, des Kommunikationstrainings, der aktuellen Stress- und Burnout-Forschung, der Neurobiologie und der Achtsamkeitspraxis. Durch den integralen Arbeitsansatz wird der Mensch ganzheitlich in seinen Dimensionen – Körper, Verstand, Herz und Seele – angesprochen (◘ Abb. 3.1).

Unsere Resilienz-Trainingsparcours bauen sich über drei Entwicklungsstufen auf (◘ Abb. 3.2):
- Achtsame Selbststeuerung
- Bewusste Beziehungsgestaltung
- Konsequenz in Entscheidung und Umsetzung

Sie setzen sich jeweils aus 10–12 Schritten zusammen und wenden sich in differenzierter Form an Mitarbeiter, Teams und Führungsverantwortliche (◘ Abb. 3.3). Eine fundierte, nachhaltige, sich vernetzende Entwicklung aller Beteiligten, liegt uns besonders am Herzen.

Mit den meisten unserer Kunden arbeiten wir seit vielen Jahren zusammen. Schrittweise werden immer mehr Hierarchieebenen in den Prozess mit einbezogen. Oftmals starten wir mit den Führungskräften, die wir zunächst als Einzelperson und dann im Kontext ihrer Führungsrolle schulen.

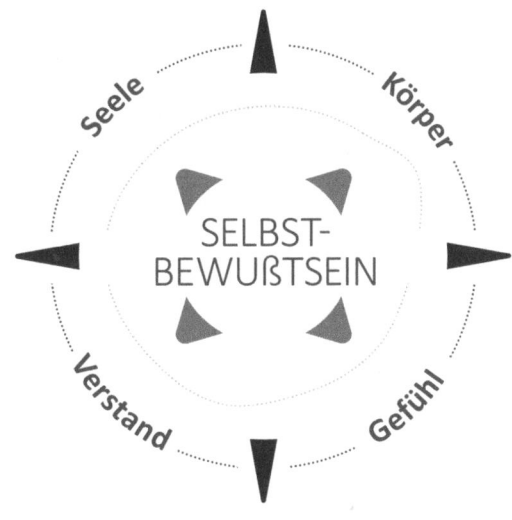

◘ Abb. 3.1   HBT-Kompass, Dimensionen

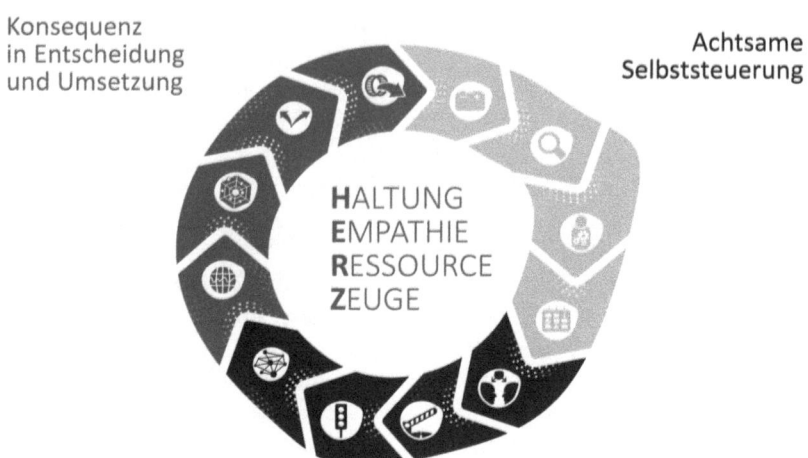

Abb. 3.2 Resilienz-Trainingsparcours

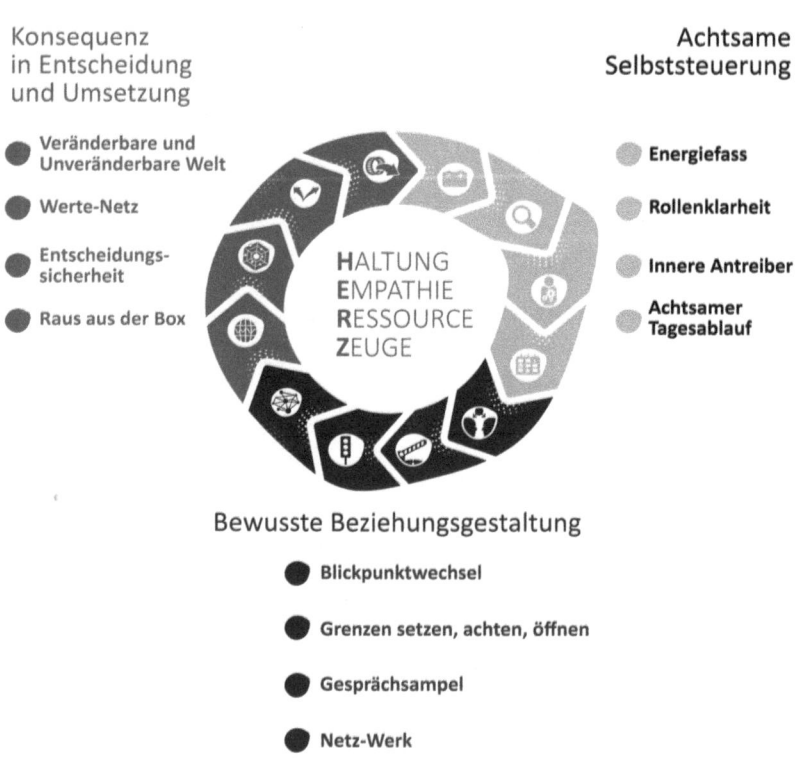

Abb. 3.3 Resilienz-Trainingsparcours, individuelle Ebene

In einer weiteren Phase bieten wir auch den Mitarbeitern Trainings und Coachings auf individueller Ebene an. Diese dienen als Vorbereitung zu den Trainings für die Teams (◘ Abb. 3.4), die in der nächsten Phase anschließen.

Die einzelnen Programme lauten wie folgt:
- RESILIENZ UND AGILITÄT IN DER FÜHRUNG
    - Parcours I: Eigene Hochleistung in Balance
    - Parcours II: Gelungene Zusammenarbeit in Zeiten ständiger Veränderung

Genauso sprechen wir zunächst den Mitarbeiter in seiner Eigenverantwortung an:
- FELS IN DER BRANDUNG STATT HAMSTER IM RAD
  In gezielten Schritten zu persönlicher Resilienz – der Grundlagenparcours für Mitarbeiter

Und im nächsten Schritt in seiner Rolle als Teammitglied:
- BALANCE IN LEISTUNG UND GESUNDHEIT
  Resilienz für Teams und Schnittstellen

Menschen in instabilen Krisensituationen, die sich tiefergehend mit sich selbst und ihrem Leben auseinandersetzen, begleiten wir mit folgendem Programm:
- GELASSEN IM STURM Resilienz in Krisenzeiten

Durch die praxisnahe, differenzierte Auseinandersetzung mit den Resilienzperspektiven quer durch alle Rollen und Aufgabenfelder kann ein Unternehmen sehr schnell ein gemeinsames Verständnis und eine gemeinsame Sprache zu relevanten, drängenden Themen und Problemstellungen entwickeln.

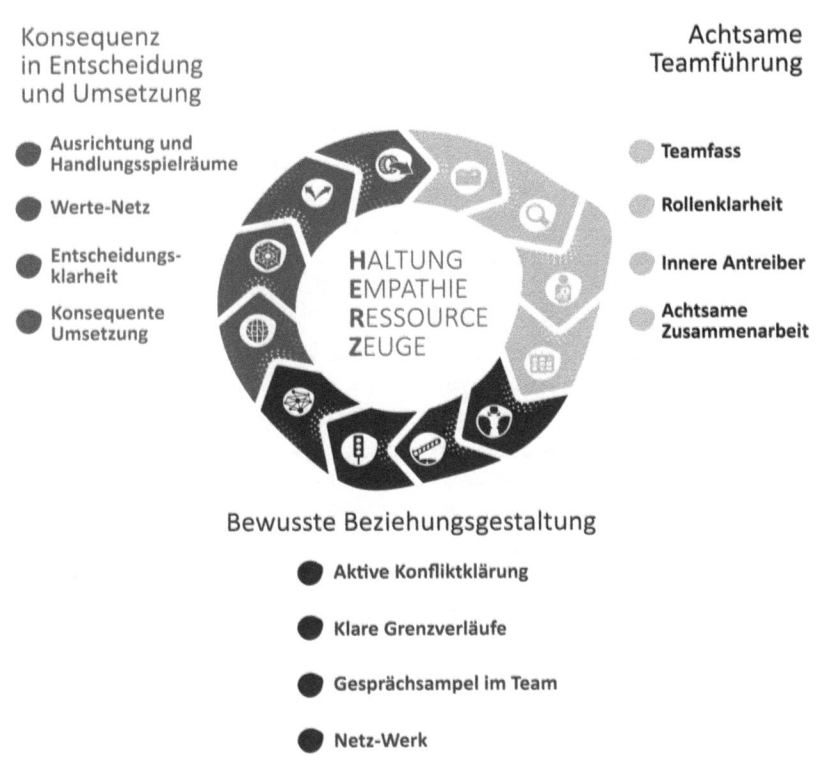

◘ Abb. 3.4 Resilienz-Trainingsparcours, Teamebene

3.2 Die heutige Zeit – ein Aufruf zur Bewusstseinsentwicklung

Und das ist auch dringend notwendig. Früher begegneten mir in den Coachings und Seminaren vereinzelt Menschen, die durch konkrete Auslöser und kompakte Überforderungssituationen in Erschöpfungszustände oder Burnout geraten sind. Heute betrifft die Thematik der zunehmenden Entkräftung sehr viele Menschen. Die Wirkungsfelder für uns als Trainer haben sich gewandelt: Die Welt ist für alle schneller geworden. Es gehört zur Evolution, dass wir der ständigen Forderung nach Veränderung ausgesetzt sind. Diese Welt will, dass wir wachsen – dass wir uns, getriggert durch vielfältige Außenreize, von innen heraus substanziell weiterentwickeln.

Das spannende Lernfeld der heutigen Zeit ist, dass wir uns in einem Spagat befinden. Zum einen leben wir in hochkomplexen Belastungssituationen, die uns unter Stress setzen, Energie rauben und uns reflexionsartig abgrenzen lassen. Gleichzeitig sind wir aber ständig gefordert, uns zu öffnen, uns zu vernetzen, immer flexibler zu werden und uns auf neue Situationen einzustellen.

Was bedeutet diese Herausforderung für die eigene Komfortzone und Kontrolle? Wie schaffe ich es, in all den Turbulenzen meine innere, klare Haltung und meine Ruhe zu bewahren? Bewusste Selbsterfahrung, Selbstregulation und Selbststeuerung – um eben diese tiefe Persönlichkeitsentwicklung geht es in der HBT-Methode. Komplexität macht uns Freude, wenn wir das Steuer in der Hand behalten können – Steuermann unseres Lebens bleiben. Belastungs- und Anpassungsstörungen hingegen entstehen dann, wenn ein Mensch in einem subtilen, schleichenden Prozess seine Selbststeuerung verliert. Ich vergleiche das gerne mit einem überfüllten Raum, in dem die Luft immer schlechter wird. Den herrschenden Sauerstoffmangel bemerken wir erst dann, wenn jemand das Fenster aufmacht, wenn wir also wieder einen Referenzpunkt erleben können. Wir als Einzelpersonen, aber auch kollektiv in Teams und Organisationen, verfügen über ein ganzes Bündel an Verdrängungsmechanismen, in die wir uns im Arbeitsalltag unbewusst und ungewollt hineinmanövrieren. Diese gilt es zu respektieren und sich ihrer gewahr zu werden.

Die Selbststeuerung zu verlieren und sich in Richtung einer Belastungsstörung zu bewegen, ist ein zunächst leiser, unauffälliger Prozess (◘ Abb. 3.5). Menschen, die mit der Zeit erschöpfen, merken zunächst nicht, in welche gefährliche Situation sie sich hineinmanövrieren. Jeder, der sich in seiner Arbeit sehr engagiert, kennt das. Mit der Zeit merkt man, dass bestimmte Grundbedürfnisse vernachlässigt werden. Dabei gibt es viele Anzeichen, die diesen Prozess sichtbar machen: Das Gemüt, die Stimmung, verändert sich, man fühlt sich kraftlos und ineffektiv, verliert den Kontakt zu sich selbst, verliert die innere Ruhe, vernachlässigt die Gesundheit und geht über Grenzen der Belastbarkeit, von denen man bereits ahnt, dass sie unserem Wesen und unseren Werten Schaden zufügen können. Dieser Zyklus wurde im 12-Phasen-Modell von Herbert Freudenberger beschrieben.

So wie sich dieser Prozess über Wochen, Monate und sogar Jahre hinziehen kann, ist es naheliegend, dass sich der stabilisierende Prozess, der Weg der Resilienzentwicklung ebenfalls über einen längeren Zeitraum erstreckt und auf allen Dimensionen unseres Seins – auf Körper, Verstand, Herz und Seele – einwirken muss. Meiner Beobachtung nach entsteht Erschöpfung zu circa 70 % im eigenen System. Nicht bewusst, auch nicht freiwillig, nicht aus mangelnder Disziplin und auch nicht aus fehlender Intelligenz. Es leiden Menschen und ganze Organisationen. Der Weg heraus kann nur in kleinen Schritten erfolgen, vor allem mit Veränderungsbereitschaft, Courage und Durchhaltevermögen – und einem Blickpunktwechsel weg von den Problemen, hin zu den Verbesserungspotenzialen und Möglichkeiten. Es gilt, Symptome zu durchdringen und die tieferliegende Wurzel zu verstehen, um dort anzusetzen. Deshalb bauen unsere Coachings und Seminare auf eine genaue, vielschichtige Analyse der Vorgänge

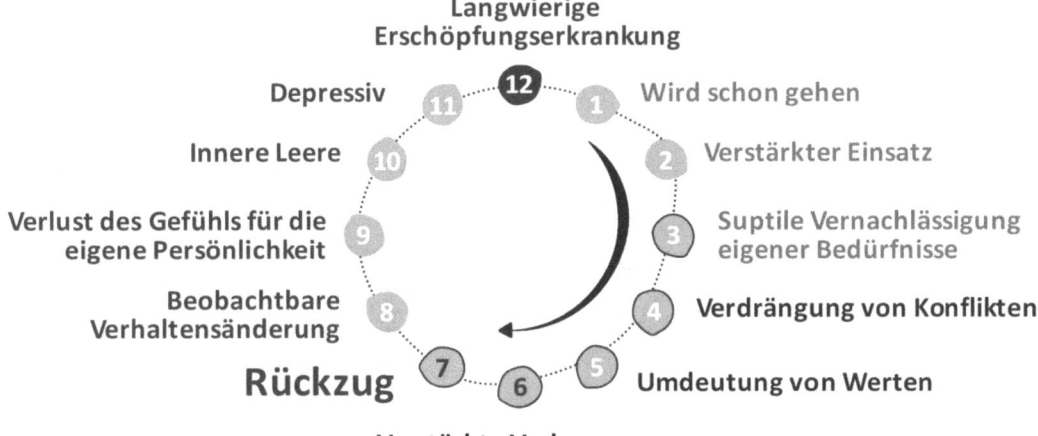

Abb. 3.5 Anpassungsstörung, Belastungszyklus

und der einzelnen Ursache-Wirkungs-Ketten auf allen Ebenen auf. Es braucht ein Verständnis für die Zusammenhänge und vor allem ein gegenseitiges Eingeständnis und Bekenntnis zu sich selbst, zu den Fähigkeiten und Kompetenzen und zu den eigenen Ressourcen, auf deren Basis Schritt für Schritt aufgebaut werden kann.

3.3 Drei Trainingsstufen mit zwölf Perspektiven

Das Kernstück des HBT Human Balance Trainings ist ein ganzheitliches, umfassendes Konzept miteinander verzahnter Schritte und Übungen. Sie gliedern sich in drei aufeinander aufbauende Phasen. Diese drei Phasen nehmen die Erkenntnisse der entwicklungspsychologischen Studie von Emmy Werner auf, die viele Jahrzehnte die Persönlichkeitsentwicklung und Resilienzkompetenz von Kindern und Jugendlichen erforscht hat. Dabei hat sie drei Wirkfelder identifiziert: die persönliche Grundhaltung, soziale Ressourcen und die Einflussfaktoren aus der Umwelt – auf den Kontext der organisationalen Resilienz übertragen, die arbeitsbezogenen Ressourcen. Alle Trainingsparcours bauen sich über diese drei Phasen mit jeweils vier Übungen auf. In den Parcours durchwandern die Teilnehmer zehn bis zwölf verschiedene Themenfelder, um Resilienz in sich selbst zu entwickeln, zu entfalten und zu stabilisieren.

3.3.1 Phase I

Wirkungsfeld „Persönliche Grundhaltung", in unserem Ansatz: „Achtsame Selbststeuerung"
- **Übung Energiefass**
  In der ersten Trainingsstufe beschäftigen wir uns mit der aufmerksamen Pflege des persönlichen Energiehaushaltes. Der Mitarbeiter gewinnt Verständnis darüber, auf welchem Level sich sein Energiefass (seine persönliche Energiebatterie) befindet und wie er es selbstverantwortlich füllen und stabilisieren kann. Was nimmt ihm die Energie, die er braucht, um leistungsfähig und selbstwirksam zu sein? Welche der Energieräuber kann er abstellen? Wie lädt er seine Batterie wieder auf? Ein Team betrachtet in dieser Übung seine gemeinsame Widerstandskraft und Flexibilität und erfährt so, auf welche Weise sich die Mitglieder untereinander

den Rücken stärken bzw. sich gegenseitig Kraft rauben – und auch, wie Einflüsse von außen gesteuert werden können. Der Führende lernt zunächst, wie stark sein Energielevel und seine Führungskompetenz voneinander abhängen. Anschließend gewinnt er einen Überblick darüber, wie er seine Mitarbeiter dazu inspirieren kann, sich gesund und ressourcenorientiert zu verhalten. Hier wird bereits deutlich, dass unsere Trainings sehr stark auf dem aufbauen können, was bereits im Unternehmen an „Kraftquellen" und „resilienten Systemen" vorhanden ist, wie das Betriebliche Gesundheitsmanagement, die Teamkultur, die Kommunikationsstrukturen oder das Führungsverständnis. Sie sind Teil der Analyse und somit auch Teil der Lösungswege, die wir gemeinsam mit unseren Kunden einschlagen. Im Kontext von tieferen Krisen begleiten wir die Teilnehmer dabei, die kraftvollen Quellen in ihrem Leben zu erkennen, die sie darin unterstützen, auch in emotional schwierigen Situationen Ruhe und Klarheit zu bewahren.

— **Übung Rollenkuchen**
Die zweite Stufe nimmt mit der Übung „Rollenkuchen" die einzelnen Rollen mit all ihren Anforderungen, Zuweisungen, Zuständigkeiten sowie internen und externen Konflikten unter die Lupe. Wie wir die einzelnen Rollen privat und beruflich besetzen, wie viel Zeit und Energie wir jeweils investieren, ist entscheidend dafür, wie selbstwirksam oder fremdgesteuert wir uns fühlen. Gleichgewicht in die eigenen Rollen zu bringen, setzt direkt Energie frei und schafft neue Kapazitäten.

— **Übung Innere Antreiber**
Jeder von uns wird im Laufe seines Lebens von Menschen geprägt, die uns begleiten: Familienangehörige, Freunde, Lehrer, Kollegen. Sie hinterlassen Verhaltens- und Denkmuster, die unser Handeln und Denken sowie unsere Gefühle beeinflussen. Viele dieser Prägungen sind sehr tief in unseren Denkmustern verankert. Oft lösen sie automatisierte Reaktionen aus, ohne je reflektiert zu werden. Einige davon sind förderlich und schenken uns Kraft, Herausforderungen zu meistern. Andere aber hemmen oder belasten uns sogar. Sie treiben uns an, obwohl sie vielleicht aus einer anderen Zeit bzw. aus einer anderen Arbeits- und Lebenswelt stammen, andere Rahmenbedingungen zur Grundlage haben oder schlicht nicht zu uns passen. „Nicht geschimpft ist genug gelobt!" und „Erst die Arbeit, dann das Vergnügen!" sind einige Beispiele unter vielen. Diese Glaubenssätze gilt es, auf den Prüfstand zu stellen. Auch sie lassen sich in die Kategorien „Für mich förderlich" oder „belastend" einstufen und hinterfragen.

— **Übung Achtsamer Tagesablauf**
Diese Übung ist hilfreich, um Fremdbestimmung einzugrenzen und die Selbstwirksamkeit auf persönlicher, Team- und Unternehmensebene zu steuern. Achtsamkeit wieder in den Alltag zu bringen, wirkt dem „Getriebensein" entgegen. Aus der Distanz heraus stellen wir einen Ist-Soll-Vergleich unseres Alltags an und legen Eckpunkte, Rituale und Regenerationsmöglichkeiten fest.

3.3.2 Phase II

Wirkungsfeld „Soziale Ressourcen", in unserem Ansatz: „Bewusste Beziehungsgestaltung"

— **Übung Blickpunktwechsel**
In dieser Übung geht es um die bewusste und achtsame Gestaltung von Beziehungen im beruflichen wie im privaten Kontext. Beziehungskonstellationen werden vielschichtig analysiert und in ihrer jeweils individuellen Dynamik aufgeschlüsselt. Bereichernde Beziehungen schenken Energie, fördern Kreativität und Lösungsorientierung. Spannungsreiche Beziehungen binden Kraft und schwächen von innen. Diese Übung trägt wesentlich dazu bei, das persönliche Beziehungsgeflecht zu klären und – wenn nötig – gezielte Lösungsstrategien zu entwickeln,

um Konflikte konstruktiv zu bereinigen. Wird diese Übung wiederholt durchgeführt, erhöht sich die Empathie für andere und auch die Kompetenz, gut für sich selbst zu sorgen.

- **Übung Grenzen setzen – achten – öffnen**
  Die sechste Stufe beschäftigt sich mit Grenzen. Grenzen, die wir setzen, aber auch solche, die wir öffnen müssen, um in der Fülle der Anforderungen und Einflüsse von außen bestehen zu können. Aber es geht auch um das Beachten von Grenzen – als Teammitglied, als Führungskraft, als Individuum. Eine gesunde Resilienzentwicklung fordert Konsequenz sich selbst und anderen gegenüber. Grenzen sichern ein funktionierendes Zusammenleben und -arbeiten. Nicht klar definierte Grenzen fördern dagegen Entwicklungen, die zu Konflikten werden können. Diese wiederum gehören zu den ärgsten Energiefressern im Privat- und Arbeitsleben.
- **Übung Gesprächsampel**
  In allen unserer Trainings tritt irgendwann – ganz unabhängig von Branchen und Hierarchien – ein Problemfeld zutage, das oft die Ursache von Störungen im Energiehaushalt ganzer Unternehmen ist: die Kommunikations- und Informationsstruktur. Die „Gesprächsampel" befasst sich mit der konsequenten Ausrichtung auf klare und unmissverständliche Kommunikation auf Sach- und Beziehungsebene und mit dem Beitrag, den jeder Beteiligte im Unternehmen dazu leisten kann.
- **Übung Netzwerk**
  Jeder Mensch baut sich im Laufe der Jahre ein soziales Netzwerk auf, das sich aus privaten und beruflichen Kontakten zusammensetzt. In persönlichen Netzwerken kann viel Unterstützung und Kreativität liegen – oder auch nicht. Wer sein Netzwerk regelmäßig bewusst pflegt, der kann sich auf dieses tragende Geflecht verlassen. Der Aufbau dieser Übung führt das individuelle Beziehungsgeflecht plastisch vor Augen. Durch die Gesamtschau können Kontakte und ihre Beziehungsgestaltung auf die jeweilige Qualität der einzelnen Beziehungen und auf bestimmte Rollenpräferenzen überprüft werden. In dieser Konstellation lässt sich das Thema Resilienz intensiv untersuchen. Welche Verbindung schafft Selbstvertrauen und Halt? Welche Möglichkeiten liegen in der eigenen Hand, um das private und berufliche Netzwerk zu verbessern und dadurch die eigene, innere Stärke und Ruhe auszubauen? Offene, geklärte Beziehungskanäle sind für eine nachhaltige Selbstbalance und die persönliche Souveränität ein ungemein starker Katalysator.

3.3.3 Phase III

Wirkungsfeld „Einflussfaktoren aus der Umwelt", in unserem Ansatz: „Konsequenz in Entscheidung und Umsetzung":

In unseren Resilienztrainings laden wir Menschen gerne in ein Versuchslabor ein, in dem sie offen und wertfrei auf ihre Weise erkunden können, welche passenden Lösungswege sie für sich, das Team und das gesamte Unternehmen einschlagen können.

- **Übung Veränderbare und unveränderbare Welt**
  In diesem Trainingsschritt geht es darum, Entscheidungen zu treffen. Die Herausforderungen, die Menschen in dieser vielschichtigen Welt gestellt werden, erfordern eine klare Ausrichtung auf Handlungsspielräume. Veränderbare Welten gilt es von unveränderbaren zu unterscheiden. Dort, wo wir Einfluss nehmen können, ist unsere Kraft gut investiert. Dem Unveränderbaren gegenüber – Gesetzen, Richtlinien, Vorgaben – sind wir oft machtlos. Dennoch verschwenden wir viel Energie dafür, uns darüber zu beklagen oder in einem Gedankenkarussell stetig darum zu kreisen. Viele Teilnehmer machen bei dieser Übung die Erfahrung, dass

sich das Gefühl ihrer Selbstwirksamkeit enorm erhöht, sobald sie sich klar und entschieden ausrichten, entweder aktiv zu gestalten oder bewusst zu akzeptieren und loszulassen. Die eigenen Kräfte nicht mehr sinnlos zu verschwenden, schafft Entlastung und gibt Energie. Diese Erfahrung der Selbstwirksamkeit trägt zur Potenzialentfaltung, zum Wohlbefinden und zur Gesundheit bei. Gleichzeitig erhöht es die Courage, sich dann auch Problemlagen zu stellen, die zunächst unveränderbar erschienen.

- **Übung Werte-Netz**
Unsere Werte bestimmen unsere Identität. In der Übung „Werte-Netz" geht es darum, sich seine persönlichen Werte bewusst zu machen: Was ist uns wirklich wesentlich und wichtig im Leben? Welche Ziele liegen uns besonders am Herzen? Aber auch: Welche Werte leben wir tatsächlich? Welche haben wir aufgrund von Beziehungs- oder Sachzwängen vielleicht auch schon aufgegeben? Ein resilienter Mensch versteht es, sich einen festen Boden unter die Füße zu stellen. Dieser feste Boden entsteht durch achtsame Selbstreflexion – ein sicheres Gespür dafür, wofür wir einstehen – und dadurch, diese Werte tatsächlich zu leben. Dann werden sie greifbar. Damit holen wir uns selbst wieder die Energie zurück, die wir möglicherweise durch verdrängte Wertvorstellungen und Ideale verloren haben.

- **Übung Entscheidungsklarheit und -sicherheit**
Entscheidungen zu treffen, fällt nicht immer leicht, denn in vielen Fällen gibt es keine hundertprozentige, eindeutige Antwort. Gerade in der heutigen, komplexen Welt hängen die Umstände oft mit vielfältigen Nebenschauplätzen zusammen. Einmal eingeschlagene Wege tragen mannigfache Konsequenzen in sich, die sich oft erst nach mehreren Schritten offenbaren. Und was dann? In dieser Übung werden Entscheidungsprozesse unter Einbeziehung verschiedener Blickwinkel systematisch aufgebaut. Gleichzeitig lernen die Seminarteilnehmer, feinsinnige Wahrnehmungen, die in jeder Situation eine tiefere Wahrheit ausdrücken, in sich selbst zu spüren, sie auseinanderzuhalten und deren Inhalte gewinnbringend abzuwägen. Durch den Übungsaufbau kristallisiert sich ein Gesamtbild heraus, das die Vor- und Nachteile auf verschiedenen Ebenen sichtbar macht. Anhand der gewonnen Weitsicht können Ziele auch langfristig verfolgt und ihre Erreichung schrittweise konstituiert werden.

- **Übung Raus aus der Box**
In der letzten Stufe unseres Resilienzparcours geht es um eine genaue Prozessaufschlüsselung einer fundierten nachhaltigen Verhaltensänderung, die „raus aus der Box" führt – heraus aus unseren eingeschliffenen Verhaltensweisen und Denkmustern. Viele Menschen und Gruppen wandeln jahrelang auf ausgetretenen Handlungspfaden bzw. in einer Komfortzone aus Verhaltensmustern, die bekannt und vertraut sind, aber letztendlich jeder Veränderung im Wege stehen. Stufe 12 dient dem letzten konsequenten Schritt, aus der sogenannten „closed box" herauszutreten und mit Mut und Veränderungswillen – und allen Ängsten und Zweifeln zum Trotz – genau die Wege zu beschreiten, die sich in den vorausgegangenen Schritten als gangbar erwiesen haben.

Flankiert werden diese Übungen von einem gezielten Bewusstseinstraining.

Das Akronym HERZ steht für Haltung, Empathie, Ressource und Zeuge. Diese Blickpunkte werden aktiv eingesetzt, um die verschiedenen Prozessschritte zu vertiefen und mit vielfältigen Inspirationen und Impulsen auszustatten.

3.4 Resilienzmanagement und der praktische Nutzen

In unserer heutigen Zeit muss jeder Mensch Kompetenzen entwickeln, um ein Gegengewicht von Ruhe und Kraft zu einer immer höher werdenden Geschwindigkeit und Vielschichtigkeit unseres Lebens zu bilden. Und er muss lernen, mit sich selbst verantwortungsvoll und sorgsam umzugehen.

Jede Unternehmensleitung kann diesen persönlichen Entwicklungsprozess dadurch unterstützen, dass sie in der Organisation resilienzfördernde Rahmenbedingungen und belastbare Netzwerke schafft, die Komplexität und Diversität als positive Energien integrieren können. Gleichzeitig verfügt die Geschäftsführung mit einem derartigen gezielten Resilienzmanagement über ein strategisch wirksames Führungsinstrument, mit dem sie sowohl die Widerstandsfähigkeit des Unternehmens erhöhen als auch die Mitarbeiterzufriedenheit plan- und steuerbar gestalten kann.

Mit unserem Beratungs- und Trainingssystem kann das Zusammenspiel von gemeinsamer Reflexion, emotionalem Verstehen, schneller Abstimmung, klarer Priorisierung und entschiedenem Handeln eingeübt und fest verankert werden. Dadurch bietet dieses Verfahren die Möglichkeit, die gesamte Institution so aufzustellen, dass Gefahrenpotenziale wie Wirtschaftskrisen, Fachkräftemangel, demographische Entwicklung, starke Fluktuation, hohe Krankheitsquoten oder gesellschaftspolitische Entwicklungen nicht die Basis des Unternehmens erschüttern.

Unsere Angebote sind speziell auf die unterschiedlichen Rollen der betrieblichen Akteure zugeschnitten und gewährleisten aufgrund des stringenten Seminaraufbaus ein einheitliches hierarchieübergreifendes Resilienzverständnis in der gesamten Organisation. So kann eine starke und schnelle Durchdringung des Unternehmens mit dem Thema erreicht werden. Während des Veränderungsprozesses wird über alle Hierarchieebenen hinweg eine „gemeinsame Sprache" gesprochen, was die Verbundenheit untereinander und die Identifikation mit der Organisation stärkt.

Durch den integral-systematischen Ansatz wird der Mensch ganzheitlich in seinen Dimensionen – Körper, Verstand, Herz und Seele – angesprochen. Damit wird den Führungskräften ein Menschenbild angeboten, das neue Perspektiven in der praktischen Anwendung aktueller wissenschaftlicher Erkenntnisse im Führungsalltag eröffnet. Neben der individuellen Unterstützung während der Seminare forciert anschließend der modulare Aufbau der Resilienzförderung durch weitere umfassende Schulungsmaßnahmen den nachhaltigen Transfer in die Praxis.

Als zusätzliche Unterstützung zwischen den Präsenzseminaren, zur weiteren Vertiefung und zur erfolgreichen Umsetzung der Inhalte im Arbeitsalltag, habe ich zusammen mit meinem Trainerteam das Leistungsportfolio um Webinare und die digitalen Lernparcours erweitert. Mit diesen WBTs bieten wir unseren Kunden die Möglichkeit, die Förderung von Resilienzprozessen für Geschäftsführer, Führungskräfte, Teams und Mitarbeiter auf einer noch breiteren Basis zu gewährleisten. Damit kann ein umfassendes Resilienzmanagement effizient und kostengünstig in der Organisation etabliert werden. Gleichzeitig wird ein „niederschwelliges Hineinschnuppern" in das Thema Resilienz parallel auf allen Organisationsebenen ermöglicht.

Unsere langjährigen Erfahrungen zeigen, dass sich Begriffe aus dem HBT Human Balance Training als Schlüsselwörter in Gesprächen von Beschäftigten etabliert haben. Die Resilienzsprache unterstützt sie dabei, sich spielerisch an die Eigenverantwortung und das konsequente Beschreiten des eingeschlagenen Weges zu erinnern. Und sie bringt eine gewisse Leichtigkeit und Stringenz in die Umsetzung.

3.5 Integration und Vernetzung

Individuelle und organisationale Resilienzentwicklung bedingen und unterstützen einander. Deshalb ist es sinnvoll, das Resilienzmanagement mit bestehenden Maßnahmen der Unternehmens- und Mitarbeiterentwicklung zu bündeln und diese zu einem Ganzen zusammenzuführen. Somit lassen sich Synergien generieren:

- Leitbild und Führungskultur: In vielen Mitarbeiterbefragungen und Zufriedenheitsmessungen schneidet die Bewertung von Leitbild und Führungskultur durch Mitarbeiter nicht sehr gut ab. „Das Leitbild wird nicht gelebt", ist häufig Tenor dieser Wahrnehmung. Der Eindruck der leeren Worthülsen verschwindet, wenn die Menschen in einem Unternehmen wahrnehmen, dass sich Resilienz als Konzept einer aufeinander abgestimmten, kontinuierlichen Verbesserung auf allen Ebenen des Unternehmens wiederfindet.
- Management- und Führungsstrategien: Resilientes Management dient dem ganzen Unternehmen. Es dient Mitarbeitern, weil sie das Unternehmen als widerstandsfähig und wettbewerbstüchtig erleben, weil die Mitarbeiterorientierung der Führungskräfte konkret sichtbar wird und weil sie im Arbeitsalltag Unterstützung und Entlastung erleben. Es dient Führungskräften, weil sie zusätzlich zu ihren betriebswirtschaftlichen Kompetenzen auch Instrumente der psychosozialen Dimension eines Unternehmens zur Verfügung haben – also Kompetenzen zu den heute immer wichtiger und nötiger werdenden „soft skills" bzw. den „weichen Faktoren".
- Das klassische Qualitätsmanagement, ursprünglich eine Industrienorm, hat in den letzten Jahren und Jahrzehnten immer mehr auch die nicht-materiellen Themen wie Führung und Mitarbeiterorientierung aufgenommen. Vor allem das Konzept der Arbeitssicherheit bzw. der Gefährdungsbeurteilung konzentriert sich neben der physischen auch stark auf die psychische Gesundheit. Stressmanagement und das Wohlbefinden der Menschen im Unternehmen sind mittlerweile ausschlaggebende Qualitätskriterien – und nicht zuletzt auch Marketing-Argumente bei der Fachkräftesicherung und der Rekrutierung von Mitarbeitern.
- Eine lernende Organisation ist idealerweise ein System, das sich ständig in Bewegung befindet. Ereignisse werden als Anregung aufgefasst und für Entwicklungsprozesse genutzt, um die Wissensbasis und Handlungsspielräume an die neuen Erfordernisse anzupassen. Dem liegt eine offene und von Individualität geprägte Organisation zugrunde, die ein innovatives Lösen von Problemen erlaubt und unterstützt. Mechanismen, die derartige Lernprozesse unterstützen, sind:
    - klare Visionen, gemeinsame Zielsetzungsprozesse, Orientierung am Nutzen der Kunden,
    - Kooperations- und Konfliktlösungsfähigkeit, gegenseitiges Vertrauen und Teamgeist,
    - Prozessorientierung und Selbstregulation in Gruppen,
    - demokratischer und partizipativer Führungsstil, Unterstützung neuer Ideen (vor allem durch die Führung), Ideenmanagement, Integration von Personal- und Organisationsentwicklung,
    - Belohnung von Engagement und Fehlertoleranz bei riskanten Vorhaben,
    - Fähigkeit zur (Selbst-) Beobachtung und Prognose (gut funktionierende Informations- und Kommunikationssysteme – rascher und genauer Überblick über die Wirkung der wichtigsten Prozesse).
- Ein gezieltes, strategisches Resilienzmanagement unterstützt maßgeblich Systeme, die Ereignisse, Krisen und Entwicklungen in Organisationen proaktiv in einen kontinuierlichen Verbesserungsprozess überführen können. Das Kompetenzbündel „Resilienzentwicklung" ist nach unseren Erfahrungen

ein hervorragender Werttreiber einer „lernenden Organisation". Es sorgt nachhaltig dafür, dass Vision, Zielvereinbarungsprozesse, Kunden- und Mitarbeiterorientierung, Unternehmens- und Führungsphilosophie, Ideen- und Krisenmanagement sowie Personal- und Organisationsentwicklung in einem gelenkten Verfahren zusammengeführt werden, so dass Chancen und Entwicklungspotenziale in den Fokus gerückt und klare Handlungsstrategien entwickelt werden können.

- Das betriebliche Gesundheitsmanagement, z. B. in den Bereichen gesunde Ernährung, Sport- und Entspannungsangeboten etc., erfährt durch das Resilienzmanagement neue Impulse. Auch der betriebsärztliche und der Sozialdienst sowie alle weiteren Organisationseinheiten des BGM werden integraler Bestandteil der Resilienzentwicklung und unterstützen diese.
- Spezielle Konzepte der Mitarbeiterorientierung wie Mitarbeiterbefragung, Visions- und zielorientierte Führungs- und Vereinbarungsmodelle, Personalentwicklung und Human Resources Management können sowohl als Strategien als auch als Controllinginstrumente genutzt werden. Da sie Themenfelder aufgreifen, die sich mit dem Menschen und dessen Selbstwirksamkeit im Unternehmen beschäftigen, werden in diesen Feldern Schwerpunktthemen generiert, die dann gezielt in die Seminare und Workshops einfließen.
- Die gleiche Chance eröffnet sich für alle weiteren Konzepte zur Mitarbeiterorientierung wie beispielsweise „Work-Life-Balance" und „Familienfreundliches Unternehmen". Viele Unternehmen beteiligen sich an Wettbewerben dieser Art. Oft werden diese jedoch von Mitarbeitern leider nur als solche wahrgenommen. Das Resilienzmanagement bietet hier den Rahmen dafür, dass beispielsweise die Auswertung der Befragungen und Kultur-Audits sowie der Transfer der Themen in einen kontinuierlichen Verbesserungsprozess positive Effekte für die Mitarbeiter spürbar werden lassen.

Organisationale Resilienz bedeutet also keine Mehrarbeit, sondern vielmehr eine Integration und Zusammenführung des bereits Vorhandenen. Sie fördert die Entwicklungen, die in einer Welt der Komplexität, der Arbeitsverdichtung, des Fachkräftemangels und vieler anderer sozialpolitischer und sozialökonomischer Entwicklungen unabdingbar sind. Dies vor dem Hintergrund, dass sich der Arbeitgebermarkt ganz deutlich zum Arbeitnehmermarkt entwickelt hat und dass es gilt, die Leistungsbereitschaft und Kompetenz der Menschen als einzige nachwachsende Ressource durch gesundheitsfördernde und motivationale Konzepte zu stärken.

Resilienz ist nach meinen Erfahrungen also kein „Gutmenschentum", sondern effizientes und nachhaltiges Management, welches sich deutlich auf die Mitarbeiterzufriedenheit, auf familienfreundliche Strukturen, aber auch auf Wirtschaftlichkeit und Wettbewerbsfähigkeit auswirkt. Die Profilschärfe des unternehmerischen Alleinstellungsmerkmals wird sich steigern, die Attraktivität des Arbeitgebers und die Nachhaltigkeit im Sinne einer ganzheitlichen, gut abgestimmten Organisations- und Führungskultur erhöhen sich.

3.6 Fazit

Trainings- und Coaching-Angebote für die VUCA-Welt erfordern Flexibilität und Anpassungsfähigkeit an die verschiedensten Organisationsstrukturen und Branchen. Sie müssen das Bestehende – von der Unternehmensphilosophie über Qualitätsmanagement-, Führungs-, BGM- und Organisationsentwicklungssysteme – aufgreifen, verdichten und für einen kontinuierlichen Prozess verwertbar machen. Zusätzlich müssen sie so konzipiert sein, dass sie sowohl auf individueller als auch auf Führungs-, Team- und organisationaler Ebene unterstützend und entlastend wirken.

Das HBT Human Balance Training ist einerseits so flexibel, dass es auf differenzierte und spezifische Weise auf die unterschiedlichen Erfordernisse anwendbar ist. Andererseits wirkt es durch seine klare Methode, durch die Vielfalt der gezielt aufeinander aufbauenden Übungen und die fein abgestimmten Trainings- und Coaching-Verfahren zukunfts- und lösungsorientiert – ganz nach den individuellen, organisationalen und sozialpolitischen Gegebenheiten, mit denen sich die Unternehmen und Organisationen, die es begleitet, auseinanderzusetzen haben. Dabei ist uns besonders wichtig, dass ergänzende, unterstützende Trainingseinheiten für die jeweiligen Anwender orts- und zeitunabhängig zur Verfügung stehen. So ist sowohl für die Nachhaltigkeit als auch für eine größtmögliche Durchdringung der HBT-Methode in den Unternehmen und Organisationen sowie deren betriebswirtschaftlicher Effizienz und Effektivität gesorgt.

VUCA-Welt als Konstante zukünftiger Arbeitswelten

Inhaltsverzeichnis

Kapitel 4   Coaching im Kontext der VUCA-Welt: Der Umbruch steht bevor – 49
Ulrich Lenz

Kapitel 5   Leadership-Coaching in der VUCA-Welt – 69
Jens Braak und Klaus Elle

Kapitel 6   Resilienz im Zeitalter der Mobilität – 85
Urte Reckowsky

Coaching im Kontext der VUCA-Welt: Der Umbruch steht bevor

Ulrich Lenz

4.1 Problemstellung und Überblick – 50

4.2 VUCA: Ein Rahmenwerk für Veränderungsprozesse – 51
4.2.1 Wurzeln im militärischen Kontext – 51
4.2.2 Übertragung des VUCA-Rahmenwerks auf Wirtschaftsunternehmen – 52
4.2.3 Eine VUCA-Landkarte im Wirtschaftskontext – 53

4.3 Theoretische Konzepte zur Erklärung der Dynamik von Veränderungsprozessen – 55
4.3.1 Dialogic Organizational Development – 55
4.3.2 Dynamic Capabilities – 57
4.3.3 Zwischenresümee – 59

4.4 Gestaltung der Führungsanforderungen in der VUCA-Welt durch ein neues Coaching-Verständnis – 59
4.4.1 Facetten eines integrativen Coaching-Konzepts – 59
4.4.2 Ansätze zur Umsetzung des Konzepts – 65

Literatur – 67

© Springer Fachmedien Wiesbaden GmbH, ein Teil von Springer Nature 2019
J. Heller (Hrsg.), *Resilienz für die VUCA-Welt*,
https://doi.org/10.1007/978-3-658-21044-1_4

In Zeiten des tiefgreifenden Unternehmenswandels, der u. a. durch hybride Kundenanforderungen und Digitalisierung getrieben wird, stehen Geschäfts- und Organisationsmodelle sowie bisheriges Führungsverhalten zur Disposition. Führungskräfte benötigen ein hohes Maß an Resilienz, um diesen tiefgreifenden Wandel für sich selbst und ihre Mitarbeitenden erfolgreich zu gestalten. Dementsprechend steht auch Coaching vor einem Umbruch, bis hin zur Überprüfung bisher nicht hinterfragter Grundannahmen. Nach einer Ausgangsanalyse wird in diesem Beitrag theoriegeleitet und anwendungsorientiert ein integratives Coaching-Konzept entwickelt, das geeignet ist, die Veränderungen in der VUCA-Welt wirkungsvoll zu begleiten. Coachende sind aufgefordert, zu neuen Ufern aufzubrechen, auch was die eigene Haltung betrifft. Dieser Beitrag ist eine Navigationshilfe in das noch nebulöse Business Coaching in der VUCA-Welt.

4.1 Problemstellung und Überblick

Gary Hamel, einer der weltweit führenden Management-Vordenker stellte bereits in 2009 fest:

> We are on the cusp of a management revolution … Driven by the emergence of powerful new collaboration technologies, this transformation will radically reshape the nature of work, the boundaries of the enterprise, and the responsibilities of business leaders (Hamel 2009, Vorwort).

Begriffe wie VUCA, Agilität, Digitalisierung begleiten uns durch den Alltag von Wissenschaft und Business. Unternehmen aller Größenordnungen und Branchen beschäftigen sich intensiv mit diesen Umbrüchen: Entwicklung neuerer Geschäftsmodelle, Investitionen in Technologie, Hard- und Software, z. B. bei der Vernetzung von Maschinen; Einführung neuer Organisationsformen, Innovationslabore. In einer ersten Studie über die Organisation von Innovationslaboren zeigen die Unternehmensberatung *infront* und die Zeitschrift *Capital* die Erfolgsfaktoren für die Zusammenarbeit zwischen solchen unternehmenseigenen oder auch externen Laboren und der etablierten Strukturorganisation auf. Dabei wird auch lapidar festgestellt, dass man noch ganz am Anfang, sozusagen im Experimentierstatus, stehe (Capital und Infront Consulting 2017). Die Implikationen aus diesen neuen Organisationsmodellen, mit denen auf Herausforderungen einer komplexen und volatilen Umwelt reagiert werden soll, sind noch weitgehend unklar; Führungskräfte und Teams müssen individuell passende Lösungen für diese neue Dimension von Veränderung erst noch entdecken.

Coaching wird generisch als eine Beratungsform bezeichnet, die Menschen in Veränderungsprozessen begleitet. Wir beschäftigen uns in diesem Beitrag allgemein mit Business Coaching für Führungskräfte und im Speziellen mit Coaching im Rahmen von komplexen Veränderungsprozessen. Das kann komplette Coaching-Programme umfassen, die für die Zielgruppe der Führungskräfte implementiert werden, oder es kann auch das Coaching für einzelne Schlüssel-Führungskräfte beinhalten. Alle von Business Coaching unterschiedenen Formen von Coaching, wie z. B. Gesundheitscoaching, Work-Life-Balance, Life Coaching, Burnout Prävention usw., sind nicht Gegenstand dieses Beitrags.

Zunächst stellen wir den dynamischen Wandel dar, in dessen Kontext neue Herausforderungen für Business Coaching entstehen. Das Angebot von Buzzwords ist in diesem Zusammenhang unüberschaubar. Digitalisierung, agile Führung, Scrum, Kanban, Virtualisierung, HR 4.0, New Work, Disruption, Demokratisierung von Führung, Netzwerke usw. gehören in jeden fortschrittlichen Business Talk dieser Tage. In diesem Beitrag stellen wir aber dar, dass es sich nicht nur um Buzzwords handelt, sondern um grundlegende gesellschaftliche Veränderungen, die durch neue Technologien wesentlich unterstützt und auch gepusht werden. Um nicht auf der Ebene von Schlagworten zu bleiben, wollen wir – in Anbetracht des begrenzten Raums dieser Abhandlung – die Veränderungen in einem theoretischen und anwendungsorientierten Rahmen diskutieren.

Das führt uns zu der Schlussfolgerung, dass Business Coaching in der bisherigen Form nicht geeignet ist, die Resilienz von Führungskräften so zu stärken, dass sie der Komplexität heutiger und zukünftiger Veränderungsprozesse begegnen können. Dies betrifft das Setting und die Gestaltung der Coaching-Prozesse, den Methodenmix und auch die Haltung von Coaches.

Zur Herleitung dieser Argumentation gehen wir in vier Schritten vor. Zunächst beschreiben wir die Veränderungsdynamik, der sich Systeme gegenübersehen. Dazu werden in diesem Beitrag die vier Dimensionen von „VUCA" herangezogen. Aus der Beschreibung dieser Dimensionen ergeben sich in Schritt 2 neue Perspektiven erfolgreicher Führung. In Unternehmen und Gesellschaft sind Führungskräfte die Katalysatoren für Veränderung – oder sollten es zumindest sein. Es wird gezeigt, dass die bisherige Sozialisation von Führungskräften zu Mustern geführt hat, die sich unter Umständen nur schwer an die Anforderungen von Netzwerkorganisationen anpassen werden. Wir werden z. B. sehen, dass der wichtige Resilienzfaktor „Selbstwirksamkeitsüberzeugung" einer Führungskraft diametral anders verstanden werden muss als im traditionellen Führungskontext.

Wo sich bisher die Führungskraft in einer Struktur verorten konnte und daraus ihre Selbstwirksamkeitsüberzeugung zog, sind die alten Hierarchiestrukturen nun zunehmend in Auflösung. Offene Netzwerke bilden sich heraus. Aus diesem Spannungsfeld zwischen Effizienz und Struktur der Führung einerseits und offenen, experimentellen Settings andererseits leiten wir im dritten Schritt einige unter Umständen unkonventionelle Anforderungen an die Weiterentwicklung von Coaching ab und besprechen Facetten eines integrativen Coachings im VUCA-Kontext. Im abschließenden vierten Schritt stellen wir eine erste Konzeption zur Umsetzung dieser Ideen in konkrete Coaching-Prozesse zur Diskussion.

4.2 VUCA: Ein Rahmenwerk für Veränderungsprozesse

4.2.1 Wurzeln im militärischen Kontext

Das Akronym „VUCA" steht für „Volatility", „Uncertainty", „Complexity" und „Ambiguity". Digitalisierung ist dabei einer der Treiber, VUCA steht aber vor dem Hintergrund breiter gesellschaftlicher Änderungen. Um diese Dimensionen besser einordnen zu können, lohnt ein Blick auf die Entstehung von VUCA; diese liegt im militärischen Bereich (McChrystal 2015; Beaumont 2010). In den Kriegen im Irak und Afghanistan und in dem damit verbundenen Kampf gegen Terrororganisationen sah sich das amerikanische Militär neuen Herausforderungen gegenüber, die die bisherigen Prinzipien der Militärführung auf den Kopf stellten. Traditionell basiert die militärische Einsatzsteuerung zwar auf einem schonungslos offenen Kommunikationsprozess – sonst wäre keine umfassende Lagebeurteilung möglich –, die Verarbeitung der Informationen erfolgte aber stets zentral in Einsatzsteuerungskommandos. Dadurch waren die Entscheidungszyklen in den hybriden Szenarien der genannten Auseinandersetzungen viel zu lang und führten zu Verlusten an Menschenleben (McChrystal 2015). Eine komplette Umstellung der Militärdoktrin sowie der gesamten Ausbildung war die Folge. Die wichtigsten Erkenntnisse sind in ◘ Tab. 4.1 zusammengestellt.

Tab. 4.1 VUCA: der Paradigmenwechsel

Sachverhalt in der militärischen Kriegsführung	Erkenntnis	Konsequenz
Vielfältige, nicht eindeutig zuzuordnende Akteure	Ambiguität: Es kann sich um eine friedliche oder kriegerische Menschengruppe handeln	Auswertung auch „schwacher" Informationen; Vernetzung von Informationsflüssen und dezentrale Entscheidungen; Verpflichtung zum Feedback einholen und geben
Einzelne, schnelle kriegerische Aktionen	Volatilität: Eigene Entscheidungszyklen müssen schneller sein als die gegnerischen Entscheidungsprozesse	Verlagerung der Entscheidungsbefugnis von den Befehlszentralen auf dezentrale Teams
Häufige Unvorhersehbarkeit von Angriffen	Unsicherheit: Handeln auch ohne vollständigen Überblick über die Lage	Selbststeuerung von Entscheidungen vor Ort
Keine Kommandostruktur beim Gegner erkennbar	Komplexität: gegnerisches Netzwerk mit vielfältigen Kommunikationsbeziehungen; Koordinationsprinzipien von außerhalb des Systems nicht zu identifizieren	Implementierung eines Systems sich selbst steuernder Teams; Koordination über gemeinsame Mission, ex ante vereinbarte Prioritäten und kompromissloses Teamdenken

(Quellen: Eigene Darstellung in Anlehnung an McChrystal 2015; Beamont 2010; Codreanu 2016).

4.2.2 Übertragung des VUCA-Rahmenwerks auf Wirtschaftsunternehmen

Die Übertragung dieser Erkenntnisse auf Zivilgesellschaft und Wirtschaftsunternehmen ist evident und erfordert ein neues Handlungsrepertoire im wirtschaftlichen Kontext. In einer Studie kommt das Center for Creative Leadership (2017) zu dem Ergebnis, dass die Transformation der Unternehmenskultur überwiegend durch technologische Trends, das Ziel, unter Druck die Marktposition zu erhalten, bzw. durch Veränderung der Spielregeln im Markt getrieben wird. Damit ist auch klar: Der technologische Trend der Digitalisierung hat nicht nur mit Technologieumsetzung zu tun. Dörner und Meffert (2016) ist zuzustimmen, dass Prinzipien, Verhaltensweisen, Führung und Kommunikation auf den Prüfstand gehören. Zentrale Erkenntnisse der Studie von Cap Gemini (2012) sind u. a., dass Unternehmen, die erste positive Erfahrungen mit agilem Management gemacht haben, diese Ansätze weiter ausbauen wollen, dass aber andererseits die Wege, eine agile Organisation zu werden, noch weitgehend unbekannt sind. Gebhardt (2015) liefert einen Überblick über die Auswirkungen, die die VUCA-Umwelt auf Organisation und Arbeitsbeziehungen hat. Ähnlich wie in dem beschriebenen militärischen Kontext organisieren sich Unternehmen zunehmend in Netzwerken. Damit verbessern Organisationen ihre Fähigkeit, sich adaptiv und reaktionsschnell auf neue Herausforderungen aus dem Unternehmensumfeld einzustellen. Ähnlich den Erfahrungen im militärischen Umfeld, sind auch Wirtschaftsunternehmen im Zeitalter der Digitalisierung und transparenter Informationen wesentlich stärker von ihrem jeweiligen Kontext beeinflusst bzw. gestalten diesen durch innovative Geschäftsmodelle aktiv selbst. In der jährlichen Studie *CEO Outlook* stellte die Unternehmensberatung KPMG in ihrer Befragung im Jahr 2017 (n = 1.261, 10 Länder) fest, dass

74 % der befragten Vorstandsvorsitzenden aktiv für innovative Geschäftsmodelle sorgen, anstatt darauf zu warten, dass neue Wettbewerber die eigene Branche aufmischen (KPMG 2017).

Eine solche Disruption ist z. B. die Entwicklung sogenannter Plattform-basierter Geschäftsmodelle. Eine Plattform umfasst einen Eigentümer, einen Betreiber – diese Institutionen können identisch sein – sowie die Anbieter und Nachfrager, die auf der Plattform wirtschaftliche Transaktionen durchführen (Zhu und Furr 2016). Dabei wird insbesondere die Komplexitätsdimension von VUCA angesprochen, indem ein Unternehmen ein neues Ökosystem für den Ausgleich von Angebot und Nachfrage organisiert. Dies kann zur Erweiterung der eigenen produktbezogenen Wertschöpfungskette dienen oder ein eigenständiges Angebot sein. Damit agieren Konsumenten als Co-Produzenten, wie dies z. B. auf offenen Entwicklungsplattformen der Fall ist. Damit einhergehend sind Machtverhältnisse zwischen den Teilnehmern an der ökonomischen Wertschöpfung neu zu verhandeln. Die Konsumenten kommen zusehends auf Augenhöhe zu den Produzenten (Sattelberger 2015).

Diese Entwicklungen zeigen die Bedeutung der Öffnung von Organisationen und deren Vernetzung über die Unternehmensgrenzen hinaus. Sie reflektieren die gesellschaftlichen Veränderungen hin zu mehr Mitsprache und Teilhabe in der Wertschöpfungskette und bieten insgesamt einen Gestaltungsrahmen, um in der VUCA-Dimension „Komplexität" auf die Kontextsensibilität angemessen zu antworten. Die Herausforderung für Organisationen besteht dann darin, diese Öffnung konkret umzusetzen. Wie die erwähnte KPMG-Studie gezeigt hat, werden dabei auch organisationsintern die Anforderungen der Vorstände an ihre Führungskräfte konkreter und dringender.

Wenden wir uns nun im zweiten Schritt der Herleitung von Führungsperspektiven in der VUCA-Welt zu.

4.2.3 Eine VUCA-Landkarte im Wirtschaftskontext

Aus den Betrachtungen zu VUCA wird deutlich, dass es darauf ankommt, wie schnell und wie flexibel sich eine Organisation an die Umfeldherausforderungen anpasst und diese durch eigene Innovationen mitgestaltet. Ein Praxisbeispiel dafür ist das Unternehmen SAP. Naturgemäß hat Digitalisierung eine zentrale Bedeutung für das Unternehmen, worauf es sich mit einem „ SAP Digital Business Framework" (Jenewein 2016, S. 375) einstellt. Dieses Rahmenmodell beinhaltet die Entwicklung innovativer Geschäftsmodelle und -prozesse, in Verbindung mit einer weiterentwickelten realen und virtuellen Arbeitsorganisation. Besonders interessant ist aber, wie Innovationsfähigkeit im Austausch mit dem Unternehmenskontext organisiert werden kann, um die VUCA-Perspektiven aktiv zu gestalten:

Zur Positionierung als Innovationsführer im Bereich des Internet of Things, IoT, und zur Entwicklung von marktreifen IoT-Innovationen setzt das Unternehmen auf eine Doppelstrategie: Externe Innovationen werden im SAP IoT Startup Accelerator Programm begleitet, und parallel dazu wird die unternehmensinterne Innovationsfähigkeit durch ein SAP.iO Intrapreneurship Programm gesteigert (Pino 2017). Interessant im Zusammenhang zur VUCA-Umwelt ist die Möglichkeit, interne und externe Innovationsfähigkeit zu vergleichen, um sich in schnell wechselnden Marktanforderungen zu behaupten. In ihrer Arbeit kommt Pino auf der Grundlage der Dynamic Capabilities Theorie, die weiter unten noch beschrieben wird, u. a. zu der Erkenntnis, dass die Mischung zwischen interner und externer Innovation einen geeigneten Ansatz darstellt, um mit volatilen und komplexen Umfeldanforderungen umzugehen. Um die organisationale Dialogfähigkeit zwischen Innovationseinheiten und Stammorganisation zu fördern, wurden mit SAP.iO und dem

SAP IoT Startup Accelerator Organisationseinheiten geschaffen, die als Transmissionsriemen zwischen dem externen Ökosystem und der Stammorganisation dienen (Pino 2017, S. 46 ff.). Als Herausforderung für Führungskräfte lässt sich hier festhalten: Aufgabe von Führung wird viel stärker als bisher das Koordinieren von Kommunikationsprozessen zwischen Innovationslaboren, zwischen Netzwerkorganisation und Strukturorganisation sowie die Interaktion mit dem Ökosystem, das die Organisation umgibt. Wie das Beispiel SAP eindrucksvoll zeigt, genügt es nicht, eigene Innovationslabore zu gründen, sondern die Innovationen müssen zur Marktreife skaliert werden, wozu in aller Regel eine effektive Zusammenarbeit mit der Strukturorganisation geschaffen werden muss (Kotter 2014, S. 27 ff.). Die Transformation von Führung betrifft also nicht nur „hippe" Netzwerke, sondern – eher noch intensiver – den Wandel des Führungsverständnisses in traditionellen Strukturorganisationen.

Verallgemeinernd ist festzuhalten, dass auf der organisationalen Ebene Strategien und Maßnahmen entwickelt wurden, um mit den VUCA-Dimensionen nicht nur umzugehen, sondern sie auch für die Gestaltung der geschäftlichen Entwicklung zu nutzen. Innovative Organisationen sind mitten im Umbruch, und sie öffnen sich für neue Organisations- und Interaktionsformen unter Ausnutzung der Möglichkeiten von Digitalisierung und Social Networks. Dabei sind die vier Dimensionen nicht identisch oder untereinander austauschbar. Sie bezeichnen Unterschiedliches, und es gibt demzufolge auch unterschiedliche generische Handlungsstrategien. ◘ Abb. 4.1 gibt einen Überblick über die Charakteristika und Ansatzpunkte zur Gestaltung von VUCA. Dabei ist es sinnvoll, einerseits danach zu unterscheiden, wie gut der eigene Informationsstand ist, und andererseits, wie gut man die Ergebnisse eigener unternehmerischer Entscheidungen prognostizieren kann (Bennett und Lemoine 2014).

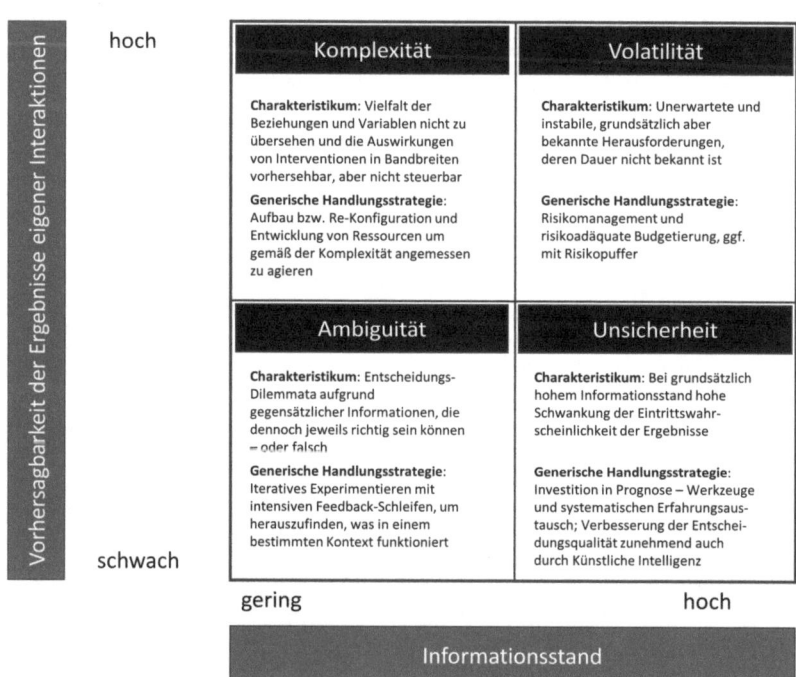

◘ Abb. 4.1 Charakterisierung der VUCA-Dimensionen. (Eigene Darstellung in Anlehnung an Bennett und Lemoine 2014)

Instrumente für den Umgang mit Volatilität sind auf der operativen Ebene in Organisationen in der Regel vorhanden. Hier sind insbesondere die Verfahren zum Risikomanagement zu nennen. Die VUCA-Dimension „Unsicherheit" kann durch die Fortschritte bei der Datenauswertung und der damit erreichbaren besseren Szenario- und Prognoserechnung bis zu einem gewissen Umfang gestaltet werden. Dem stehen unter Umständen jedoch Einschränkungen bei der Fähigkeit der Datenauswertung und der Sensibilität gegenüber eigenen Denkfehlern gegenüber (Evenett et al. 2015). Damit wird deutlich: Selbst die VUCA-Dimensionen mit eher höherem Informationsstand erfordern das Infragestellen und Weiterentwickeln eigener bisheriger Denk- und Aktionsmuster. Eine nähere Betrachtung lohnt dann insbesondere im Hinblick auf die Dimensionen, bei denen trotz ausgeprägter Verfahren der Informationsgenerierung und -auswertung eine inhärente Unlösbarkeit komplexer Probleme besteht bleibt. Führungskräfte, denen in tradierten Rollenmustern eine Antwortkompetenz gerade auch bei komplexen Problemen zugeschrieben wird, sehen sich in ihrer organisationsinternen Rolle zunehmend einer Nicht-Determiniertheit ihrer Informationen und Entscheidungen ausgesetzt (Lenz und Grützmacher 2018).

Im Folgenden sollen anhand von theoretischen Konzepten die Anforderungen an Führungskräfte in der VUCA-Welt diskutiert werden.

4.3 Theoretische Konzepte zur Erklärung der Dynamik von Veränderungsprozessen

4.3.1 Dialogic Organizational Development

Wir haben gesehen, dass die Fähigkeiten zur Gestaltung organisationsinterner und -übergreifender Kommunikationsprozesse eine Kernkompetenz in agilen Umwelten darstellt. Die Dialogic Organizational Development (DOD)-Theorie betrachtet explizit die Koordination von Zusammenarbeit mit Hilfe von Aushandlungsprozessen in der Organisation. Koordination der Zusammenarbeit wird dabei nicht von einer zentralen Instanz geregelt, sondern zwischen den unmittelbar Beteiligten dialogisch verhandelt. Dabei ist DOD weniger auf das Lösen von Problemen ausgerichtet, sondern eher auf das Entdecken neuer Möglichkeiten, indem die derzeitigen Narrative, die neues Denken behindern, hinterfragt werden (Bushe und Marshak 2016). Das Verständnis von Transformation gründet sich dabei auf die Theorien von Konstruktivismus und selbstorganisierenden sozialen Systemen. Organisationen werden im DOD-Konzept als sinnstiftende Systeme gesehen. Multiple Realitäten werden anerkannt, und das, was für die Organisation in einer gegebenen Situation Realität bedeutet, wird durch einen Diskussionsprozess iterativ erarbeitet. Machtfragen und mikropolitische Prozesse sollten in diesem Prozess ebenfalls reflektiert und im Hinblick auf ihre lösungsfördernde oder -behindernde Wirkung diskutiert werden (Bushe und Marshak 2014). Die Theorie des DOD weist deutliche Unterschiede zum üblichen Verständnis von Change auf (siehe ◘ Tab. 4.2).

Das in ◘ Tab. 4.2 erwähnte Containing-Modell bietet einen Ansatz, um dialogische Denkräume in Organisationen zu installieren. Der Begriff ist potenziell missverständlich. Es geht nicht um geschlossene Räume des Sich-Abgrenzens, sondern im Gegenteil um eine Regulation eines ambivalenten Verhältnisses zwischen Innen- und Außenwahrnehmung. Das Containing beschreibt ursprünglich den Prozess, wie innerpsychische Ambivalenzen von einem Gegenüber aufgenommen werden und wie in einem Container gehalten werden. Unbewusste Erfahrungen und Zuschreibungen werden bei notwendiger Vertrauensbasis aussprechbar, weil auch auf den ersten Blick abwegige

Tab. 4.2 Verständnis von Change

Traditionelles Verständnis von betrieblichen Veränderungsprozessen	Change-Verständnis im Kontext von Dialogical Organizational Development
Veränderung als zielorientierter, phasenbezogener, idealtypisch linearer Prozess	Spiralförmige, nicht-lineare Bewegung als Ergebnis von Aushandlungsprozessen der Organisationsmitglieder
Verhaltensänderung	Veränderung von Haltung und Denken
Problemsicht: Datenerhebung und Analyse	Innovationssicht: Schaffung von Containern für Perspektivenwechsel

Quelle: Eigene Zusammenstellung in Anlehnung an Bushe und Marshak (2014, S. 57 f.)

Äußerungen wertschätzend aufgenommen, gehalten und verarbeitet werden. Mit anderen Worten: Wenn sich die Person von einem Gegenüber getragen weiß, besteht Raum für offene Denkprozesse und deren Ausdruck. Damit wird Lernen im Arbeitskontext möglich, denn durch den Austausch können emergente Prozesse auftreten, indem Antworten im System gefunden werden, die von keinem Beteiligten vorhergesehen wurden (Kretschmar und Senarclens de Grancy 2017, S. 37). Im üblichen Coaching-Setting dient der Coach als Containing-Partner. Aus der DOD lernen wir, dass unter den Rahmenbedingungen der VUCA-Welt eine Engführung auf eine abgeschlossene Klienten-Coach-Beziehung nicht ausreicht, um die Wahrscheinlichkeit von Managementversagen unter komplexen Rahmenbedingungen zu reduzieren. Giernalczyk et al. (2014) schlagen dafür ein „Struktur-Containment" (S. 81) vor. Darunter verstehen sie Kommunikationsstrukturen in Organisationen, die Voraussetzungen und Räume für Reflexion schaffen. Hierzu sind insbesondere sanktionsfreie Räume und Settings notwendig sowie eine Haltung aller Teilnehmenden, die Ansichten der Sprechenden auf sich wirken zu lassen und neue Lösungsideen vorurteilsfrei zuzulassen. Damit lässt sich eine weitere Anforderung an Führung in der VUCA-Welt erkennen: Auf horizontaler Ebene, im Kreis der Führungskräfte, muss es gelingen, Dialogprozesse zu gestalten, die ausdrücklich auch das Lernen aus Schwächen, Emotionen sowie eine vorurteilsfreie Lösungsoffenheit fördern (Giernalczyk et al. 2014). Brook et al. (2016) unterstreichen als Ergebnis ihrer Forschungsarbeiten, dass die Dekonstruktion bewusster und unbewusster dysfunktionaler Denk- und Verhaltensweisen das Eingeständnis eines individuellen und kollektiven Noch-nicht-Wissens benötigen. Dazu müssen im Sinne des Containing-Modells soziale Prozesse etabliert werden, die auf Vertrauen und Wertschätzung beruhen.

Solche sanktionsfreien Lernräume bietet das „Critical Action Learning". Dies ist ein Ansatz für die Entwicklung von Menschen und Organisationen durch Lernen an einer konkreten Problemlösung. Auf der Grundlage der kritischen Sozialtheorie wird die Problemlösung unter Berücksichtigung von Macht, Mikropolitik und Emotionen bearbeitet. Voraussetzungen für das praktische Gelingen der Containment-Theorie sind Vertrauen und Engagement in der Problembearbeitungsgruppe, dem sogenannten Set, ferner: Bereitschaft, vorhandene Bearbeitungsroutinen zu dekonstruieren und dadurch innovative Möglichkeiten der Problemlösung zu erschließen sowie Lerneffekte durch Reflexion zu erzielen (Trehan und Pedler 2009).

Damit scheint DOD in Verbindung mit der Containment-Theorie geeignet zu sein, sich agil und in zyklischen Change-Prozessen an eine VUCA-Umgebung anzupassen.

Daraus leitet sich als Anforderung an Führungskräfte ab, dass sie den Raum des – anfänglichen – kollektiven Noch-nicht-Wissens aktiv nutzen, um gemeinsam mit ihren Teams einen dialogischen Prozess auf jeweiliger Augenhöhe zu gestalten.

4.3.2 Dynamic Capabilities

Wenn sich DOD mit der Generierung von innovativen Problemlösungen befasst, stellt sich die Frage, wie die Umsetzung der gefundenen Lösungen erfolgen kann. Die Dynamic-Capabilities-Theorie von Teece und Co-Autoren bezieht sich ebenfalls auf ein Paradigma des eingangs erwähnten militärischen Kontextes: Die eigenen unternehmerischen Entscheidungs- und Anpassungsprozesse müssen schneller und zielsicherer sein als die des Wettbewerbs. Dies beinhalte, so Teece et al. (1997), die Fähigkeit einer Organisation, ihre spezifischen Ressourcen permanent neu zu gruppieren. Ressourcen sind u. a. das intellektuelle Kapital der Organisation, die Menschen in dem Unternehmen, Prozesse der Produktentwicklung, der Produktion, des Technologietransfers, Innovationsmanagement und organisationales Lernen.

Um eine anforderungsgerechte Rekonfiguration von Ressourcen zu erreichen, sollte gemäß Teece (2007) das Management einer Organisation drei Basisstrategien verfolgen, die in ◘ Tab. 4.3 zusammengefasst sind.

◘ **Tab. 4.3** Implikationen für Führung aus der Dynamic-Capability-Theorie

Dynamic-Capability-Element	Kurzcharakterisierung	Implikationen für Führung
Sensing	Konstantes Scannen, Suchen und Entdecken des relevanten organisationalen Umfelds	Tiefes Verstehen der Kundenbedürfnisse ausbauen Investments in Forschung und Innovation ausbauen Enge Betrachtungshorizonte überwinden Fähigkeiten zur Interpretation auch schwacher Signale verbessern
Seizing	Skalierung von Marktchancen, die im Sensing-Prozess identifiziert wurden, zur nachhaltigen Generierung von Erträgen	Entwicklung des internen und externen Ökosystems: Innovationslabore und Akzeleratoren Investition in beste Marktchancen und Fokussierung der operativen Geschäftsprozesse auf die Vermarktung der Innovation
Reconfiguration	Vermeidung von Pfadabhängigkeit in der Phase des Marktwachstums einer Innovation	Einführung von Reflexionsprozessen, um die Pfadabhängigkeit zu erkennen und um (wieder) neue Entscheidungsoptionen zu gewinnen Entwickeln der Fähigkeit, eigene intrapersonelle Entscheidungsmuster zu hinterfragen Mikropolitik und Macht bei Widerständen gegen Rekonfiguration gestalten können

Quelle: Eigene Darstellung in Anlehnung an Teece (2007) sowie Lenz und Grützmacher (2018)

Tab. 4.4 Anforderungen an Führung in der VUCA-Welt

Kriterium	Heute noch häufig vorhandenes Führungsverständnis	Anforderung im Kontext der VUCA-Welt	Dynamic-Capability-Element
Haltung bezüglich Kommunikation	Intern: Perspektiven ermitteln, Entscheidung treffen, Entscheidung (top down) kommunizieren Extern: Kommunikation von Unternehmensentscheidungen, werben für Akzeptanz von Entscheidungen bei externen Stakeholdern des Unternehmens	Koordination von Kommunikationsprozessen zwischen Struktur- und Netzwerkorganisation sowie dem Ökosystem um die Organisation herum; dialogische Lösungsentwicklung	Sensing, Reconfiguration
Haltung bezüglich eigener Rolle	Führung ist bezogen auf die Person des/der Führenden Führungsposition als Status Leitfrage: Wie löse ich neue Herausforderungen?	Führung ist personenunabhängig und kontextbezogen Führungsposition als zeitliche Rollenzuweisung Leitfrage: Welche Person ist zur Führung bei der Lösung neuer Herausforderungen geeignet?	Seizing
Selbstwirksamkeitsüberzeugung	Erfahrungen und vergangene Erfolge; Wissen-wie-es-geht und Vertrauen auf die eigene Problemlösefähigkeit	Nutzung des eigenen (und kollektiven) Noch-nicht-Wissens zur dialogorientierten Gestaltung von offenen, aber ergebnisorientierten Suchprozessen	Sensing
Volatilität	Strategische und operative Planung	Entwicklung von Achtsamkeit für schwache Veränderungssignale	Sensing
Unsicherheit	Risikobewertung und -management	Risikominimierung und Chancennutzung durch agiles Projektmanagement	Reconfiguration
Komplexität	Aufgabe der Führungskraft: Komplexität vereinfachen	Aufgabe der Führungskraft: Komplexität adäquat bearbeiten, u. a. durch Entwicklung der Ressourcen autonom handelnder Teams	Reconfiguration
Ambiguität	(Bauch-) Entscheidung treffen, Richtung vorgeben	Reflexionsprozesse, um agiles Lernen zu etablieren Förderung vorurteilsfreier Lösungsoffenheit, z. B. durch iteratives Experimentieren	Reconfiguration

Quelle: Eigene Zusammenstellung

Die drei Basisstrategien der Dynamic-Capability-Theorie haben konkrete Auswirkungen auf das Verhalten – und die Haltung – von Führungskräften. So ist es z. B. beim Sensing nicht damit getan, in einem kognitiven Prozess die Investitionen in Forschung und Entwicklung auszubauen und dann als Führungskraft die Entwicklungen quasi von außen zu betrachten. Es wird vielmehr erfolgsentscheidend sein, die eigenen empathischen Fähigkeiten auszubauen. Dies kann z. B. die Fähigkeit bedeuten, achtsam zuzuhören und zu beobachten, um schwache Umfeldsignale zu erkennen. Diese Signale werden dann beim Seizing nicht in einer einsamen Managemententscheidung umgesetzt, sondern es werden im Sinn der dialogischen Organisationsentwicklung in offenen Diskursen die notwendigen Entscheidungen zur Umgruppierung von Ressourcen verhandelt.

4.3.3 Zwischenresümee

Zusammenfassend lässt sich aus der Betrachtung der theoretischen Konzepte DOD und Dynamic Capabilities festhalten: Ein kollektiver Zustand des Noch-nicht-Wissens prägt Person, Team und Organisation in der VUCA-Welt. Insbesondere das „A" von VUCA, Ambiguität, macht die Widersprüchlichkeit von Zuständen deutlich. Die Betrachtungen haben gezeigt, dass es generische Handlungsmöglichkeiten gibt, um in der VUCA-Welt zu agieren. Das kann die Interaktion zwischen Netzwerk und Strukturorganisation sein, um Innovationen zu entwickeln und zur Marktreife zu skalieren. Das kann ferner die Schaffung offener Lernprozesse sein, wie z. B. mit Hilfe des Critical Action Learning. Darüber hinaus kann Entwicklung von Fähigkeiten zur Rekonfiguration organisationaler Ressourcen geboten sein, wie es die Dynamic-Capabilities-Theorie aufzeigt.

Quasi als Philosophie der Veränderung – man kann auch sagen: der Revolution von Change Management in der VUCA-Welt – lässt sich umreißen: Alt hergebrachte Strategien wie z. B. das Auftauen, Verändern und (wieder) Stabilisieren weichen einem zyklischen, nicht-linearen Verständnis von Veränderung. Agile Gestaltung des Kontextes entlang der vier VUCA-Dimensionen wird zur Kernfähigkeit von Führungskräften. Ein Führungssystem hat dabei die Aufgabe, widersprüchliche und komplexe Herausforderungen und Vorgehensweisen miteinander zu verknüpfen, um eine Balance zwischen Verändern und Bewahren immer wieder neu zu tarieren (Doppler et al. 2017). Die daraus resultierenden Anforderungen an Führungskräfte, die in diesem Abschnitt besprochen wurden, sind in ◘ Tab. 4.4 zusammengefasst.

4.4 Gestaltung der Führungsanforderungen in der VUCA-Welt durch ein neues Coaching-Verständnis

4.4.1 Facetten eines integrativen Coaching-Konzepts

Wenden wir uns nun den beiden letzten Schritten unserer Überlegungen zu: Aus den Erkenntnissen bezüglich Führungsanforderungen in der VUCA-Welt diskutieren wir die Konsequenzen für die Weiterentwicklung von Coaching. Anschließend werden als vierter Schritt die ersten Überlegungen für ein integratives Coaching-Modell vorgeschlagen und im nächsten Abschnitt um ein Beispiel ergänzt.

Business Coaching soll helfen, dass Führungskräfte mit den allfälligen Ambivalenzen in der VUCA-Welt umzugehen lernen und dabei mehr Resilienz entwickeln. Gleichzeitig haben wir aber in diesem Beitrag gesehen, dass Entwicklung von Selbstwirksamkeitsüberzeugung als wichtiger, empirisch belegter Resilienzfaktor (Soucek et al. 2016) unter VUCA-Bedingungen auf eine harte Probe gestellt wird. Die Führungsforschung setzte bisher immer ein Konstrukt namens „Führungskraft" voraus; heute gibt es Organisationsformen, bei denen mit dem Verzicht auf übliche Führungskräfte experimentiert wird (Robertson 2015).

Zur Gestaltung der oben beschriebenen Anforderungen einer VUCA-Welt dürfte in vielen Organisationen ein tiefgreifender Kulturwandel notwendig sein. Coaching hat die Aufgabe und Herausforderung, einen solchen Kulturwandel mitzugestalten. Kriz (2016) fordert, dass sich deshalb die Aufgabe des Coachs nicht darauf beschränken kann, eingefahrene Denk- und Handlungsmuster zu stören. Darüber hinausgehend gestaltet ein Coach die Umgebungsbedingungen, damit Veränderung stattfinden kann. Im Hinblick auf die unterschiedlichen VUCA-Dimensionen ist dafür nicht ein einzelnes Setting und nicht ein einziges Prozessmodell hinreichend, sondern es bedarf einer integrativen Konzeption von Coaching.

Die normativen Anforderungen an integratives Coaching hat Bernd Schmid bereits 2014 treffend formuliert:

> » Deswegen muss Coaching alle Perspektiven dieser Verantwortung [ökonomisch-technische Faktoren, Dimensionen des Menschen im Unternehmen, unternehmerische Verantwortung, Steuerungsbelange von Organisationen; Anm. d. Verf.] integrieren und kann nicht eine Teilperspektive … einseitig hervorheben …. Dann wären wir kein ernstzunehmender Partner für Professionelle und Unternehmen, weil diese eine integrierte Dienstleistung suchen (Schmid 2014, S. 16).

Fatzer (2016) sieht Coaching und andere Beratungsformen insgesamt in der Neuorientierung, ohne explizit auf VUCA-Dimensionen abzustellen. Er plädiert für die Aufhebung von Unterschieden zwischen Supervision, Coaching und Organisationsentwicklung zugunsten einer ganzheitlichen Begleitung von Lern-, Veränderungs- und Entwicklungsprozessen. Auch die Literaturanalyse von Abravanel und Gavin (2017) über Innovationen im Coaching fokussiert sich auf die Übertragung von psychotherapeutischen Verfahren auf Coaching und die Integration von digitalen Medien, stellt also ebenfalls nur Teilaspekte eines integrativen Coachings dar. In jüngster Zeit haben Hauser und Looss (2017) die Diskussion erweitert und auf den Zusammenhang zwischen Komplexität von Veränderungen sowie der Dynamik von individueller Perspektive, Team- und Organisationsperspektive hingewiesen. Im Hinblick auf VUCA, ohne aber explizit auf Coaching abzustellen, haben Exner und Exner (2017) sich kritisch mit den Konzepten der systemischen Beratung auseinandergesetzt und auch hierfür eine veränderte Haltung gefordert sowie Vorschläge für neue Interventionsformen gemacht.

Diese Konzepte aufgreifend und aufbauend auf den hergeleiteten Anforderungen an Führung in der VUCA-Welt soll nun ein integratives Coaching-Modell vorgeschlagen werden, das in ◘ Abb. 4.2 im Überblick dargestellt ist.

Im oberen Teil der ◘ Abb. 4.2 sind mögliche Anliegen für Führungskräfte-Coaching genannt; jeweils für die Ebene der Person, des Teams und der Organisation. Die sehr allgemein gehaltenen Formulierungen folgen aus der vorstehenden Analyse der Entwicklungen in der VUCA-Welt. Grundsätzlich wird die Hypothese vertreten, dass die Anliegen, die in Coachings bearbeitet werden, vielschichtiger, teilweise auch widersprüchlicher werden. Es stellt sich somit die Frage, was denn in einem integrativen Coaching-Konzept enthalten sein soll. Die Elemente eines integrativen Coachings sind im unteren Teil der ◘ Abb. 4.2 genannt und sollen nun kurz erläutert werden.

4.4.1.1 4-Ebenen-Modell

Die integrierte Betrachtung von der Person der Führungskraft, der Teamebene, der Organisation als Ganzes sowie des relevanten Kontextes, in dem die Organisation und ihre Mitglieder stehen, ergibt sich aus

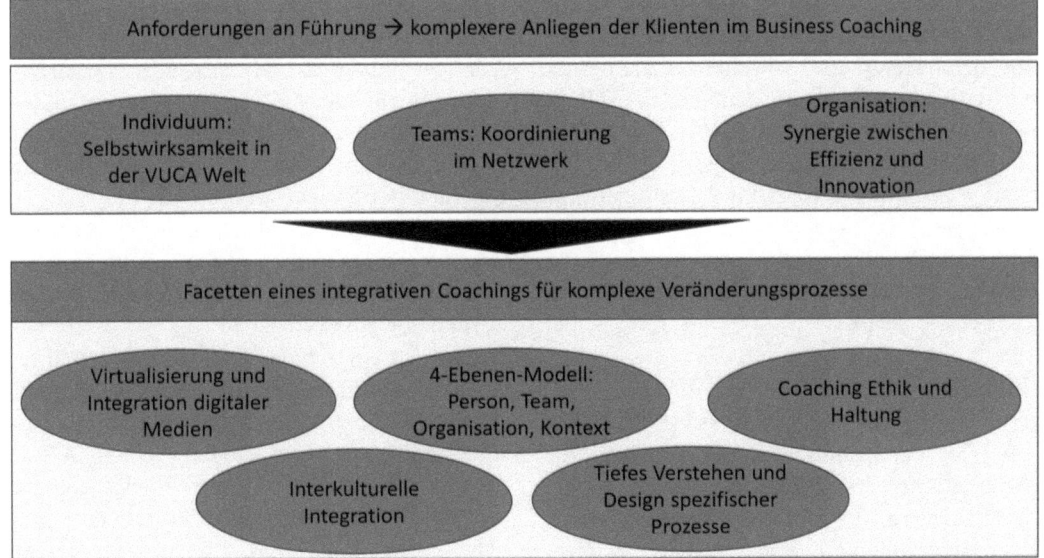

Abb. 4.2 Aspekte eines integrativen Coachings

der Koordination von Kommunikationsprozessen, wie dies bei den Anforderungen an Führung in der VUCA-Welt diskutiert wurde. In der Perspektive der einzelnen Führungsperson geht es um Selbstwirksamkeit unter den volatilen und widersprüchlichen Business-Parametern. Im klassischen 1:1-Setting im Coaching werden die vielfältigen Wechselwirkungen zwischen Klient, seinem Team und der Gesamtorganisation wie durch eine Milchglasscheibe besprochen. Der Coach fragt zirkulär, etwa nach dem Motto: „Was würde Ihr Team sagen, wenn Sie Ihr Projekt jetzt starten würden?" Stattdessen sollte eine Öffnung des Prozesses in das für den Klienten relevante Organisationsumfeld erfolgen, um die Qualität, Lösungsoptionen zu erhöhen und (Teil-) Lösungen im volatilen Umfeld schnell testen zu können (Lenz 2016). Diese Öffnung findet durch die direkte Einbindung des Teams in den Coaching-Prozess statt. So könnte der Klient zum Fallgeber in einem Critical-Action-Learning-Prozess werden. Dadurch wird ein wechselseitiges und prozessbegleitendes Lernen zwischen der Führungskraft als Klient und dem Team ermöglicht. Dabei wird der Coach in die Rolle des Facilitators für den gemeinsamen Teamprozess wechseln und in den parallel stattfindenden 1:1-Gesprächen mit dem Klienten wiederum die Rolle des Coachs übernehmen. Die damit verbundenen Rollenkonflikte werden bei der Facette „Coaching-Ethik" besprochen.

Der Gedanke lässt sich weiterführen bis auf die Ebene des Gesamtsystems „Unternehmen" und in das relevante Systemumfeld hinein. Im Executive Coaching steht in aller Regelmäßigkeit die Wechselwirkung zwischen Unternehmen als Ganzes und der Top-Führungskraft im Blickpunkt von Coaching-Prozessen. Gleiches gilt für Führungskräfte aus Querschnittseinheiten, wie z. B. HR, und ebenso für Projektleiter in den Innovationslaboren, die häufig direkt an die Vorstandsebene angebunden sind. Berücksichtigt man dann noch den Trend zu Entwicklungs- und Interaktionsplattformen mit Kunden, externen Entwicklungspartnern usw., dann ist es nur ein kleiner Schritt, auch unternehmensexterne Stakeholder in Coaching-Prozesse zu integrieren. Im 1:1-Setting kann der Klient an der Selbstwirksamkeitsüberzeugung und an seiner Haltung im neuen Führungskontext arbeiten, während in den Coaching-Abschnitten, die gemeinsam mit den relevanten Umwelten des Klienten stattfinden, eine experimentelle Erprobung neuer Interaktionsmuster stattfindet. Wie in der Erläuterung der DOD-Theorie dargestellt, werden nachhaltig tragfähige Lösungen mit relativ breiter Akzeptanz möglich, und es findet ein gemeinsames, aktionsorientiertes Lernen mit einem tiefen Verständnis der Change-Dynamik statt.

4.4.1.2 Virtualisierung und Integration digitaler Medien

Zur Integration digitaler Medien in das Coaching gibt es eine Vielzahl technologischer Möglichkeiten. Beginnend mit klassischem Telefoncoaching über Email und geschlossene Gruppen in Social-Media-Apps bis hin zu virtuellen Elementen wie beispielsweise Avatare. Die technologischen Möglichkeiten wurden an anderer Stelle ausführlich diskutiert (Heller et al. 2018). Im Kontext von VUCA bietet sich die Integration digitaler Medien in das Coaching förmlich an. Damit ist es unter Nutzung multipler Kommunikationskanäle möglich, ad hoc auf Rückfragen von Klienten zu reagieren, zeit- und ortsversetzt zu kommunizieren und Mikro-Coaching-Einheiten durchzuführen (Lenz 2018). Auch die Möglichkeiten zur Visualisierung sind deutlich besser; bei weiteren Fortschritten auf dem Gebiet von virtueller Realität (VR) wird z. B. das unmittelbare Erleben von Aufstellungsarbeit möglich, indem man sich als Klient unter Verwendung einer VR-Brille direkt in das aufgestellte System hineinbegeben kann.

Die hohe Volatilität von Veränderungsprozessen wird dazu führen, dass kurzfristige Klientenanfragen innerhalb längerer Coaching-Prozesse auftreten werden. Es ist davon auszugehen, dass mit Einbeziehung digitaler Medien multiple, parallel ablaufende Teilprozesse im Coaching stattfinden: der generelle Prozess mit 1:1-Sitzungen, Workshops und Action Learning zur Einbindung von Teams in den Prozess und eben die Mikro-Coachings.

Die Prozess- und Medienkompetenz von Coaches ist besonders gefordert, denn es gilt, die Anfragen und (virtuellen) Mikro-Coaching-Einheiten in den Gesamtprozess des Coaching-Projekts zu integrieren. Auch wenn die Integration digitaler Medien derzeit noch etwas zögerlich stattfindet (Kanatouri 2016), konnten in einer qualitativen Studie eines spezifischen Coaching-Programms positive Effekte aus der Integration digitaler Medien nachgewiesen werden (Geissler et al. 2014).

Durch Fortschritte bei der Virtualisierung werden sich erweiterte Interventionsmöglichkeiten im Coaching ergeben. Durch Integration digitaler Medien fallen selbstredend umfangreiche Daten an, die sich für die Evaluation, Planung und wissenschaftliche Auswertung von Coaching-Prozessen verwenden lassen. Eine deutliche Steigerung der Qualität von Coaching ist zu erwarten. Mit wachsender Datengrundlage werden sich in naher Zukunft Systeme der künstlichen Intelligenz (KI) in Coaching-Prozesse integrieren lassen. Warum sollten nicht Teile eines Coaching-Prozesses mit KI-Verfahren abzudecken sein?

Coaching in der VUCA-Welt bedeutet demnach auch, dass neben der persönlichen Schnittstelle zwischen Coach und Klient in der Präsenzsitzung zusätzliche cyber-physische Schnittstellen in den Prozess zu integrieren sind. Digitale Elemente sind wegen der jederzeitigen Verfügbarkeit und Reaktionsschnelligkeit geeignet, den Aufbau von Resilienz angesichts von Unsicherheit, Komplexität und Ambiguität zu fördern. Anforderungen von Führung in der VUCA-Welt, insbesondere hinsichtlich der Gestaltung dialogorientierter Suchprozesse, der Risikoreduzierung und der Bearbeitung von Komplexität, werden durch die Integration digitaler Medien in Coaching-Prozesse unterstützt. Strategische und operative Aufgabe von Coaches ist es, sich mit neuen Technologien vertraut zu machen und offen zu werden, diese in komplexe Coaching-Prozesse zu integrieren.

4.4.1.3 Interkulturelle Integration

Interkulturalität ist in praktisch jedem Business Coaching angesprochen. Im VUCA-Kontext hat die Fähigkeit eines Coachs, eine interkulturelle Integration des Klienten und seines Umfelds zu begleiten, eine hohe Bedeutung. In agilen Netzwerkorganisationen sind die Teammitglieder in aller Regel über den Globus verteilt. Die Teams, die in das integrative Coaching eingebunden werden, sind sehr häufig aus Angehörigen unterschiedlicher Kulturräume zusammengesetzt. In internationalen Netzwerk-Organisationen herrscht in der Regel eine kulturübergreifende, transkulturelle Einstellung. Nazarkiewicz (2013) hat eine Systematisierung hinsichtlich interkulturellen, multikulturellen und transkulturellen Coachings vorgeschlagen, wobei Letzteres den individuellen Diversity-Hintergrund bezeichnet, der auch ohne Einbindung in internationale Teams persönlichkeitsbildend ist. Folgt man diesem Systematisierungsvorschlag, stellen sich für das integrative Coaching mehrschichtige Herausforderungen. Auf der transkulturellen Ebene wäre zu bearbeiten, inwieweit der Klient bereit ist, sich anderen Perspektiven zu öffnen, ob eher Offenheit für das zunächst Fremde vorhanden ist und wie die Persönlichkeit des Klienten bereit ist, das Fremde in das eigene Handeln und Entscheiden mit einzubeziehen. Im multikulturellen Kontext geht es um Perspektivenerweiterung im System verschiedener Kulturen, während in der interkulturellen Perspektive die Akzeptanz verschiedener landesspezifischer Lebenskonzepte thematisiert werden sollte.

Personen als Träger dieser kulturellen Perspektiven sind eingebettet in Organisationen. Dabei können Organisationen selbst als Kulturen verstanden werden. Sie sind wiederum in größere nationale Kulturen integriert und werden auf der anderen Seite durch spezifische Berufskulturen ihrer Mitglieder beeinflusst (Schein 2017). Der Coach, der eine Führungskraft mit dem integrativen Coaching-Konzept bei z. B. der Gestaltung von Kommunikationsbeziehungen zwischen Start-up-Laboren und etablierter Strukturorganisation begleitet, wird wahrscheinlich mit unterschiedlichen Berufskulturen konfrontiert werden, die synergetisch bei der Verbesserung der Kommunikationsprozesse zu nutzen wären.

4.4.1.4 Coaching-Ethik und -Haltung

Coaches erhalten an den Schnittpunkten der vorgeschlagenen integrativen Beratungsdimensionen potenziell einen hohen Einfluss. Im integrativen Coaching wechselt der Coach, wie dargestellt, u. U. von der Rolle als „klassischer" Coach in eine des Facilitators in einem Critical-Action-Learning-Set und umgekehrt. Durch die Integration digitaler Medien in Coaching-Prozesse fallen Daten an, die der Coach für vielfältige Zwecke auswerten kann. Zudem werden beim 4-Ebenen-Modell eine Vielzahl von Gesprächen zwischen dem Coach und Stakeholdern, die nicht unmittelbar in das Coaching-Programm einbezogen sind, stattfinden. Alle diese Interaktionen werden dazu führen, dass der Coach einen Pool von exklusiven, vertraulichen Informationen aufbaut. Damit unterscheidet sich die potenzielle Machtposition des Coachs im integrativen Konzept deutlich von dem Einfluss, den ein Coach in dem üblichen 1:1-Setting hat.

Nun darf bei seriösem Coaching vorausgesetzt werden, dass der Coach eine solche Machtposition einsetzt, um ein nachhaltiges Wachstum der beratenen Person bzw. des beratenen Systems zu begleiten. Dem Coach wird Vertrauen gegeben. Hauser und Looss (2017) haben aber darauf hingewiesen, dass die Zuschreibung dieser Rolle als „Trusted Advisor" sehr hohe Anforderungen an die Ethik des Coaches stellt. Die beiden Autoren verweisen, analog zur in diesem Beitrag dargestellten Containing-Theorie, auf die Rolle des Coachs in der VUCA-Welt, geeignete Kommunikationscontainer bereitzustellen. In dieser Rolle kann der Coach durch eine im Prozess entstehende Quasi-Unabkömmlichkeit hohe Erfolge, nicht nur bei der verantwortungsvollen Begleitung, sondern auch in wirtschaftlicher Hinsicht, erzielen. Damit stellen sich eine Reihe von Fragen, die der Coach, der mit diesem integrativen Konzept arbeitet, für sich klären muss: Wie gehe ich mit dem Grundkonflikt zwischen Vertraulichkeit und Transparenz um? Wie „lebe" ich meine Berufsethik angesichts von Ambiguität, Rollenvielfalt und der Zuschreibung von Vertrauen? Was ist meine Beraterhaltung? Was sind meine Ressourcen, was aber auch meine Grenzen, um dem Kundensystem zu mehr Resilienz zu verhelfen? Und vor allem: Was ist mein innerer Kompass, anhand dessen ich coache und meine Entscheidungen hinsichtlich von Interventionen priorisiere?

Diese Fragen können im Rahmen des vorliegenden Beitrags nicht erörtert werden. Es wird empfohlen, dass sich Coaches, die sich mit Themen der Resilienz von Führungskräften, Teams und Organisationen unter den VUCA-Rahmenbedingungen auseinandersetzen, noch intensiver als bisher mit ihrer ethischen Beratungshaltung befassen. Dem Supervisionsprozess, den man zur Weiterentwicklung der eigenen Professionalität ja sowieso durchläuft, kommt weiter wachsende Bedeutung zu. Persönliche Retreats, eintauchen in andere Umwelten wie z. B. Klosteraufenthalt, meditative Arbeit am eigenen Lebens- und Beratungssinn, Diskussionen mit Philosophen, sind Anregungen für eine vertiefte Auseinandersetzung mit der eigenen ethischen Basis.

4.4.1.5 Tiefes Verstehen und Design spezifischer Prozesse

Diese Facette bildet die Klammer um das integrative Coaching-Konzept. Sie geht von der Haltung des gemeinsamen Noch-nicht-Wissens aus. Auch der scheinbare Widerspruch zwischen Agilität im Coaching-Prozess einerseits und dem Orientierung geben durch Planung des Coaching-Prozesses andererseits wird hier thematisiert. Vordergründig geht es bei dieser Facette um methodische Kompetenz des Coachs, entsprechende Projekte zu planen und zielorientiert zum Erfolg zu führen. Auf der Hinterbühne steht aber die Coaching-Ethik als weitere Facette des integrativen Coachings. Betrachtet man die Anforderungen an Führungskräfte, z. B. den Umgang mit Statusmacht sowie die Förderung von Selbstverantwortung und -steuerung, dann werden Berater den zu Beratenden zunächst einmal helfen müssen, die allfällige persönliche Unsicherheit und ggf. Sinnkrise rational und emotional verstehen zu können. Dieser Prozessschritt des tiefen Verstehens orientiert sich an der demütigen („humble") Beratung (Schein 2016). Dabei wird durch echtes Interesse am Verstehen nach Hintergrund und Zusammenhang des Anliegens des Klienten gefragt. Dabei soll eine vertrauensvolle Beziehung aufgebaut werden, die einen an der Sache orientierten persönlichen Charakter hat. Dadurch wird das gegenseitige Verständnis, um was es bei einem Beratungs- oder Coaching-Prozess im Kern geht, gefördert – eine Grundvoraussetzung für eine erfolgreiche Prozessberatung.

Coaches ist diese Haltung sehr vertraut. Die Forschung hat gezeigt, dass Aufbau und Aufrechterhaltung einer guten Beziehung zwischen Coach und Klient ein zentraler Wirkfaktor im Coaching ist (Greif 2008). Greif bezieht sich dabei explizit auf das Setting des Einzelcoachings. Die Anforderung an Coaching in der VUCA-Welt ist es, vertrauensvollen, sachorientierten und doch auch persönlichen Beziehungsaufbau und zu allen relevanten Stakeholdern zu gestalten und diese Beziehung über den gesamte Prozess beizubehalten. Dabei ist zu erwarten, dass es offene und verdeckte Konflikte im System gibt, Widerstände gegen die Führungskraft, die als Klient im Coaching ist, sowie Machtdynamiken. Dem Coach muss es gelingen, Vertrauen zum gesamten System aufzubauen, ohne sich auf eine Seite zu schlagen, und als „Trusted Advisor" die Nähe-Distanz-Regulierung zu allen Stakeholdern gestalten.

Die Forderung, dass es im integrativen Coaching ein explizites Prozessdesign geben soll, überrascht auf den ersten Blick. Geht es in der agilen VUCA-Welt nicht vielmehr darum, auf groß angelegte Diagnose- und Planungsprozesse zu verzichten und stattdessen schnell auf neue Anforderungen des Systems und seines Umfelds zu reagieren? Hier liegt die Falle in der impliziten Annahme, dass die Planung des Coaching-Prozesses zu Langsamkeit und Formalismus führt. Dies ist nicht zwingend der Fall, wie im nächsten Abschnitt erläutert wird.

Ein Prozessdesign für ein integratives Coaching sollte mindestens die Elemente „Prozess der Auftragsklärung", „Planung der geeigneten Facetten des integrativen Coachings" (siehe ◘ Abb. 4.2) und „Planung der Reflexions- und Lernprozesse" beinhalten. Bezogen auf das (sich bewegende) Anliegen des Klienten wird möglicherweise jeweils eine Facette des integrativen Coaching auf der Vorderbühne sein, während die anderen Elemente auf der Hinterbühne, aber ebenfalls im Raum sind. Die Prozesskompetenz des Coachs wird sich nun darin zeigen, wie die Architekturelemente für die Planung des jeweiligen Prozesses gestaltet und kombiniert werden.

4.4.2 Ansätze zur Umsetzung des Konzepts

Soll das integrative Coaching die Resilienz von (Führungs-) Personen und Organisationen stärken, sind die beschriebenen Facetten durch konkrete Interventionen zu hinterlegen. Im Rahmen dieses Beitrags kann keine Interventionsbeschreibung für jede Facette beschrieben werden, vielmehr wird ein vereinfachtes Anwendungsbeispiel beschrieben, um einen Eindruck von der Praxis des integrativen Coachings zu gewinnen.

Der scheinbare Widerspruch zwischen Planung und Agilität im Prozess lässt sich mit der Planung eines iterativen Vorgehens lösen. Dieses Konzept ist an den Prinzipien der Lean-Startup-Methode (Ries 2014) orientiert, aus der das Lean Change Management abgeleitet wurde (Scheller 2015). Besonders relevant sind in unserem Zusammenhang die Kriterien „bauen, messen, lernen" und „validierte Lernprozesse" (Riess 2014, S. 15). Es geht um die Planung und Durchführung von Coaching-Interventionen, um das Messen der Ergebnisse aus diesen Interventionen und das Lernen durch Reflexion der Erkenntnisse. Um die Schleife zu durchlaufen, ist ein experimentelles Setting geeignet. Wichtig ist, dass dieses Interventionsexperiment keine hypothetische Veranstaltung im geschützten Raum eines 1:1-Settings ist. Das Experiment muss im realen Organisationsumfeld stattfinden, damit allen unmittelbar Beteiligten bisherige Muster klar werden und diese Muster verändert werden (Osmetz et al. 2014). Schließlich sollen ja im Business Coaching konkrete Ergebnisse und nicht irgendwelche Hypothesen, wie es besser werden *könnte*, herauskommen. Ein Experiment ist besonders geeignet, die Synergien der verschiedenen Dimensionen des integrativen Coachings zu heben.

4.4.2.1 Beispiel

Der Klient ist verantwortlich für die Einführung einer neuen Software zur Fertigungsplanung in sieben Fertigungsstätten in fünf Ländern eines Automobilherstellers. Er ist ein erfahrener und stets innovativer Projektleiter, hat allerdings bisher kein Projekt dieser Größenordnung geleitet. Für Softwareeinführungen gibt es in dem Konzern klare Richtlinien. Sie führen dazu, dass IT-Projekte in der Vergangenheit solide geplant und implementiert wurden. Der Kontext des jetzigen Projekts ist aber ein anderer: Die Kundenwünsche sind individueller geworden, die Variantenanzahl der Autos steigt, neue technologische Entwicklungen sind zu integrieren (Facette des 4-Ebenen-Modells), und die Zeiträume bis zur Auslieferung individuell bestellter Autos haben sich dramatisch verkürzt (Kurzcharakterisierung der VUCA-Bedingungen).

Der Projektleiter überlegt, agile Projektmanagementmethoden auszuprobieren. Das steht im Widerspruch zu den IT-Projekt-Richtlinien des Unternehmens. Scheitert das Projekt, dann wird die Karriere des Projektleiters zu Ende sein, und eine Trennung steht bevor. Auch sein Team wird keine ähnlich spannenden Herausforderungen mehr erhalten. Für die Software sind zudem erhebliche Investitionen geplant. Die Erwartungen des Vorstands an den Projektleiter sind hoch. Das Anliegen des Klienten ist, wie er mit dem Dilemma umgehen kann, einerseits die VUCA-Rahmenbedingungen des Projekts zu berücksichtigen und andererseits die relative Sicherheit des etablierten Vorgehens zu nutzen, um die Software zeitlich später, aber solide geplant, einzuführen. Auf der Hinterbühne ist das Anliegen, ob er seiner Risikobereitschaft, Neues zu wagen, folgt oder ob er seine weitere Karriere – und die seiner Teammitglieder – durch Befolgen der vorhandenen Projektmanagement-Standards weiter pushen möchte. Anliegen ist es nicht, die projektmethodischen und technischen Vorgehensweisen zu besprechen.

In der Facette „tiefes Verstehen" explorieren Klient und Coach die relevanten Rahmenbedingungen, damit der Klient eine Entscheidung zu seinem Anliegen herausarbeiten kann, besprechen die Ziele, das Umfeld und die Motivation des Klienten. In der Facette „4-Ebenen-Modell" werden die Mitglieder des Projektteams in ein Critical-Action-Learning-Projekt einbezogen, in dem der Klient als Fallbringer auftritt. Die Implementierungsverantwortlichen in den sieben Werken und die jeweiligen Werksleiter sind als eine weitere Stakeholder-Gruppe die Repräsentanten der Gesamtorganisation des Unternehmens. Der Coach entschließt sich, diese Gruppe in einem virtuellen Team mit Hilfe einer Corporate-Social-Netzwerk-App zusammenzubringen (Virtualisierung und Integration digitaler Medien). Mit beiden Teams werden in mehreren Workshops Lösungsoptionen für das Anliegen des Klienten besprochen, die team- und organisationsbezogene Verantwortlichkeit und Verantwortungsbereitschaft erörtert und die Risikobereitschaft für den Musterwechsel diskutiert. Diese Teamworkshops wechseln sich ab mit Einzelcoaching-Sitzungen, in denen auf der Personenebene weitergearbeitet wird und die Reflexionsprozesse mit dem eigenen Team sowie den Repräsentanten der Gesamtorganisation geplant werden (Design spezifischer Prozesse).

Durch dieses quasi-simultane Vorgehen, das durch die App für die virtuelle Coaching-Arbeit wesentlich beschleunigt wird, kommt der Klient zur Entscheidung, dass er in zwei Werken die Softwareeinführung mit Hilfe der agilen Projektmanagementmethode Scrum gestalten möchte. Zur Vorbereitung dieses Experiments bittet der Klient den Coach um eine Fachberatung zu Scrum. Hierfür schlägt der Coach aber die Hinzuziehung eines entsprechend qualifizierten Fachberaters vor, da dadurch das Experiment schneller implementiert wird (Coaching-Ethik und -Haltung). In den Coaching-Sitzungen wird nun zum Thema, wie der Klient damit umgeht, dass sich die Scrum-Teams in den beiden Werken selbst organisieren und somit nicht mehr seiner direkten Eingriffsmöglichkeit unterliegen, wohl aber seine weitere Karriere auch von diesen beiden neuen Teams abhängt. Es schließt sich eine intensive Reflexionsarbeit an, die zu neuen Aspekten des Problemverständnisses auf kognitiver wie emotionaler Ebene führt. Durch dieses Prozessdesign kann der Klient an seinem Anliegen direkt im realen Projekt und im unmittelbaren Austausch mit allen Beteiligten arbeiten. Simultan findet ein Lernen in den Teams und in den sieben Werken statt, weil der Coaching-Prozess quasi öffentlich ist.

4.4.2.2 Diskussion des Beispiels

Die jeweilige Verantwortung für das Organisationslernen und für den Erfolg des Projekts ist allen Beteiligten jederzeit transparent, und jeder hat seinen Anteil an der Gestaltung gelingender Kommunikationsbeziehungen. Durch die Transparenz des Prozesses und der Erkenntnisse wird es leichter, für die Anpassung an das agile Umfeld die Ressourcen der Organisation dynamisch umzugruppieren. Dies wurde mit Hilfe der Dynamic-Capabilities-Theorie erläutert.

Es wird auch deutlich, wie psychodynamische Aspekte, z. B. die inneren Konflikte des Projektleiters zu Beginn des Prozesses, kognitive Aspekte wie die zu den VUCA-Rahmenbedingungen passende Projektgestaltung und Aspekte der sozialen Interaktion voneinander abhängen, um auf der Sachebene eine erfolgreiche Softwareeinführung zu erreichen. Darüber hinaus erkennen sowohl der Klient als auch die Organisation, wie wichtig es für den Projekterfolg ist, Vertrauen zu geben, also Führung in Teilen abzugeben. Ein wichtiger Lern- und Entwicklungserfolg im integrativen Coaching ist, dass es neue Spielregeln für Selbstwirksamkeit und Resilienzaufbau in der VUCA-Welt gibt: höhere Selbstwirksamkeitsüberzeugung durch Abgabe von Führungsverantwortung und Vertrauensaufbau in die „führungslose" Selbststeuerung, in dem Beispiel durch die Einführung der Software durch autonome Scrum-Teams in zwei Werken. Rumpf (2018) ist zuzustimmen, wenn er postuliert, dass (virtueller) Vertrauensaufbau die schwierigste Führungsherausforderung im digitalen Zeitalter ist. Hierfür bietet das vorgeschlagene integrative Coaching einen möglicherweise gangbaren Weg.

Literatur

Abravanel, M., & Gavin, J. (2017). Exploring the evolution of coaching through the lens of innovation. *International Journal of Evidence Based Coaching and Mentoring, 15*(1), 24–41.

Beaumont, K. L. (2010). *Developing 21st century senior leaders*. USAWC strategy research project (S. 1–28). Carlisle Barracks: U.S. Army War College.

Bennett, N., & Lemoine, G. L. (2014). What VUCA really means for you. *Harvard Business Review, 92*(1), 2.

Brook, C., Pedler, M., Abbott, C., & Burgoyne, J. (2016). On stopping doing those things that are not getting us where we want to be: Unlearning, wicked problems and Critical Action Learning. *Human Relations, 69*(2), 369–389.

Bushe, G. R., & Marshak, R. J. (2014). The dialogic mindset in organization development. *Research in Organizational Change and Development, 22*, 55–97.

Bushe, G. R., & Marshak, R. J. (2016). The dialogic organization development approach to transformation and change. In W. Rothwell, J. Stravros, & R. Sullivan (Hrsg.), *Practicing organization development* (4. Aufl., S. 407–418). San Francisco: Wiley.

Capgemini Consulting. (2012). Digitale revolution. Change management studie 2012. change_management_studie_2012_0.pdf. Zugegriffen: 2. Mai. 2018.

Capital Wirtschaftsmagazin & Infront Consulting. (2017). Konzerne auf den Spuren von Start-ups. Wie etablierte Unternehmen Innovation Labs, Acceleratoren und Inkubatoren als Instrument der digitalen Transformation nutzen. ▶ http://www.infront-consulting.com/. Zugegriffen: 10. Nov. 2017.

Center for Creative Leadership. (2017). *Cultural transformation survey 2017*. Brüssel: CCL.

Codreanu, A. (2016). A VUCA action framework for a VUCA environment. Leadership challenges and solutions. *Journal of Defense Resources Management, 7*(2), 31–38.

Doppler, K., Simon, F. B., Wimmer, R., & Haas, O. (2017). Change im Fluss der Dinge. Trialog über Prinzipien des Wandels. *OrganisationsEntwicklung, 36*(3), 4–11.

Dörner, K., & Meffert, J. (2016). Neun erfolgskritische Fragen der Digitalen Transformation. In T. Petry (Hrsg.), *Digital Leadership* (S. 187–196). Freiburg: Haufe.

Evenett, S., Höflinger, R., Kammerlander, S., & Hieronymi, A. (2015). Qualifizierung für die VUCA-Welt. Ein Fachgespräch über Managementbildung in turbulenten Zeiten. *OrganisationsEntwicklung, 34*(4), 15–20.

Exner, A., & Exner, H. (2017). Unternehmen brauchen agile Beratung. *Organisations Entwicklung, 36*(1), 70–77.

Fatzer, G. (2016). Coaching im internationalen Vergleich – Angelsächsischer und deutscher Markt. In C. Triebel, J. Heller, B. Hauser, & A. Koch (Hrsg.), *Qualität im Coaching* (S. 55–68). Berlin, Heidelberg: Springer.

Gebhardt, B. (2015). New work order. *OrganisationsEntwicklung, 34*(1), 9–15.

Geißler, H., Hasenbein, M., Kanatouri, S., & Wegener, R. (2014). E-coaching: Conceptual and empirical findings of a virtual coaching programme. *International Journal of Evidence Based Coaching and Mentoring, 12*(2), 165–187.

Giernalczyk, T., Zimmermann, M., & Schiestel, L. (2014). Scheitern verstehen – Derailment aus psychodynamischer Perspektive. *Wirtschaftspsychologie Themenheft „Managerversagen", 16*(3), 76–83.

Greif, S. (2008). *Coaching und ergebnisorientierte Selbstreflexion*. Göttingen: Hogrefe.

Hamel, G. (2009). Vorwort. In A. McAfee (Hrsg.), *Enterprise 2.0: New collaborative tools for your organization's toughest challenges*. Boston: Harvard Business School Publishing.

Hauser, E., & Looss, W. (2017). Permanenter Schwebezustand – Coaching zwischen Person und Organisation. *Wirtschaftspsychologie aktuell, 2*, 32–38.

Heller, J., Triebel, C., Hauser, B., & Koch, A. (Hrsg.). (2018). *Digitale Medien im Coaching*. Heidelberg: Springer.

Jenewein, T. (2016). Digital Leadership bei SAP – Konsequenzen der Digitalen (R)Evolution für das Unternehmen und die Führungskräfte. In T. Petry (Hrsg.), *Digital Leadership* (S. 373–384). Freiburg: Haufe.

Kanatouri, S. (2016). Mapping the E-Coaching Field through the Lens of an Online Community. In R. Wegener et al. (Hrsg.), *Coaching als individuelle Antwort auf gesellschaftliche Entwicklungen* (S. 322–331). Wiesbaden: Springer Fachmedien.

Kotter, J. P. (2014). *Accelerate: Building Strategic Agility for a Faster Moving World*. Boston: Harvard Business Review Press.

KPMG. (2017). Disrupt and grow. 2017 Global CEO Outlook. ► https://home.kpmg.com/xx/en/home/insights/2017/06/ceo-outlook.html. Zugegriffen: 1. Jan. 2018.

Kretschmar, T., & Senarclens de Grancy, M. (2017). Containing als Führungsaufgabe in Zeiten der Unternehmensveränderung. *Organisationsberatung Supervision Coaching, 24*(1), 35–44.

Kriz, J. (2016). *Systemtheorie für Coaches. Einführung und kritische Diskussion*. Wiesbaden: Springer Fachmedien.

Lenz, U. (2016). Brücke zwischen Person und Organisation im Change begleitenden Coaching. *Coaching Magazin, 16*(4), 20–24.

Lenz, U. (2018). Digitale Medien im Coaching und die Kalkulation von Coaching Leistungen. In J. Heller, C. Triebel, B. Hauser, & A. Koch (Hrsg.), *Digitale Medien im Coaching* (S. 211–222). Heidelberg: Springer.

Lenz, U., & Grützmacher, P. (2018). Was bin ich (noch), und was sollte ich sein? Die Auswirkungen der Digitalisierung auf die Rolle der Führungskraft. In C. von Au (Hrsg.), *Führen in der vernetzten virtuellen und realen Welt* (S. 1–18). Wiesbaden: Springer.

McChrystal, S. (2015). *Team of teams*. New York: Penguin.

Nazarkiewicz, K. (2013). Interkulturalität als immanenter Faktor im Coaching und Training – konzeptionelle Überlegungen. *Interculture Journal, 20*(12), 47–67.

Osmetz, D., Kaduk, S., Hammer, D., Schaller, P., & Wüthrich, H. A. (2014). Experimente wagen. *OrganisationsEntwicklung, 33*(3), 4–10.

Pino, L. (2017). Interne versus externe Innovation – Vergleich der organisationalen Verfahren und Analyse der Gestaltung von Innovations-Prozessen am Beispiel des Unternehmens SAP. Unveröffentlichte Masterarbeit an der Hochschule für angewandtes Management, Berlin.

Ries, E. (2014). *Lean Startup: Schnell, risikolos und erfolgreich Unternehmen gründen*. München: Redline.

Robertson, B. J. (2015). *Holacrazy – Ein revolutionäres Managementsystem für eine volatile Welt*. München: Vahlen.

Rumpf, J. (2018). Führung durch Mausklick? Herausforderungen für Führungskräfte in einer zunehmend digitalisierten Arbeitswelt mit virtuellen Teams. In C. von Au (Hrsg.), *Führen in der vernetzten virtuellen und realen Welt* (S. 51–68). Wiesbaden: Springer.

Sattelberger, T. (2015). Abhängiger oder souveräner Unternehmensbürger – Der Mensch in der Ära der Digitalisierung. In T. Sattelberger, I. Welpe, & A. Boes (Hrsg.), *Das demokratische Unternehmen* (S. 33–73). Freiburg: Haufe.

Schein, E. (2016). *Humble consulting: How to provide real help faster*. Oakland: Berrett-Koehler Publishers.

Schein, E. (2017). Whatever happens, learn from it [Interview]. ► https://zoe-online.owlit.de/document.aspx?hitnr=0,&t=636507949489639717,&url=rn%3aroex%5e%5efile%3a%2f%2fR%7c%2f03%2f02%2f01%2fdivq%2fsonst%2f%90%2f5%2f9059fd071911b85b7de0c26008786881.xml,&ref=hitlist_hl. Zugegriffen: 5. Jan. 2018.

Scheller, T. (2015). Lean change management. *OrganisationsEntwicklung, 34*(1), 72–78.

Schmid, B. (2014). Coaches sind Zehnkämpfer: Sie müssen alle Perspektiven der Organisation im Blick haben [Interview]. *Coaching Magazin, 3*, 12–18.

Soucek, R., Zieger, M., Schlett, C., & Pauls, N. (2016). Resilienz im Arbeitsleben – Eine inhaltliche Differenzierung von Resilienz auf den Ebenen von Individuen, Teams und Organisationen. *GIO: Gruppe – Interaktion – Organisation, 47*, 131–137.

Teece, (2007). Explicating dynamic capabilities: The nature and microfoundations of (sustainable) enterprise performance. *Strategic Management Journal, 28*(8), 1319–1350.

Teece, D. J., Pisano, G., & Shuen, A. (1997). Dynamic capabilities and strategic management. *Strategic Management Journal, 18*(7), 509–533.

Trehan, K., & Pedler, M. (2009). Animating critical action learning: Process-based leadership and management development. *Action Learning: Research and Practice, 6*(1), 35–49.

Zhu, F., & Furr, N. (2016). Products to platforms: Making the leap. *Harvard Business Review, 94*(4), 73–78.

Leadership-Coaching in der VUCA-Welt

Jens Braak und Klaus Elle

5.1 Die Wahl: Bedrohung oder Chance – 70

5.2 Die Regeln: Selbstorganisierende Systeme – 70

5.3 Die Strategie: Agilität durch Chancenmanagement – 72
5.3.1 Chancen erzeugen – 73
5.3.2 Chancen erkennen – 73
5.3.3 Chancen verfolgen – 73

5.4 Das Tool: Da-Vinci-Prinzip – 74
5.4.1 Kreativität als Nährboden von Kunst und Physik – 75
5.4.2 Das kreative Feld – 76
5.4.3 Das Fundament aus Neugier und Wertschätzung – 77
5.4.4 Zwischen Fülle und Fokus – 78

5.5 Der Impuls: Coaching in agilen Formaten – 80
5.5.1 Der metaphorische Turbo – 80
5.5.2 Der agile Inkubator – 82
5.5.3 Die Multi-Level-Intervention – 83

Literatur – 83

© Springer Fachmedien Wiesbaden GmbH, ein Teil von Springer Nature 2019
J. Heller (Hrsg.), *Resilienz für die VUCA-Welt*,
https://doi.org/10.1007/978-3-658-21044-1_5

Lebendige Vielfalt ist die Basis für eine innovative Zukunft.

Führungskräfte sollten der VUCA-Welt mit Offenheit begegnen. Mit agilen Strategien und Methoden können sie Entwicklungsräume für eine innovative Zukunft gestalten. Das Chancenmanagement liefert einen strategischen Rahmen und das Da-Vinci-Prinzip Methoden zur Teamarbeit in agilen Welten. Auf dieser Basis kann auch das klassische Coaching-Format über sich hinauswachsen. Coaching als metaphorischer Turbo, als agiler Inkubator und als Multi-Level-Intervention.

5.1 Die Wahl: Bedrohung oder Chance

„Hilfe, die VUCA-Welt hat uns fest im Griff!" – ja, man kann diese mitschwingende Angst vor der VUCA-Welt verstehen. Schließlich entstammt das VUCA-Konzept der militärischen Erfahrung, dass sich eine Guerillaorganisation nicht nach den Gepflogenheiten moderner Armeen richtet. Und da ist man als Armee dann schnell am Ende mit seinem Latein, es geht um das blanke Überleben. So haben dann auch die vorgeschlagenen Techniken den Hintergedanken, die VUCA-Phänomene noch besser in den Griff zu bekommen.

Was bei der Übertragung auf den gesellschaftlichen und wirtschaftlichen Bereich jedoch gerne übersehen wird, ist die Tatsache, dass es ohne VUCA keine Entwicklung, keinen Fortschritt, ja kein Leben gäbe. Ohne Wind kann man nicht segeln, auch wenn das in stürmischen Zeiten gerne aus dem Blick gerät.

Die VUCA-Welt beschreibt die Phänomene „offener, selbstorganisierender Systeme". Menschen und Teams sind solche Systeme, ebenso wie Unternehmen und Gesellschaften. Sie lassen sich nicht vorhersagen wie eine Maschine.

Sie haben also die Wahl! Unser Angebot ist, VUCA als Quelle von Lebendigkeit und Innovation zu betrachten. Die Volatilität (V) versorgt uns mit neuen Möglichkeiten und Chancen. Die Unbestimmtheit (U) befreit uns von der ewigen Wiederholung der Vergangenheit. Die Komplexität (C) erlaubt uns die Schaffung neuer Strukturen und Systeme, und die Ambiguität (A) gibt uns den Raum unterschiedlicher Wahrnehmungen und Bewertungen.

Wenn aber VUCA schon immer am Werke war, warum stößt dann gerade jetzt dieses Thema auf so viele Resonanz? Sicherlich spielt die drastische Verkürzung der Halbwertszeiten erfolgreicher Geschäftsmodelle eine Rolle. Führungskräfte können sich nicht mehr auf die Marktführerschaft der Vergangenheit verlassen. Globalisierung und Digitalisierung beschleunigen den Rhythmus der Entwicklungen dramatisch, und die Märkte selbst nehmen drastisch an Komplexität zu. Wer hätte vor 20 Jahren an die heutige Rolle von Google gedacht, wer an die Bedeutung von Amazon? Aus kleinen Startups wurden globale, die Welt gestaltende Organisationen.

5.2 Die Regeln: Selbstorganisierende Systeme

> » Politische und wirtschaftliche Extremereignisse sind nicht vorhersagbar, und ihre Wahrscheinlichkeiten sind wissenschaftlich nicht erfassbar. Es spielt überhaupt keine Rolle, wieviel Geld in die Forschung fließt – die Vorhersage von Revolutionen ist etwas ganz anderes als das Zählen von Karten… (Nassim Nicholas Taleb 2012, S. 194)

Drei Phänomene sind charakteristisch für selbstorganisierende Systeme und haben direkte Konsequenzen für Führung in turbulenten Umfeldern (◘ Abb. 5.1).

Es gibt ganz besondere Momente im Laufe der Entwicklung offener Systeme, die sogenannten **Bifurkationspunkte**. Manchmal werden durch Entscheidungen Weichen

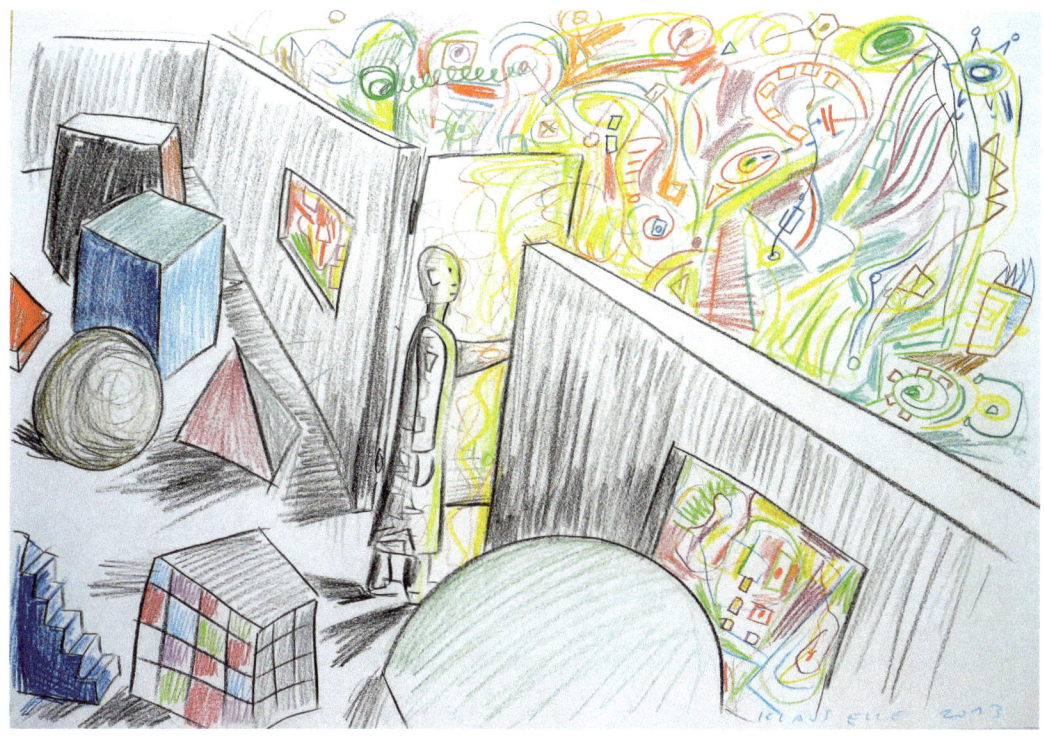

◧ Abb. 5.1 Übergang von der linearen in die komplexe Welt

gestellt, manchmal trifft das System selbst die Entscheidung. Der Einfluss der Beteiligten ist in jedem Fall begrenzt. Denn der Zufall spielt eine Rolle. Das vom Wesen her chaotische System entwickelt sich unvorhersehbar. Ob ein neues Produkt ein Erfolg ist, ob ein Team durch einen Workshop wieder in eine konstruktive Zusammenarbeit findet, ob die Entscheidung für die neue Mitarbeiterin erfolgreich ist, der Zufall regiert mit und lässt die Sehnsucht nach der richtigen Entscheidung verständlich, aber unerreichbar werden. Man kann die Zeit berechnen, die ein Tintentropfen braucht, um aus einer bestimmten Höhe auf die Wasseroberfläche zu fallen. Man kann auch ausrechnen, wie viel Licht durch die Tinte absorbiert wird. Aber man kann nicht vorhersagen, auf welcher Bahn sich ein einzelnes Tintenteilchen im Wasser bewegen wird. Da stößt Newton mit seinem mechanistischen Denken an die quantenmechanische Grenze Heisenbergs, bei der sich Impuls und Ort eines Teilchens nicht beliebig genau bestimmen lassen.

Ein zweites Phänomen ist die Stabilität dynamischer Strukturen. Diese Stabilität entsteht eben nicht durch starre Strukturen, sondern durch ständiges Hinzulernen, durch das Spielen mit Abweichungen und die wachsenden Fähigkeit, mit Störungen umzugehen. Nassim Taleb (2012) bezeichnet diese Eigenschaft als **Antifragilität**. Fragilität ist also wesentliche Voraussetzung für Stabilität. In Unternehmen ist dies ein gewünschter Effekt, wenn das antifragile Unternehmen selbst dafür sorgt, am Markt zu überleben. Es ist jedoch ein kritisches Phänomen, wenn veraltete Strukturen sich der Veränderung widersetzen. Jeder Change-Prozess kämpft mit diesem Phänomen.

Weiß jede Wildgans am Himmel, dass sie in Pfeilformation fliegen soll? Wenn Sie im Konzertsaal applaudieren, wissen Sie vorher, welcher Rhythmus sich einstellt? Weiß der Wassertropfen, wie eine Welle aussieht?

Dass das Ganze mehr ist als die Summe seiner Teile, wusste schon Aristoteles. Und die moderne Systemtheorie beschreibt die Entstehung neuer Strukturen mit dem Begriff der **Emergenz**. Es entsteht etwas Neues, das auf der Ebene der Teile nicht vollständig beschrieben werden kann. Damit bleibt das Emergente auch immer bis zu einem gewissen Maß außerhalb der Machtsphäre der Beteiligten. Man hat den Markt mit seinen neuen Trends nicht im Griff, man kann den Erfolg neuer Produkte nicht vorhersagen.

In der VUCA-Welt geht es für die Führungskraft um einen flexiblen Umgang mit Entscheidungen, um das Stabilisieren und Irritieren dynamischer Strukturen und schließlich um die neugierige Ermöglichung des Neuen. Alle drei Aufgaben liegen in deutlicher Entfernung zum klassischen Management mit seinen Zielvereinbarungen, Strukturen und Hierarchien.

5.3 Die Strategie: Agilität durch Chancenmanagement

> Eine Kultur des Wandels benötigt nun nicht etwa weniger Regeln, sondern eine höhere Bewusstheit im Umgang mit ihnen (Peter Kruse 2015, S. 111).

Wenn der Zufall eine so große Rolle spielt und die Eigendynamik der Systeme die Erneuerung erschwert, braucht es eine Ergänzung zur klassischen Hierarchie: ein konsequentes Chancenmanagement (◘ Abb. 5.2).

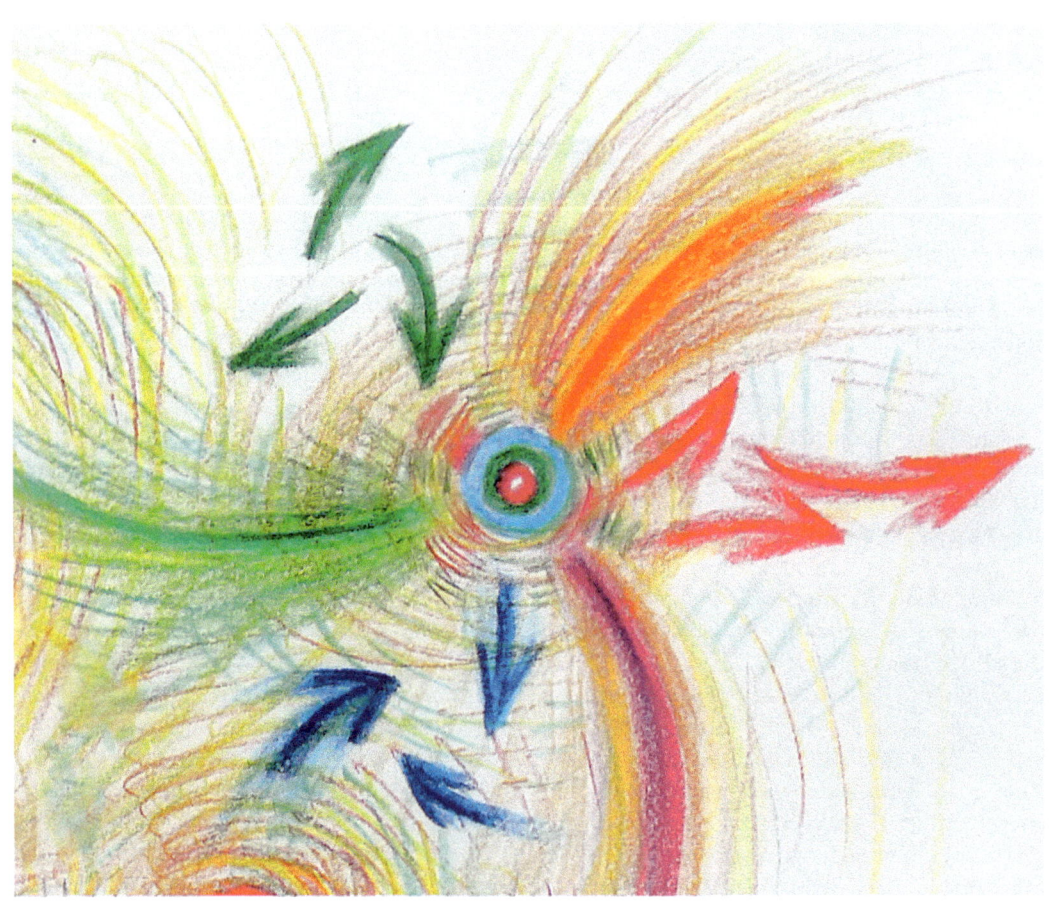

◘ Abb. 5.2 Die drei Komponenten des Chancenmanagements

5.3.1 Chancen erzeugen

Wie finde ich die entscheidende Idee für die Innovation, die den Durchbruch verspricht? Psychologisch verständlich ist diese Frage, aber leider wenig hilfreich. Denn sie basiert auf einem Mythos. Erfolgsgeschichten werden nicht durch die eine erfolgreiche Idee geschrieben. Die Wahrscheinlichkeit für Erfolg erhöht sich vielmehr, wenn ich leicht und locker mit den 999 Ideen umgehe, die mich auf dem Weg zu der einen tausendsten Idee begleiten. Chancenmanagement heißt, jeden Tag Ideen zu erzeugen, mit neuen Gedanken zu spielen und Kreativität freizusetzen. Nur so entsteht der Nährboden für das Neue.

Netzwerke sind dabei der Zufallsgenerator Nummer eins. Tauschen Sie sich aus mit den Menschen in Ihrem beruflichen und privaten Netzwerk. Zehn kurze Gespräche bringen oft mehr Anregungen als ein ganzer Tag Strategiearbeit. Wenn Sie Ideen auf diese Art erzeugen, trainieren Sie Ihren kreativen Gehirnmuskel. Machen Sie sich gerne Notizen und Skizzen oder nutzen Sie Pinnwände und elektronische Speicher, aber befreien Sie sich davon, alle Ideen systematisch auszuwerten. Vertrauen Sie auf Ihre kreative Kompetenz und das kreative Umfeld Ihres Netzwerkes. Dann werden zum richtigen Zeitpunkt viele wertvolle Ideen vorhanden sein.

5.3.2 Chancen erkennen

Wie kann ich nun die richtige Entscheidung treffen? Auch in dieser Frage ist schon ein Mythos versteckt: Es gibt keine „richtigen" Entscheidungen. Da die Zukunft sich im Wesentlichen unvorhersehbar entwickelt, können wir auch nicht von einer richtigen oder gar falschen Entscheidung sprechen. Im Nachhinein sind wir immer schlauer, und so erliegen wir bisweilen der Illusion, dass eine andere Entscheidung in der Vergangenheit heute zu anderen und vor allem besseren Resultaten geführt hätte. Das einzige, was wir machen können, ist, eine in diesem Moment für uns stimmige Entscheidung zu treffen. Stimmig wird eine Entscheidung, wenn sowohl Kopf als auch Bauch zu dieser Entscheidung stehen. Dabei spielt der Bauch in Form von Intuition eine entscheidende Rolle. Neurowissenschaftler gehen sogar davon aus, dass unser Unbewusstes Entscheidungen ganz alleine trifft und sich unser Bewusstsein erst im nächsten Moment eine rationale Begründung für diese Entscheidung ausdenkt.

Um stimmige Entscheidungen zu treffen, bedarf es also sowohl rationaler Analysen als auch einer intuitiven Beurteilung. Und auch hier lohnt es sich, andere Menschen mit einzubeziehen. Machen Sie in Ihrem Team als Einstieg in die Diskussion ein Blitzlicht zur anstehenden Entscheidung. Jeder möge ein bis zwei Sätze pro und contra sagen. Sie werden erstaunt sein, wie vielfältig die Beiträge sind. Meist sind dann schon in der ersten Runde alle relevanten Aspekte auf dem Tisch. Wenn Sie wesentliche Entscheidungen so vorbereiten, werden diese von einer breiten Basis getragen, und sobald sich die Rahmenbedingungen ändern oder neue Erfahrungen hinzukommen, können solche Entscheidungen auch ohne Gesichtsverlust revidiert werden.

5.3.3 Chancen verfolgen

Wie einfach wäre es, wenn das Verfolgen von Chancen ein Marathon wäre. Je mehr Sie trainieren, desto schneller kommen Sie ans Ziel. Der Weg ist gut gekennzeichnet und das Ziel klar zu sehen. Wenn Sie neue Ideen voranbringen wollen, sieht die Welt ganz anders aus. Der Weg ist gespickt mit Sackgassen, Hindernissen und Umwegen. Die Rahmenbedingungen ändern sich ständig, Konkurrenten überholen sie, Techniken funktionieren nicht wie geplant, Ressourcen sind zu knapp. Ein kompletter Kontrast zum Marathon. Deshalb ist die Parole des reinen Durchhaltens auch so unbrauchbar. Die Alternative zum

Durchhalten um jeden Preis ist Neugier. Neugierig auf jedes Scheitern reagieren. Neugierig aus Fehlern zu lernen. Neugierig auf neue Erkenntnisse zu sein.

Damit kommt auch das Führen durch Ziele (Management by Objectives) ganz schnell an seine Grenzen. Denn Ziele müssen angepasst werden, wenn sie nicht mehr stimmig sind, sich als unrealistisch oder auch zu banal erweisen. Für Teams heißt das, dass sie sehr flexibel miteinander arbeiten müssen, dass Schuld durch Neugier ersetzt wird, dass Fehler als Lernanlässe gefeiert werden.

> **Die drei Komponenten des Chancenmanagements**
> - CHANCEN ERZEUGEN: Das Gehirn trainieren, neue Ideen am laufenden Band erzeugen. In Diskussionen mit anderen Menschen offen sein für Zufälle. Ideen auf Vorrat erzeugen in dem Vertrauen, dass sich bei Bedarf die richtigen Ideen melden.
> - CHANCEN ERKENNEN: Rationale Analyse und intuitive Beurteilung gleichermaßen ernst nehmen. Die Intuition von vielen Menschen nutzen und keine einsamen Entscheidungen treffen. Im Moment stimmige Entscheidungen als Basis für den nächsten Schritt begreifen, nach dem dann die Entscheidung mit Leichtigkeit wieder angepasst werden kann.
> - CHANCEN VERFOLGEN: Chancen kann man nicht einfach nutzen. Man muss sie mit Neugier verfolgen. Neue Ideen werden oft scheitern, bis aus ihnen eine nachhaltige Idee wird. Umwege sind oft der kürzeste Weg zum Ziel, da sich im Laufe der Reise sowieso immer wieder vieles ändert.

Es wird deutlich, dass Chancenmanagement nicht mit Macht und Druck funktioniert. Vielmehr ist es die Atmosphäre des Vertrauens, der Offenheit und der gegenseitigen Wertschätzung, die Innovationen vorantreibt. Motivation entsteht aus dem Engagement der Beteiligten. Konstruktive Kommunikation auch in Krisensituationen ist gelernte Routine. Authentische und wertschätzende Kommunikation verstärkt das zielorientierte Miteinander und erzeugt einen Flow, in dem alle in dem Idealbereich zwischen Über- und Unterforderung arbeiten können. Eine kraftvolle Vision, die nicht vom Himmel fällt, sondern durch erfahrene Persönlichkeiten gestaltet wird, die sowohl das Selbstvertrauen haben, ihre eigene Sichtweise klar zu äußern, als auch den Willen, im Konsens möglichst gute Lösungen zu finden. Ein Führungsstil jenseits des harten Changemanagers mit seinen kurzfristigen Erfolgen und langfristigen Wüsten.

5.4 Das Tool: Da-Vinci-Prinzip

> Das Netzwerk formen: Individualität heißt schließlich, die Bedeutungen der sozialen Bindungen zu verstehen. Jeder Mensch hat ein Netzwerk, das ihn am Leben erhält. Dieses Netzwerk existiert selbst, wenn die Personen, die seine Knotenpunkte bilden, tot oder nicht anwesend sind. Individuen sind wir nur im sozialen Raum, in der Rückkopplung mit anderen – andernfalls sind wir Monaden, isolierte Einheiten, die keine Vorstellung von sich selbst entwickeln können. Individualisierung besteht in einem Schleifenprozess (Matthias Horx 2011, S. 113).

Um das Chancenmanagement in Unternehmen umzusetzen, benötigt es eine Zusammenarbeit jenseits der klassischen Hierarchie. Es bedeutet nicht, dass hierarchische Strukturen überflüssig werden. Aber sie müssen ergänzt werden durch eine Form der Zusammenarbeit, die Kreativität und Flexibilität als natürliche Ressource und Kompetenz zur Verfügung stellt. Wir bezeichnen Menschen, die auf diese Art zusammenarbeiten, als Da-Vinci-Teams.

Wir sind überzeugt, dass die Zeiten von Universalgenies wie beispielsweise eines Leonardo da Vinci vorüber sind. Das multidisziplinäre Team ist der innovatorische Treiber in Gesellschaft, Wissenschaft und Wirtschaft. Deshalb haben wir für unser Konzept der agilen Zusammenarbeit Leonardo da Vinci als Namensgeber gewählt, weil er die ganze Spannbreite zwischen Kunst und Physik in sich vereinte. So dient er als Metapher für einen intuitiven Dialog vielfältiger Perspektiven, Denk- und Bewertungsansätze.

Wir haben folgenden Grundgedanken: Multidisziplinäre Teams sollten, ähnlich wie Leonardo, das ganze Spektrum zwischen der großen Freiheit der Kunst und der naturwissenschaftlich forschenden Physik nutzen. Die agile Arbeitsweise besteht also im Kern darin, sowohl kreativ-intuitive als auch systemisch-strukturierende Tools zu nutzen. Damit entsteht für die Führung die Herausforderung, neben der klassischen, hierarchisch-zielorientierten Arbeitsweise erweiterte Tools zu entwickeln und neue Strategien hinzuzufügen, ohne das Alte zu verteufeln. Das ist durchaus eine Herausforderung, da die metaphorischen Techniken oft noch sehr ungewohnt sind (◘ Abb. 5.3).

5.4.1 Kreativität als Nährboden von Kunst und Physik

Den Begriff der Kreativität verorten wir nur allzu gern im Dunstkreis der großen Kunst. Dass Ingenieure, Wissenschaftler oder Manager natürlich auch den kreativen Treibstoff verwenden, wissen wir sehr wohl, nur betrachten wir dabei vorrangig die stabilen Reaktionskammern, in denen die kreativen Eruptionen unter kontrollierten Bedingungen stattfinden dürfen. Und natürlich fokussiert man den kreativen Strom in Wissenschaft und Ökonomie auf ein konkretes Ziel. Kreativität wird hier als hoch willkommener Erkenntnisbeschleuniger genutzt. Demgegenüber scheint

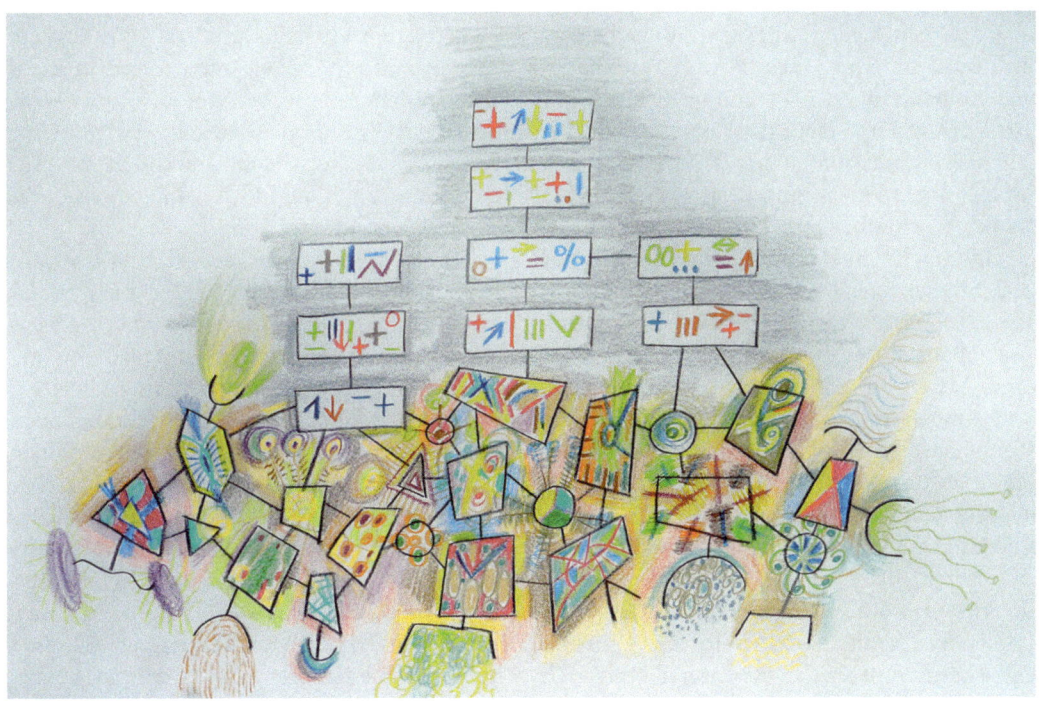

◘ Abb. 5.3 Wechselspiel zwischen kreativ-intuitiver und analytisch-strukturierter Perspektive

die freie Kunst nur um sich selbst zu kreisen und Antworten für die ewigen Menschheitsfragen zu suchen. Wir nutzen heutzutage den Begriff der Kreativität oft wie ein geheimes Codewort, von dem wir annehmen, mit ihm ließen sich magisch leicht die mächtigen Türen zu einer faszinierenden, wachstumsgeschwängerten Zukunft öffnen.

Kreativität bestaunen wir als die grandiose Startrampe zu all unseren innovativen Höhenflügen, weil wir wissen, dass ohne verrückte Ideen und ohne Phantasie unser Erfindergeist stagnieren würde. Wir hätten keine Ahnung von der Krümmung des Raumes, wir würden ohne unseren forschenden Geist noch Leuchtfeuer auf Bergkuppen zur Informationsübertragung anzünden und abstrakte Büffelherden an Höhlenwände kritzeln. Heute feiern wir die Kreativität wie ein schickes Lifestyle-Mysterium, wir haben Kreativität zum Megatrend erklärt, wir wollen mit ihr geschmeidig-agil und zielstrebig-punktgenau durch die multioptionalen Möglichkeitsräume dieser Welt navigieren und unser optimiertes Ich in die nächste Karrierekurve einfädeln.

Die praktischen Leitfäden zur Kreativität werden von Beratern, Wirtschaftswissenschaftlern oder Psychologen aus einer wirtschaftlichen Perspektive entworfen. Sie glänzen mit präzisen einzelnen Phasen, durch die der kreative Prozess vermeintlich praktikabel beschrieben wird. Kreativität ist für sie eine höchst interessante Strategie, mit der man bei der Suche nach Lösungen für komplexe Probleme zu überraschenden Ergebnissen kommt und Innovationen vorantreiben kann. Scheinbar haben sie aber nur wenige Erfahrungen mit den subjektiv-ekstatischen Momenten gemacht, wo im individuellen Schmelzofen der Phantasie die Grenzlinien zwischen denkbar und undenkbar, zwischen realistisch und visionär aufgelöst werden. Sie fokussieren sich auf die Anschlussfähigkeit der vielversprechenden Ressource Kreativität an wissenschaftlich-wirtschaftliche Prozesse und Handlungsabläufe. In unserer technisch orientierten Welt geht es vor allem um exakte Wiederholbarkeit von Prozessschritten, es geht um Stabilität, Effizienz und Wachstum, und dabei ist der kreative Prozess eher ein Störfaktor, ein Auslöser zur Beunruhigung, eine Sprache, die schwer in die Grammatik von Soll und Haben hineinbuchstabiert werden kann. Kreativität versteht man als ein wildes Tier, das für die wirtschaftliche Spielwiese domestiziert werden muss.

Kreativität sollte aber in einer anderen Währung gerechnet werden. Ihr Wert liegt außerhalb vom Entweder-Oder, von richtig und falsch, von besser und schlechter. Kreativität bewirkt das Anreichern von Möglichkeitsfeldern, in denen durch schöpferische Impulse neue Realitäten entstehen, die sich der Vorausberechenbarkeit entziehen.

5.4.2 Das kreative Feld

Kreativität ist ein energetisches Feld, das uns allgegenwärtig umgibt. Das kreative Feld ist der unendliche Möglichkeitsraum für alles noch Denkbare und Gestaltbare. Getrennt sind wir von diesem Feld durch unsere kulturell geprägten Vorstellungen von Wirklichkeit. Jedes Paradigma bildet immer eine unsichtbare Grenzlinie zwischen uns und dem kreativen Feld. Traditionen, Regeln und Systeme geben uns Sicherheit und implizieren eine temporäre Stabilität, doch zahlen wir dafür den Preis von Eingrenzung.

Die Energie, die das kreative Feld über alle Begrenzungen ausstrahlt, ist der unerschöpfliche Antrieb für unsere gesamte Weiterentwicklung. Wenn wir gelernt haben, uns mit der kreativen Energie zu verbinden, betreten wir eine Art evolutionäres Entwicklungslabor, in dem wir die schöpferische Ausdehnung von Geist und Materie untersuchen können. Wir werden befähigt, über das momentan Denkbare hinauszublicken, wir erschaffen erweiterte Bewusstseinsmuster, in denen Neues entstehen kann. Dieser Zustand wird oft als Flow empfunden. Ein hochproduktiver Zustand des Verschmelzens im Hier und Jetzt. In diesem Zustand stehen Ressourcen zur Verfügung, die die Energie des kreativen Feldes nutzen. Bewusste und unbewusste Kompetenzen schwingen zusammen und verbinden die Gedankenströme zu einem schöpferisch-beglückenden Schaffensorgan.

Einstein war erfüllt von dieser träumerischen Phantasie. Von Kindesbeinen an faszinierte ihn eine Vorstellung, in der er sich selbst auf einer Lichtkugel durch Zeit und Raum fliegen sah und sich dann ausmalte, was seine Bewegung in Lichtgeschwindigkeit für Konsequenzen für unser Weltbild haben könnte. Steve Jobs mag ähnliche Visionen von der Verbindung von Telefon, Computer, Musikbox und Fotoapparat im Kopf gehabt haben, dies alles verknüpft mit kinderleichter Bedienung. Beide haben auf ihre Weise einen Beitrag zu evolutionären Entwicklungen unserer Kultur geliefert. Und beide Beispiele verdeutlichen die Kraft des kreativen Feldes, in dem sich Visionäres mit Realem und Zukunft mit Gegenwart in einem ganz konkreten Handlungsraum verbindet.

Doch bei aller Euphorie sollten wir auch einen Blick auf die immanenten Widersprüche der Ressource Kreativität haben. Peter Kruse (2015) erklärt dieses Dilemma folgendermaßen: Kreative Instabilität entsteht beim Regelbruch, und Instabilität ist eine notwendige Voraussetzung für Neuordnung. Instabilität ist aber immer nur der Übergang von einem Muster zum nächsten. In der Instabilität ist die Handlungsfähigkeit eines Systems verringert und seine Anpassungsfähigkeit erhöht. Natürlich zerstören wir Systeme, wenn wir sie dauerhaft instabil halten. Wenn wir aber dauerhaft Stabilität erzeugen, dann geht uns die Kreativität verloren. Nicholas Taleb (2012) bringt dieses Spannungsfeld mit seinem Begriff der Antifragilität auf den Punkt. Dynamische Systeme können mit Instabilität umgehen und lernen aus jeder Belastung hinzu. Sie sind nicht im statischen Sinne fragil wie beispielsweise Glas. Eher wie ein Muskel, der auf Überbeanspruchung mit Stärkung reagiert. So sehen wir das ständige Spiel zwischen Stabilität und Instabilität als einen Kerngedanken des Da-Vinci-Prinzips.

5.4.3 Das Fundament aus Neugier und Wertschätzung

Unser fundamentales Grundprinzip leitet sich ab aus einer sehr persönlichen Erfahrung in der Zusammenarbeit, von der wir kurz berichten wollen: Unsere unterschiedlichen Ausbildungen als Künstler und Physiker haben uns mit Kernkompetenzen ausgestattet, die auf den ersten Blick unterschiedlicher nicht sein könnten. Die kreativ-intuitive Welt des Künstlers unterscheidet sich deutlich von der strukturiert-logischen Welt des Physikers. Da wir uns aber auf Augenhöhe begegnen, können wir unsere unterschiedlichen Erkenntnislabore in der praktischen Arbeit mit unseren Kunden zu einer überzeugenden Synthese vereinen.

Diese Augenhöhe entsteht durch vier für die Kommunikation wesentliche und ganz pragmatische Aspekte: Die starke Neugier auf die Perspektiven des anderen erzeugt eine wache und aufmerksame Kommunikation. Das konsequente Ernstnehmen von Unterschieden spürt Widersprüche und Hürden schon im Entstehen auf. Die flexible Anpassung an den gemeinsamen Prozess erzeugt eine Fülle von neuen Ideen, Ansätzen und Bildern. Und schließlich ist es die Gewissheit, dass das gemeinsame Ganze deutlich mehr ist als die bloße Kombination der Teilkompetenzen. So wird der Weg frei zu einem energiegeladenen Kreativitätsfeld mit einer Dynamik, die in kürzester Zeit wirklich Neues zum Vorschein bringt. Getrieben von dem Grundbedürfnis nach authentischer Kooperation entsteht das Neue wie von selbst. Ein Paradebeispiel für Emergenz, für die Entstehung des Neuen in offenen, dynamischen Systemen.

Da-Vinci-Teams benötigen in diesem Sinne gemeinsame Werte, eine persönliche Beziehung sowie ganz praktische Tools der Kommunikation, um auf diesem Fundament das Neue in die Welt zu bringen.

5.4.4 Zwischen Fülle und Fokus

Die Arbeit in Da-Vinci-Teams lässt sich am besten durch Spannungsfelder beschreiben. Sie eröffnen das Feld der Prozessgestaltung und geben Inspiration und Orientierung für die praktische Steuerung der Zusammenarbeit.

> **Die vier Prinzipien des Da-Vinci-Teams**
> - FÜLLE Lebendige Vielfalt erzeugen
>   Das Da-Vinci-Team erzeugt neue Welten. Es verlässt das Gewohnte, befreit sich von traditionellen Denkweisen und erzeugt vielfältige Chancen.
> - FOKUS Auf das Wesentliche konzentrieren
>   Das Da-Vinci-Team definiert und variiert den Fokus, um offen und flexibel zu bleiben. Ziele und Wege werden den Erfahrungen und dem permanenten Wandel angepasst.
> - FEEDBACK Mit Netzwerkkompetenz führen
>   Das Da-Vinci-Team nutzt Feedback als wesentliches Steuerungsinstrument. Feedback aus dem Team heraus und aus dem externen Netzwerk ermöglicht stimmige Entscheidungen in komplexen Situationen.
> - FLOW In Resonanz zusammenarbeiten
>   Das Da-Vinci-Team arbeitet auf einem optimalen Leistungsniveau. Es bewegt sich spielerisch in unterschiedlichen Erfahrungswelten und nutzt seine bewussten und unbewussten Ressourcen.

Auf dem Weg zum Neuen ist das Erzeugen von **Fülle** eine kreative Kernaufgabe eines Da-Vinci-Teams.

In Phasen der Fülle werden neue Welten erzeugt. Das Team verlässt das Gewohnte, befreit sich von überkommenen Denkweisen und erzeugt überraschende Chancen. Es macht versteckte Ressourcen nutzbar und greift über die Intuition auf das Unbewusste zu, denn hier schlummern Ideen, Lösungen und Konzepte, die in der Zusammenarbeit neue Impulse generieren.

Dieser kreative Teil der Zusammenarbeit wird manch eine Führungskraft Überwindung kosten. Denn das kreative Feld liegt jenseits der Wege des effizienten Prozessmanagements. Es ist gekennzeichnet durch Phasen der Instabilität und Unsicherheit. „Lass uns wieder auf das Wesentliche kommen!", „Jetzt haben wir genug herumgesponnen!", „Zurück zur richtigen Arbeit!" – dies sind beliebte Abwertungen der kreativen Wertschöpfung. Diese Abwertungen sind nicht nur von psychologischer Relevanz. Sie sind auch wirtschaftlich eine Wertvernichtungsmaschine. Denn kreative Phasen nicht nur auszuhalten, sondern sie mit dem freien Geist des Künstlers auszuleben, generiert die Wertschöpfung der Zukunft.

Sich auf das Wesentliche zu konzentrieren und den **Fokus** in das Team zu bringen, ist eine Sisyphusarbeit. Denn kaum ist der Fokus definiert, haben sich die Rahmenbedingungen schon wieder geändert, hat das Team neue Erfahrungen gesammelt und bewertet den Prozess neu. Das Da-Vinci-Team definiert und variiert den Fokus, um nicht erfahrungsblind auf alten Wegen zu stagnieren. Ziele werden hinterfragt und an die Erfahrungen und den permanenten Wandel angepasst. Fokussiert sein heißt, die Dynamik der Entwicklung ernst zu nehmen und kreativ-ergebnisoffen von einer gewünschten Zukunft her zu denken.

Im klassischen Projektmanagement wird das Ziel oft als Maß aller Dinge genommen. Aber schon vor vielen Jahren haben Softwareentwickler erkannt, dass die perfekte Planung auf ein festgelegtes Ziel seine Tücken hat. Die IT-Branche hat auf die harte Tour gelernt, dass Ziele sich ändern und dass die strikte Projektplanung ihre Grenzen hat. Um das Kind nicht mit dem Bade auszuschütten, geht es darum, auf der Basis der gemeinsamen Vision zu jeder Zeit den Fokus auf das nächste Etappenziel zu richten. So entsteht eine hilfreiche Kombination zwischen Zielorientierung und Flexibilität. Für die Führungskraft heißt das, die eigenen Entscheidungen immer wieder in Frage zu stellen und bei Bedarf zu revidieren. Das ist im Sinne des Da-Vinci-Teams keine Folge schlechter Entscheidungen, sondern vielmehr ein Zeichen von Souveränität.

Praktisch bedeutet das für eine Führungskraft, das Team im **Spannungsfeld zwischen Fülle und Fokus** zu betrachten. Was braucht das Team im Moment? Welche Bedürfnisse haben die Beteiligten? Wie intensiv geht das Team in die jeweiligen Extreme von Fülle und Fokus? Das Team selbst hat vor dem Hintergrund dieses Spannungsfeldes oft die beste Einschätzung, welcher Kurs gerade sinnvoll ist, wo es vielleicht hakt und wohin der nächste sinnvolle Schritt geht.

Feedback geben und annehmen ist deutlich mehr als Ziele nennen und Abweichungen feststellen. Mit einer konstruktiven Feedbackkultur und pfiffigen Feedbacktechniken lässt sich die Kompetenz eines Netzwerkes jenseits der Intelligenz von Hierarchien umsetzen. Feedback ist der Schlüssel zur fokussierten Schwarmintelligenz. Das Da-Vinci-Team nutzt Feedback als kollektives Steuerungsinstrument. Feedback von innen aus dem Team und von außen aus dem Aktionsraum heraus erzeugt Resonanzmuster, mit denen komplexe Entscheidungen getroffen werden können. Dadurch werden unterschiedliche Sichtweisen nicht durch die fatale Enge von richtig oder falsch beschnitten. Es entsteht eine lebendige Alternative zu linearer Hierarchie und starrer Zielfokussierung.

Sowohl intuitive als auch rationale Feedbacks sind von großer Wichtigkeit. Je nachdem, ob eine Führungskraft Kopf- oder Bauchmensch ist, wird sie die eine Seite der Medaille bevorzugen. Aber gerade das Spiel mit beiden Seiten macht das Feedback so leistungsstark. Intuitive Beurteilungen sind schnell, können mit einem großen Maß an Komplexität umgehen. Analytische Bewertungen sind präzise, an klaren Zielen ausgerichtet und können bis ins Detail hinein Erkenntnisse fördern. In beiden Feldern souverän zu beurteilen ist die Herausforderung. Und zwar so, dass alle Beteiligten sowohl ihre intuitiven als auch ihre analytischen Sichtweisen einbringen und so ein liebvolles und wertschätzendes Feedback gegeben wird. Diese Art des Umgangs miteinander erzeugt eine Kultur der Kommunikation, deren Wert gar nicht genug betont werden kann.

Eine Zusammenarbeit im **Flow** ist nicht nur für den Einzelnen eine wunderbare Sache. Sie ermöglicht dem Da-Vinci-Team auch eine dynamische, kraftvolle Zusammenarbeit auf hohem Leistungsniveau. Es bewegt sich spielerisch in unterschiedlichen Erfahrungswelten. Methodenkompetenz vereint sich mit Intuition zu einer faszinierenden Synergie. Im Flow werden bewusste und unbewusste Ressourcen genutzt, um Begrenzungen zu überwinden. Das Ziel des Da-Vinci-Teams ist es, gemeinsam in einen Innovation-Flow zu kommen. Wir haben den Begriff gewählt, weil er zum Ausdruck bringt, dass ein gegenwärtiger Flow eine innovative Zukunft erzeugt. Eine Zukunft jenseits der paradigmatischen Grenzen der Tradition und des Gewohnten.

Mihaly Csikszentmihalyi, der Erfinder des Flow-Konzepts, nennt als Voraussetzung für einen Flow-Zustand das richtige Maß zwischen Unter- und Überforderung (Csikszentmihalyi 1990). Das bedeutet, dass es ein sehr individuelles Thema ist. Denn die eigenen Kompetenzen, Leidenschaften und Talente definieren sensibel das Maß an Herausforderung und damit die Möglichkeit, in einen Flow zu kommen. Und genau da liegt die Aufgabe der Führungskraft, dafür zu sorgen, dass jeder im Team seinen Flow-Bereich findet und in diesem arbeitet.

Genau hier wird das **Spannungsfeld zwischen Feedback und Flow** wichtig. Denn keine Führungskraft ist in der Lage, durch reine Analyse Menschen und Aufgaben so zu strukturieren, dass der Innovation-Flow sich automatisch einstellt. Aber mit der richtigen

Feedbackkultur gelingt es dem Da-Vinci-Team, sich selbst so zu organisieren, dass es dem Ideal des Innovation-Flow möglichst oft möglichst nahe kommt.

5.5 Der Impuls: Coaching in agilen Formaten

> Regieren (i. S. v. Führen, Anm. der Autoren) bedeutet nicht länger, Sicherheit zu garantieren, sondern Unsicherheiten zu managen (Ulrich Bröckling 2017).

Wir haben nun den Rahmen für die VUCA-Welt abgesteckt. Die VUCA-Welt sehen wir als positive Spielwiese für Unternehmen. Ohne sie gäbe es keine Entwicklung und keinen Fortschritt. Das Chancenmanagement bieten wir an als die strategische und das Da-Vinci-Team als die organisatorische Antwort auf die Frage, wie eine agile Führung in der Praxis aussehen kann (◘ Abb. 5.4).

Damit sind die Herausforderungen für das Coaching in der VUCA-Welt konkretisiert: Die Führungskraft sollte dabei unterstützt werden, zusätzlich zu Hierarchie und Struktur ein agiles Chancenmanagement zu implementieren und das Mindset und die Tools des Da-Vinci-Teams zu verbreiten.

Impulse für das Coaching sehen wir in drei Feldern, die im Folgenden vorgestellt werden:
- Der metaphorische Turbo
- Der agile Inkubator
- Die Multi-Level-Intervention

5.5.1 Der metaphorische Turbo

Zwei sitzen im Zimmer und reden. Das war gestern. Die nächste Dimension des Coachings sieht vielleicht so aus: Zwei Da-Vinci-Coaches, ausgerüstet mit ihren speziellen Begabungen und Fertigkeiten – einmal der metaphorisch-kreative Coach und zum anderen der analytisch-strukturierte Coach – sitzen zusammen mit ihrem Coachee in einem Raum und erzeugen gemeinsam ein faszinierendes, erweitertes Resonanzfeld. Das Coaching selbst wird zu einer gemeinsamen Reise mit unterschiedlichen Perspektiven, Erfahrungen und einer intensiven Zusammenarbeit: eine agile Coaching-Reise mit einem metaphorischen Turbo. Wenn wir mit diesem Setting arbeiten, entstehen erstaunliche Erkenntniseffekte und kraftvolle Umsetzungsimpulse. Das Tempo ist für den Coachee oft atemberaubend und faszinierend.

Der Coach, oder besser die beiden Coaches, werden zu agilen Akteuren, die das VUCA-Feld praktisch erfahrbar machen, es spielerisch bewusst erzeugen, die gewissermaßen eine kollektive mentale Cloud erzeugen jenseits von Rationalität und Bewusstsein. Was ist anders? Wir haben neben den verbal-analytischen Methoden eine visuell-metaphorische Betrachtungsweise zur Verfügung, die die Kontrollmechanismen des Bewusstseins überwindet und so unbewusste Schichten der Thematik überraschend schnell auf den Punkt bringt. Die metaphorische Perspektive funktioniert wie ein superscharfes Objektiv, wie ein neuronaler Sensor, mit dem man direkt in die Problemfelder hineinzoomen kann.

Der Prozess beginnt ganz einfach mit einem scheinbar simplen Arbeitsauftrag. „Machen Sie eine Zeichnung Ihrer derzeitigen Situation!" Zumeist stellt sich beim Coachee nach dieser Aufforderung eine unbewusste Abwehr ein. Wie soll ich diese Aufgabe konkret erfüllen, ohne die gestalterischen Mittel, ohne eine professionalisierte Kompetenz, mich und meine Gedanken auszudrücken und ein adäquates bildnerisches Abbild meiner aktuellen Situation herzustellen? Der Coachee fühlt sich oft überfordert, zurückversetzt in Kindertage, und reagiert mit einer Blockade. Und trotzdem gehen alle an die Aufgabe heran, egal ob mit Begeisterung oder tiefer Abwehr. Schließlich ist es Teil eines „seriösen" Coachings.

Während der Bildarbeit belächelt der Coachee bisweilen still das eigene Tun, gibt sich aber trotzdem manchmal krampfhaft, manchmal spielerisch Mühe, meint es ja doch

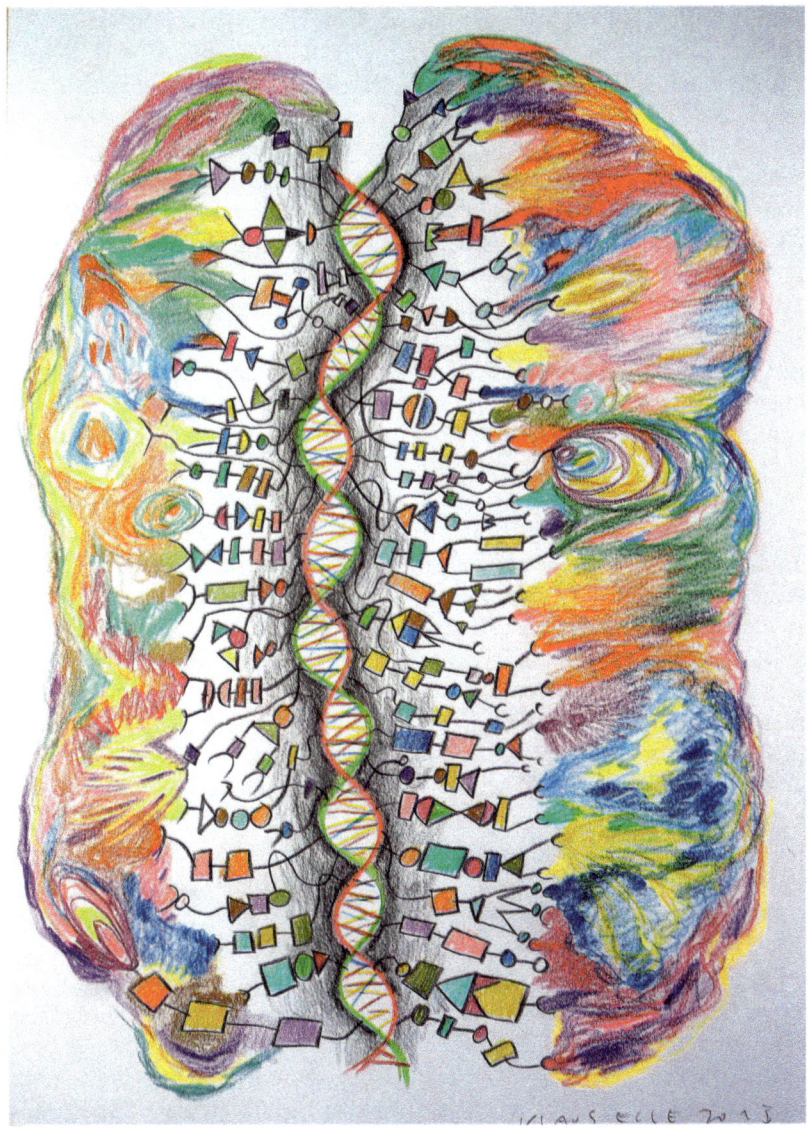

Abb. 5.4 Vielfältige Coaching-Interventionen

irgendwie ernst, fühlt sich in einem Dilemma aus Wollen und Nichtkönnen gefangen und murmelt meist ein stilles Mantra von lächerlicher Bedeutungslosigkeit der gestellten Aufgabe. Der spannende Prozess, der sich jetzt intern im Bewusstsein des Coachees abspielt, ist zum einen der Konflikt zwischen dem selbst wahrgenommenen Unvermögen und seiner eigenen überzogenen Anspruchshaltung. Und natürlich ist das gestalterische Niveau der Zeichnung meist auf dem Niveau eines kleinen Schulkindes, aber die Aussage über die eigene Persönlichkeit ist unglaublich präzise, nur eben nicht von der betreffenden Person selbst lesbar.

Nachdem man sich geeinigt hat, dass man es mit einem Picasso nicht aufnehmen kann, kommt die eigentliche Frage: Wer oder was in mir hat die Hand geführt, hat zwischen all den Abermillionen von Möglichkeiten gerade diese ausgewählt? Die übliche Kontrollinstanz war überfordert und hat sich wie von selbst ausgeschaltet. Was jetzt die Hand geleitet hat, war der intuitive Autopilot. Ein unbewusster Regelkreis wurde aktiviert, der genau wusste, was zu tun war. Und schon ist man mittendrin. Hier kommt das visuelle Trüffelschwein des Künstlers in Aktion und bietet Deutungen, Interpretationen an. Auf dieser Basis geht das Trio dann in eine kreative Interpretation des Gezeichneten, analysiert Farben und Formen, Muster und Symbole.

Mit Übung und Erfahrung kann man die Zeichnungen als präzise Metapher einer Persönlichkeit lesen, und wenn man dann noch die limitierte zeichnerische Ausdrucksfähigkeit der betreffenden Person „übersieht", erkennt man die wesentlichen Konstruktionspläne der Persönlichkeit. Dann hat jede Linie, jede Schraffur, jede Proportion, jede Farbe eine wesentliche Bedeutung, und der Coachee ist meist total überrascht, wie präzise seine innere Thematik ablesbar ist.

In dieser Phase werden dann wieder beide Sichtweisen genutzt. Die kreativ-intuitive der Künstlerperspektive und die analytisch-strukturierte der Physikerperspektive. Die Zeichnung wird zum intuitiven Startpunkt der gemeinsamen Reise, der bereits fast alle Aspekte des Themas enthält. Und auch Lösungsszenarien lassen sich an Hand der Zeichnung metaphorisch erarbeiten. Welche Formen können ergänzt werden, welche Flächen können gefüllt werden, welche Symbole können umgedeutet werden? Ein hoch kreativer Prozess am offenen Herzen des Unbewussten.

Sicherlich kann man nicht immer zu zweit arbeiten. Das gönnen sich nur wenige. Aber für die Arbeit des Coaches ist es eine sehr wertvolle Bereicherung, gezielt aus beiden Perspektiven arbeiten zu können. Wenn man sich die Rollen nicht als Person teilen kann, so kann man aktiv und gerne auch transparent in die Rolle des Künstlers und die Rolle des Physikers schlüpfen und seine jeweiligen Einsichten dem Coachee zur Verfügung stellen.

5.5.2 Der agile Inkubator

Die klassische Personalentwicklung trennt zwischen Training und Coaching. Im Training werden Tools gelernt, im Coaching wird die Persönlichkeit entwickelt. So oder ähnlich könnte die Definition aussehen. Für den Coach insofern praktisch, als er nur seine Entwicklungstools mitbringen muss. Sicherlich schadet auch eine gewisse Branchenerfahrung nicht, die das Verständnis für das Umfeld des Coachees erleichtert, aber letztlich geht es um professionelle Coaching-Tools von der Wunderfrage bis zur Aufstellungsarbeit.

Wir glauben, dass die Beschränkung auf klassische Coaching-Tools für Führungskräfte in der VUCA-Welt eine zu starke Begrenzung ist. Wir nutzen Coachings über die reine lösungsorientierte Prozessberatung hinaus. Wir glauben, dass das gezielte Angebot konkreter Strategien und Tools eine Bereicherung ist. Wenn nämlich Führungskräfte in ein Coaching kommen, haben sie es oft mit sehr vielen Baustellen in ihrer zunehmend dynamischeren und komplexeren Welt zu tun. Und da kann man dann die agile Grundhaltung konsequent umsetzen und in jeder Session die konkreten Tools anbieten, die es in der nächsten Phase braucht.

Neben den bekannten Tools von Scrum bis Design Thinking haben wir in diesem Artikel die Strategie des Chancenmanagements und das Konzept des Da-Vinci-Teams vorgestellt. Wir haben die Erfahrung gemacht, dass beide Ansätze sehr schnell Klarheit in die Analyse der Situation bringen. Plötzlich wird verständlich, warum das eine oder andere nicht funktioniert. Es wird deutlich, welche nächsten konkreten Schritte helfen könnten, welche neue Perspektive die eigene Situation wieder in ein entspanntes Licht setzt.

Wir sind daher überzeugt, dass der Coach für Führungskräfte in der VUCA-Welt – über seine klassische professionelle Coaching-Methodik hinaus – ein umfangreiches Repertoire an konkreten Agilitäts-Tools parat haben sollte, um für die vielfältigen Situationen seines Coachees auch immer ganz konkrete

Denk- und Handlungsangebote machen kann. Das Chancenmanagement und das Da-Vinci-Prinzip mögen hierfür konkrete Tipps und vor allen einen orientierenden Rahmen geben.

5.5.3 Die Multi-Level-Intervention

Auch der dritte Impuls für die Coaching-Welt hat etwas mit Grenzüberschreitung zu tun: Wir möchten das Potenzial der übergreifenden Arbeit als Individual-, Team- und Netzwerkcoach deutlich machen. Aus der praktischen Arbeit mit einer einzelnen Führungskraft entsteht oft die Frage, wie das agile Mindset auf das Team oder das ganze Unternehmen übertragen werden kann. Wenn man das System als Ganzes betrachtet, sollte man konsequenterweise auch die Entwicklung des Gesamtsystems als einen agilen Prozess begreifen, der von einer Vision ausgehend immer den nächsten realistischen Schritt geht.

Das große Potenzial besteht darin, die gesamte Entwicklung aus einem Guss zu begleiten, so dass die Interventionen auf allen Ebenen den gleichen Geist, die gleiche Haltung haben und ein konsistentes System an Methoden und Tools angewendet wird. Wenn man sich die Veränderung sozialer Systeme anschaut, so benötigt es immer Interventionen an vielen Stellen, damit sich die neue Struktur schnell etablieren kann, das Alte losgelassen werden kann und eine neue Phase der Blüte starten kann. Was für eine Chance als Coach, in allen Bereichen Impulse zu setzen. Wenn nicht als Einzelperson, so zumindest als Da-Vinci-Team mit der ganzen Spannbreite zwischen der kreativen Metaphorik des Künstlers und der analytischen Struktur des Physikers.

Das Chancenmanagement findet auf allen Ebenen statt. Die Führungskraft ist eigentlich erst dann erfolgreich, wenn der Einzelne das Chancenmanagement als Strategie und Methode verinnerlicht hat; wenn Teams in Innovationsprozessen die Methoden der drei Komponenten umsetzen und wenn letztlich über die Teams hinaus auch das gesamte Unternehmen als Netz miteinander arbeitet. Und auch die Prinzipien des Da-Vinci-Teams lassen sich auf alle drei Ebenen anwenden.

Wenn wir uns in unserer Rolle als Coach nicht nur über die klassischen Interventionen definieren, sondern auch als Impulsgeber für die gesamte Organisation, so profitieren unsere Kunden von der Kompetenz aus einer Hand. Ein Gegenargument ist in diesem Zusammenhang oft die Rollenkonfusion. Bin ich als Berater nun Coach oder Moderator oder Eventregisseur? Die strikte Trennung dieser Rollen aufgrund der Sauberkeit des Mandats passt nicht recht zu den Gesetzen der VUCA-Welt. Schließlich ist die Zusammenarbeit nicht mehr säuberlich in Rollen und Aufgaben getrennt.

Kreatives Überschreiten der definierten Zuständigkeiten ist geradezu ein Muss für die Entwicklung des Neuen. Und so kann man auch seine Rolle als Coach überdenken. Natürlich erfordert ein zweistündiges Coaching eine andere Vorbereitung als ein zweitägiger Teamworkshop oder gar eine Großveranstaltung mit zweihundert Menschen. Was uns aber interessiert, ist die Grundhaltung des Coaches, die in allen drei Formaten die gleiche sein sollte.

Literatur

Bröckling, U. (2017). *Gute Hirten führen sanft – Über Menschregierungskünste*. Berlin: Suhrkamp.
Csikszentmihalyi, M. (1990). *Flow – the psychology of optimal experience*. New York: Harper Perennial.
Horx, M. (2011). *Das Megatrend-Prinzip – Wie die Welt von Morgen entsteht*. München: Deutsche Verlags-Anstalt.
Kruse, P. (2015). *Next Practice – Erfolgreiches Management von Instabilität*. Gabal: Offenbach.
Taleb, N. N. (2012). *Antifragilität – Anleitung für eine Welt, die wir nicht verstehen*. München: Knaus.

Weiterführende Literatur

Braak, J. (2011). *Zufallstreffer – Vom erfolgreichen Umgang mit dem Unplanbaren*. Orell Füssli: Zürich.
Elle, K. (2011). *Metaphorisches Management – Mit Intuition und Kreativität komplexe Systeme steuern*. Heidelberg: Springer.

Resilienz im Zeitalter der Mobilität

Urte Reckowsky

6.1 Einleitung – 86

6.2 Hintergründe und Definitionen – 87
6.2.1 Entsendungen im Digitalzeitalter – noch ein Thema? – 87
6.2.2 Definition Expatriates – 88
6.2.3 Die Anpassung an das Gastland – 88
6.2.4 Der „Kulturschock" – 88

6.3 Belastungen, Ressourcen und Unterstützungsmöglichkeiten – 90
6.3.1 Identität und Selbstwertgefühl – 91
6.3.2 Belastungen der Partnerschaft – 94
6.3.3 Ortsbedingte Schwierigkeiten – 96

6.4 Fazit und Ausblick – 96

Literatur – 97

© Springer Fachmedien Wiesbaden GmbH, ein Teil von Springer Nature 2019
J. Heller (Hrsg.), *Resilienz für die VUCA-Welt*,
https://doi.org/10.1007/978-3-658-21044-1_6

> Das Leben im Ausland ist eine einzigartige Erfahrung. Es ist voller Abenteuer, im positiven wie im negativen Sinn. Aber man wächst, sowohl privat als auch beruflich. Ich kann es nur jedem empfehlen! (Spanische Expatriate, 36, seit zweieinhalb Jahren in der Schweiz)

Dieser Beitrag befasst sich mit den psychosozialen Belastungen, Ressourcen und Bewältigungsstrategien bei Auslandsentsendungen. Auf der Basis des Konzepts der kritischen Lebensereignisse wirft er einen Blick hinter den Vorhang und beleuchtet die emotionalen, persönlichen und partnerschaftlichen Herausforderungen, aber auch die Wachstumspotenziale. Themen wie ein verringertes Selbstwertgefühl im Ausland, Unsicherheiten oder Beziehungskonflikte, die bislang eher selten reflektiert wurden, werden offen angesprochen, um den Boden für ihre Akzeptanz und damit auch für Lösungsmöglichkeiten und den Erhalt oder die Wiederherstellung der Handlungsfähigkeit und Einflussnahme zu bereiten.

6.1 Einleitung

Die Coca-Cola Company, nach eigener Darstellung das global größte Getränkeunternehmen, ist in fast allen Ländern der Welt vertreten. Über zwei Drittel ihres Umsatzes erzielt die Firma außerhalb des Heimatmarktes USA. Daher hat das Unternehmen eines der bestdurchdachten Expatriate-Programme (Definition Expatriate ▶ Abschn. 6.2.2) eingerichtet, an dem jährlich bis zu 500 Personen teilnehmen. Alles ist darauf ausgerichtet, das Risiko für kostenintensive vorzeitige Abbrüche der Auslandsaufenthalte so gering wie möglich zu halten.

Bewerberinnen und Bewerber[1] durchlaufen einen strukturierten Auswahlprozess, nehmen an einem intensiven Trainings- und Entwicklungsprogramm teil und erhalten weiterführende E-Learning-Angebote. Im Ausland stehen ihnen ausgesuchte Personen und Familien als „Gastgeber" mit Ratschlägen und Hilfe zur Seite. Begleitende Partnerinnen und Partner erhalten Unterstützung bei der Arbeitssuche, und nach der Rückkehr wird die Wiedereingliederung ins Heimatland begleitet.

So weit, so gut. Doch nach eigenen Angaben des Unternehmens bleibt die Abbruchquote weiterhin zu hoch. Bei der Analyse stellte man fest, dass die psychosozialen Aspekte unterschätzt worden waren (Németh 2015). Denn Auslandsaufträge scheitern in der Regel nicht an mangelnder Information über die Länder, so hilfreich diese auch ist, sondern viel öfter daran, dass keine tragfähigen sozialen Kontakte aufgebaut werden, sie scheitern an Unsicherheiten in Bezug auf die eigenen Kompetenzen in einem fremden Umfeld, daran, dass der Partner seine Karriere nicht weiterverfolgen kann, oder an chronischem Stress innerhalb der Partnerschaft, den sogenannten „daily hassles". Diese psychosozialen Belastungen, aber auch die nutzbaren Ressourcen, die Bewältigungsstrategien und die Einflussmöglichkeiten von Coaching sind Thema dieses Artikels.

---

1 In diesem Artikel werden möglichst die in der Schweiz üblichen neutralen Formen wie „Teilnehmende" oder „Befragte" und manchmal auch wie hier Paarbezeichnungen verwendet. Wenn gehäuft Benennungen beider Geschlechter notwendig sind, vor allem beim Begriff „Partnerin/Partner", bietet die deutsche Sprache leider keine zufriedenstellen Lösung. Daher wird in diesen Fällen als Kompromiss zugunsten einer guten Lesbarkeit das generische Maskulinum „Partner" verwendet.

Um den in diesem Lebensabschnitt so gehäuft stattfindenden Veränderungen gerecht zu werden, wird die Entsendung aus der Perspektive der kritischen Lebensereignisse betrachtet. Zu kritischen Lebensereignissen werden Einschnitte wie Heirat, Geburten, Umzüge gezählt, aber auch Unfälle oder Todesfälle. Es sind Ereignisse, die „der Person Umorientierungen in ihrem Handeln und Denken, in ihren Überzeugungen und Verpflichtungen abverlangen" (Filipp 1995, S. 3). Ein Umzug in ein anderes Land gehört dabei zu den nicht-normativen Lebensereignissen. Diese betreffen in der Regel keine größeren Gruppen von Menschen gleichzeitig – wie beispielsweise ein Erdbeben –, sondern eher einzelne Menschen, und sie sind nicht an bestimmte Lebenszyklen gebunden (Fischer und Fischer 1995) wie Heirat oder Geburt.

In der Regel entscheidet man sich selbst bzw. gemeinsam mit der Familie dafür, ins Ausland zu gehen. Trotzdem kann diese geplante und gewollte Veränderung das gewohnte Leben zeitweilig auf den Kopf stellen. Nachdem die Entscheidung vollzogen ist, gibt es keinen erprobten Handlungsplan mehr, sondern man muss sich stattdessen auf das Neue einlassen. Genau hierin liegt für viele Menschen der Reiz, und in der Regel gelingt die Anpassung nach einiger Zeit genauso gut wie bei anderen Lebensereignissen. Doch hier wie da gibt es Konstellationen, die den Prozess erschweren.

Bei Entsendungen oder Auswanderungen können die damit einhergehenden Veränderungen und Ungewissheiten so vielfältig und zeitweilig überwältigend sein, dass sie aus verschiedenen Gründen, die wir in diesem Artikel näher beleuchten, mehr als nur persönliches Unbehagen verursachen und in der einen oder anderen Form zu einem „Kulturschock" führen können (Furnham 2012, S. 11). Dieser Artikel möchte aufzeigen, dass es auch in einer globalisierten Welt Vorbereitung, Wissen über das neue Land, aber auch über die Anpassungsprozesse und -herausforderungen, ferner Geduld mit sich selbst und Strategien braucht, um in fremden Ländern leistungsfähig zu bleiben und sich wohlzufühlen.

Nachdem in ▸ Abschn. 6.2 dieses Artikels Hintergründe und Definitionen erläutert werden, werden in ▸ Abschn. 6.3 die typischen Stressoren anhand einer von unserem Beratungsunternehmen LUDINA – *connecting cultures* durchgeführten Studie zu den psychosozialen Belastungen dargestellt und vertiefend erläutert. Wir unterteilen diese in die Bereiche ▸ Abschn. 6.3.1 „Identität und Selbstwertgefühl", ▸ Abschn. 6.3.2 „Belastungen der Partnerschaft" und ▸ Abschn. 6.3.3 „Ortsbedingte Schwierigkeiten". Ferner wird in jedem Abschnitt auf Ressourcen und Unterstützungsmöglichkeiten eingegangen.

6.2 Hintergründe und Definitionen

6.2.1 Entsendungen im Digitalzeitalter – noch ein Thema?

Auch wenn die Digitalisierung die länderübergreifende Zusammenarbeit ohne Reisetätigkeit erleichtert und zu einer Veränderung der Entsendepraktiken geführt hat, steigt die Zahl der längerfristigen Entsendungen und der selbstinitiierten Arbeitsplatzsuche im Ausland dennoch an. Laut einer weltweit durchgeführten Studie von Mercer, an der 830 multinationale Unternehmen teilnahmen, erwartete fast die Hälfte der Befragten für die nächsten beiden Jahre eine Zunahme der langfristigen Entsendungen (Mercer 2015).

Die Gründe sind vielfältig: Neben dem Aspekt der Bereitstellung von technischen oder spezifischen Management-Fähigkeiten an anderen Orten gewinnen Auslandserfahrung und interkulturelle Kompetenz auch unter dem Diversity-Aspekt in der Führungskräfteentwicklung immer mehr an Bedeutung. Es ist heutzutage nahezu selbstverständlich, dass Führungskräfte internationale Teams leiten und dass es zu ihren

Aufgaben gehört, Engagement und Inklusion von Belegschaften mit unterschiedlichen Hintergründen zu stärken. Der Aufbau tragfähiger Kontakte zu Partnern in ausländischen Märkten ist ein weiterer Grund für die Entwicklung interkultureller Kompetenz. Durch Rotationsprogramme für Fachkräfte wird das Wissen innerhalb multinationaler Unternehmen vernetzt; Traineeprogramme, in denen junge Mitarbeitende jeweils zwischen ein paar Monaten und einem Jahr Erfahrung in anderen Ländern oder Kontinenten sammeln, sind in vielen Unternehmen fester Bestandteil der Mitarbeiterentwicklung. Und nicht zuletzt sind die Unternehmen, die ihren Mitarbeitenden diese Möglichkeiten bieten, vor allem bei den Millennials die attraktiveren Arbeitgeber (Mercer 2015).

6.2.2 Definition Expatriates

In diesem Beitrag wird von einer erweiterten Definition des Begriffs „Expatriate" ausgegangen: Wir beziehen hier klassische Expatriates, d. h., vom Unternehmen entsandte Führungskräfte, aber auch solche Personen ein, die eigeninitiativ eine Arbeitsstelle im Ausland gesucht haben. Diese Definition hat sich in vielen Forschungsprojekten durchgesetzt, da die Herausforderungen häufig für beide Gruppen ähnlich sind (Wiener und Grossmann 2011). Die Aufenthalte können befristet oder langfristig geplant sein. In der Forschungsliteratur ist es des Weiteren üblich, vom Gastland zu sprechen, und daher wird der Begriff auch in diesem Artikel verwendet, obwohl es manchmal eigentlich um das Zielland geht.

Da Expatriates in der Regel über mehr Ressourcen als andere Migrantengruppen verfügen, werden diese Ressourcen als weiteres Definitionskriterium eingesetzt. Diese sind: ein tertiärer Bildungsabschluss, das Innehaben einer Anstellung (bei Paaren von mindestens einem der beiden Partner) und die Voraussetzung, ohne behördliche finanzielle Unterstützung im Gastland zurechtzukommen. Des Weiteren beziehen sich alle Ausführungen in diesem Beitrag auf Aufenthalte, die länger als sechs Monate dauern.

6.2.3 Die Anpassung an das Gastland

Wie gut jemand im Gastland „ankommt", sich einlebt und seine oder ihre Aufgabe mit Kompetenz und Energie erfüllt, wird in der interkulturellen Forschung häufig mit unterschiedlichen Skalen zum „Adjustment" (deutsch: Anpassung oder Zufriedenheit) untersucht und dann in Zusammenhang zur beruflichen Leistung oder zu anderen Parametern gesetzt. Dabei wird zwischen der beruflichen, der allgemeinen und der psychosozialen Zufriedenheit unterschieden (Black et al. 1991).

Was jedoch bedeutet Anpassung an das Gastland? Anpassung darf keineswegs als passives Nachgeben oder gar Aufgeben der eigenen Identität verstanden werden. Es geht vielmehr darum, mit den unterschiedlichen Aspekten einer fremden Kultur zurechtzukommen, Anschluss zu finden und sich im Land psychologisch wohlzufühlen (Black und Stephens 1989; Harrison et al. 2004). Anpassung wird in der interkulturellen Forschung als ein aktiver Prozess aufgefasst und bezeichnet die Fähigkeit, sich kognitiv, verhaltensbezogen und emotional mit den neuen Umgebungsbedingungen zu arrangieren (Ponterotto und Fietzer 2014). Das impliziert, dass es möglich ist, diesen Prozess durch Coaching zu unterstützen.

6.2.4 Der „Kulturschock"

Beispiele

„Das erste Jahr an einem anderen Ort ist das schwerste und stressigste: Man muss das neue Land kennenlernen, die Gepflogenheiten und Traditionen und überhaupt erst mal verstehen, wie alles funktioniert. Danach wird die Lernkurve steiler." (Kanadischer Expatriate, 31, seit 2 Jahren in der Schweiz)

„Ich bin jetzt seit drei Jahren hier, und so lange hat es auch gedauert, bis ich so denken konnte, wie ich hier geantwortet habe – In den ersten zwei Jahren war der Stress so groß, dass ich Panikattacken hatte. Inzwischen habe ich sie überwunden." (Australische Partnerin, 46, seit 3 Jahren in der Schweiz)

„Das meiste hätte ich zum Beispiel im ersten Jahr viel schlechter eingeschätzt. Während dieser Zeit hätte ich die Isolation eher bei 9 bis 10 eingestuft, die Kinder wahrscheinlich bei 10. Das negativere Selbstwertgefühl und das Gefühl, weniger kompetent zu sein, ist eher jetzt ein bisschen höher, weil ich nun schon seit drei Jahren nicht gearbeitet habe." (Brasilianische Partnerin, 36, seit 3 Jahren in der Schweiz)[1]

„Am Anfang waren die Herausforderungen sehr groß (meistens bei 10), aber es wird weniger, je mehr man sich an die Umwelt anpasst." (Portugiesischer Expatriate, 43, seit 2 Jahren in der Schweiz)[1]

„Mein Mann und ich stritten in den ersten 1 bis 1,5 Jahren nach dem Umzug ins Ausland sehr viel." (US-amerikanische Partnerin, 32, seit 3 Jahren in der Schweiz)

[1] Die Zahlenangaben beziehen sich auf eine zehnstufige Likert-Skala.

Wie die Zitate aus unserer Studie belegen, verändert sich die Zufriedenheit im Gastland über die Zeit. In den ersten Monaten finden Haussuche, Anbahnung von Kontakten, Schulintegration der Kinder oder der Erwerb erster Sprachkenntnisse statt. Auch wenn in dieser Phase der Stress hoch ist, ist sie gleichzeitig mit neuen Eindrücken angefüllt.

Sverre Lysgaard und Kalervo Oberg haben bereits in den 1960er Jahren das W-Kurven-Modell entwickelt um darzustellen, wie sich die Anpassungskurve im Laufe der Zeit verändert (1955/1960). Es beschreibt den Verlauf des ersten Kontakts über die Phase der Ernüchterung, wenn der Alltag einzukehren beginnt, die manchmal darauffolgende dritte Phase des „Schocks" oder der Krise, wenn man beginnt, Dinge oder Menschen zu vermissen, schließlich die Anpassung, die Integration und am Ende die Rückkehr.

In der Regel werden die verschiedenen Phasen wie bei anderen Lebensereignissen durchlebt und bewältigt. Doch gibt es Menschen, denen dies aus unterschiedlichen, außerhalb oder innerhalb der Person liegenden, Gründen nicht gelingt. Ursachen können beispielsweise unterschiedliche Werte der eigenen Person und des Gastlandes sein (Eggerth und Flynn 2013, S. 346), der Rollenwechsel eines vorher berufstätigen zum nun nicht mehr erwerbstätigen Partner oder die äußeren Bedingungen, beispielsweise in Risikoländern. Es kann das Vermissen der Freunde und Familie sowie bestimmter Orte sein, die man zur Erholung aufsuchte, oder das Fehlen positiver Rückmeldungen aus dem Umfeld. Auch die Vorstellung, nicht mehr ins Heimatland zurückzukönnen, weil man in dem Fall wirtschaftliche Einbußen hinnehmen müsste, kann zu Gefühlen der Ohnmacht, Verlorenheit oder Hilflosigkeit führen. Wenn bekannte und bewährte Strategien nicht mehr greifen und die notwendige emotionale Regulationsfähigkeit fehlt, können sozialer Rückzug oder depressive Verstimmungen die Folge sein.

Dieser „Kulturschock" kann so ausgeprägt sein, dass er als Anpassungsstörung Eingang in den Katalog der Internationalen Klassifikation der Krankheiten (Deutsches Institut für Medizinische Dokumentation und Information, ICD-10 F43.2) fand. Es gibt in Einklang damit Studien, die besagen, dass es unter Expatriates eine gegenüber der Gesamtpopulation erhöhte Scheidungsrate und übermäßigen Konsum von Alkohol und anderen gesundheitsschädigenden Substanzen gibt (z. B. Matsumoto et al. 2004).

Auch wenn der Anpassungsprozess nicht immer schematisch verläuft, liegt die Stärke des Modells in seiner praktischen Anwendbarkeit: Mit seiner Hilfe lässt sich im Coaching mit Expatriates und Partnern erkunden und beschreiben, wo sie sich selbst gerade sehen, und es ist möglich, Entwicklungsperspektiven zu erarbeiten. ◘ Abb. 6.1 zeigt das Modell.

Der nächste Abschnitt wird sich mit den einzelnen Stressoren des Auslandslebens und den Ressourcen befassen, die eine gelungene Anpassung erschweren oder fördern.

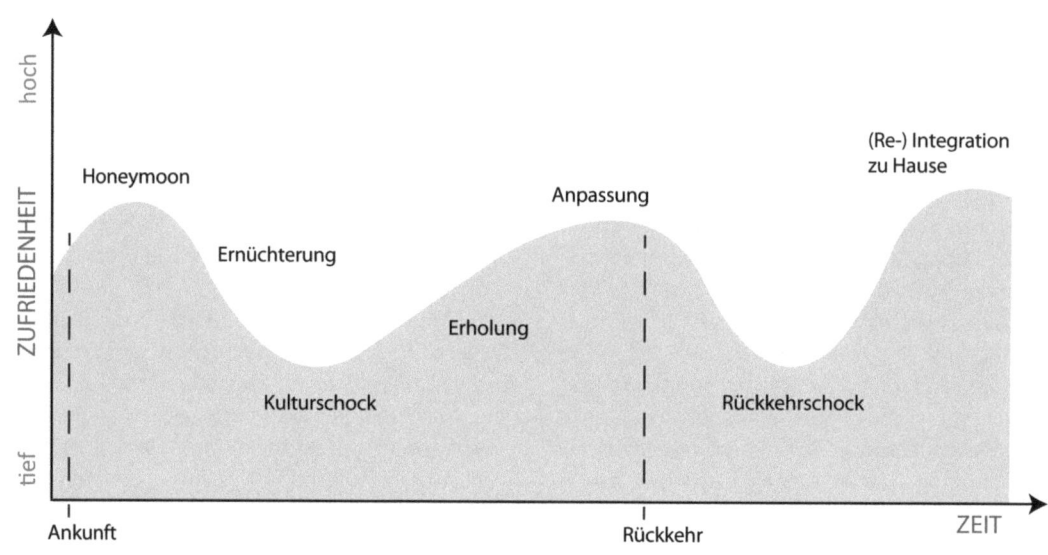

Abb. 6.1 Das W-Kurven-Modell nach Oberg

6.3 Belastungen, Ressourcen und Unterstützungsmöglichkeiten

> In Bezug auf die Arbeit bin ich sehr zufrieden mit der Entsendung. Aber es ist schwer, mit der Enttäuschung meiner Frau umzugehen. Sie findet keine Arbeit, und ihr Unterstützungsnetzwerk ist auf der anderen Seite der Erde.
> (US-amerikanischer Expatriate, 36, seit 10 Monaten in der Schweiz)

Auch wenn bei einem Umzug ins Ausland zweifelsohne viele logistische Hürden überwunden werden müssen, sind die größten Sorgen im Voraus häufig anderer Natur: Die HSBC Bank International führt jährlich regelmäßig eine weltweite, groß angelegte Umfrage unter Expatriates durch und stellte fest, dass soziale und emotionale Herausforderungen die logistischen Probleme häufig in den Schatten stellen. Vor allem mitreisende Partner, in der Mehrheit Frauen, machen sich Sorgen, ob es ihnen gelingen wird, soziale Kontakte aufzubauen, ob die Kinder sich integrieren werden, und vermissen Freunde und Familie aus dem Heimatland (Hyslop 2010).

Wir selbst haben bei LUDINA – *connecting cultures* unter dem Titel *Love on the Move* im Jahr 2017 eine empirische Studie unter 221 Expatriates und ihren Partnern in der Schweiz durchgeführt, in der das Belastungsniveau, die Anpassung und die Stress-Bewältigungsstrukturen in der Partnerschaft untersucht wurden[2]. Anfänglich bestanden Bedenken, weil die Fragen stark ins Private hineinreichten, doch das Projekt stieß auf großes Interesse, und es wurden auffallend viele Kommentare in den Textfeldern hinterlassen.

Wir haben die Belastungsstufen von 14 Stressoren in vier Kategorien erhoben. In diesem Kapitel werden die Stressoren in den drei Gruppen „Identität und Selbstbewusstsein", „Familiäre Belastungen" sowie „Ortsbedingte Schwierigkeiten" dargestellt, erläutert und durch Erkenntnisse aus der Studie ergänzt. Eines mag bei der weiteren Lektüre vielleicht auffallen: Betrachtet man die einzelnen Items

---

[2] In diesem Artikel werden allgemeine Ergebnisse und Hintergründe dargestellt. Die statistischen Auswertungen können bei der Autorin angefragt werden.

abgesehen von der Gruppe „Ortsbedingte Schwierigkeiten" genauer, so wird deutlich, dass diese Themen in der VUCA-Welt nicht nur Expatriates, sondern viele Menschen betreffen. Der Unterschied liegt jedoch in der Häufung der Herausforderungen und in ihrer Intensitätssteigerung während des Auslandsaufenthalts.

Das unserer Analyse zugrunde liegende Stressmodell stammt von Steven E. Hobfoll. Er entwickelte gegen Ende der 1980er die Theorie der Ressourcenerhaltung („Conservation of Resources" – COR-Theorie). Das Kernstück seines Konzepts ist die Idee der Ressourcen, welche die Widerstandskraft gegen Stress und die Resilienz stärken. Menschen erwerben sich hiernach vor allem im Verlauf ihrer Kindheit und Jugend, aber auch über die Lebensspanne hinweg sogenannte Ressourcen-Karawanen („Caravan Passageways"), die in verschiedenen kulturellen Kontexten aus unterschiedlichen Einzelteilen zusammengesetzt sein können. Sie streben danach, diese Ressourcen zu erhalten, zu vermehren und zu schützen.

Schlüsselressourcen wie ein positives Selbstkonzept sind dabei kulturübergreifend gleich; auf welchen Bewertungen dieses positive Selbstkonzept aufbaut, kann jedoch von Kultur zu Kultur unterschiedlich sein (Buchwald und Hobfoll 2013, S. 130).

6.3.1 Identität und Selbstwertgefühl

» Ich fühle mich bei der Arbeit weniger kompetent. Ich bin noch dabei, das neue Unternehmen kennenzulernen, Verbindungen und Kontakte herzustellen und unausgesprochene Erwartungen zu verstehen. (Australischer Expatriate, 51, seit 8 Monaten in der Schweiz, zum vierten Mal im Ausland)

Die Gruppe „Reduziertes Selbstwertgefühl" umfasste in unserer Studie Stressoren, die sich auf die Selbstwahrnehmung und das Selbstkonzept beziehen. Hier gaben die Partner die höchsten Belastungen an. Folgenden Items gehörten dazu:

- Selbstwertgefühl ist niedriger als vor der Entsendung
- Leistungen werden nicht wertgeschätzt
- Das Gefühl, Dinge weniger kompetent zu erledigen als zuvor
- Unsicherheit über meine Zukunft nach der Entsendung
(nach Brown 2008, Cluster „Reduced Self")

In diese Kategorie fallen Fragen wie: Erziele ich mit meiner Arbeit noch so gute Ergebnisse wie im Heimatland? Erhalte ich genügend Anerkennung? Wer bin ich, wenn ich plötzlich „Mutter von ..." und nicht mehr Projektmanagerin bin? Werden meine Kompetenzen und Zeugnisse ausreichen, um hier eine Arbeit zu finden? Wohin werden wir als Nächstes gesandt, oder werden wir wieder einen angemessenen Arbeitsplatz im Heimatland finden?

Im Grunde ist dieses Feld dasjenige mit dem größten persönlichen Entwicklungs- oder Wachstumspotenzial, doch ist es gleichzeitig auch mit Risiken behaftet. Da wir uns immer häufiger in unterschiedlichen Zusammenhängen bewegen, haben sich in der postmodernen, globalisierten Welt die traditionellen Formen der Identitätsentwicklung überlebt (Schreyögg 2006). Es gibt keinen definierbaren Phasenverlauf mehr, der irgendwann abgeschlossen ist, sondern „die Entwicklung der personalen Identität, die in früheren Gesellschaften weitgehend sozial und kulturell vorgeprägt war, wird jetzt zur Eigenleistung des Individuums. Ich-Autonomie und Selbstbestimmung wurden zu zentral wichtigen Tugenden" (Schreyögg 2006).

Bei Auslandsentsendungen wird die Eigenleistung bei der Bewahrung und Erweiterung der Identität besonders stark eingefordert: Im gewohnten Alltag haben wir ein bestimmtes Bild von uns, in der Familie, im Freundeskreis, am Arbeitsplatz. Doch im Kontakt mit dem Fremden wird das Bild, das wir von uns haben, in Frage gestellt. Damit dies geschieht, braucht es eine gewisse Nähe und Berührungspunkte, denn anders als im Urlaub sind wir dem Fremden nun im Ausland kontinuierlich ausgesetzt, wir sind mittendrin im neuen Land, und das tagtäglich.

Auch die Isolation war in unserer Studie in diesem Zusammenhang ein Punkt, der von beiden Gruppen, Expatriates und Partnern, als belastend bewertet wurde:
- Keine engen Freunde, denen man sich anvertrauen kann
- Das Gefühl, isoliert und abgeschnitten zu sein
- Enttäuschung über die Vorteile der Entsendung
(nach Brown 2008, Cluster „Isolation")

Die Wichtigkeit der Ich-Autonomie und Selbstbestimmung, die Astrid Schreyögg im obigen Zitat beschreibt, ist einer der Hauptschlüssel zu einem zufriedenstellenden Auslandsleben. Man muss sich selbst an die Arbeit machen, die eigenen Sicherheits- und Entspannungsinseln finden oder gestalten und lernen, die vielen alltäglichen Situationen der sprachlichen und anderen Unsicherheiten – vom Einkaufen über die Bestellung im Restaurant, die Kommunikation mit den Lehrpersonen der Kinder, den Umgang mit Kollegen oder Teams bis hin zum allmählichen Verständnis des neuen interaktionalen Regelkonzepts – mit einer gewissen Distanz zu betrachten, denn sonst können sie in ihrer Menge in der Tat zu größeren Verunsicherungen führen.

Dann reichen Aktivitätsangebote und oberflächliche Kontakte eventuell nicht aus, sondern es braucht zusätzliche Unterstützung beim Integrieren der neuen Rollen.

6.3.1.1 Herausforderungen, unterstützende Maßnahmen und Ressourcenaktivierung für Expatriates

Für Expatriates liegt die Herausforderung darin, in einem neuen kulturellen Umfeld möglichst schnell hohe Leistungen zu erbringen. Gleichzeitig müssen sie unter Umständen in den ersten Monaten ihre Familie dabei unterstützen, sich einzurichten, Entscheidungen mittreffen und über Krisen hinweghelfen. Vor allem bei denjenigen, die im Heimatland gut eingearbeitet waren und das erste Mal ins Ausland gehen, oder bei jüngeren Expatriates oder Trainees kann der Eindruck von geringerer Kompetenz Selbstzweifel auslösen. Doch wie das Beispiel am Beginn des Kapitels zeigt, brauchen auch auslandserfahrene Manager an manchen Standorten Zeit, um wieder Höchstleistungen erbringen zu können.

Von entscheidender Bedeutung ist hier die Unterstützung durch das Unternehmen im Gastland. Förderlich ist eine Unternehmenskultur, in der Fragen, Fehlertoleranz und Feedback positiv betrachtet werden, um gemeinsames Lernen und Erfolge zu ermöglichen. Mentoren oder „Buddies" auf Peer-Ebene können helfen, Strukturen schneller zu verstehen und Stakeholder kennenzulernen.

Interkulturell erfahrene Coaches können Hilfe bei der Einordnung der Probleme bieten und durch Erläuterungen zu allgemeinen und länderspezifischen strukturellen Herausforderungen zur persönlichen Entlastung und damit zur Energiefreisetzung beitragen. Sie können die Klienten unterstützen, ihre individuellen Lösungen zu finden und vor allem in der Anfangszeit Verständnis dafür aufbauen, dass es trotz allem, was zu erledigen ist, Raum für erholsame Pausen braucht.

Ein weiterer Unterstützungswunsch, der häufig von Expatriates geäußert wird, die das erste Mal für eine begrenzte Zeit im Ausland sind, ist das Aufrechterhalten der Verbindung zu den vorherigen Vorgesetzten oder zum Team im Heimatland. Dadurch, dass der Kontakt gehalten wird, ist die emotionale Sicherheit gegeben, dass das Unternehmen auch gegen Ende des Entsendungsauftrags gemeinsam mit dem oder der Expatriate nach passenden Zukunftslösungen suchen wird.

6.3.1.2 Herausforderungen, unterstützende Maßnahmen und Ressourcenaktivierung für Partner

In unserer Umfrage haben die Partnerinnen und Partner im Cluster „Reduziertes Selbstwertgefühl" die höchste Belastung angegeben, ein Beispiel ist das von Ioánnis. Dass diese Gruppe einen starken Rollenwechsel verarbeiten muss, entspricht unserer Erfahrung im Coaching und auch der Studienlage (z. B. Brown 2008; Kupka und Cathro 2007). Darüber hinaus sind sie diejenigen, die sich mit Schulbehörden, Handwerkern, Anbietern von Freizeitaktivitäten für Kinder und dem neuen Lebensmittelangebot auseinandersetzen müssen, und das zu Beginn häufig ohne Kenntnis der Landessprache.

Doch vom Wohlergehen des Partners oder der Partnerin hängt der Erfolg des Auslandseinsatzes zum großen Teil ab. Entsendungsaufträge werden weniger wegen großer kultureller Distanz oder klimatischer oder sprachlicher Schwierigkeiten abgebrochen, sondern sie scheitern am häufigsten daran, dass die Partner keine eigenen Perspektiven im Land entwickeln können (Mercer 2015; Bhaskar-Shrinivas et al. 2005). In den letzten 20 Jahren haben sich die Situation und die Ambitionen der Partnerinnen und Partner außerdem hochgradig verändert. Sie sind heute gleich gut qualifiziert wie die Expatriates und haben sich häufig bereits eine eigene Karriere aufgebaut (Permits 2009), die sie zugunsten der Laufbahn der Expatriates unterbrechen.

Nach einer Umfrage der Permits-Foundation unter 3300 Expatriates und Partnern aus dem Jahr 2002 wollten 84 % der Partner im Gastland arbeiten, doch 65 % der Befragten gelang dies nicht (Permits 2002). Allerdings leisten mehr und mehr Unternehmen inzwischen Unterstützung. In unserer eigenen Studie aus dem Jahr 2017 haben jedoch immerhin auch noch fast 40 % derjenigen Partnerinnen und Partner, die eigentlich arbeiten wollten, keine Stelle gefunden.

Darüber hinaus kommen andere verunsichernde Faktoren hinzu: Die finanzielle Abhängigkeit kann ein ungewohnter und nicht leicht zu akzeptierender Zustand sein. Nicht jeder ist sich darüber hinaus im Vorhinein bewusst, wie viel Aufwand das Lernen einer neuen Sprache bedeutet. Gehören Kinder zur Familie, dann kommt die Sorge um deren Integration hinzu. Bei kinderlosen Paaren müssen die Partner schnell soziale Kontakte knüpfen, um der Isolationsfalle zu entgehen.

Beispiele

Ioánnis kommt aus Griechenland, wo er als Sales Manager in der Telekommunikationsbranche tätig war. Er hat seine Frau in die Schweiz begleitet, die sehr erfolgreich bei einer Versicherungsgesellschaft tätig war und Aussichten auf weitere Beförderung hatte. Die Absprache war, dass er sich um das neugeborene Baby kümmert und nach ca. sechs Monaten eine Stelle sucht. Dies gelang trotz der Unterstützung durch ein Netzwerk, das auf Expatriate-Partner spezialisiert ist, nicht. In der Folgezeit zog sich Ioánnis mehr und mehr zurück: Er ging nur noch so oft aus dem Haus, wie es für die Betreuung des Kindes und für Einkäufe unbedingt nötig war, und löschte all seine Social-Media-Profile. Er stellte alle Bewerbungsaktivitäten ein. Für ihn war die einzige Option, nach Griechenland zurückzukehren. Seine Frau sah, wie er litt, und setzte alle Hebel in Bewegung. Sie erbat sich zwei Unterredungen mit einer Mentorin ihres Unternehmens und kam ins Coaching. Sie gewann dabei die Klarheit, dass der Rückgang nach Griechenland auch für sie die einzige Option war.

Izabella, 58, ist die Partnerin eines Expatriates und eine sogenannte „globale Nomadin". Bis zu ihrem ersten Auslandsaufenthalt war die Spanierin HR-Managerin. In dieser Funktion lernte sie ihren Mann kennen. Als er ein Angebot bekam, nach London zu gehen, gab sie ihre Arbeit auf. In London absolvierte sie ein Masterstudium in Anthropologie und arbeitete danach für eine spanische Unternehmensberatung, meist von London aus. Als sie im nächsten Schritt nach Chicago in die USA gingen, verfasste sie gemeinsam mit einem spanischen Kollegen ein Buch zu innovativer Führungskultur in Unternehmen. In Dubai, in den Vereinigten Arabischen Emiraten, beschäftigte sie sich intensiv mit den unterschiedlichen Facetten der Burka und hielt Vorträge in Europa. Am nächsten Standort, in Zürich in der Schweiz, machte sie eine Ausbildung am Jung-Institut. Inzwischen hat sie in Madrid eine psychotherapeutische Praxis gegründet, schwerpunktmäßig für Expatriates.

Viele Unternehmen haben bereits Förderprogramme, Richtlinien oder Empfehlungen für eine Unterstützung im Einzelfall für Partner eingerichtet. Dazu gehören Sprachkurse, Informationen zu Arbeitsbewilligungen, Trainingsgutscheine, Unterstützung bei der Stellensuche, Karriereberatung, das Training von Bewerbungsgesprächen etc.

Es fehlen jedoch häufig noch Unterstützungsangebote, die die emotionalen Aspekte, die mit den neuen Rollen einhergehen und die mit dem Selbstwertgefühl und manchmal auch der neuen Identitätsfindung zusammenhängen, aufgreifen und das Entwicklungspotenzial, das hierin liegt, fördern. Hier sind Coaching- oder Trainingsangebote gefragt, die im weitesten Sinne um das einst von Johann W. von Goethe geprägte Bild von „Wurzeln und Flügeln" herum arbeiten, die narrative Verknüpfung mit dem früheren Selbst anregen und daran anknüpfend die Möglichkeiten im Gastland erkunden und zur Aktivität motivieren, vor allem, wenn unerwartete Wendungen auftreten.

Die Geschichte von Izabella ist eine reale Geschichte, aber auch ein Ausnahmebeispiel. Ich möchte jedoch einen Moment innehalten und reflektieren, welche Voraussetzungen hier erfolgsleitend waren.

Folgende Faktoren haben eine Rolle gespielt:
- Bewusste Entscheidung der Partnerin für das Auslandsleben
- Erkennen von Vorteilen, die dieses Leben für die Partnerin bringt
- Akzeptanz, dass das Paar fast vollständig von dem Geld des Ehemanns lebt
- Aktive Nutzung des Spielraums zur Umsetzung lang gehegter Wünsche und Interessen

6.3.2 Belastungen der Partnerschaft

> » Ein Umzug in ein anderes Land ist nicht einfach und kann einer Paarbeziehung wirklich schaden. Unsere Beziehung ist jedoch noch besser und stärker geworden. (Spanische Expatriate, 37, 2,5 Jahre in der Schweiz)

Im zweiten Cluster unseres Fragebogenteils ging es um „Belastungen der Partnerschaft". Hier wirken zum einen chronische Stressoren auf die Beziehung ein, wie der Zeitmangel der Expatriates, die Enttäuschung des Partners oder der Partnerin, wenn die Stellensuche erfolglos war, oder der Anspruch, allen Rollen wie beispielsweise Standortleiter, Familienvater und Ehemann gerecht werden zu müssen. In unserer Studie sahen die Expatriates für sich hier das größte Problem.

Der Fragebogen-Cluster „Belastungen der Partnerschaft" umfasste folgende Items:
- Zu wenig Zeit mit dem Partner/der Partnerin
- Verschlechterung der Beziehung zum Partner/zur Partnerin
- Umgang mit der Enttäuschung des Partners/der Partnerin über die Entsendung
- Unvereinbarkeit mit zu vielen gegensätzlichen Wünschen/Erwartungen von anderen (nach Brown 2008, Cluster „Relationship Strains")

In Paarbeziehungen sprechen wir häufig von Spill-over-Effekten, d. h., einem der beiden Partner gelingt es nicht, den Stress allein zu bewältigen, und er oder sie trägt ihn dann in die Beziehung, wodurch der Partner indirektem Stress ausgesetzt ist. Allerdings kann die Arbeitslosigkeit des begleitenden Partners durch die Verringerung des Haushaltseinkommens auch vom indirekten zum direkten chronischen Stressor werden und somit beide Partner betreffen, da sich die Möglichkeit der Freizeitaktivitäten reduziert und Gespräche über Geld die Stimmung häufiger ins Negative kippen lassen.

Bei verstärkter Belastung, ob akut oder chronisch, neigen viele Paare dazu, sogenannte negative dyadische Strategien wie Kritisieren, Dominieren, Entwerten, Bekämpfen des Partners oder persönlichen Rückzug einzusetzen, obwohl sie sich zu anderen Zeiten positiv aktiv oder emotional unterstützen (Bodenmann 2005, S. 45). Ein häufiges Auftreten dieser negativen dyadischen Coping-Strategien ist demnach ein Prädiktor für eine negative Beziehungsqualität und ein erhöhtes Scheidungsrisiko. Laut Bodenmann kann es durch den Einfluss externer Stressoren, in diesem Fall also durch Schwierigkeiten mit Gegebenheiten im Gastland, durch kulturelle Unterschiede oder Probleme in zwischenmenschlichen Beziehungen zu oberflächlicheren Interaktionen in der Paarbeziehung kommen, wodurch die emotionalen Bedürfnisse der Partner schlechter erfüllt werden. Entfremdungsgefühle eines oder beider Partner können dann die Ursache für vermehrte partnerschaftliche Konflikte werden (2005). So entsteht im schlimmsten Fall schließlich durch die Stresspotenzierung innerhalb der Partnerschaft und das erneute Einsetzen negativer dyadischer Coping-Strategien ein Teufelskreis.

Erkennen die Partner die Stressoren, so haben sie die Möglichkeit, ihnen konstruktiv zu begegnen. Problematischer ist es hingegen, wenn die Stressoren entweder nicht wahrgenommen oder, wie im Fall der in der Regel oft relativ gut situierten Expatriates, als „Luxusproblem" herabgesetzt oder auf das Auslandsleben und damit als „sowieso unlösbar" eingestuft werden. Dies kann eine schleichende Erosion der Beziehung bewirken und dazu führen, dass die Paare weniger oder kaum noch mit angenehmen Erlebnissen und Gefühlen gefüllte Zeit miteinander verbringen und sich ein reduziertes Wir-Gefühl einstellt.

Verschlechtert sich die Paarbeziehung, geht eine äußerst wichtige Ressource im Gastland verloren, denn besonders in der ersten Zeit sind die Partner oft der einzige oder wichtigste Kontakt füreinander, vor allem, wenn kleine Kinder betreut werden müssen, nicht genügend Sprachkenntnisse vorhanden sind oder persönliche Dispositionen für hohe Neurotizismuswerte vorliegen (Karney et al. 2005).

6.3.2.1 Die Partnerschaft als Ressource

Wir untersuchten in unserer Studie den Zusammenhang der positiven Coping-Strategien mit der Anpassung an das Gastland. Positive Coping-Strategien umfassen „emotions- und sachbezogene Unterstützungsformen, die dem Partner die Bewältigungsarbeit nicht abnehmen, sondern dessen Coping-Bemühungen unterstützen, z. B. empathisches Verständnis (emotionsbezogen) oder Mithilfe bei der Analyse der Probleme (sachbezogen). Beim delegierten dyadischen Coping wird die gestresste Person unterstützt, indem der Partner stellvertretend Aufgaben und Tätigkeiten übernimmt" (Gmelch et al. 2008).

In allen Fällen ergaben sich signifikante Zusammenhänge zwischen den Coping-Strategien und der Anpassung, sowohl bei Expatriates als auch bei den Partnern, und zwar stärkere als zwischen Anpassung und Sprachkenntnissen oder Auslandserfahrung. Die Befragten, die mit den Coping-Strategien in ihrer Beziehung zufrieden waren, gaben auch höhere Werte bei der Zufriedenheit mit der Auslandsentsendung an. Dieser Befund belegt einmal mehr die Wichtigkeit der Zufriedenheit beider Partner, die zum Teil auch von den partnerschaftlichen Coping-Strategien abzuhängen scheint.

6.3.2.2 Unterstützende Maßnahmen und Ressourcenaktivierung

Paarbeziehungen sind auf so vielgestaltige Art und Weise erfolgreich, wie es Individuen sind. Doch ein Erkennen der Spill-over-Effekte und die Reflexion der eigenen Coping-Strategien können die Stressbelastung reduzieren. Auch sind Paarbeziehungen eine Privatangelegenheit, aber Unternehmen können Informations- und Gesprächsangebote machen.

Idealerweise erfolgt dies durch neutrale Dritte vor allem in der Auswahlzeit, bevor eine Entscheidung für die Auslandsentsendung gefallen ist. Doch auch humorvoll aufbereitete Bausteine in vorbereitenden Trainings oder während der Entsendungsphase können dazu beitragen, die Resilienz zu stärken.

6.3.3 Ortsbedingte Schwierigkeiten

> Meiner Erfahrung nach sind die Schweizer höflich, aber nicht an Freundschaften interessiert. Sie haben ihre Familie und ihre Freunde, und als Expatriate wird man wie ein Außenseiter behandelt. (Englische Partnerin, 36, 10 Monate in der Schweiz)

Dass Kontakte zur Schweizer Bevölkerung für Expatriates manchmal schwer herzustellen sind, mag an der Sprachsituation in der Schweiz mit dem Hochdeutschen als Amtssprache und dem Schweizerdeutschen als Kommunikationssprache liegen. Ein anderer Grund kann in dem hohen Ausländeranteil von 25 % begründet sein (Bundesamt für Statistik 2016). Insgesamt bewerten Expatriates die Schweiz aber abgesehen von den hohen Lebenshaltungskosten als Entsendungsland positiv in Bezug auf das Sicherheitsempfinden, die Lebensqualität und das Arbeitsumfeld (Gratwohl 06.09.2017). Entsprechend berichteten die Befragten in unserer Untersuchung, dass die Belastungen aus dem Cluster „ortsbedingte Schwierigkeiten" niedrig seien.

Dieses Cluster umfasste folgende Items:
- Herausforderungen des täglichen Lebens wie Autofahren, Einkaufen etc.
- Sorgen in Bezug auf Gesundheits- und Sicherheitsfragen
- Frustration im Umgang mit der Kultur des Landes
(nach Brown 2008, Cluster „Local Pressures")

Wie wirken sich jedoch Entsendungen in Risikoländer auf Expatriates aus? Hierzu wurde an der Hamburger Universität eine Studie durchgeführt, die untersuchte, ob direkte und indirekte Auswirkungen von Terrorismus ein zusätzliches Stressempfinden hervorrufen und wie sich dieses auf die Arbeitseinstellung sowie auf die konkrete Arbeitsleistung auswirkt. Die wichtigste Erkenntnis des Forschungsteams war, dass die höchste Belastung aus familieninternen Konflikten resultierte, die sich um die Sicherheit drehten. In der Folge führte dies laut den Studienautoren dazu, dass Expatriates ihre Arbeit negativer bewerteten und sich sogar emotional von ihren Kollegen im Gastland entfernten, weil sie in diesen potenziell gefährliche Personen sahen (Bader und Berg 2013).

6.3.3.1 Unterstützende Maßnahmen

Das entsendende Unternehmen ist in der Pflicht, Expatriates in Risikoländern zu schützen. Wichtig für den psychologischen Umgang mit der Gefährdungssituation sind hierbei
- Sachinformationen: Risikoeinschätzungen von Experten
- Der Aufbau eines Netzwerks von vertrauenswürdigen Kontaktpersonen vor Ort, die vor gefährlichen Aktivitäten warnen können
- Gute soziale Kontakte mit Kollegen
- Unterstützung von Seiten des Unternehmens
- Verlässliche Auswahlverfahren

6.4 Fazit und Ausblick

Keineswegs sollte nach diesem Beitrag der Eindruck entstehen, dass man besser „Zuhause" bleibt. Dem soll an dieser Stelle mit Entschiedenheit vorgebaut werden: Es ging vielmehr darum, die Wechselwirkung zwischen äußeren Einwirkungen und eigenen Bewältigungsstrategien aufzuzeigen. Es ging des Weiteren darum, deutlich zu machen, dass Gefühle von Unsicherheit und kurzzeitiger Überforderung zu einem Umzug ins Ausland dazugehören. Dennoch sollten sie nicht lange anhalten: Trotz aller unvermeidbaren Unsicherheiten und unerwarteten Verläufe sollte die Gewissheit zurückerlangt werden, Einfluss auf die Situation nehmen zu können, damit man sich auf das Abenteuer einlassen kann, die Welt und sich selbst immer weiter kennen zu lernen und einen Beitrag zur Entwicklung der Zukunft zu leisten.

In Teilen braucht es hierfür Unterstützung von außen: Die hohe Zahl der Kommentare von Partnern unserer Studie zu erfolglosen Bemühungen um eine Arbeitsstelle zeigt ebenso wie die ausgedehnte Forschungsliteratur, dass Unternehmen noch stärker als bisher den systemischen Aspekt von Auslandsentsendungen bedenken müssen. Sendet man eine Person ins Ausland, so hat das Auswirkungen auf das Beziehungsnetz dieses Menschen. Denkbar sind kreative Konzepte, so beispielsweise Stellen für die Partner in der eigenen ausländischen Betriebsstätte einzurichten, die Finanzierung von Weiterbildungen oder die Unterstützung, Beschäftigung in einer humanitären Organisation zu finden oder im unternehmenseigenen CSR-Programm. Dies setzt auf der anderen Seite die vorurteilsfreie Begutachtung dieser Konzepte auf Seiten von Partnern und Expatriates voraus. Mit solchen Maßnahmen würde der Karriereweg der Partner nicht unterbrochen, sondern durch die „Employability" erhöhende interkulturelle Kompetenzen bereichert.

Coaches und Trainer sind gefragt, ihren Klienten und Teilnehmenden wo nötig zu erläutern, dass der Anpassungsprozess nicht immer einfach ist und Stressmomente birgt. Eine Akzeptanz und Einordnung der Situation kann den Druck mindern, „funktionieren" zu müssen. Daneben braucht es Unterstützung und Aktivierung, denn die Komfortzone muss erst neu geschaffen werden. Und letztlich gilt es wie in vielen Bereichen, größere Offenheit und Strukturen zu schaffen, damit Menschen, die auf eine Krise zusteuern, rechtzeitig Unterstützung suchen, um sich selbst zu helfen, Spill-over-Effekte zu vermeiden und ihre Arbeitsfähigkeit zu erhalten.

Literatur

Bader, B., & Berg, N. (2013). An empirical investigation of terrorism-induced stress on expatriate attitudes and performance. *Journal of International Management, 19*(3), 163–175.

Bhaskar-Shrinivas, P., Harrison, D. A., Shaffer, M. A., & Luk, D. M. (2005). Input-based and time-based models of international adjustment: Meta-analytic evidence and theoretical extensions. *Academy of Management Journal, 48*, 257–281.

Black, J. S., & Stephens, G. K. (1989). The influence of the spouse on American expatriate adjustment and intent to stay in Pacific Rim overseas assignments. *Journal of Management, 15*, 529–544.

Black, J. S., Mendenhall, M., & Oddou, G. (1991). Toward a comprehensive model of international adjustment: An integration of multiple theoretical perspectives. *Academy of Management Review, 16*, 291–317.

Bodenmann, G. (2005). Dyadic coping and its significance for marital functioning. In T. A. Revenson, K. Kayser, & G. Bodenmann (Hrsg.), *Couples coping with stress – emerging perspectives on dyadic coping* (S. 33–49). New York, Oxfordshire: American Psychological Association.

Brown, R. J. (2008). Dominant stressors on expatriate couples during international assignments. *The International Journal of Human Resource Management, 19*, 1018–1034.

Buchwald, P., & Hobfall, S. E. (2013). Die Theorie der Ressourcenerhaltung: Implikationen für den Zusammenhang von Stress und Kultur. In P. Genkova, T. Ringeisen, & F. T. L. Leong (Hrsg.), *Handbuch Stress und Kultur* (S. 127–138). Osnabrück: Springer.

Bundesamt für Statistik: Sektion Demografie und Migration. (2016). ▶ https://www.bfs.admin.ch/bfs/de/home/statistiken/bevoelkerung/migration-integration/auslaendische-bevoelkerung.html. Zugegriffen: 18.10.2017.

Deutsches Institut für Medizinische Dokumentation und Information (Hrsg.). (Version 2016). ICD-10-GM-Version 43.2 Kulturschock. ▶ http://www.dimdi.de/static/de/klassi/icd-10-gm/kodesuche/onlinefassungen/htmlgm2016/block-f40-f48.htm. Zugegriffen: 1.10.2017.

Eggerth, D. A., & Flynn, M. A. (2013). Immigration: Implikationen Stress und Gesundheit. In P. Genkova, T. Ringeisen, & F. T. L. Leong (Hrsg.), *Handbuch Stress und Kultur* (S. 127–138). Osnabrück: Springer.

Filipp, S. H. (1995). Ein allgemeines Modell für die Analyse kritischer Lebensereignisse. In S. H. Filipp (Hrsg.), *Kritische Lebensereignisse* (3. Aufl.). Weinheim: Psychologie Verlags Union.

Fischer, M., & Fischer, U. (1995). Wohnortwechsel und Verlust der Ortsidentität als nicht-normative Lebenskrisen. In S. H. Filipp (Hrsg.), *Kritische Lebensereignisse* (3. Aufl.). Weinheim: Psychologie Verlags Union.

Furnham, A. (2012). Culture shock. *Revista de Psicológéa de la Educación, 7,* 9–22.

Gmelch, S., Bodenmann, G., Meuwly, N., Ledermann, T., Steffen-Sozinova, O., & Striegl, K. (2008). Dyadisches Coping Inventar (DCI): ein Fragebogen zur Erfassung des partnerschaftlichen Umgangs mit Stress. *Zeitschrift für Familienforschung, 20,* 185–202.

Gratwohl, N. (6.9.2017). Viele Expats in der Schweiz sind mit ihrer Wahlheimat nicht besonders zufrieden. ▶ https://www.nzz.ch/wirtschaft/rangliste-der-destinationen-expats-in-der-schweiz-vermissen-die-gastfreundschaft-ld.1314656. Zugegriffen: 1.12.2017.

Harrison, D. A., Shaffer, M. A., & Bhaskar-Shrinivas, P. (2004). Going places: Roads more and less traveled in research on expatriate experiences. *Research in personnel and human resources management,* 199–247.

Hyslop, L. (2010). Settling in is expats' biggest worry when moving abroad. ▶ http://www.telegraph.co.uk/expat/expatnews/8109569/Settling-in-is-expats-biggest-worry-when-moving-abroad.html. Zugegriffen: 15.09.2017.

Karney, B. R., Story, L. B., & Bradbury, T. N. (2005). Marriages in context: Interactions between chronic and acute stress among newlyweds. Couples coping with stress: Emerging perspectives on dyadic coping, (S. 13–32). Washington: American Psychological Association

Kupka, B., & Cathro, V. (2007). Desperate housewives–social and professional isolation of German expatriated spouses. *The International Journal of Human Resource Management, 18,* 951–968.

Lysgaard, S. (1955). Adjustment in a foreign society: Norwegian Fulbright grantees visiting the United States. *International Social Science Bulletin, 7,* 45–51.

Matsumoto, D., LeRoux, J. A., Bernhard, R., & Gray, H. (2004). Unraveling the psychological correlates of intercultural adjustment potential. *International Journal of Intercultural Relations, 28,* 281–309.

Mercer (Hrsg.). (2015). Worldwide survey of international assignment policies and practices. ▶ https://www.mercer.com/our-thinking/international-assignments-survey-2015.html. Zugegriffen: 1.12.2017.

Neméth, A. (2015). Why international companies continue to use expatriate managers even though it is a very expensive option. ▶ https://de.slideshare.net/attilanemeth0001/expatriates-at-coca-cola. Zugegriffen: 1.10.2017.

Permits Foundation (Hrsg.) (2002). International Mobility and Dual Career Survey of International Employers. ▶ https://www.permitsfoundation.com/wp-content/uploads/2013/04/Permits-Global-Employers-Survey-2012.pdf. Zugegriffen: 01.10.2017.

Permits Foundation (Hrsg.). (2009). International Survey of expatriate spouses and partners: Employment, work permits and international mobility. Den Haag. ▶ https://www.permitsfoundation.com/wp-content/uploads/2013/04/Spousal-survey-new-style.pdf. Zugegriffen: 8.10.2017.

Ponterotto, J. G., & Fietzer, A. W. (2014). Multiculturalism and Adjustment. In V. Benet-Martínez & Y. Hong, (Hrsg.), *The Oxford Handbook of Multicultural Identity*. New York.

Wiener, D., & Grossmann, M. (2011). Potenziale und Herausforderungen der ExpatsIntegration in der Region Basel. Ecos Basel. ▶ http://www2.ecos.ch/download/Expats.pdf. Zugegriffen: 25.09.2017.

Messung der Resilienzstärke von Individuen, Teams und Organisationen

Inhaltsverzeichnis

Kapitel 7   Stark im Arbeitsleben – Instrumente zur
            Erfassung und Förderung von Resilienz – 101
            Roman Soucek, Christian Schlett und Nina Pauls

Kapitel 8   Resilienzdiagnostik und neue Coaching-Ansätze
            für die VUCA-Welt – 115
            Ella Gabriele Amann

Kapitel 9   Messung organisationaler Resilienz: Zentrale
            Elemente, Schutz- und Risikofaktoren – 133
            *Jutta Heller, Brigitte Huemer, Ingrid Preissegger,
            Karsten Drath, Fritz Zehetner und Ella Gabriele Amann*

Stark im Arbeitsleben – Instrumente zur Erfassung und Förderung von Resilienz

Bereit für Turbulenzen? Wie Beschäftigte durch individuelle und organisationale Resilienz auf ihrem Weg durch unbeständige Zeiten gestärkt werden können

Roman Soucek, Christian Schlett und Nina Pauls

7.1	**Resilienz im Arbeitsleben – 102**	
7.1.1	Individuelle Resilienz – 103	
7.1.2	Resilienz von Teams – 103	
7.1.3	Organisationale Resilienz – 104	
7.2	**Instrumente zur Erfassung von Resilienz – 105**	
7.3	**Instrumente zur Förderung von Resilienz – 107**	
7.3.1	Webbasierte Trainings – 107	
7.3.2	Präsenzbasierte Formate – 110	
7.4	**Betriebliche Implementierung der Instrumente – 111**	
7.5	**Fazit – 112**	
	Literatur – 113	

© Springer Fachmedien Wiesbaden GmbH, ein Teil von Springer Nature 2019
J. Heller (Hrsg.), *Resilienz für die VUCA-Welt*,
https://doi.org/10.1007/978-3-658-21044-1_7

Gerade in komplexen und unbeständigen Zeiten gewinnt die Resilienz von Beschäftigten und Organisationen an Bedeutung. Resilienz unterstützt die erfolgreiche Bewältigung von Krisen und setzt an verschiedenen Ebenen im Unternehmen an. Zur systematischen Erschließung von Resilienz im Arbeitsleben stellen wir neu entwickelte Instrumente zur Erfassung und Förderung von Resilienz vor. Zum einen betrifft dies eine webbasierte Plattform, auf der die eigene Resilienz ermittelt und mit einem Benchmark verglichen werden kann. Zum anderen werden webbasierte Trainings zur Förderung von Resilienz und ihre Wirksamkeit vorgestellt. Diese Instrumente werden um präsenzbasierte Interventionsformate ergänzt, und abschließend wird die Umsetzung eines betrieblichen Resilienzmanagements vorgestellt.

Sicherlich kennen Sie jemanden in Ihrem Kollegenkreis, dem die Widrigkeiten des Berufsalltags nichts anhaben können. Rückschläge und Probleme werden schnell und mühelos gemeistert, und scheinbar verleiht die erfolgreiche Bewältigung von Krisen zusätzliche Kraft. Dieser Person kann man eine ausgeprägte „Resilienz" attestieren. Doch was verbirgt sich hinter dem Begriff der Resilienz? Was zeichnet resiliente Beschäftigte und Organisationen aus, und wie kann man diese fördern?

7.1 Resilienz im Arbeitsleben

Die heutige Arbeitswelt ist durch eine zunehmend hohe Komplexität und Unbeständigkeit gekennzeichnet, was die Beschäftigten vor besondere Anforderungen stellt und sich negativ auf ihre psychische Gesundheit auswirken kann (z. B. Rau und Buyken 2015). Psychische Erkrankungen nahmen in den letzten Jahren weiter zu und stehen mit 17,1 % an zweiter Stelle der Ursachen für Arbeitsunfähigkeiten (Marschall et al. 2017). Resilienz ist ein viel versprechender Ansatzpunkt, um mit hohen Anforderungen gut umgehen zu können und dadurch die psychische Gesundheit zu schützen.

Resilienz wird oft mit der „psychischen Widerstandskraft" beschrieben. Damit ist nicht gemeint, dass man immun gegen Stress ist, sondern dass man sich von stressigen Situationen schnell erholt und dadurch die eigene Handlungsfähigkeit sicherstellt. Resilienz beschreibt die erfolgreiche Bewältigung von Krisen und schützt damit die psychische Gesundheit von Beschäftigten (Vanhove et al. 2016). Angesicht dieser Bedeutung von Resilienz stellt sich die Frage, wie Resilienz im Arbeitsleben konzeptualisiert wird, wie man das Ausmaß an Resilienz erfassen kann und wie man Resilienz im Arbeitsleben fördern kann.

Der Begriff der Resilienz bezieht sich nicht nur auf einzelne Personen, sondern wird auch auf Teams und ganze Organisationen angewendet (Mühlfelder et al. 2015). Soucek et al. (2016) stellten hierzu ein umfassendes Modell der Resilienz im Arbeitsleben vor, das die Ebenen von Individuen, Teams und der Organisation berücksichtigt. Auf den Ebenen von Individuen und Teams unterscheidet das Modell zwischen Ressourcen und Prozessen. Ressourcen sind situationsübergreifende Eigenschaften von Personen und Teams, welche Prozesse bzw. Verhaltensweisen fördern, die letztlich zu einer erfolgreichen Bewältigung einer Krise beitragen und damit die psychische Gesundheit und Leistungsfähigkeit erhalten. Die Organisation stellt dabei das Umfeld dar, in dem Individuen und Teams agieren (Soucek et al. 2016). Der folgende Überblick fasst die weiteren Ausführungen zusammen und zählt für die einzelnen Ebenen die inhaltlichen Facetten von resilienten Verhaltensweisen auf.

> **Inhaltliche Facetten von resilienten Verhaltensweisen**
> **Individuen**
> Resilientes Verhalten beschreibt den Umgang mit aufgetretenen Problemen.
> – Emotionale Bewältigung
> – Positive Umdeutung
> – Umfassende Planung
> – Fokussierte Umsetzung

> **Teams**
> Resiliente Teams erkennen Diskrepanzen zwischen Anforderungen und Ressourcen und stimmen diese flexibel aufeinander ab.
> - Erkennen und Weitergabe relevanter Entwicklungen
> - Überprüfung der Arbeitsaufteilung und -abfolge
> - Flexible Reaktion auf Probleme
>
> **Organisationen**
> Resiliente Organisationen vermitteln ein Verständnis für aktuelle Entwicklungen sowie interne Strukturen und Prozesse; im Bedarfsfall werden Ressourcen flexibel bereitgestellt.
> - Information über aktuelle Entwicklungen
> - Förderung der Kenntnis interner Strukturen und Prozesse
> - Flexible Bereitstellung von Ressourcen

7.1.1 Individuelle Resilienz

Auf der Ebene von Individuen wird zwischen personalen Ressourcen der Resilienz und resilientem Verhalten unterschieden (Soucek et al. 2015). Personale Ressourcen kann man als Eigenschaften bzw. Schutzfaktoren von Personen verstehen, die über die Zeit hinweg aufgebaut werden. Die folgenden Konstrukte stellen drei personale Ressourcen dar, die für Resilienz zentral sind (vgl. Soucek et al. 2015):
- Achtsamkeit: offene und unvoreingenommene Haltung gegenüber neuen Situationen und Erfahrungen (Kabat-Zinn 1990)
- Selbstwirksamkeit: Überzeugung, zukünftige Herausforderungen erfolgreich meistern zu können (Bandura 1997)
- Optimismus: zuversichtlicher Blick auf bevorstehende Ereignisse und die Erwartung von positiven Ergebnissen (Carver und Scheier 2005)

Entgegen früherer Annahmen wird Resilienz heute nicht nur als stabile Eigenschaft verstanden, sondern als Prozess (Fletcher und Sarkar 2013). Dies deckt sich mit der Einsicht, dass die personalen Ressourcen ihre Wirksamkeit im Arbeitskontext erst durch die Anwendung verschiedener Strategien bzw. resilienter Verhaltensweisen entfalten. Ebenso bezieht sich die grundlegende Definition von Resilienz auf den Umgang mit Krisen, so dass neben personalen Ressourcen auch Verhaltensweisen berücksichtigt werden sollten. Einfacher ausgedrückt: Was tun resiliente Personen, um eine Krise erfolgreich zu bewältigen? Im Zuge der Entwicklung eines Fragebogens zum resilienten Verhalten bei der Arbeit wurden die folgenden Facetten extrahiert und empirisch bestätigt (Soucek et al. 2015):
- Emotionale Bewältigung: erfolgreicher Umgang mit den eigenen emotionalen Reaktionen (z. B. Ärger, Unruhe)
- Positive Umdeutung: auftretende Probleme bei der Arbeit werden als Möglichkeit begriffen, eigene Fähigkeiten einzubringen
- Umfassende Planung: Abwägung verschiedener Lösungsmöglichkeiten von Problemen
- Fokussierte Umsetzung: die Problemlösung wird ausdauernd verfolgt; Ablenkungen wird widerstanden

Individuelle Resilienz umfasst somit stabile personale Ressourcen wie auch situative Strategien zum Umgang mit hohen Anforderungen. Dabei fördern die personalen Ressourcen resilientes Verhalten, das schließlich zur Bewältigung von Problemen am Arbeitsplatz und zur psychischen Gesundheit beiträgt.

7.1.2 Resilienz von Teams

Teamresilienz beschreibt die Fähigkeit von Teams, sich schnell auf veränderte Anforderungen einzustellen und von Krisen zu erholen. Nach Soucek et al. (2016) steht bei der Teamresilienz vor allem die Interaktion der Beschäftigten im Vordergrund, so dass im

Vergleich zur individuellen Resilienz andere inhaltliche Aspekte relevant werden (eine alternative Konzeptualisierung findet sich bei Schulte et al. 2016).

Inhaltlich bezieht sich Teamresilienz auf die Prozesse innerhalb einer Arbeitsgruppe, die den Umgang mit neuen Anforderungen oder Veränderungen in der Organisation ermöglichen (vgl. Soucek et al. 2018). Resiliente Teams zeichnen sich dadurch aus, dass sie eine Diskrepanz zwischen Anforderungen und Ressourcen schnell erkennen. Eine Diskrepanz kann zum einen dann entstehen, wenn sich die Anforderungen an ein Team ändern, so dass diese mit der bisherigen Aufgabenverteilung im Team nicht mehr erfüllt werden können. Zum anderen kann sich die Zusammensetzung des Teams ändern (z. B. durch Krankheit, Arbeitsplatzwechsel), so dass bestehenden Anforderungen nicht mehr entsprochen werden kann. In beiden Fällen ist eine flexible Anpassung notwendig, etwa durch eine Veränderung der Aufgabenverteilung innerhalb des Teams, um entweder geänderte Anforderungen erfüllen zu können oder um Ausfälle zu kompensieren (vgl. Soucek et al. 2018). Zusammengefasst zeichnen die folgenden drei Facetten die Teamresilienz aus:

- Erkennen und Weitergabe von Veränderungen der Anforderungen
- Konstruktiver Umgang mit Fehlern und Überprüfung der Zusammenarbeit
- Flexible Reaktion auf unerwartete Probleme durch Anpassung der Ressourcen

7.1.3 Organisationale Resilienz

Die allgemeine Definition von Resilienz kann man auch auf Organisationen anwenden. So würde eine Organisation dann als resilient bezeichnet, wenn sie Krisen unbeschadet übersteht und sich schnell von diesen erholt. Aus unserer Sicht greift diese Definition allerdings zu kurz und bietet zudem wenige Ansatzpunkte für die Förderung von organisationaler Resilienz, da lediglich die Handlungsfähigkeit der Organisation festgestellt würde. Vielmehr schlagen wir eine organisationspsychologische Perspektive vor, bei der die Organisation das Umfeld darstellt, in dem Beschäftigte und Teams agieren. Aus dieser Perspektive ist eine Organisation dann resilient, wenn sie förderliche Rahmenbedingungen schafft und das resiliente Verhalten von Beschäftigten und Teams unterstützt (Soucek et al. 2018). Im Vordergrund steht somit die Frage, wie Arbeitsbedingungen gestaltet werden können, damit Individuen und Teams resilient agieren können. Welche inhaltlichen Facetten hier zum Tragen kommen, kann nicht abschließend festgelegt werden, und dementsprechend sind die folgenden Facetten keine exklusive Auswahl, sondern vielmehr beispielhaft zu verstehen. Im Folgenden werden Beispiele vorgestellt, die verdeutlichen, was organisationale Resilienz aus Sicht von Individuen und Teams bedeuten kann.

Organisationale Resilienz aus Sicht der Beschäftigten ist dann gegeben, wenn das resiliente Verhalten durch organisationale Ressourcen unterstützt wird. Diese Ressourcen umfassen Aspekte wie etwa:

- Handlungsspielraum
- Unterstützung durch Vorgesetzte
- Angemessene Arbeitsmenge und Arbeitsintensität

Organisationale Resilienz aus der Sicht von Teams ist dann gegeben, wenn die Teamresilienz unterstützt wird. Soucek et al. (2018) schlagen hierzu ein Modell vor, bei dem die Facetten der Teamresilienz auf organisationaler Ebene eine inhaltliche Entsprechung haben. Es handelt sich dabei um die folgenden Facetten organisationaler Resilienz:

- Die Organisation hält die Mitarbeitenden über aktuelle Entwicklungen auf dem Laufenden.
- Die Organisation schafft ein Verständnis der Strukturen und Prozesse innerhalb der Organisation.
- Die Organisation stellt Ressourcen flexibel bereit, um eine Reaktion auf unvorhergesehene Probleme zu ermöglichen.

Zusammengefasst umfasst Resilienz im Arbeitsleben personale und organisationale Ressourcen sowie Prozesse und berücksichtigt die Interaktion zwischen den verschiedenen Ebenen einer Organisation (Soucek et al. 2016).

7.2 Instrumente zur Erfassung von Resilienz

Auf Grundlage der soeben vorgestellten Konzeptualisierung von Resilienz wurden Fragebögen zum resilienten Verhalten bei der Arbeit (Soucek et al. 2015) sowie der Teamresilienz und organisationalen Resilienz entwickelt (Soucek et al. 2018). Diese Diagnoseinstrumente stehen auf einer webbasierten Resilienzplattform zur Verfügung (► https://www.resilire.de).

Auf dieser webbasierten Plattform können die Fragebögen eigenständig ausgefüllt werden, die Auswertung und Rückmeldung der Ergebnisse erfolgt automatisiert. Die Auswertung differenziert zwischen den einzelnen Facetten resilienten Verhaltens bzw. der Teamresilienz und organisationalen Resilienz. In ◘ Abb. 7.1 ist die Auswertung des resilienten Verhaltens dargestellt. Das eigene Ergebnis ist mit einem blauen Punkt innerhalb der Spannbreite möglicher Antworten angezeigt. Bei dieser Darstellung haben wir uns bewusst gegen eine zahlenbasierte Rückmeldung entschieden, um den Anspruch der Plattform zu unterstreichen. Dieser besteht vor allem darin, einen ersten Anlass zu bieten, sich mit dem Thema der Resilienz auseinanderzusetzen und durch die Differenzierung zwischen einzelnen Facetten einen strukturierten Zugang zu vermitteln. Die Ergebnisdarstellung erlaubt zunächst einen Vergleich der einzelnen Facetten und bietet damit einen ersten Ansatzpunkt zur Identifikation von Handlungsfeldern.

Die graphische Rückmeldung des eigenen Ergebnisses wird für jede Facette durch eine Interpretation und Handlungsempfehlung ergänzt, die sich am jeweiligen Ergebnis orientieren. Das folgende Beispiel zeigt die Interpretation und Handlungsempfehlung für eine mittlere Ausprägung der Facette positive

Resilientes Verhalten bei der Arbeit

Resilientes Verhalten bei der Arbeit beschreibt die erfolgreiche Bewältigung von Problemen bei der Arbeit. Insbesondere wird damit ausgedrückt, wie schnell sich jemand von den Rückschlägen erholt und diese bewältigt. Resilientes Verhalten bei der Arbeit umfasst insgesamt vier Facetten, die weiter unten näher erläutert werden. Wenn Sie den Fragebogen mehrmals beantwortet haben, so beachten Sie bitte, dass sich die hier dargestellten Werte auf die letzte Erhebung beziehen.

Emotionale Bewältigung

Erfolgreicher Umgang mit den eigenen emotionalen Reaktionen (z. B. Ärger, Unruhe) auf Probleme, die bei der Arbeit auftreten.

Positive Umdeutung

Auftretende Probleme bei der Arbeit werden als Möglichkeit begriffen, eigene Fähigkeiten einzubringen und weiterzuentwickeln.

Umfassende Planung

Problemen bei der Arbeit wird mit einer umfassenden Planung und Abwägung verschiedener Lösungsmöglichkeiten begegnet.

Fokussierte Umsetzung

Die Lösung von Problemen bei der Arbeit wird ausdauernd verfolgt, Ablenkungen wird widerstanden.

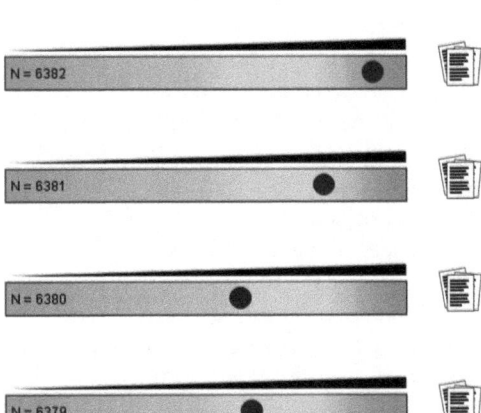

◘ **Abb. 7.1** Darstellung der Ergebnisse

Umdeutung. Die Handlungsempfehlung bietet einen ersten Impuls und Hinweis, wie die jeweilige Facette gefördert werden könnte; weitergehende Möglichkeiten der Förderung werden in ▶ Abschn. 7.3 vorgestellt.

Beispiel
Beschreibung: Auftretende Probleme bei der Arbeit werden als Möglichkeit begriffen, eigene Fähigkeiten einzubringen und weiterzuentwickeln.
Interpretation: Sie sind sich darüber im Klaren, dass Probleme und Schwierigkeiten bei der Arbeit nichts Ungewöhnliches sind. Sie wissen aber auch, dass sie oft mit Stress und Konflikten verbunden sind, weshalb Sie eine ambivalente Haltung dazu haben. Sie haben aber auch schon erlebt, dass sich solche auf den ersten Blick problematisch erscheinenden Situationen rückblickend als sehr lehrreich erwiesen und Sie weitergebracht haben.
Handlungsempfehlung: Hadern Sie nicht damit, wenn ein Problem vorliegt, sondern konzentrieren Sie sich stattdessen auf die Lösung des Problems und seiner Vermeidung in der Zukunft. Hier ist Ihre Energie deutlich wirkungsvoller eingesetzt als im Widerstand gegen das, was bereits eingetreten ist. Stellen Sie sich vor, wie es Ihnen gehen wird und was Sie alles können werden, wenn Sie diese Schwierigkeit überwunden haben. Welche Fähigkeiten, Stärken und Erfahrungen besitzen Sie bereits jetzt, die Ihnen bei diesem Problem zu Gute kommen?

Die webbasierte Plattform ermöglicht einen Vergleich der eigenen Resilienz mit einem Benchmark, der über 5000 Beschäftigte umfasst (Stand: Oktober 2017). Bevor der Benchmark angezeigt wird, wird den Teilnehmenden erklärt, dass der Vergleich lediglich eine erste Einschätzung darstellt. Der Benchmark wird als Farbverlauf dargestellt, bei dem die Interpretation nach dem „Ampelprinzip" erfolgt (◘ Abb. 7.1). Liegt der eigene Wert im grünen Farbspektrum, dann weist dies auf eine überdurchschnittliche Ausprägung hin; der eigene Wert liegt mehr als eine Standardabweichung über dem Mittelwert. Der gelbe Farbbereich entspricht einer durchschnittlichen Ausprägung, und schließlich verdeutlicht der rote Bereich, dass die eigene Resilienz unter dem Durchschnitt der gewählten Referenzgruppe liegt.

Um einen aussagekräftigen Vergleich zu ermöglichen, kann die Vergleichsgruppe des Benchmarks nach demographischen und berufsbezogenen Merkmalen (z. B. Alter, Geschlecht, Arbeitszeit und Führungsverantwortung) eingegrenzt werden. Der Benchmark wird dann neu berechnet, und die Farbbereiche verschieben sich entsprechend dem Mittelwert und der Standardabweichung der neuen Referenzgruppe. Bei der Darstellung haben wir uns gegen eine Normierung der individuellen Werte entschieden, da dies zur Folge hätte, dass sich dieser Wert je nach Referenzgruppe verschiebt und bei den Teilnehmenden zu Irritationen führen könnte. Stattdessen verschiebt sich das Farbspektrum im Hintergrund, was den Teilnehmenden vermitteln soll, dass das eigene Ergebnis je nach Kontext anders zu interpretieren ist.

Zusammengefasst dient die Plattform einer ersten Einschätzung der Resilienz und soll durch die differenzierte Auswertung der einzelnen Facetten ein Verständnis für inhaltliche Aspekte und Schwerpunkte der weiteren Entwicklung aufzeigen. Dadurch wird ein gemeinsames Verständnis für Resilienz geschaffen, so dass ein Austausch in beteiligungsorientierten Verfahren ermöglicht wird (▶ Abschn. 7.3.2). Die Plattform kann auch als Evaluationsinstrument eingesetzt werden, wie im folgenden Beispiel kurz beschrieben.

Beispiel
Auf der webbasierten Plattform wird jedem Teilnehmenden eine anonyme Kennung zugeteilt, die aus einer zufälligen Zeichenfolge besteht. Diese Kennung kann von den

Teilnehmenden auch selbst bestimmt werden, sofern die Kennung noch nicht verwendet wurde. Nach dem Ausfüllen des Fragebogens haben die Teilnehmenden die Möglichkeit, sich einen Merkzettel mit der Kennung herunterzuladen, so dass sie sich nochmals an der Plattform anmelden und ihre Ergebnisse einsehen können. Die Kennung erlaubt zudem eine wiederholte Einschätzung der Resilienz, so dass die zeitliche Entwicklung der Resilienz deutlich werden kann. Ein Anwendungsfall wäre die Evaluation einer Intervention, wie z. B. ein Training zur Förderung von Resilienz. Durch die Einschätzung der Resilienz vor und nach einer Intervention kann deren Wirksamkeit beurteilt werden.

7.3 Instrumente zur Förderung von Resilienz

Zur Förderung von Resilienz bieten sich verschiedene Interventionsformate an. Im Folgenden gehen wir auf webbasierte Trainings zur Förderung der personalen Ressourcen von Resilienz ein. Diese webbasierten Trainings, welche durch präsenzbasierte Formate ergänzt werden könnten, die im Anschluss beschrieben werden, bilden die Grundlage für resilientes Verhalten.

7.3.1 Webbasierte Trainings

Die webbasierten Trainings setzen an den personalen Ressourcen der Resilienz an (Soucek et al. 2016). Zu diesen personalen Ressourcen der Achtsamkeit, Selbstwirksamkeit und des Optimismus wurden drei Kurse entwickelt (Pauls et al. 2018). Jeder Kurs besteht aus fünf Modulen, für die jeweils ca. 10 Minuten Bearbeitungszeit vorgesehen sind. In ◘ Abb. 7.2 werden die Inhalte der drei Kurse im Überblick dargestellt.

– Der Kurs „Achtsam sein" fördert eine unvoreingenommene Haltung gegenüber Ereignissen im Alltag. Dies wird erreicht, indem eine Konzentration auf die aktuelle Situation erfolgt und ein achtsamer Umgang mit den eigenen affektiven Reaktionen auf Ereignisse vermittelt wird. Festgefahrene Denkmuster werden entlarvt, und so können Gewohnheiten überwunden werden, die einer unvoreingenommenen Haltung im Wege stehen würden. Schließlich wird eine wohlwollende Haltung der eigenen Person gegenüber gefördert.
– Das Ziel des Kurses „An sich glauben" besteht in der Stärkung der beruflichen Selbstwirksamkeitserwartung. Dazu erfolgt eine Reflexion der bisherigen

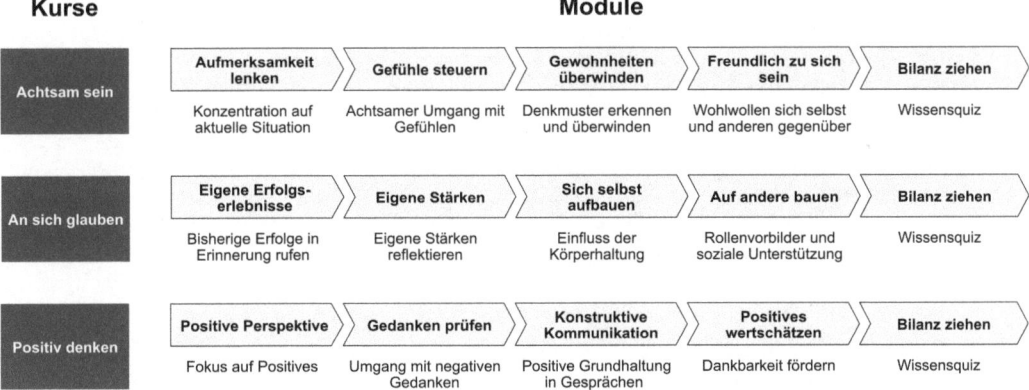

◘ Abb. 7.2 Inhalte der Kurse zur Förderung der Resilienz

Erfolge im Berufsleben sowie der eigenen Stärken. Mit der Vergegenwärtigung des Einflusses der Körperhaltung und Möglichkeiten der sozialen Unterstützung wird eine zuversichtliche Grundhaltung gegenüber zukünftigen Herausforderungen gefördert.

- Der Kurs „Positiv denken" zielt auf eine optimistische Grundhaltung ab, indem der Fokus auf positive Aspekte gelegt wird sowie negative Gedanken aufgedeckt und hinterfragt werden. Dadurch wird der Blick für erfreuliche Umstände des Arbeitsalltags geweitet und deren Wertschätzung gefördert.

Die Kurse schließen jeweils mit einem Modul „Bilanz ziehen" ab, das die zentralen Inhalte des Moduls in Form eines Wissensquiz zusammenfasst. Dieses Quiz dient zum einen zur Evaluation des Kurses und soll zum anderen inhaltliche Missverständnisse ausräumen. Dazu wird bei falschen Antworten eine kurze Erläuterung der jeweiligen Frage und der richtigen Antwort eingeblendet. ◘ Tab. 7.1 stellt vier Fragen und Lösungen des Wissensquiz aus dem Kurs „An sich glauben" vor.

Der Aufbau der Kurse folgt einem gleichbleibenden Schema. Zunächst werden zum Beginn jeder Sitzung im Abschnitt „Worum geht es?" die Lernziele vermittelt sowie formale Hinweise zu Sitzungsdauer und benötigten Hilfsmitteln (z. B. Kopfhörer) gegeben. Anschließend wird das Thema der jeweiligen Sitzung mit einer Kernaussage eingeleitet und anhand eines Beispiels aus dem betrieblichen Kontext erläutert. Jedes Modul ist mit einer Bildgeschichte illustriert, die das Verständnis für die Inhalte anhand von Metaphern und Sinnbildern vertieft. Im Anschluss

◘ **Tab. 7.1** Modul „Bilanz ziehen" zum Kurs „An sich glauben" (Auszug)

Fragen

1. Um Selbstwirksamkeit zu fördern, hilft es, die eigenen Schwächen zu kennen und sich in diesen Bereichen gezielt zu verbessern.	☐ Wahr ☐ Falsch
2. Eine kurzfristige Steigerung der Selbstwirksamkeit kann durch Körperhaltungen, insbesondere durch sogenannte Power-Posen, erzielt werden.	☐ Wahr ☐ Falsch
3. Sich in herausfordernden Situationen an andere Personen (z. B. Kollegen, Freunde) zu wenden, die ähnliche Situationen schon erfolgreich bewältigt haben, untergräbt die Selbstwirksamkeit, weil man damit zeigt, dass man die Situation alleine (d. h., ohne Hilfe von anderen) nicht lösen konnte.	☐ Wahr ☐ Falsch
4. Sich zu verdeutlichen, welche Personen in Ihrem Umfeld Fertigkeiten oder Beziehungen aufweisen, die Sie selbst nicht (in diesem Ausmaß) besitzen, stärkt die Selbstwirksamkeit.	☐ Wahr ☐ Falsch

Lösungen

1. Diese Aussage ist falsch. Sich auf seine Schwächen zu konzentrieren verringert die Überzeugung, zukünftige Herausforderungen zu bewältigen. Es kann nötig sein, an den eigenen Schwächen anzusetzen, dies würde aber keine Maßnahme zur Förderung der Selbstwirksamkeit darstellen.

2. Diese Aussage ist wahr. Die Körperhaltung wirkt sich direkt auf unser Verhalten aus. Wenn Sie Power-Posen einnehmen, d. h., Posen, bei denen Sie sich groß machen und machtvoll wirken, spüren Sie unmittelbar mehr Zuversicht, auch die bevorstehenden Aufgaben bewältigen zu können.

3. Diese Aussage ist falsch. Selbstwirksamkeit bedeutet nicht, alles alleine lösen zu müssen! Die Unterstützung und Orientierung, die andere bieten, stellt sogar eine wichtige Ressource dar, die uns zuversichtlicher stimmt, schwierige Situationen bewältigen zu können.

4. Diese Aussage ist wahr. Eine solche Betrachtung stärkt die Selbstwirksamkeit, da Sie dadurch einen Überblick erhalten, welche Personen Sie in welcher Weise unterstützen können.

Stark im Arbeitsleben – Instrumente zur Erfassung …

finden sich mehrere Übungen, welche die Lerninhalte verdeutlichen und zur Reflexion des eigenen Erlebens und Verhaltens im Arbeitsalltag beitragen sollen. Diese Übungen umfassen interaktive Elemente, wie z. B. das Ausfüllen eines Lückentextes, „Hotspots" die nach dem Anklicken weitere Informationen liefern oder einen virtuellen Dialog bei dem die Teilnehmenden zwischen mehreren möglichen Antworten wählen und hierzu eine Rückmeldung erhalten (◘ Abb. 7.3). Die Übungen sind inhaltlich an den Arbeitskontext angelehnt, um den Transfer in die Praxis zu unterstützen. Einige Übungen laden dazu ein, die eigene Situation am Arbeitsplatz zu reflektieren. Am Ende jedes Moduls werden weiterführende Materialen (z. B. Übungsblätter, Audioübungen) zum Download angeboten, um Interessierten die Möglichkeit zu bieten, die Themen weiter zu vertiefen.

7.3.1.1 Evaluation der webbasierten Trainings

Die webbasierten Trainings wurden in mehr als 15 betrieblichen Fallstudien eingesetzt und von den Teilnehmenden überwiegend positiv beurteilt. Darüber hinaus zeigte sich ein Lernzuwachs infolge des Trainings (Pauls et al. 2018). In ◘ Abb. 7.4 sind beispielhaft die Ergebnisse der Evaluation eines betrieblichen Partners im Zeitverlauf dargestellt; die Erhebungen fanden vor den Trainings (Pre), nach den einzelnen Trainings (Post 1–3) und vier Wochen nach dem letzten Training statt (Follow-up). Das Diagramm auf der linken Seite verdeutlicht, dass infolge des webbasierten Trainings die personalen Ressourcen der Achtsamkeit, Selbstwirksamkeit und Optimismus gesteigert werden konnten und vier Wochen nach Abschluss des Trainings auf einem höheren Niveau verblieben sind. Das Diagramm auf der rechten Seite veranschaulicht die weitergehende Wirkung des Trainings. Zum einen führte das Training zu mehr resilientem Verhalten bei der Arbeit sowie zu einer Verbesserung von Indikatoren der psychischen Gesundheit. Die emotionale Erschöpfung nahm infolge des Trainings deutlich ab, wobei das Arbeitsengagement leicht zunahm. Eine weitere Untersuchung

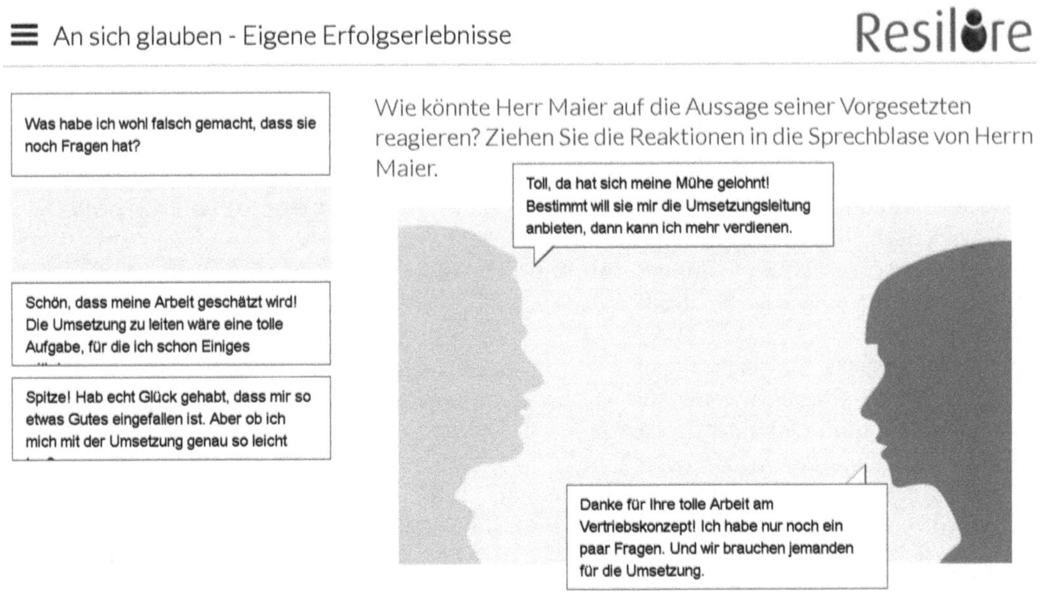

◘ Abb. 7.3 Beispielseite des webbasierten Trainings. (© Haufe-Lexware GmbH & Co KG, mit freundlicher Genehmigung)

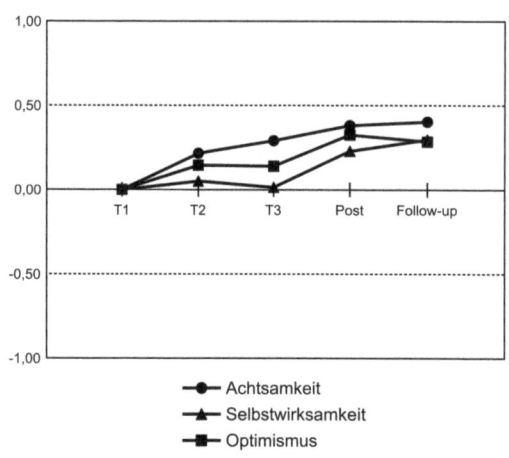
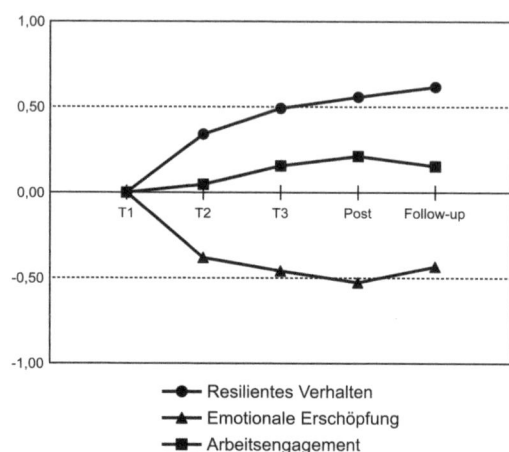

◘ Abb. 7.4 Evaluationsergebnisse der webbasierten Trainings

zeigt vergleichbare Auswirkungen des webbasierten Trainings und untermauert diese Ergebnisse (Soucek et al. 2017). Diese Untersuchung zeigt zudem, dass insbesondere die Zunahme des resilienten Verhaltens mit einer Verbesserung der psychischen Gesundheit einhergeht (vgl. auch Pauls et al. 2016). Damit erweist sich das resiliente Verhalten als ein wirksamer Ansatzpunkt zur Sicherstellung der psychischen Gesundheit am Arbeitsplatz.

Zusammengefasst konnten mit diesen Trainings die personalen Ressourcen sowie das resiliente Verhalten gesteigert und die psychische Gesundheit verbessert werden. Aus den bisherigen betrieblichen Einsätzen des Trainings lassen sich Empfehlungen für den weiteren Einsatz webbasierter Trainings aussprechen:

- Das webbasierte Training umfasst insgesamt 15 Module, was im Falle einer durch die Teilnehmenden selbst gesteuerten Bearbeitung ein nicht zu unterschätzendes Maß an Disziplin erfordert. Der Einsatz des Trainings sollte deshalb Unterstützung bieten, wie etwa Hinweise auf die benötigte Zeitdauer oder die Möglichkeit, einen individuellen Trainingsplan festzulegen.
- Pro Sitzung sollte nur ein inhaltliches Modul bearbeitet werden. Damit erhalten die Teilnehmenden Zeit, die Übungen und Hinweise am Arbeitsplatz auszuprobieren und das Trainingsmodul bei Bedarf zu wiederholen.
- Der Abschluss der Trainings sollte den Transfer in den Arbeitsalltag fördern, wie etwa mit einer abschließenden Veranstaltung oder durch eine Vertiefung im Rahmen von weiterführenden Workshops.

7.3.2 Präsenzbasierte Formate

Die soeben vorgestellten webbasierten Trainings eignen sich als ein guter Einstieg, da sie an grundlegenden Ressourcen ansetzen und flexibel am Arbeitsplatz oder zu Hause ohne weitergehende Vorbereitung ausprobiert werden können. Da jedoch die tatsächliche Bewältigung von Problemen durch resilientes Verhalten erfolgt, sollten weitergehende Trainingsformate eingesetzt werden, welche die Entwicklung von spezifischen Handlungsstrategien für den Umgang mit Problemen am Arbeitsplatz fördern. Hier bieten sich insbesondere präsenzbasierte Formate an, die einen Austausch unter den Teilnehmenden ermöglichen. Das folgende Beispiel beschreibt den Einsatz der Diagnoseinstrumente im Rahmen eines beteiligungsorientierten Formats.

Beispiel
Die Instrumente zur Erfassung von Resilienz können mit einem Workshop kombiniert werden. Auf der einen Seite sind Mitarbeitende einer Abteilung mit ähnlichen Herausforderungen konfrontiert, und auf der anderen Seite dürfen die einzelnen Beschäftigten unterschiedliche Strategien zur Bewältigung dieser Herausforderungen aufweisen. Durch die Bearbeitung der standardisierten Fragebögen werden ein gemeinsames Verständnis von Resilienz geschaffen und Unterschiede in Bewältigungsstrategien für ähnliche Situationen offengelegt. Die Zielsetzung eines Workshops könnte schließlich der Austausch über diese unterschiedlichen Handlungsstrategien sein, so dass den Beteiligten neue Möglichkeiten zur Bewältigung ähnlicher Probleme aufgezeigt werden, die auch an ihrem Arbeitsplatz einsetzbar wären.

Ebenso könnten die Instrumente zur Einschätzung der Resilienz zur Teamentwicklung eingesetzt werden. Anhand des Fragebogens schätzen die Teammitglieder ihre Wahrnehmung der gemeinsamen Zusammenarbeit ein. Wenn diese Einschätzungen deutlich auseinanderfallen, könnte dies ein Hinweis auf eine fehlende gemeinsame Sichtweise sein, was letztlich ein Indikator fehlender Resilienz wäre. Die Diskussion möglicher Unterschiede in der Wahrnehmung und Einschätzung der Zusammenarbeit bildet die Grundlage für die anschließende Teamentwicklung, in der ein gemeinsames Verständnis der Zusammenarbeit entwickelt wird. Die webbasierte Plattform kann dazu um die Darstellung des Ergebnisses einer Arbeitsgruppe erweitert werden; dazu werden in der Abbildung der Mittelwert und die Standardabweichung dieser Gruppe graphisch veranschaulicht.

In den vorangegangenen Beispielen wurden die Instrumente zur Einschätzung von Resilienz als Ausgangspunkte eines gemeinsamen Erfahrungsaustausches vorgestellt. Ein weiterer Ansatzpunkt ist die Aneignung von Bewältigungsstrategien bzw. resilienten Verhaltensweisen anhand von ganzheitlichen Lernsituationen (Pauls et al. 2018). Diese Lernsituationen sollten sich auf Situationen aus dem betrieblichen Tagesgeschäft beziehen, die in besonderem Maße eine resiliente Reaktion erfordern. Damit wird der Fokus auf besonders kritische Situationen gelenkt und der Austausch von konkreten Handlungsstrategien angeregt. Aufgrund der konkreten Situationen können diese mit verschiedenen Methoden erarbeitet werden, wie etwa Rollenspielen oder auch Handlungsvorsätzen, welche die Teilnehmenden für ihren Arbeitsplatz ausarbeiten und bei entsprechenden Problemsituationen bewusst anwenden sollen. Auf diese Weise wird das (implizite) Erfahrungswissen der Teilnehmenden erschlossen und für die Weitergabe an Kollegen sowie den Einsatz am Arbeitsplatz aufbereitet.

7.4 Betriebliche Implementierung der Instrumente

In den vorherigen Abschnitten wurden webbasierte Instrumente zur Erfassung und Förderung von Resilienz vorgestellt. Ein Vorteil der webbasierten Instrumente liegt sicherlich in der einfachen Skalierung; die Instrumente können einer Vielzahl von Mitarbeitenden angeboten werden, ohne dass zusätzliche Kosten entstehen. Allerdings wird es kaum ausreichen, einen Link an die Mitarbeitenden zu verschicken und davon auszugehen, dass dieses Angebot seine Nachfrage findet. Vielmehr bedarf die Implementierung dieser Instrumente flankierender Maßnahmen, die zum einen auf das Thema Resilienz aufmerksam machen und zum anderen weitergehende Angebote der Resilienzförderung bereitstellen.

Als vorbereitende Maßnahme kommt die Ankündigung von Maßnahmen zur Resilienzförderung in bestehenden Veranstaltungen oder Gremien des betrieblichen Gesundheitsmanagements in Betracht. Beispielsweise könnte das Thema in Gesundheitszirkeln angesprochen oder an Aktionstagen („Gesundheitstag") den Mitarbeitenden vorgestellt werden. Ebenso bieten Mitarbeitendenzeitschriften oder Newsletter geeignete Kanäle, um Interesse an dem Thema Resilienz zu wecken.

Als nachbereitende Maßnahmen sollten zumindest Ansprechpartner für das Thema ausgebildet und benannt werden. Beispielsweise beschreiben Pauls et al. (2018) die Ausbildung und Implementierung betrieblicher Resilienzmanager bzw. Resilienzlotsen. Bei den Resilienzmanagern handelt es sich um betriebliche Handlungsexperten, die in unterschiedlichen Unternehmensbereichen arbeiten und für eine beratende Tätigkeit mit dem Fokus Resilienz ausgebildet werden. Diese Manager fungieren als kollegiale Ansprechpartner für Themen der psychischen Gesundheit im Unternehmen (Pauls et al. 2018).

Das folgende Beispiel veranschaulicht, wie bei der Volksbank Freiburg eG ein umfassendes Resilienzmanagement implementiert wurde. Dabei wurden sowohl Maßnahmen zur Information über das Thema Resilienz sowie weitergehende Maßnahmen ergriffen, welche die Förderung von Resilienz nachhaltig in das betriebliche Gesundheitsmanagement einbinden.

Beispiel

Die Mitarbeitenden der Volksbank Freiburg eG wurden auf das Thema Resilienz mit unterschiedlichen Maßnahmen aufmerksam gemacht. Neben Beiträgen im Blog des Unternehmens wurde ein Video zum Thema Resilienz gedreht, das im Unternehmen zur Information eingesetzt wird. Im Video werden Mitarbeitende des eigenen Unternehmens befragt, was sie sich unter dem Begriff der Resilienz vorstellen. Im Anschluss wurde der Begriff umfassend mit Beispielen aus dem Berufsalltag erläutert. Der Vorteil des Einsatzes eigener Mitarbeitender als Darsteller im Video erhöht die Aufmerksamkeit und betont die Relevanz des Themas für das eigene Unternehmen. Ebenso fungieren diese Mitarbeitenden als erste Ansprechpartner für das Thema Resilienz.

Als Maßnahmen zur Förderung von Resilienz wurden die webbasierten Trainings zur Stärkung der personalen Ressourcen von Resilienz angeboten (▶ Abschn. 7.3.1) und betriebliche Resilienzmanager ausgebildet (▶ Abschn. 7.3.2). Unter der Leitung eines erfahrenen Arbeitspsychologen der Gesellschaft aufgabenorientiertes Lernen für die Arbeit, GALA e. V., entwickelten die Resilienzmanager zusammen mit der Personalentwicklung des Unternehmens ein Trainingshandbuch, das Handlungsstrategien für typische Situationen des Arbeitsalltags enthält. Diese Trainingshandbücher dienen schließlich der Schulung von Mitarbeitenden, bei denen die Resilienzmanager als Trainer und Multiplikatoren wirken (Pauls et al. 2018).

7.5 Fazit

In den vorhergehenden Ausführungen wurde vielfach von Krisen oder der Bewältigung von Problemen gesprochen, was nicht den Eindruck vermitteln soll, dass Beschäftigte vor allem dann Resilienz benötigen, wenn sie mit gravierenden und existentiellen Problemlagen konfrontiert sind. Ebenso sind damit nicht ausschließlich negative Ereignisse gemeint, sondern auch positive Ereignisse, wie etwa ein Projektzuschlag, der eine Erweiterung des eigenen Tätigkeitsprofils erfordert. Resilienz hilft beim Umgang mit alltäglichen Herausforderungen, und die erfolgreiche Bewältigung dieser „daily hassels" führt zu der Überzeugung, auch zukünftige Probleme erfolgreich meistern zu können. In diesem Sinne kann die Erfahrung des eigenen resilienten Verhaltens zur nachhaltigen Stärkung der personalen Ressourcen beitragen, die wiederum die Grundlage für resilientes Verhalten sind.

Wenn resiliente Beschäftigte mit hohen Anforderungen am Arbeitsplatz besser zurechtkommen, dann bedeutet dies im Umkehrschluss nicht, dass man resiliente Beschäftigte dauerhaft mit erhöhten Anforderungen konfrontierten sollte. Vielmehr würde eine andauernde Notwendigkeit resilienten Verhaltens auf strukturelle Probleme innerhalb der Organisation hinweisen, etwa wenn eine hohe Arbeitsmenge und -intensität zu einer dauerhaften Überforderung führen. Ein ganzheitliches Verständnis von Resilienz bezieht sich nicht nur auf einzelne Beschäftigte, sondern umfasst mit der organisationalen Resilienz auch den betrieblichen Gestaltungsrahmen, der den Beschäftigten einen ausreichenden Handlungs- und Entscheidungsspielraum einräumen sollte und auf diese Weise das resiliente Verhalten unterstützt. Erst durch die Abstimmung individueller und organisationaler Resilienz kann deren leistungs- und gesundheitsförderliches Potenzial voll zur Geltung kommen.

Literatur

Bandura, A. (1997). *Self-efficacy. The exercise of control.* New York: W.H. Freeman and Company.

Carver, C. S., & Scheier, M. F. (2005). Optimism. In C. R. Snyder & S. J. Lopez (Hrsg.), *Handbook of positive psychology* (S. 231–243). New York: Oxford University Press.

Fletcher, D., & Sarkar, M. (2013). Psychological resilience: A review and critique of definitions, concepts, and theory. *European Psychologist, 18,* 12–23. ▶ https://doi.org/10.1027/1016-9040/a000124.

Kabat-Zinn, J. (1990). *Full catastrophe living. How to cope with stress, pain and illness using mindfulness meditation.* London: Piatkus.

Marschall, J., Hildebrandt, S., Sydow, H., & Nolting, H.-D. (2017). Gesundheitsreport 2017, Analyse der Arbeitsunfähigkeitsdaten. Update: Schlafstörungen. In A. Storm (Hrsg.), *Beiträge zur Gesundheitsökonomie und Versorgungsforschung* (Bd. 16). Heidelberg: medhochzwei.

Mühlfelder, M., Steffanowski, A., & Borchard, L.-M. (2015). Psychische Resilienz: Betrachtungsebenen, Merkmale und Perspektiven für die angewandte psychologische Forschung und Praxis – Ein Überblick. *Wirtschaftspsychologie, 17,* 3–12.

Pauls, N., Krogoll, T., Schlett, C., & Soucek, R. (2018). Interventionen zur Stärkung von Resilienz im Arbeitskontext. In M. Janneck & A. Hoppe (Hrsg.), *Gestaltungskompetenzen für gesundes Arbeiten* (S. 71–85). Berlin: Springer.

Pauls, N., Schlett, C., Soucek, R., Ziegler, M., & Frank, N. (2016). Resilienz durch Training personaler Ressourcen stärken – Evaluation einer web-basierten Achtsamkeitsintervention. *Gruppe. Interaktion. Organisation. Zeitschrift für Angewandte Organisationspsychologie (GIO), 47,* 105–117. ▶ https://doi.org/10.1007/s11612-016-0315-9.

Rau, R., & Buyken, D. (2015). Der aktuelle Kenntnisstand über Erkrankungsrisiken durch psychische Arbeitsbelastungen. *Zeitschrift für Arbeits- und Organisationspsychologie, 59,* 113–129. ▶ https://doi.org/10.1026/0932-4089/a000186.

Schulte, E.-M., Gessnitzer, S., & Kauffeld, S. (2016). Ich – wir – meine Organisation werden das überstehen! Der Fragebogen zur individuellen, Team- und organisationalen Resilienz (FITOR). *Gruppe. Interaktion. Organisation. Zeitschrift für Angewandte Organisationspsychologie (GIO), 47,* 139–149. ▶ https://doi.org/10.1007/s11612-016-0321-y.

Soucek, R., Pauls, N., Ziegler, M., & Schlett, C. (2015). Entwicklung eines Fragebogens zur Erfassung resilienten Verhaltens bei der Arbeit. *Wirtschaftspsychologie, 17,* 13–22.

Soucek, R., Schlett, C., Pauls, N., Göritz, A. S., Wiesner, A., & Moser, K. (2017). *Enhancing resilience and well-being at work through web-based trainings on mindfulness and self-efficacy.* Manuscript submitted for publication.

Soucek, R., Ziegler, M., Schlett, C., & Pauls, N. (2016). Resilienz im Arbeitsleben – Eine inhaltliche Differenzierung von Resilienz auf den Ebenen von Individuen, Teams und Organisationen. *Gruppe. Interaktion. Organisation. Zeitschrift für Angewandte Organisationspsychologie (GIO), 47,* 131–137. ▶ https://doi.org/10.1007/s11612-016-0314-x.

Soucek, R., Ziegler, M., Schlett, C., & Pauls, N. (2018). Resilienz als individuelle und organisationale Kompetenz: Inhaltliche Erschließung und Förderung der Resilienz von Beschäftigten, Teams und Organisationen. In M. Janneck & A. Hoppe (Hrsg.), *Gestaltungskompetenzen für gesundes Arbeiten* (S. 27–37). Berlin: Springer.

Vanhove, A. J., Herian, M. N., Perez, A. L. U., Harms, P. D., & Lester, P. B. (2016). Can resilience be developed at work? A meta-analytic review of resilience-building programme effectiveness. *Journal of Occupational and Organizational Psychology, 89,* 278–307. ▶ https://doi.org/10.1111/joop.12123.

Resilienzdiagnostik und neue Coaching-Ansätze für die VUCA-Welt

Für ein selbstbestimmtes Leben im Spannungsfeld zwischen Agilität und Stabilität

Ella Gabriele Amann

8.1   Resilienzverständnis – 117

8.2   Das Phänomen VUCA-Welt – 117
8.2.1 Die VUCA-Welt – 119
8.2.2 Die SSEE-Welt – 120
8.2.3 Die REAL-Welt – 121
8.2.4 Erste Standortbestimmung für die Auftragsklärung – 121

8.3   Resilienz als Kompetenz und Diagnostik – 121

8.4   Persönlichkeitsdiagnostik – 122
8.4.1 Die sechs Persönlichkeitsanteile und das innere Parlament – 124

8.5   Resilienz-Kompetenz-Diagnostik – 126
8.5.1 Improvisation und Lernbereitschaft – 127
8.5.2 Optimismus, positive Selbst- und Fremdeinschätzung – 127
8.5.3 Akzeptanz und Realitätsbezug – 127
8.5.4 Lösungsorientierung und Kreativität – 127
8.5.5 Selbstregulation und Selbstfürsorge – 127
8.5.6 Selbstverantwortung und Gestaltungskraft – 128
8.5.7 Beziehungs- und Netzwerkpflege – 128
8.5.8 Zukunftsgestaltung und Visionsentwicklung – 128

© Springer Fachmedien Wiesbaden GmbH, ein Teil von Springer Nature 2019
J. Heller (Hrsg.), *Resilienz für die VUCA-Welt*,
https://doi.org/10.1007/978-3-658-21044-1_8

8.6	Die vier Ebenen des Coaching – 128	
8.7	Relevanz der Diagnostik in den vier Phasen des Resilienz-Coachings – 129	
8.7.1	Phase 1: Diagnostik und Krisenprophylaxe – 129	
8.7.2	Phase 2: Diagnostik und akute Kriseneindämmung – 130	
8.7.3	Phase 3: Diagnostik und schrittweise Krisenbewältigung – 130	
8.7.4	Phase 4: Diagnostik und nachträgliche Krisenverarbeitung – 131	
8.8	**Zusammenfassung – 131**	
	Literatur – 132	

Alltag und Arbeitswelt sind für Klienten immer weniger planbar. Die Anforderungen an Reaktionsgeschwindigkeit und Anpassungsprozessen nehmen zu. Mit dem Resilienzmodell nach dem Bambus-Prinzip® und dem VUCA-, SSEE- und REAL-World-Modell bieten wir Klienten einen schlüssigen Ansatz, mit dem sich diese Phänomene im Resilienzcoaching leichter nachvollziehen und Coaching-Aufträge klarer positioniert werden können. – Mit dem Einsatz einer dualen Persönlichkeits- und Resilienz-Kompetenz-Diagnostik von SIZE Prozess® werden für Klienten nicht nur individuelle Stress- und Verstimmungsmuster klar ersichtlich, sondern darüber hinaus auch die spezifischen Interventionsansätze für die Stärkung des Klienten direkt nachvollziehbar. Hypothesen und subjektive Einschätzungen des Coaches werden durch eine konkrete Datenlage konkretisiert. Zudem hilft die duale Resilienz-Kompetenz-Diagnostik dem Coach, eigene Stressmuster von denen des Klienten klarer abzugrenzen und damit Übertragungen vorzubeugen.

8.1 Resilienzverständnis

Zum besseren Verständnis des hier vorgestellten Coaching-Ansatzes möchte ich vorab kurz auf mein grundlegendes Resilienzverständnis eingehen, welches sich nachfolgend auch im Umgang mit dem VUCA-Phänomen und der hier vorgestellten Resilienzdiagnostik widerspiegelt. Im Englischen ist der Begriff „resilience" im allgemeinen Sprachgebrauch beheimatet und wird mit Elastizität und Spannkraft übersetzt. Er umschreibt im Allgemeinen die Fähigkeit, starke seelische Belastungen, ungewöhnliche Entwicklungsrisiken, aber auch erlebte Traumata mit möglichst wenig Schaden zu bewältigen. Im Englischen wird das Phänomen umgangssprachlich mit dem Ausdruck „to bounce back" umschrieben.
- **Engl. „resilience":** Elastizität, Spannkraft
- **„to bounce back":** to start to be successful again after a difficult period, for example after experiencing failure, loss of confidence, illness, or unhappiness

Das Wort Resilienz geht zurück auf das lateinische Wort „resilire", was so viel bedeutet wie zurückspringen oder abprallen, d. h., das resiliente Objekt ist aufgrund seiner Elastizität und Spannkraft in der Lage, von einem Stressor, der sich ihm entgegenstellt, zurückzuspringen, ähnlich einem Ball, der an eine Wand geworfen wird.
- **Lat. „resilire":** zurückspringen, abprallen, nicht anhaften
- **1. Person Singular, „resilio":** Ich springe ab, ich perle ab, ich hafte nicht an

Der Resilienzbegriff stammt – ähnlich wie der Stressbegriff – aus der Physik. Er bezeichnet die Fähigkeit eines Werkstoffes, sich verformen zu lassen und dennoch in die ursprüngliche Form zurückzufinden. Ganz allgemein ausgedrückt handelt es sich um die Toleranz eines Systems gegenüber Störungen. Bei dem Resilienzverständnis, welches Grundlage dieses Beitrages ist, stehen also Eigenschaften wie Beweglichkeit, Flexibilität, Anpassungsfähigkeit, aber auch das „nicht Anhaften" im Vordergrund. Hinzu kommen Form, Struktur und Eigenschaften des Systems, welche eine innere Spannkraft und ihm damit zugleich die erforderliche Stabilität ermöglichen. Resilienz vereint damit die grundlegenden Qualitäten von Agilität und Stabilität (◘ Abb. 8.1).

8.2 Das Phänomen VUCA-Welt

Der Umgang mit neuen Technologien und digitalen Medien hat unser Leben in den letzten 20 Jahren nachhaltig verändert. Das berufliche wie auch das private Leben ist geprägt von weltweiter Vernetzung, hoher Komplexität, ständiger Erreichbarkeit. Die Dauerpräsenz auf verschiedensten Social-Media-Kanälen kostet Aufmerksamkeit und stört die Konzentration. Alltag und Arbeitswelt sind weniger planbar als früher, die Anforderungen an Anpassungs- und Reaktionsgeschwindigkeiten nehmen zu. Klienten fällt es immer schwerer,

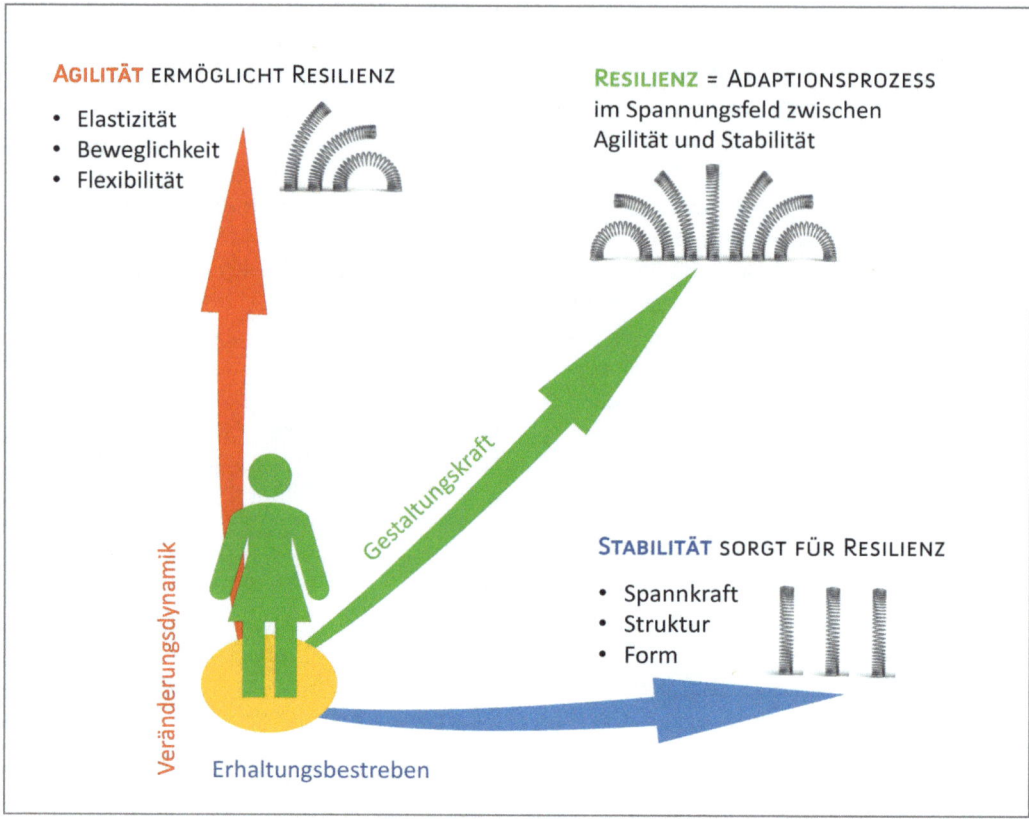

Abb. 8.1 Resilienzmodell nach dem Bambus-Prinzip®

Überforderungssituationen rechtzeitig wahrzunehmen, sich zu orientieren und sich die nötige Zeit für Regeneration, körperliche wie auch psychische Bedürfnisse zu nehmen. Latente Stress- und Verstimmungsmuster bestimmen Arbeitsorganisation und Kommunikationsverhalten.

Hinzu kommen tägliche Berichte von Naturkatastrophen, Terror und Wirtschaftskrisen. Auch wenn Statistiken immer wieder darauf verweisen, dass das Leben heute von weniger Krankheiten, Unfällen und Not geprägt ist – gefühlt ist die Welt für viele Menschen bedrohlich und unsicher geworden. Hoch dynamische Veränderungsprozesse in der Wirtschaft, Existenzängste sowie ein hoher Leistungs- und Anpassungsdruck bestimmen für viele Klienten den Berufs- und Familienalltag. Hinzu kommen eine alternde Bevölkerung und zusätzliche Belastungen durch Pflegefälle in der Familie. Auch die Zunahme an psychischen Erkrankungen seit Beginn der 2000er Jahre bleibt nicht ohne Folgen für die betroffenen Familien und Arbeitgeber. Das Leben wird nicht nur als immer schnelllebiger, es wird ebenso als unsicher, unberechenbar, komplex und mehrdeutig wahrgenommen – ein Phänomen, das unter dem Schlagwort „VUCA-Welt" diskutiert wird (◘ Abb. 8.2) (Amann und Alkenbrecher 2014).

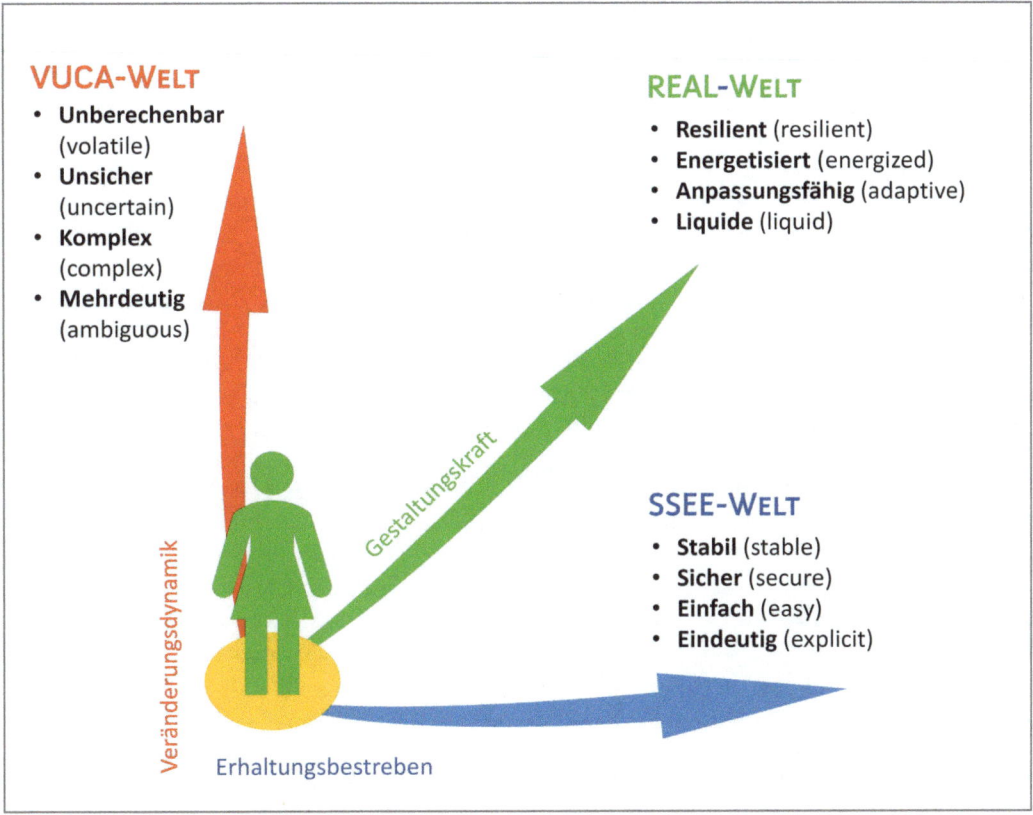

◘ Abb. 8.2   VUCA-, SSEE-, REAL-World-Modell nach dem Sowohl-als-auch-Prinzip®

8.2.1 Die VUCA-Welt

Das Akronym VUCA wurde bereits Ende der 1990er Jahre vom US Army War College eingeführt, um die oben genannten Phänomene zu beschreiben. Die Buchstaben stehen für „volatile", „uncertain", „complex" und „ambiguous". Übersetzt heißt dies:

— unberechenbar, sprunghaft, flüchtig („volatile")
— unsicher, ungewiss („uncertain")
— komplex, verzweigt, vielschichtig („complex")
— viel-, doppel-, mehrdeutig, unklar („ambiguous")

Doch das Phänomen VUCA-Welt beschreibt nur eine Seite der Erfahrungen, die ich in meiner Beratungs- und Coaching-Praxis seit Mitte der 1990er Jahre mache. Stresssymptome und psychische Belastungen zeigen sich ebenso bei jenen Klienten, die sich von den neuen Möglichkeiten und Wahlfreiheiten einer innovativen und immer agiler werdenden Wirtschaft stark angezogen fühlen, jedoch in Strukturen festsitzen, die es ihnen nicht ermöglichen, die neuen Freiheitsgrade für sich auszuloten. Das Phänomen Unterforderung, Langeweile, Einengung und Potenzialunterdrückung zeigt sich bei meinen jungen Klienten im schulischen Bereich ebenso wie bei Jugendlichen in der Ausbildungsphase oder bei Erwachsenen im beruflichen und familiären Umfeld.

Klienten sind zunehmend unzufrieden, frustriert, fühlen sich körperlich wie auch geistig nicht ausreichend gefordert und angeregt: Vielseitige Talente und Begabungen werden nicht abgerufen, Wissensdurst und Neugierde können nicht individuell befriedigt, und der Drang nach Bewegung und Autonomie muss laufend unterdrückt werden. Persönliche Risikobereitschaft, Abenteuerlust und Erfindungsreichtum bekommen ebenso wenig Raum und Anerkennung wie der Wunsch nach Veränderung und Mitgestaltung. Diese Klienten, Führungskräfte und Mitarbeiter sehnen sich förmlich nach den Phänomenen der VUCA-Welt und fühlen sich von einem System oder Umfeld eingeengt, für das ich, gemeinsam mit meinem Kollegen und Experten für Digitale Transformation Martin Ciesielski, das Akronym SSEE-Welt entwickelt habe.

8.2.2 Die SSEE-Welt

Das Leben und Arbeiten in der SSEE-Welt (ausgesprochen wie das englische Verb „see") findet in den ruhigeren Zeiten und Gewässern unseres Lebens statt. In der SSEE-Welt geht es im Gegensatz zur agilen, komplex-chaotischen VUCA-Welt, welche von einer Bewegungs- und Veränderungsdynamik bestimmt wird, um den natürlichen Aufbau und Erhalt von Stabilität, Struktur wie auch Ordnung. Veränderungen sind eher selten, werden strategisch geplant und Schritt für Schritt umgesetzt. Das Arbeitsleben ist eher von Routinen geprägt. Es ist überwiegend vorhersehbar, planbar. Seine einfachen bis komplizierten Mechanismen sind berechenbar. Das Akronym SSEE steht daher für

- stabil („stable")
- sicher („secure")
- einfach („easy")
- eindeutig („explicit")

In der Resilienzberatung begegnen wir Klienten, die aus den verschiedensten Gründen an ihre mentalen, emotionalen und körperlichen Grenzen gekommen sind. Dabei gibt es, wie dargestellt, keine einheitlichen Phänomene: Die einen sind stark gestresst, verunsichert und sehnen sich nach Struktur, Ordnung, Sicherheit und Orientierung. Andere sind extrem gelangweilt und unterfordert, weil sie sich von dem System, in dem sie agieren, mehr Autonomie und Gestaltungsfreiheit wünschen. Und so reicht die Bandbreite von Burnout- bis zu Bore-out-Syndromen. Klienten leiden unter schweren traumatischen Erlebnissen auf der einen Seite und unter einer unerträglichen Unterforderung und fehlenden Potenzialentfaltung auf der anderen Seite. Resilienzberatung und Krisenbewältigung kennt daher viele Gesichter und Ansätze.

VUCA- und SSEE-Welt stellen zwei Extreme dar. Diese können einerseits beschrieben werden, kommen andererseits in der realen Welt aber nie in ihrer Ausschließlichkeit, sondern nur in ihrer Gleichzeitig vor.

In der Coaching-Praxis benötigen wir daher einen sehr differenzierten und offenen Blick auf die Phänomene unserer Zeit. Dies ist ein oft noch neuer Blick, der es uns nach dem Sowohl-als-auch-Prinzip ermöglicht, auf die unendlichen Wechselwirkungen einer realen Welt zu blicken, die sich von jeher in einem natürlichen Spannungsfeld zwischen Agilität und Stabilität befindet:

- Leben und Tod
- Autonomie und Bindung
- Risiko und Sicherheit
- Zufall und Berechnung
- Prinzipien der Selbstorganisation und Mechanismen der bewussten Steuerung
- Schnelles Wachstum und scheinbare Stagnation
- Aktivität und Ruhe
- Unendliche Vielfalt kombiniert mit Momenten absoluter Eindeutigkeit

In der Coaching-Praxis nutzen wir das Akronym der REAL-Welt, um Klienten das Verständnis für den täglichen Balanceakt zwischen Agilität der VUCA-Welt und der Stabilität der SSEE-Welt zu verdeutlichen.

8.2.3 Die REAL-Welt

Der Resilienzbegriff ist für unsere heutige Zeit so relevant geworden, weil er beschreibt, wie Menschen und Systeme auf natürliche Art und Weise mit diesem stets im Fluss befindlichen Spannungsfeld umgehen und die jeweils situativ erforderlichen Anpassungsprozesse vornehmen. Resilienz steht für eine Metakompetenz und für das autonome wie auch bewusste Kompetenzspektrum, welches es Menschen und Systemen ermöglicht, auf körperlicher, mentaler, psychischer und struktureller Ebene das Spannungsfeld zwischen Erneuerungs- und Stabilisierungsenergie für die individuelle wie auch organisationale Entwicklung und Potenzialentfaltung zu nutzen. In unserem Modell beschreibt Resilienz daher die Gestaltungskraft der REAL-Welt. Das Akronym der REAL-Welt steht für:
- resilient | resilient
- energized | energetisiert
- adaptive | anpassungsfähig
- liquid | liquide

Das reale Leben und Arbeiten findet sowohl in den mal ruhigen und sicheren, mal in den turbulenten und unsicheren Zeiten statt. Ein im Grunde banales Selbstverständnis, welches wir aufgrund der historischen und kulturellen Entwicklung der letzten Jahrhunderte, die von einem überwiegend mechanistischen, linear-kausalen Weltbild geprägt war, vielfach erst wieder neu erfassen und dann auch mit anderen Methoden und Strategien als gewohnt handhaben müssen. VUCA- und SSEE-Welt sind immer da, zur gleichen Zeit, am gleichen Ort, in jeder Krise. Präsenz, Aufmerksamkeit und Achtsamkeit für den Moment helfen uns, diesen nur scheinbaren Widerspruch und seine Ambivalenzen in Einklang zu bringen. Resilienz, verstanden als die Toleranz eines Systems gegenüber Störungen, lebt davon, die Qualitäten beider Welten in sich zu tragen und zu einer nützlichen Überlebensstrategie zu vereinen.

8.2.4 Erste Standortbestimmung für die Auftragsklärung

Im Vorfeld des Resilienz-Coachings nutze ich für eine erste Standortbestimmung und Orientierung mit dem Klientensystem, z. B. Führungskraft, Team oder Mitarbeiter, einen Fragebogen, mit dem ermittelt werden kann, ob die Lebens- und/oder Arbeitsumgebung, in der sich der Klient aktuell befindet, eher von VUCA- oder SSEE-Welt-Qualitäten gekennzeichnet ist. Aus diesem Fragebogen lässt sich ableiten, welchen persönlichen Standpunkt der Klient aktuell zu seinem Coaching-Thema einnimmt und inwieweit sich für ihn in seiner REAL-Welt aktuell der Bedarf nach einem Spannungsausgleich in die eine oder andere Richtung ergibt. Langjährige Erfahrungen in der Resilienzberatung zeigen, dass für den Klienten diese erste Orientierung und das Aufzeigen des Spannungsfeldes eine erste Klarheit und mehr Verständnis über die Gesamtsituation mit sich bringen.

8.3 Resilienz als Kompetenz und Diagnostik

Wie verschiedene interdisziplinäre Forschungsansätze zur Resilienz zeigen, ist Resilienz nicht allein ein Persönlichkeitsmerkmal oder eine Eigenschaft bzw. Fähigkeit, die ein Klientensystem erst neu erlernen muss. Resilienz ist als ein komplexes Wechselwirkungssystem im Menschen von Natur aus veranlagt und wird im Rahmen der Neuroplastizität ebenso erforscht wie auf der Ebene des autonomen Nervensystems oder der Geweberesilienz. Die zentrale Frage ist, ob und wie ein Mensch im Hinblick auf eine aktuelle Herausforderung sein Potenzial zum resilienten Denken, Fühlen und Verhalten abrufen und damit seine Kompetenz im Umgang mit Stressoren, Problemstellungen und Krisensituationen zeigen kann.

Ziel eines jeden Resilienz-Coachings ist der **Zuwachs an Kompetenz des Klienten** im Umgang mit Krisen. Ob der Klient seine Resilienzkompetenzen in der jeweiligen Phase einer Krise situativ angemessen abrufen kann, lässt sich daran erkennen, dass sein **Denken, Fühlen und Handeln kongruent** und darauf ausgerichtet sind, eine **situativ angemessene Reaktion auf die aktuellen Herausforderungen** zu zeigen. In welchem Umfang der Klient seine Kompetenz zur Krisenbewältigung zeigen kann, wird bestimmt durch drei Faktoren.

- **Persönlichkeit:** Zur Persönlichkeit des Klienten gehören z. B. seine physiologischen wie auch psychologischen Bedürfnisse, seine Einstellungen, Werte und inneren Motivatoren.
- **Theoretisches Wissen und Fertigkeiten:** Hierzu gehört alles, was ein Klient in Schule, Aus- und Weiterbildung bisher gelernt hat, sein Wissen, seine Qualifikationen, Abschlüsse etc.
- **Erfahrungen und Kontextbedingungen:** Ob ein Mensch sein Potenzial und seine Kompetenzen zeigen kann, hängt zudem davon ab, welche Erfahrungen er bisher im Zusammenhang mit seinem Coaching-Thema gemacht hat und inwieweit der aktuelle Kontext ein angemessenes Handeln für ihn zulässt.

Im Resilienz-Coaching arbeite ich daher mit einer dualen Resilienzdiagnostik (◘ Abb. 8.3), deren Ansatz ich im Folgenden näher ausführen möchte.

Das Diagnoseverfahren besteht zum einen aus einer Persönlichkeitsdiagnostik, die mir und dem Klienten Erkenntnisse über seine psychologischen Grundbedürfnisse, über die aktuellen Stress- und Verstimmungsmuster sowie Lern-, Kommunikations- und Arbeitsstile liefert. Zum anderen besteht es aus einer Resilienz-Kompetenz-Diagnostik, aus der ich ablesen kann, inwieweit der Klient aktuell in der Lage ist, resilientes Verhalten tatsächlich abzurufen (◘ Abb. 8.3).

Die Diagnostik erfolgt zu Beginn und zum Ende eines Coaching-Prozesses, kann als Selbst- und Fremdwahrnehmung ausgewertet werden und eignet sich zum Einsatz bei Personen, Teams und Organisationen. Nachfolgend stelle ich die Persönlichkeitsdiagnostik nach SIZE Prozess® und die RZT® Resilienz-Kompetenz-Diagnostik kurz vor, um anschließend den Nutzen für die vier Phasen des Resilienz-Coachings aufzuzeigen.

8.4 Persönlichkeitsdiagnostik

Das Persönlichkeits- und Kommunikationsmodell von SIZE Prozess® basiert auf den wissenschaftlichen Erkenntnissen der (Tiefen)Psychologie, der Transaktionsanalyse Eric Bernes und seiner Nachfolger, auf der Bioenergetik nach Alexander Lowen und Ron Kurtz, auf klassischen psychologischen Persönlichkeitskonzepten sowie klassischen Modellen der Entwicklungspsychologie. Es wurde in seinen Grundlagen zwischen 2000 und 2004 von Hannes Sieber und Fritz Zehetner entwickelt und wird seit 2004 von Fritz Zehetner in professioneller Begleitung von vielen Experten/-innen im In- und Ausland bis zum heutigen Tag ständig weiterentwickelt. Vorrangiges Ziel der Weiterentwicklungsarbeit ist unter anderem die systemische Erweiterung des Modells, d. h., die Abkehr von einer rein **typologischen Betrachtung der Persönlichkeit.**

Aus heutiger Sicht von SIZE Prozess® erlebt der Mensch sich immer in Bezug zu seiner Umwelt, selbst im Rückzug (von ihr). Die Umwelt erlebt sich immer auf den Menschen bezogen. Die Beschreibung der Dynamik dieser gegenseitigen Bezogenheit stellt einen Kern von SIZE Prozess® dar, der sich in dem hier vertretenen Resilienzansatz widerspiegelt. Damit vereint SIZE Prozess® mit seinen Konzepten tiefenpsychologische, beziehungsorientierte und systemische Aspekte des menschlichen Miteinanders. Durch die starken psychologischen Wurzeln in der Transaktionsanalyse ist auch das Menschenbild hinter SIZE Prozess® stark beeinflusst durch

Resilienzdiagnostik und neue Coaching-Ansätze für die VUCA-Welt

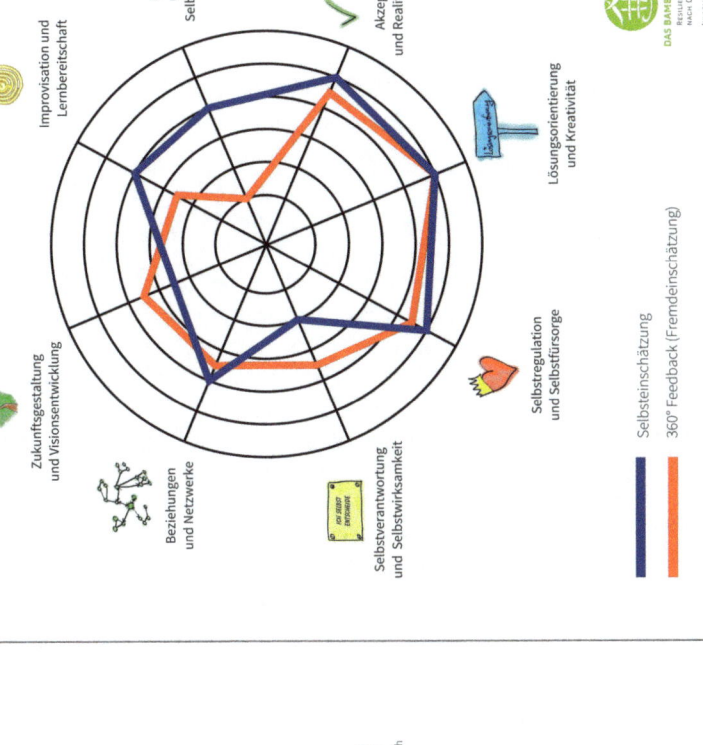

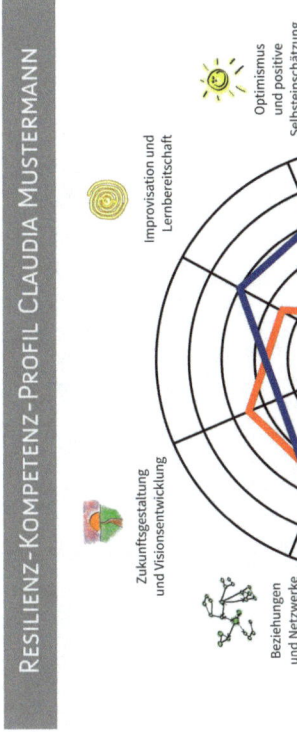

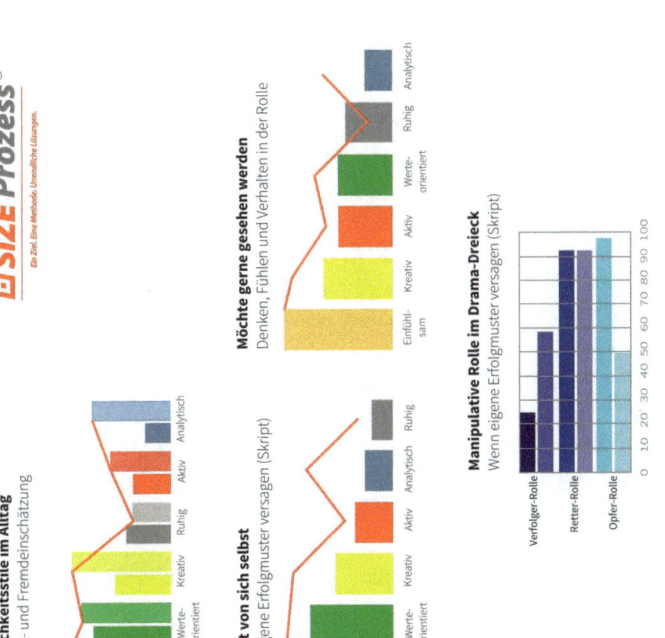

Abb. 8.3 Duale Persönlichkeits- und Resilienz-Kompetenz-Diagnostik, Beispiel aus SIZE Prozess® Human Performance Guide. (Zehetner 2017)

das humanistische Menschenbild. Es ist Orientierungspunkt für die Arbeitshaltung und den Arbeitsstil, basierend auf den folgenden Grundannahmen (in Anlehnung an Hennig und Pelz 1997, S. 13):

- Jeder Mensch ist seinem Wesen nach gut. Das bedeutet nicht, dass wir jedes Verhalten gutheißen, sondern zwischen dem „Sein" und dem „Tun" eines Menschen unterscheiden.
- Jeder Mensch kann denken im Rahmen seiner angeborenen Möglichkeiten.
- Jeder Mensch hat die Fähigkeit, sich zu bilden und zu entwickeln.
- Jeder Mensch ist lern- und veränderungsfähig.
- Jeder Mensch hat das Recht, seine Talente, Potenziale und Kompetenzen zu entfalten und zu vervollkommnen.
- Jeder Mensch kann Entscheidungen treffen und hat damit die Möglichkeit, sein Schicksal im Rahmen der Möglichkeiten zu entscheiden.
- Jeder Mensch trägt Verantwortung für sich selbst.

Entwicklungsziel bei der Arbeit mit SIZE Prozess® ist, in Anlehnung an E. Berne, der autonome Mensch mit der Möglichkeit, Spontaneität, Bewusstheit und Intimität zu leben im Sinne einer gesunden, selbstbestimmten Verbundenheit zu sich selbst und zur Welt (Berne 1967; Zehetner 2017). Autonom sein bedeutet hierbei:

- ein selbstbestimmtes und sozial verantwortliches Handeln zu zeigen,
- die Realität so zu sehen, wie sie ist (nicht wie ich sie gerne haben möchte) und entsprechend zu handeln,
- einen offenen und aufrichtigen Umgang mit den Mitmenschen zu pflegen,
- Vertrauen in sich und andere zu haben,
- Kontrolle über das eigene Denken, Fühlen und Handeln zu erreichen,
- solide und vernünftige Entscheidungen zu treffen und
- das Ausschöpfen des eigenen Potenzials an inneren und äußeren Möglichkeiten.

8.4.1 Die sechs Persönlichkeitsanteile und das innere Parlament

Nach dem Modell von SIZE Prozess® verfügt jeder Mensch über sechs verschiedene Persönlichkeitsstile (Ware 1983). Persönlichkeitsstile repräsentieren die beste Option, die ein Mensch für sich sieht, um zu überleben und um familiären und gesellschaftlichen Erwartungen gerecht zu werden (Joines und Stewart 2002, S. 6). SIZE Prozess® differenziert zwischen völlig gesunden und mehr oder weniger dysfunktionalen Persönlichkeitsstilen unter Verstimmung und Stress.

Unter Stress wird die Flexibilität der einzelnen Persönlichkeitsstile und/oder Kombinationen daraus erheblich eingeschränkt und ihr pathologisches Muster wird – einmal stärker und einmal schwächer – sichtbar. Mit anderen Worten: Verstimmungs- und Stressmuster repräsentieren die eher pathologischen Funktionsebenen, während die Persönlichkeitsstile den gesunden jeweiligen Stil der Anpassung beschreiben, soweit Klienten nicht unter Stress stehen (in Anlehnung an Joines und Stewart 2002).

Die sechs Persönlichkeitsstile stehen in einer steten Wechselwirkung zueinander und zu ihrer Umwelt. Sie prägen, je nach genetischer Veranlagung, individueller Erfahrungen und persönlicher Entwicklungsgeschichte, unser Denken, Fühlen und Handeln. Die Stile bilden zusammen ein sog. Ich-System, auch „Inneres Parlament" genannt wird. Jeder der sechs Persönlichkeitsanteile sorgt auf seine Weise dafür, dass die verschiedenen psychologischen Grundbedürfnisse des Klienten erfüllt werden. In ihrer Lebenswichtigkeit werden sie den vitalen Grundbedürfnissen nach Flüssigkeitszufuhr, Nahrung und Obdach an Bedeutung gleichgestellt.

Möchte der Klient energievoll und in der Lage sein, seine Potenziale (Begabungen, Talente) voll auszuschöpfen, müssen diese Bedürfnisse befriedigt werden. Die individuelle, energetische Verteilung der Stile prägt die Persönlichkeit des Klienten und die Art und Weise, wie er sich an wechselnde Lebens- und Arbeitsbedingungen anpassen kann. Sie prägen zudem seinen bevorzugten Kommunikationsstil und sorgen für ein gutes menschliches Miteinander.

Jeder Mensch schöpft aus allen sechs Persönlichkeitsanteilen, so dass die Anteile in Reinform (als sogenannte Typen) selten bis gar nicht vorkommen. Jede Person zeigt sie in einer bestimmten Kombination und individuellen Persönlichkeitsstruktur. Menschen besitzen mindestens einen Überlebensstil. Dieser dient dem Selbstschutz, wenn die Umwelt nicht mehr sicher ist oder scheint. Zudem einen Leistungsstil, um Leistungs- und Verhaltenserwartungen des Umfeldes zu erfüllen. Die Kombination der Persönlichkeitsstile bestimmt, wie eine Person ihre Umgebung wahrnimmt, wie sie zu ihrer Umwelt Kontakt aufnimmt und wie sie Probleme angeht und nach Lösungen sucht (Henning und Pelz 1997, S. 182).

SIZE Prozess® zeigt auf, was jede Persönlichkeit tun kann, um ihre Resilienz zu stärken, zu wachsen und in welchen Bereichen möglicherweise die Entwicklungsfelder liegen. Im Resilienz-Coaching geht es für den Klienten darum, das Zusammenwirken der verschiedenen Persönlichkeitsstile zu verstehen und um die Frage, wie er die sechs Stile flexibel und angemessen für die Erfüllung seiner Aufgaben einsetzen kann. Ziel ist, dass er nicht von inneren Konflikten blockiert wird, sondern in der Lage ist, sein Potenzial voll zu entfalten.

Obwohl jeder Klient aus allen sechs Persönlichkeitsanteilen schöpft, bestimmen die ersten ein bis drei Stile die Art und Weise, wie er primär auf die Erwartungshaltungen und Umwelteinflüsse reagiert. Sie geben einen Hinweis auf die für ihn wichtigsten psychologischen Grundbedürfnisse und auf den Verlauf seiner Stress- und Verstimmungsmuster. Für das Resilienz-Coaching geben die sechs Anteile eine Orientierung über folgende Fragen:

- Was sind seine wichtigsten Bedürfnisse und Motivatoren für Leistung und Arbeitszufriedenheit? Wodurch erfährt er Kraft und Energie?
- Welches sind die Begabungen und Talente des Klienten? Wie ist sein bevorzugter Zugang zu Aufgaben- und Problemlösungen?
- Wie ist seine bevorzugte Art und Weise, wie er in seinem Leben seine Zeit strukturiert und Zeit mit anderen Menschen verbringt?
- Welches sind seine bevorzugten Kontakt- und Kommunikationsmuster?
- Welches sind seine Stress- und Verstimmungsmuster und wie stark sind diese aktuell ausgeprägt?

Betrachten wir uns die sechs Anteile des inneren Parlaments.

8.4.1.1 Der einfühlsame Persönlichkeitsstil

Seine Stärke zeigt sich vor allem im beziehungsorientierten Mitfühlen: Dieser Anteil investiert in der Zusammenarbeit mit anderen die meiste Energie in das Gefühl. Es gelingt ihm damit gut, Beziehungen aufzubauen und Freundschaften zu erhalten. Dieser Anteil wird als warmherzig und fürsorglich erlebt. Steht er im inneren Parlament weit vorne, achtet der Klient vermutlich viel auf menschliche Wärme, Nähe und eine gute Beziehungspflege.

8.4.1.2 Der analytische Persönlichkeitsstil

Dieser Anteil steht für Informationen und das faktenorientierte Denken: In der Zusammenarbeit mit anderen ist dieser Anteil vor allem an der Sache interessiert und verwendet die meiste Energie für sein analytisches Denken. Dieser Stil wird als stets an der Sache interessiert, fragend und sachlich wahrgenommen. Liegt dieser Anteil beim Klienten weiter vorne, erlebt man ihn wahrscheinlich als zielstrebig, gut organisiert und auf der Suche nach Selbstbestätigung über Leistung und Kompetenz.

8.4.1.3 Der werteorientierte Persönlichkeitsstil

Die Betonung dieses Anteils liegt im werteorientierten Denken: Er bestimmt die Anforderungen an sich selbst und an andere.

Er zeigt sich im Arbeitskontext als gewissenhaft und ausdauernd. Er legt Wert auf Loyalität, Zuverlässigkeit, Werte, Ordnung und Autorität. Erfahrung und Tradition sind wichtige Eckpfeiler. Liegt dieser Anteil beim Klienten weit vorne, investiert er vermutlich viel Energie in sein werteorientiertes Denken und benötigt Zeit, um Vertrauen aufzubauen.

8.4.1.4 Der kreative Persönlichkeitsstil

Dank des kreativen Anteils meistert der Klient das Leben auch mit viel Humor: Dieser Anteil zeigt sich lebhaft, spielerisch, humorvoll und kreativ. Im Kontakt mit anderen sorgt er dafür, dass der Klient locker und manchmal auch ironisch sein kann. Steht dieser Stil beim Klienten weiter vorne, mag er vielleicht das Auffällige, manchmal auch Provozierende, und kommt gut damit klar, wenn er auch mal im Mittelpunkt steht. Die meiste Energie investiert dieser Stil in reaktives Verhalten, und er sucht den stimulierenden Kontakt zu anderen Menschen.

8.4.1.5 Der ruhige Persönlichkeitsstil

Menschen mit hohen ruhigen Anteilen mögen es hier und da auch zurückgezogen und beschaulich. Der ruhige Persönlichkeitsstil sorgt im Außen für die stilleren Momente und liebt es im Inneren dafür lebendig und phantasievoll. Liegt dieser Anteil beim Klienten weiter vorne, dann löst er seine Aufgaben und Probleme gerne in Ruhe und mit einem gewissen Abstand. Er wirkt auf andere manchmal still und zurückhaltend, doch investiert er seine meiste Energie in sein lebendiges und phantasievolles Denken. Sein Kopf ist voller Bilder, Ideen und Pläne.

8.4.1.6 Der aktive Persönlichkeitsstil

Dieser Anteil steht für Aktion und impulsives Handeln: Er sorgt dafür, dass der Klient sich aktiv, flexibel, charmant, überzeugend und spontan zeigen kann. Liegt dieser Persönlichkeitsstil beim Klienten weiter vorne, mag er vermutlich den Wettbewerb, herausfordernde Aufgaben und Situationen. Er kommt damit klar, im Mittelpunkt zu stehen, strebt nach Freiheit und Stimulation. Auch ist er offen dafür, Risiken einzugehen. Er investiert die meiste Energie in sein Handeln und treibt Veränderungen gerne zügig voran.

Ähnlich wie in einem gewöhnlichen Parlament beteiligen sich alle sechs Persönlichkeitsanteile an den täglichen Entscheidungen. Jeder Anteil steht für die Befriedigung wichtiger psychologischer Grundbedürfnisse. Und wie im wahren Leben auch, haben einige Parlamentsmitglieder ein stärkeres Stimmgewicht oder sie haben es leichter als andere, sich mit ihren Anliegen durchzusetzen. Hier unterscheidet sich die Arbeit mit dem inneren Parlament wesentlich von der Arbeit mit anderen Ansätzen, wie z. B. Typologien oder der Arbeit mit dem inneren Team nach Schulz von Thun. Die sechs Persönlichkeitsanteile nach dem Modell von SIZE Prozess® sind klar definiert und stehen in einer energetischen Reihenfolge zueinander. Diese Reihenfolge lässt sich durch das diagnostische Verfahren als Selbst- und Fremdeinschätzung valide bestimmen.

8.5 Resilienz-Kompetenz-Diagnostik

Die Resilienz-Kompetenz-Diagnostik baut auf den acht Kompetenzfeldern des Resilienz-Zirkel-Trainings® auf. Jedem Kompetenzfeld werden zwei Lern- und Entwicklungsthemen zugeordnet, die sich aus dem Schutzfaktorenkonzept, den Ergebnissen von Langzeitstudien zur persönlichen Resilienz sowie aus Forschungsergebnissen zur organisationalen Resilienz ableiten (Werner 2008; Amann 2014; Amann und Egger 2017; Bengel und Lyssenko 2012; Hoffmann 2017).

Die Resilienz einzelner Personen wie auch die Kultur einer Organisation zeigen sich in kollektiven Grundannahmen, Denkmustern, langfristigen Wertehaltungen, Verhaltensnormen bis hin zu wiederkehrenden Verhaltensmustern innerhalb des sozialen

Systems. Auf der Basis der insgesamt 16 Lern- und Entwicklungsfelder habe ich gemeinsam mit Fritz Zehetner von SIZE Prozess® Items für die Resilienz-Kompetenz-Diagnostik entwickelt, die das sichtbare und wahrnehmbare Verhalten des Klienten beschreiben. Dieser Basis-Fragebogen zur Resilienzkompetenz kann auf verschiedene Anwendungsfelder flexibel angepasst werden. Die 16 Kompetenz-, Lern- und Entwicklungsfelder lassen sich zusammenfassend wie folgt beschreiben:

8.5.1 Improvisation und Lernbereitschaft

Resiliente Klienten nutzen gezielt ihr Improvisationsvermögen im Umgang mit unvorhergesehenen Ereignissen und sind so in der Lage, neue Aufgabenstellungen zu bewältigen. In unsicheren Zeiten oder bei Krisen können sie situationsgerecht mit Spontaneität und Flexibilität auf sich ändernde Bedingungen und Anforderungen reagieren, gezielt Experimentierräume, kalkulierte Risiken eingehen und aus Niederlagen lernen. Resiliente Klienten können aus Fehlern konkrete Schlüsse ziehen und bleiben so in der Lage, auch aus widrigen Umständen das für den Moment Beste zu machen.

8.5.2 Optimismus, positive Selbst- und Fremdeinschätzung

Resiliente Klienten betrachten Krisen nicht als unüberwindliche Hindernisse. Sie bleiben gelassen, weil sie davon ausgehen, dass Rückschläge wichtige Erfahrungen auf dem Weg zum Erfolg sind. Sie sind sich der Begabungen, Talente und Kompetenzen bewusst und richten ihre Energie und Aufmerksamkeit – auch in Krisenzeiten – auf die Chancen und Möglichkeiten, welche sich ihnen bieten. Sie besitzen eine positive Selbsteinschätzung, indem sie über Erfolge und positive Ereignisse reden und diese anerkennen.

8.5.3 Akzeptanz und Realitätsbezug

Resiliente Klienten wissen und akzeptieren die Tatsache, dass Rückschläge, Enttäuschungen und Widrigkeiten zum Arbeits- und Privatleben dazugehören, und verdrängen sie nicht. Sie akzeptieren ihre Misserfolge, tolerieren aufkommende Schwierigkeiten und erkennen ebenso die realistischen Möglichkeiten zur Weiterentwicklung. Sie können unterscheiden zwischen dem, was sie aktuell verändern und gestalten können, und dem, worauf sie keinen Einfluss haben. Hieraus entwickeln sie realistische Erwartungshaltungen an sich und an andere.

8.5.4 Lösungsorientierung und Kreativität

Resilienten Klienten gelingt es, ihre individuelle Intelligenz und das Potenzial ihres gesamten Systems kreativ zu nutzen. Dieses zeigt sich in einer lösungsorientierten Grundhaltung, in der Fähigkeit zum Perspektivenwechsel und in der Schaffung flexibler, anpassungsfähiger Strukturen. Das kreative Potenzial der Klienten findet seinen Ausdruck in der Varianz von Denk-, Gefühls- und Verhaltensmustern. Sie hinterfragen regelmäßig überholte Annahmen, Routinen und Gewohnheiten, um neue Lösungen zu finden.

8.5.5 Selbstregulation und Selbstfürsorge

Resiliente Klienten sind in der Lage, ihre Gedanken, Emotionen und Handlungen in Drucksituationen zu steuern. Ebenso nehmen sie ihre Gefühle und Kräfte ernst. Sie bleiben mental wie körperlich beweglich, flexibel und anpassungsfähig. Es gelingt ihnen, ihre Stressreaktionen wahrzunehmen, Stressmuster zu unterbrechen und immer wieder positive Stressbewältigungsstrategien für sich zu entwickeln. Sie vermeiden Phasen langanhaltender Überlastungen, indem sie sich nicht zu viel aufbürden und dafür sorgen, dass ihnen für die Bewältigung von Aufgaben ausreichend Zeit und Ressourcen zur Verfügung stehen. Sie sorgen für angemessene Erholung und Regeneration.

8.5.6 Selbstverantwortung und Gestaltungskraft

Resiliente Klienten übernehmen Selbstverantwortung. Sie sind entschlossen, ihr Schicksal selbst in die Hand zu nehmen und auch kritische Arbeits- oder Lebensbedingungen eigenverantwortlich und bestmöglich zu gestalten. Sie bleiben flexibel und beweglich und begegnen widrigen Umständen, indem sie sie im eigenen Sinne beeinflussen, anstatt sie zu ignorieren. Sie warten nicht darauf, dass sich Probleme von alleine erledigen. Sie nutzen die eigenen Einflussmöglichkeiten und sind sich ihrer eigenen Gestaltungskraft bewusst.

8.5.7 Beziehungs- und Netzwerkpflege

Resiliente Klienten schenken sich und anderen Aufmerksamkeit, billigen sich und anderen Personen den gleichen Wert und die gleiche Wichtigkeit als Menschen zu. Sie respektieren sich und andere in ihrer Unterschiedlichkeit als Person. Sie fühlen sich weder unterlegen noch überlegen und sind sich ihrer verschiedenen Rollen und Vorbildfunktionen im Leben bewusst. Sie begegnen anderen offen und mit Wertschätzung. Sie besitzen die Fähigkeit, bei Konflikten zu vermitteln und Spannungen auszugleichen. Resiliente Personen suchen sich ein intaktes soziales System, das ihnen Halt gibt. Wenn dieses System nicht in der eigenen Familie liegt, suchen sie ein Ersatzsystem.

8.5.8 Zukunftsgestaltung und Visionsentwicklung

Resilienten Klienten gelingt es, sich auf das zu konzentrieren, was vor ihnen liegt. Sie ergreifen von sich aus die Initiative, um aktiv die eigene Zukunft zu gestalten. Hierzu entwickeln sie Visionen, stecken sich herausfordernde Ziele, die sie in iterativen, d. h., kontinuierlichen Feedbackprozessen auf Aktualität und Angemessenheit überprüfen. Während sie ihre Zukunft gestalten, lassen sie sich auch von Rückschlägen nicht entmutigen und können so auch mit unerwarteten Ereignissen und Lebensumständen umgehen. Sie kennen ihre Werte und Prioritäten, denen sie treu bleiben. Sie erkennen auch in schwierigen Zeiten den Sinn in ihrem Leben, in ihrer Arbeit und in ihrem Tun.

8.6 Die vier Ebenen des Coaching

Bei den Übungen zur integrativen Resilienzförderung werden die Kompetenz-, Lern- und Entwicklungsfelder des Klienten bzw. des Systems auf insgesamt vier Ebenen bearbeitet:

1. **Mindset:** Entwickeln einer ressourcenorientierten Sprache, Aufbau von resilienzstärkenden Denkhaltungen und Einstellungen, Anregen der Neuroplastizität, Fördern von Achtsamkeit, Lenken der Aufmerksamkeit auf Ressourcen.
2. **Embodiment:** Entwickeln einer guten Körperwahrnehmung und einer offenen Haltung, Abbau von Verspannungen und Fördern von Wohlstimmung (Eutonie), innerer Spannkraft, Flexibilität und Beweglichkeit. Abbau von Stressmustern und negativen somatischen Markern.
3. **Interaktion mit anderen:** Fördern des sozialen Engagements, Aufbau von Sicherheit und gegenseitiges Stärken im Umgang mit anderen, Selbstregulation durch resilienzfördernde Kommunikation und pro-soziale Signale.

4. **Kontextgestaltung:** Gestalten einer resilienzfreundlichen Umgebung, Erkennen von Wechselwirkungsprozessen zwischen Kontextbedingungen, Selbstausdruck und Potenzialentfaltung. Proaktiver Umgang mit konkreten Lernsituationen und Herausforderungen.

Ziel des integrativen Resilienz-Coachings ist es, nach und nach die Wahrscheinlichkeit zu erhöhen, dass der Klient aufgrund eines erweiterten Kompetenzbewusstseins in der Lage ist, seine Kompetenzen auf allen acht Entwicklungsfeldern so weit abzurufen, dass ihm in Krisensituationen ausreichende Wahlfreiheiten zur Verfügung stehen und er handlungsfähig bleibt.

8.7 Relevanz der Diagnostik in den vier Phasen des Resilienz-Coachings

In der Praxis unterscheide ich beim Resilienz-Coaching zwischen der Förderung von vier Kompetenzphasen: Kompetenz zur Krisenprophylaxe, Kompetenz der akuten Kriseneindämmung, Kompetenz der Krisenbewältigung und Kompetenz der nachträglichen Krisenverarbeitung. Der dualen Persönlichkeits- und Resilienz-Kompetenz-Diagnostik kommt in jeder Phase eine andere Bedeutung zu.

8.7.1 Phase 1: Diagnostik und Krisenprophylaxe

Ein Resilienz-Coaching zur Krisenprophylaxe setzt voraus, dass der Klient sich in Bezug auf sein Thema in einer eher unbelasteten Lebens- oder Berufssituation befindet, d. h., der Klient ist in der Lage, die aktuell mit dem Thema verbundenen kleineren oder größeren Herausforderungen unter Bezugnahme seiner Ressourcen und Fertigkeiten weitestgehend selbstständig zu bewältigen bzw. auf ausreichende Hilfestellungen zurückzugreifen.

Ziel der Krisenprophylaxe ist die allgemeine Ressourcenstärkung des Klientensystems und die Vermeidung bzw. Reduktion potenzieller Stressoren, die zu einer Krise führen können. Eine umfassende Resilienzdiagnostik ist dabei extrem hilfreich.

Je nach Persönlichkeit des Klienten können sich für ihn potenzielle Stressoren zum einen aus den Dynamiken der VUCA- oder aus denen der SSEE-Welt ergeben. Der Klient befindet sich z. B. in einem hoch dynamischen und agilen Umfeld, welches gut zu seiner Persönlichkeit passt und mit dem er bestens klarkommt. Das Resilienz-Coaching richtet sich dann auf zwei wesentliche Fragen: „Ab wann könnte es für den Klienten im Zusammenhang mit seinem Thema trotz allem zu viel Veränderungsdynamik, Risiko oder Unberechenbarkeit geben, so dass er mit mehr Planbarkeit, Struktur und Sicherheit gegensteuern muss?" und „Inwieweit muss der Klient dafür sorgen, dass Abwechslung, Anregung und Stimulation aufrechterhalten bleiben können, damit keine Unterforderung und Langeweile auftreten?"

Zum anderen kann es sein, dass sich der Klient in einem überwiegend stabilen, gut strukturierten und als sicher erlebten Kontext bewegt und sich auch hier sehr wohl fühlt. Das Resilienz-Coaching richtet sich dann auf die Fragen: „Ab wann könnte für den Klienten im Zusammenhang mit seinem Thema zu viel Stabilität, Starrheit und damit Rigidität erzeugt werden, so dass er mit Offenheit, Flexibilisierung, Beweglichkeit gegensteuern muss?" und „Inwieweit muss der Klient für die Aufrechterhaltung für klare Strukturen, Regeln und Berechenbarkeit sorgen, damit für ihn keine Verwirrung oder Überforderung auftritt?" Und natürlich kann ein Klient sich auch in einem Umfeld bewegen und wohl fühlen, welches gleichermaßen von VUCA- als auch SSEE-World-Qualitäten geprägt ist. Und auch hier stellt sich die Frage, wie diese Balance für den Klienten aufrechterhalten werden kann, so dass langfristig keine zu starken Verschiebungen in die eine oder andere Richtung stattfinden.

Eine umfassende duale Resilienz-Kompetenz-Diagnostik hilft dem Klienten zu erkennen, über welche Persönlichkeitsstruktur er verfügt und welche primären Persönlichkeitsanteile im Alltag ausreichend Beachtung finden müssen, damit sich im Hinblick auf sein Coaching-Thema erst gar keine chronischen Belastungen herausbilden. Zudem erkennt der Klient, wo seine aktuellen Ressourcen liegen und welche Kompetenzen er im Rahmen des Coachings weiter ausbauen kann.

8.7.2 Phase 2: Diagnostik und akute Kriseneindämmung

Auch bei einer guten Krisenprophylaxe können Klientensysteme von heute auf morgen von einer unerwarteten Krise betroffen sein. Oder es können sich Belastungsfaktoren sehr langsam, aber dafür kontinuierlich anhäufen, so dass die Toleranz des Systems mit einem Mal überschritten ist und eine Krise ausgelöst werden kann. Diese zeichnet sich dadurch aus, dass der Klient nicht mehr in der Lage ist, mit den ihm zur Verfügung stehenden Ressourcen und Strategien die aktuellen Herausforderungen selbstständig zu meistern. Dies ist der Moment, in dem entweder die agilen Einflüsse der VUCA-Welt zu übermächtig geworden sind oder die stabilisierenden Faktoren der SSEE-Welt so rigide, dass der Klient nicht mehr ausreichend entscheidungs- oder handlungsfähig ist. Die auf der Ebene des autonomen Nervensystems entsprechend ablaufenden Stressreaktionen und Überlebensstrategien variieren von Angriffs- über -Flucht- bis hin zu Erstarrungsmomenten und können bis zu einem Shutdown des Systems führen (Porges 2010).

In solchen Phasen der akuten Kriseneindämmung besteht der Fokus im Resilienz-Coaching auf der Stabilisierung des Systems und in der Erstversorgung, die dazu dient, die auftretenden mentalen, emotionalen und körperlichen Stresssymptome zu lindern. Hier bedarf es einer engmaschigen Zusammenarbeit mit weiteren medizinischen, psychologischen oder sogar psychiatrischen Hilfsangeboten. Der Einsatz diagnostischer Analyseinstrumente kann in dieser Phase hilfreich sein, wenn diese bereits im Vorfeld erstellt worden sind. Das Wissen um primäre psychologische Bedürfnisse, Ressourcen und Kompetenzen des Klienten kann dabei helfen, die akute Stresssituation schneller und leichter zu handhaben. Er weiß, welche Ressourcen für ihn – trotz Kriseneintritt – leicht abrufbar sind und welche Kompetenzen ihm aktuell nicht oder nur wenig zur Verfügung stehen.

Die Diagnostik gibt dem Coach ebenfalls wichtige Hinweise drüber, welche Interventionen für den Klienten geeignet sind. Weiß ich als Coach z. B., dass der Klient hohe analytische Anteile hat, kann ich diesen mit der Bereitstellung von Informationen zur akuten Krisensituation leichter beruhigen als einen Klienten, der primär einfühlsame Anteile hat. Letzterer benötigt vom Coach zunächst vielmehr persönlichen Kontakt, emotionale Zuwendung, Aufmerksamkeit und Präsenz.

8.7.3 Phase 3: Diagnostik und schrittweise Krisenbewältigung

Die dritte Phase der Krisenbewältigung ist die, in der wir Klienten am häufigsten antreffen. Es ist zumeist die Phase, in der der Klient bereits mitten in der Krise steckt und oft erst nach sehr vielen Versuchen bemerkt, dass er die verschiedenen Einzelphasen einer Krise, die es für ihn zu durchlaufen gilt, nicht alleine und nicht mit den alten Strategien bewältigen kann, die ihm früher einmal geholfen haben.

Zu dieser Coaching-Phase gehört die schrittweise und angemessene Auseinandersetzung mit den verschiedenen Phasen des Anpassungsprozesses innerhalb eines Krisenverlaufes: vom Schock über Leugnung, Wut, Verhandlung, Depression bis hin zur Entwicklung neuer Perspektiven und dem Erlernen neuer Verhaltensweisen.

Im Rahmen größerer oder chronifizierter Krisen oder auch (Re-)Traumatisierungen kann ein Resilienz-Coaching häufig nur als zusätzliche Begleitung zu einem therapeutischen Prozess und in enger Abstimmung mit dem behandelnden Therapeuten angezeigt sein. Etwas anders gilt im Grund nur, wenn der Klient sich zu Beginn des Resilienz-Coachings bereits in der Phase der Neuorientierung befindet und es darum geht, neue Visionen und Ziele zu entwickeln und neue Verhaltensweisen zu erkunden. Eine Resilienzdiagnostik ist in dieser Phase aus meiner Erfahrung ein sehr hilfreiches Instrumentarium – der Resilienz-Coach profitiert von den erweiterten diagnostischen Kenntnissen, z. B. für die Einschätzung psychischer und körperlicher Symptome bzw. Begleiterscheinungen. Denn auch in dieser Phase gilt es, eine klare Abgrenzung zwischen Beratung, Coaching, Therapie und ärztlicher Versorgung vorzunehmen.

8.7.4 Phase 4: Diagnostik und nachträgliche Krisenverarbeitung

Zur vierten Phase gehört die bewusste strategische Auswertung und Integration der während einer Krise gemachten Erfahrungen im Hinblick auf die Vermeidung oder Vorbereitung zukünftiger Krisen. Diese Coaching-Phase, in der ein fließender Übergang in Richtung Krisenprophylaxe gestaltet werden kann, wird in der Praxis leider viel zu selten in Anspruch genommen. Eine gründliche Resilienzdiagnostik unterstützt den Auswertungsprozess und macht es für das Klientensystem wesentlich leichter, seine Erfahrungen systematisch auszuwerten und für die Zukunft nutzbar zu machen.

In dieser Phase kommen ähnliche Fragestellungen zum Einsatz wie bereits in der Krisenprophylaxe aufgezeigt. Weiterhin sind folgende Fragen relevant: Wo lagen die Ursachen für die Krise? Wie lassen sich die Anfälligkeiten in Zukunft vermeiden? Benötigt das Klientensystem eine langfristige Kulturentwicklung in Richtung Agilität oder Stabilität? Welche neuen Skills, Haltungen und Einstellungen wurden im Rahmen der Krise aktiviert oder hinzugelernt? Welchen Nutzen bringen sie für die Zukunft? Welche weiteren Kompetenzen müssen stärker gepflegt oder neu erarbeitet werden?

8.8 Zusammenfassung

In allen vier Phasen des Resilienz-Coachings bietet das VUCA-, SSEE- und REAL-World-Modell in Kombination mit der dualen Diagnostik aus Persönlichkeitsdiagnostik und Resilienz-Kompetenz-Diagnostik ein solides Fundament für die Auftragsklärung und den sich anschließenden Coaching-Prozess. Das Verständnis vom inneren Parlament unterstützt den Klienten dabei, sich im Belastungskontext klarer zu positionieren und den täglichen Balanceakt zwischen Agilität und Stabilität leichter zu bewältigen.

Durch den Einsatz der Resilienzdiagnostik haben sich die Beratungszeiten verkürzt. Vor allem werden Hypothesen und subjektive Einschätzungen des Coaches durch eine konkrete Datenlage konkretisiert – zum Teil auch korrigiert. Resilienzberater und Klient profitieren davon, dass nicht nur individuelle Stress- und Verstimmungsmuster klar ersichtlich sind, sondern darüber hinaus auch die spezifischen Interventionsansätze für die Stärkung des Klienten direkt nachvollziehbar sind. Zudem hilft die Diagnostik dem Coach dabei, eigene Stressmuster von denen des Klienten klarer abzugrenzen und damit Übertragungen vorzubeugen.

Der sicherlich größte Vorteil der dualen Persönlichkeits- und Resilienz-Kompetenz-Diagnostik liegt für mich darin, dass für das Klientensystem (der einzelne Klient, das Team oder die Organisation) eine wertvolle Transparenz geschaffen wird, die das System dabei unterstützt, die eigenen Talente, Begabungen und Kompetenzen wahrzunehmen und sie langfristig zur Krisen- und Problembewältigung einzusetzen. Der Klient erlangt insgesamt mehr Klarheit und Selbstbewusstsein und ist rascher in der Lage, sich in einer größeren Bandbreite von Selbstwirksamkeit zu erleben.

Literatur

Amann, E. G., & Egger, A. (2017). *Micro Inputs Resilienz. Praxishandbuch Coaching*. Bonn: managerSeminare.

Amann, G. A., & Zehetner, F. (2014). Zur SIZE Prozess® RZT® Resilienz-Kompetenz-Diagnostik für Teams und Organisationen, 2014. In: *Online-Handbuch für Angewandte Resilienzförderung nach dem Bambus-Prinzip®*. Berlin: ResilienzForum. (unveröffentlicht)

Bengel, J., & Lyssenko, L. (2012). *Resilienz und psychologische Schutzfaktoren im Erwachsenenalter*. Köln: BZgA.

Berne, E. (1967). *Spiele der Erwachsenen*. Reinbeck: Rowohlt.

Henning, G., & Pelz, G. (1997). *Transaktionsanalyse – Lehrbuch für Therapie und Beratung*. Freiburg: Herder.

Hoffmann, G. P. (2017). *Organisationale Resilienz*. Berlin: Springer.

Joines, V., & Stewart, I. (2002). *Personality Adaptions – A new Guide to Human Understanding in Psychotherapy and Counselling*. Nottingham: Lifespace Publishing.

Porges, S. W. (2010). *Die Polyvagal-Theorie. Neurophysiologische Grundlagen der Therapie*. Paderborn: Junfermann.

Ware, P. (1983). Personality Adaptions – Doors to Therapy. *Transactional Analysis Journal, 13*, 11–19.

Werner, E. (2008). Wenn Menschen trotz widriger Umstände gedeihen – und was man daraus lernen kann. In R. Welter-Enderlin & B. Hildenbrand (Hrsg.), *Resilienz – Gedeihen trotz widriger Umstände*. Heidelberg: Carl Auer.

Zehetner, F. (2017). *SIZE Prozess® Human Performance Guide, Neue Arbeitswelt, Autonomie, Resilienz, Agilität*. Marchtrenk: Top im Job.

Weiterführende Literatur

Amann, E. G. (2015). *Selbstcoaching*. Freiburg: Haufe.

Amann, E. G., & Alkenbrecher, A. (2015). *Das Sowohl-als-auch-Prinzip, Resilienz, mit Sicherheit stark durch die Krise*. Wedding: Pro Business.

Fröhlich-Gildhoff, K., & Rönnau-Böse, M. (2015). *Resilienz* (4. Aufl.). Stuttgart: UTB.

Zehetner, F. (2006). *Talente erkennen und nutzen! Potenziale aktivieren*. Marchtrenk: Top im Job.

Messung organisationaler Resilienz: Zentrale Elemente, Schutz- und Risikofaktoren

Jutta Heller, Brigitte Huemer, Ingrid Preissegger, Karsten Drath, Fritz Zehetner und Ella Gabriele Amann

9.1 Einleitung – 134

9.2 **Diagnostik organisationaler Resilienz – 134**
9.2.1 Diagnoseinstrumente zu organisationaler Resilienz – 134

9.3 **Konzeptualisierung eines Fragebogens zu organisationaler Resilienz – 135**
9.3.1 ISO-Norm zu organisationaler Resilienz – 135

9.4 **Durchführung und erste Ergebnisse der Befragung – 136**
9.4.1 Stichprobe und Methoden – 136
9.4.2 Fragebogenaufbau – 136
9.4.3 Schutzfaktoren und Risikofaktoren organisationaler Resilienz – 137

9.5 **Ausblick – 139**

Literatur – 139

© Springer Fachmedien Wiesbaden GmbH, ein Teil von Springer Nature 2019
J. Heller (Hrsg.), *Resilienz für die VUCA-Welt*,
https://doi.org/10.1007/978-3-658-21044-1_9

Berichtet wird über die Entwicklung und erste Überprüfungsphase eines Diagnoseinstruments (Fragebogen) zu organisationaler Resilienz, entwickelt vom Expertengremium des Verbands für Organisationale Resilienz ORES in Anlehnung an die Elemente organisationaler Resilienz der ISO 22316. Organisationale Resilienz wird verstanden als das Zusammenwirken von verschiedenen Qualitäten einer Organisation auf der Mikro-, Meso- und Makroebene, die das Unternehmen widerstandsfähig und flexibel für die Handhabung von Belastungen und Krisen machen. Die Studie mit den Daten einer internationalen Stichprobe (N = 146, Herkunftsländer DE, AT, CH, UK, USA, CN) zeigt für 77 der 83 Items eine deutliche Beziehung zur organisationalen Resilienz und gibt Anstöße für die Inklusion weiterer Themenbereiche.

9.1 Einleitung

Wer Resilienz entwickeln will, muss Resilienz messen können. Bisher gibt es nur wenig Forschungsgrundlage zu organisationaler Resilienz und kaum validierte Messinstrumente. ORES Verband für Organisationale Resilienz – Association for organisational resilience hat deswegen, unter anderem orientiert an der 2017 veröffentlichten ISO-Norm zu organisationaler Resilienz, ein Befragungsinstrument entwickelt und in einer ersten Befragungswelle im Februar 2018 im deutsch- und englischsprachigen Raum getestet.

9.2 Diagnostik organisationaler Resilienz

Organisationale Resilienz gestaltet sich auf der Mikro-, Meso und Makroebene, in denen jeweils Aspekte des Individuums, der Zusammenarbeit in der Organisation und ihr Zusammenwirken mit externen Einflussfaktoren im Fokus stehen. Organisationen brauchen eine hohe Flexibilität, um auf Belastungen und Störungen geeignet und schnell reagieren zu können. Andererseits müssen die Sicherheitssysteme eines Unternehmens stark genug sein, um unvorhergesehenen Störungen standzuhalten. Durch diese beiden Aspekte auf jeder der drei Ebenen ergibt sich eine Vielzahl von Themenbereichen, an denen zur Entwicklung organisationaler Resilienz angesetzt werden kann. Diese beinhalten beispielsweise einen positiven Umgang mit Fehlern zur Steigerung der Flexibilität auf der Mikro- oder Mesoebene; die Schaffung von Redundanzen zur Sicherheitsgewährleistung auf der Makroebene; ein zuverlässiges Kommunikations- und Informationsverhalten auf allen drei Ebenen, um Störungen und Warnsignale frühzeitig wahrzunehmen und Risiko- und Krisenprävention rechtzeitig einsetzen zu können, etc.

9.2.1 Diagnoseinstrumente zu organisationaler Resilienz

Existierende Diagnoseinstrumente arbeiten die Kernaspekte organisationaler Resilienz ausgehend von unterschiedlichen Modellen verschieden heraus.

Huemer und Preisegger (2016) entwickelten ein Resilienzmodell, das aus den vier Dimensionen Ich, Team, Organisation und Umfeld/Markt besteht. Die Resilienz auf allen Dimensionen wird mit Fragebögen und Intensivworkshops bestimmt. In diesem Modell finden fast alle in der ISO-Norm benannten Elemente (siehe ▶ Abschn. 9.1) explizit Berücksichtigung.

McManus (2007) erstellt mittels Interviews, Fragebögen und Reports Resilienzprofile von Unternehmen. Sie bezieht sich auf drei Faktoren für organisationale Resilienz: situatives Bewusstsein, Umgang mit der Verwundbarkeit im Kern und Anpassungsfähigkeit. Damit bezieht sie eine ausgewogene Mischung aus Elementen zu Sicherheit und Flexibilität in ihr Modell mit ein.

Markus Starecek (2013) konzentriert sich bei der Entwicklung seiner Resilienzfaktoren auf die VUCA-Umwelt. Um sich in

Messung organisationaler Resilienz: Zentrale Elemente …

einem Umfeld aus Volatilität, Unsicherheit, Komplexität und Ambivalenz zurechtzufinden, benötigen Organisationen die Dimensionen Diversität, Einfallsreichtum, Robustheit, Antizipation und Ausdauer. Zur indirekten Messung dieser Dimensionen verwendet er einen Fragebogen zur eigenen Einschätzung und Wunschvorstellung individueller Kompetenzen. Damit bleibt sein Modell großteils auf der Mikroebene der organisationalen Resilienz.

Soucek et al. (2016) betrachten in ihrem Modell die drei Ebenen Individuum, Team und Organisation. Mittels Online-Befragungen misst das Projekt „resilire" den Umgang mit schwierigen Situationen am Arbeitsplatz, den Umgang mit Herausforderungen in Teams und den Umgang mit Herausforderungen in Organisationen. Durch den deutlichen Fokus auf das Verhalten und die Interaktion bezieht Soucek vor allem diejenigen Elemente der ISO-Norm mit ein, die interpersonelle Komponenten aufweisen.

Gineiger (2017, S. 61) gibt einen umfassenden Überblick über die verschiedenen Aspekte der Modelle zu organisationaler Resilienz und analysiert die darin enthaltenen Elemente der ISO-Norm zu organisationaler Resilienz.

9.3 Konzeptualisierung eines Fragebogens zu organisationaler Resilienz

9.3.1 ISO-Norm zu organisationaler Resilienz

Die Internationale Organisation für Standardisierung ISO hat aus den unzähligen Betrachtungsebenen, Aspekten und

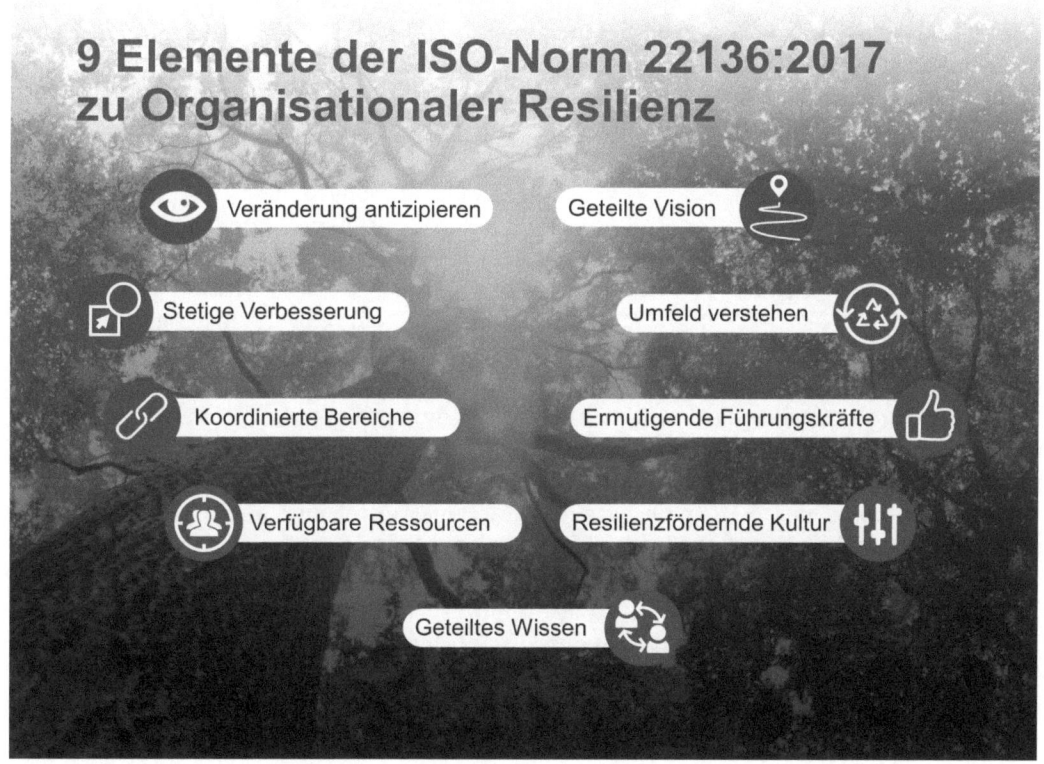

Abb. 9.1 ISO-Norm zu organisationaler Resilienz. (© Jutta Heller)

Handlungsempfehlungen, die bereits zur organisationalen Resilienz vorliegen, einheitliche Richtlinien erarbeitet und ihre Empfehlungen 2017 in der Norm 22316 veröffentlicht. Sie spricht sich für eine bereichsübergreifende, koordinierte Herangehensweise aus, um organisationale Resilienz im Unternehmen zu etablieren. Die Norm benennt neun Elemente, an denen organisationale Resilienzentwicklung ansetzen kann und zu denen konkrete Handlungsempfehlungen für die einzelnen Bereiche gegeben werden. Die neun Elemente im Einzelnen sind in ◘ Abb. 9.1 dargestellt.

Ausgehend von den neun Elementen der ISO-Norm sowie den weiteren aktuellen Modellen organisationaler Resilienz und Erfahrungswerten entwarf unser Expertengremium einen Fragenkatalog. Mit den final ausgewählten Items sind alle in der Norm enthaltenen Aspekte organisationaler Resilienz sowie eventuelle weitere relevante Aspekte abgedeckt. Die Befragung wurde ausgerollt mit dem Ziel, die ISO-Elemente zu verifizieren und weitere mögliche Kategorien bzw. Elemente organisationaler Resilienz zu identifizieren. In einem zweiten Schritt wurden die entwickelten Fragen wiederum alle den verschiedenen ISO-Elementen zugeordnet.

9.4 Durchführung und erste Ergebnisse der Befragung

9.4.1 Stichprobe und Methoden

Die Daten wurden im Februar 2018 im Auftrag von ORES bei einer internationalen Stichprobe von 357 TeilnehmerInnen erhoben. Die Durchführung der Befragung erfolgte in Form eines Online-Fragebogens, der über einen öffentlich zugänglichen Link in deutscher und englischer Sprache erreichbar ist. 146 Datensätze von TeilnehmerInnen im Alter von 25 bis 79 (weiblich = 87, männlich = 59) wurden komplett beantwortet und konnten für die Studie ausgewertet werden. Eine Repräsentativität der Stichprobe wurde bei diesem ersten Fragedurchlauf nicht angestrebt; vielmehr sollte die Studie eine möglichst breite Anzahl an Antworten erfassen, um eventuelle mögliche Einflussfaktoren identifizieren zu können.

In der vorliegenden Befragungswelle nahmen Angehörige von Organisationen zwischen 1 und > 100.000 MitarbeiterInnen (häufigste Kategorie: 1–10 MitarbeiterInnen mit 19 %) aus 15 verschiedenen Branchen teil. Darunter befanden sich 53 % Angestellte und jeweils ca. 15 % Selbständige, Vorstände/GeschäftsführerInnen und UnternehmerInnen. Auch wenn der Großteil der Antworten mit 79 % aus Deutschland stammt, waren auch TeilnehmerInnen aus Österreich, der Schweiz, Großbritannien, China und den USA vertreten.

9.4.2 Fragebogenaufbau

Die organisationale Resilienz wird durch vier generelle Fragen zur Einschätzung der organisationalen Resilienz im gesamten Unternehmen und im jeweiligen Arbeitsumfeld erhoben. Sie umfassen die Vorbereitung auf aktuelle und zukünftige Herausforderungen, das erfolgreiche Umgehen mit vergangenen Herausforderungen und die Reserven für schlechte Zeiten. Die TeilnehmerInnen bewerteten dabei diejenige Organisation, in bzw. für die sie im Moment der Befragung arbeiteten, auf einer fünfstufigen Antwortskala von 1 = „ich stimme nicht zu" bis 5 = „ich stimme voll und ganz zu". Die Auswertung erfolgt durch Summation und anschließende Transformation der Itemrohwerte, wobei ein hoher Score für eine hohe Merkmalsausprägung im Sinne von organisationaler Resilienz steht.

Die organisationale Resilienz, transformiert auf eine Skala von 1 = „sehr niedrige wahrgenommene organisationale Resilienz" bis 5 = „sehr hohe wahrgenommene organisationale Resilienz", erzielte einen Mittelwert von 3,66 (Standardabweichung 0,84). Die organisationale Resilienz der Organisationen der UmfrageteilnehmerInnen liegt damit im hohen mittleren Bereich, wobei TeilnehmerInnen aus dem Top-Management die organisationale Resilienz signifikant höher einschätzten als Angestellte und Selbständige (siehe ◘ Abb. 9.2). Dieses Ergebnis könnte darauf hindeuten, dass Top-Manager durch ihre Nähe zu den Resilienzmaßnahmen im Unternehmen mehr Vertrauen in die organisationale Resilienz ihrer Unternehmen haben und in der Kommunikation zu den MitarbeiterInnen ein Informationsverlust auftritt.

Die einzelnen Elemente organisationaler Resilienz werden durch weitere 83 Fragen erfasst. ◘ Tab. 9.1 gibt eine vorläufige inhaltliche Expertenzuordnung der Einzelitems zu den ISO-Elementen sowie jeweils ein Beispielitem wieder. Die fünfstufige Antwortskala der Items entspricht derjenigen der vier Eingangsfragen.

Insgesamt weisen von den 83 Items nur sechs eine geringe Korrelation (< 0.3) zum übergreifenden Itemsummenwert „Generelle organisationale Resilienz" auf, wohingegen alle anderen Items eine deutliche Beziehung zur organisationalen Resilienz zeigen (> 0.3**). Die höchsten Korrelationen (> 0.5**) zeigen sich für die Items „Unsere Führungskräfte richten ihr Handeln an gemeinsamen Werten aus", „In meinem Arbeitsumfeld weiß jede/r Einzelne, wie seine/ihre Leistung positiv zum Gesamterfolg des Unternehmens beiträgt" und „Bei unserem Tun orientieren wir uns an den gemeinsamen Werten". Unter den drei höchsten Korrelationen finden sich also zwei Items zum Thema „Gemeinsame Werte", was auf die Wichtigkeit es Themenkreises „Unternehmenskultur" für die organisationale Resilienz hinweist.

9.4.3 Schutzfaktoren und Risikofaktoren organisationaler Resilienz

Zusätzlich zu den geschlossenen Fragen, die von unserem Expertengremium entwickelt wurden, werden im Fragebogen auch zwei offene Fragen gestellt:
- „Die Faktoren, die unser Unternehmen widerstandsfähig machen, sind meines Erachtens die folgenden:"
- „Die Faktoren, die die Widerstandsfähigkeit unseres Unternehmens schwächen, sind meines Erachtens die folgenden:"

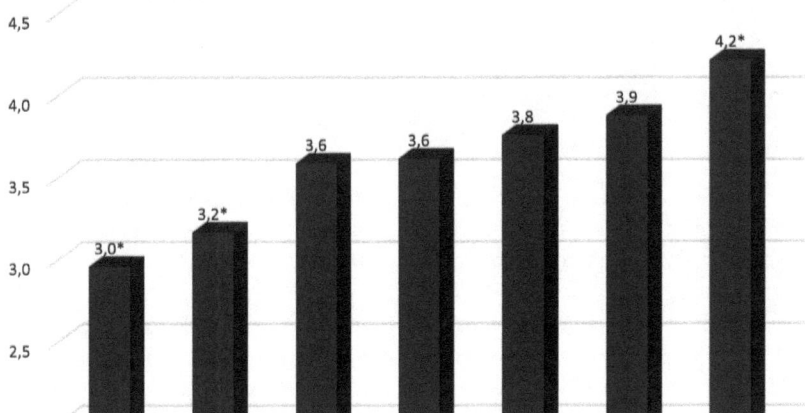

◘ Abb. 9.2 Organisationale Resilienz nach hierarchischer Ebene. (© Jutta Heller)

Tab. 9.1 Fragebogen-Items

ISO-Element Itemanzahl Beispielitem	Anzahl Itemanzahl Beispielitem	Beispiel-Item
Geteilte Vision	12	Die Führungskräfte können die Mitarbeiter/-innen für die Zukunftsvision begeistern
Umfeld verstehen	7	Es gibt einen offenen Austausch über die relevanten Vorgänge im Unternehmen
Ermutigende Führungskräfte	18	In meinem Arbeitsumfeld unterstützen Führungskräfte gemeinschaftliche Entscheidungsprozesse
Resilienzfördernde Kultur	18	Bei unserem Tun orientieren wir uns an den gemeinsamen Werten
Geteiltes Wissen	3	In meinem Arbeitsumfeld tauscht man sich regelmäßig darüber aus, was gut und schlecht gelaufen ist
Verfügbare Ressourcen	15	Wir achten bei der Teamzusammenstellung auf eine Vielfalt verschiedener Fertigkeiten
Koordinierte Bereiche	3	In meinem Arbeitsumfeld arbeiten wir auch in Krisenzeiten abteilungsübergreifend zusammen
Stetige Verbesserung	3	In meinem Arbeitsumfeld gibt es für die Umsetzung von Veränderungsmaßnahmen ausreichend viel Zeit
Veränderung antizipieren	4	Unser Unternehmen reagiert rasch auf veränderte Umfeldbedingungen

Übersetzung ISO-Elemente Jutta Heller

Die Fragen wurden bewusst vor dem geschlossenen Fragenset gestellt, um Priming-Effekte zu vermeiden. Eine systematische qualitative Datenanalyse unterstreicht die Relevanz der neun Elemente der ISO-Norm, die sich alle in den Antworten wiederfinden. Der Themenbereich „Führung" ist sowohl als Schutz- wie als Risikofaktor ganz vorn mit dabei. Auch Themen, die die Unternehmenskultur betreffen, werden sowohl als förderliches wie als schwächendes Element häufig genannt. Die „Verfügbarkeit von Ressourcen" – bzw. deren mangelnde Verfügbarkeit – wird als großer Risikofaktor eingeschätzt.

Interessant sind Hinweise darauf, dass generell die Schutzfaktoren für organisationale Resilienz vor allem im Inneren der Organisation wahrgenommen werden (z. B. im Bereich Führung, Sinn oder Fehlerkultur), wohingegen resilienzschwächende Faktoren in höherem Maße auch im Außen der Organisation verortet werden (z. B. Digitalisierung, Markt, Politik).

Als zusätzliche Themenbereiche mit häufigen Nennungen taten sich „Engagement und Motivation der MitarbeiterInnen" sowie „Zusammenhalt/Teamgeist" als förderlich für organisationale Resilienz auf. Als Risikofaktor dagegen wurden mehrfach Themen zur „Arbeitsüberlastung" genannt, sei es durch Zeitnot, steigende Komplexität oder steigenden Arbeitsmenge. Zu diskutieren ist hier, ob Arbeitsüberlastung durch zusätzliches Personal ausgeglichen werden könnte und damit letztendlich wiederum ein Problem mangelnder Ressourcenverfügbarkeit darstellt. Ebenso könnte auch ein Hinweis auf Kulturelemente oder einen Bedarf an Prozessoptimierung enthalten sein.

Die rechnerischen Analysen und Auswertungen wurden von unserer Mitarbeiterin Nina Gallenmüller durchgeführt, auf deren wertvolle Mitwirkung an dieser Studie wir an dieser Stelle verweisen.

9.5 Ausblick

Bei den vorliegenden Daten handelt es sich um eine erste Befragungswelle des Fragebogeninstruments von ORES. In weiteren Befragungsphasen wird ein Schwerpunkt darauf liegen, eine größere Ausgewogenheit von Unternehmen unterschiedlicher Größe sowie verschiedener Branchen und Länder herzustellen. Außerdem wird der Fragebogen bei geeigneter Stichprobengröße daraufhin untersucht werden, ob einzelne Items stetig wenig zur Varianzaufklärung beitragen und aus dem Fragenkatalog entfernt werden können.

Die Antworten zu Schutz- und Risikofaktoren sollen kontinuierlich eingehend daraufhin analysiert werden, ob bestimmte Aspekte, die in der vorliegenden Fragebogenversion noch fehlen, durchgängig und häufig genannt werden. Solche Aspekte sollen daraufhin untersucht werden, ob sie den Fragebogen durch zusätzliche Fragen ergänzen können.

Ein wichtiges Anliegen ist es uns, ausgehend von den diagnostizierten Kriterien Maßnahmen zu entwickeln bzw. einzusetzen, mit denen Resilienzaspekte gefördert werden. Durch erneute Befragung soll die Wirksamkeit solcher Maßnahmen aufgezeigt werden.

Literatur

Gineiger, S. (2017). *Zwischen Kulturentwicklung und Krisenprävention*. Unveröffentlichte Masterarbeit (Erstbetreuerin: Jutta Heller), Hochschule für angewandtes Management, Ismaning.

Huemer, B., & Preissegger, I. (2016). Gesunde Menschen in gesunden Organisationen – die Wirkungskraft von organisationaler Resilienz. In M. Hänsel, & K. Kaz (Hrsg.), *CSR und gesunde Führung. Werteorientierte Unternehmensführung und organisationale Resilienzsteigerung* (S. 223–245). Berlin: Springer.

McManus, S. et al. (2007). Resilience Management. A Framework of Assessing and Improving the Resilience of Organizations. *Resilient Organizations Research Report 2007/01*.

Starecek, M. (2013). Organisationale Resilienz für strategielose Zeiten. *Psychologie in Österreich*, 2, 152–157.

Soucek, R., Ziegler, M., Schlett, C. & Pauls, N. (2016). Resilienz im Arbeitsleben – Eine inhaltliche Differenzierung von Resilienz auf den Ebenen von Individuen, Teams und Organisationen. *Gruppe. Interaktion. Organisation. Zeitschrift für Angewandte Organisationspsychologie (GIO) 47*(2), 131–137.

Weiterführende Literatur

Amann, E., & Alkenbrecher, F. (2015). *Das Sowohl-als-auch-Prinzip: Resilienz: Mit Sicherheit stark durch die Krise*. Berlin: Pro Business.

Drath, K. (2018). *Die resiliente Organisation. Wie sich das Immunsystem von Unternehmen stärken lässt*. Freiburg: Haufe.

Heller, J. (2018). *30 Minuten Resilienz für Unternehmen*. Offenbach: Gabal.

Heller, J. et al. (2012). Unternehmensresilienz, Faktoren betrieblicher Widerstandsfähigkeit. In F. Böhle, & S. Busch (Hrsg.), *Management von Ungewissheit. Neue Ansätze jenseits von Kontrolle und Ohnmacht* (S. 213–232). Bielefeld: transcript.

ISO 22316:2017. (2017). Security and resilience – Organizational resilience – Principles and attributes. ▶ https://www.iso.org/standard/50053.html.

Zehetner, F. (2017). *SIZE Prozess – Potenziale und Ressourcen ausschöpfen – Krisen und Stress erfolgreich bewältigen*. Marchtrenk: TOP im JOB Verlag.

Neurobiologische und medizinische Grundlagen der Resilienz

Inhaltsverzeichnis

Kapitel 10   Neuroresilienz aus medizinischer Sicht verstehen und messen – 143
Petra Golenhofen

Kapitel 11   Stress objektiv messen – der neue holistische Ansatz – 153
Silvia Balaban

Kapitel 12   Körperorientiertes Coaching für ressourcenschonendes Auflösen chronischer Stressreaktionen – 169
Hildegard Nibel und Andreas Herold

Kapitel 13   Suizide hochrangiger Firmenchefs – Konsequenzen für mein Coaching – 185
Erwin Schmitt

Neuroresilienz aus medizinischer Sicht verstehen und messen

Petra Golenhofen

10.1   **Resilienz aus medizinischer Sicht definiert – 144**

10.2   **Nervensystem – 145**
10.2.1   Bedeutung des autonomen Nervensystems – 145

10.3   **Polyvagaltheorie – 147**
10.3.1   Bedeutung der Polyvagaltheorie – 147
10.3.2   Die drei neuralen Kreisläufe: ein hierarchisches Modell – 147
10.3.3   Fazit zur Polyvagaltheorie – 149

10.4   **Herzratenvariabilität – 150**
10.4.1   Die Grundlage der HRV-Messung – 150
10.4.2   Wie wird eine HRV-Messung durchgeführt? – 150
10.4.3   Wie interpretiert man die HRV-Ergebnisse? – 151

10.5   **Schlussfolgerungen und Ausblick – 151**

         Literatur – 152

© Springer Fachmedien Wiesbaden GmbH, ein Teil von Springer Nature 2019
J. Heller (Hrsg.), *Resilienz für die VUCA-Welt*,
https://doi.org/10.1007/978-3-658-21044-1_10

Resilienz aus medizinischer Sicht kann als Selbstregulation des Organismus auf biosozialer Ebene verstanden werden. Diese Aufgabe übernimmt unser hochkomplexes Nervensystem. Mit seinem weitgehend unbewussten und unwillkürlichen Anteil, dem autonomen (vegetativen) Nervensystem, sorgt es für die Vitalfunktionen im Körper. Faszinierend ist die Erkenntnis, wie dieses auch entscheidenden Einfluss auf unser menschliches Sozial- und Kommunikationsverhalten hat. Das Verständnis der Polyvagaltheorie (Stephen Porges), die international immer mehr Beachtung findet, eröffnet neue Perspektiven im Umgang mit Patienten, Klienten und Kunden. Dieses gilt auch für das Messverfahren zur Bestimmung der Herzratenvariabilität (HRV). Die HRV bildet den Funktionszustand im autonomen (vegetativen) Nervensystem ab und gibt so einen Überblick über die Neuroresilienz des Organismus.

10.1 Resilienz aus medizinischer Sicht definiert

Resilienz aus medizinischer Sicht kann als eine Kapazität des Organismus verstanden werden, mit Herausforderungen so umzugehen, dass mithilfe der Selbstregulation fortwährend ein Zustand des Wohlbefindens und der Weiterentwicklung erreicht werden kann. Anforderungen können sowohl körperlich sein (extreme Hitze/Kälte, schwere Arbeit) als auch psychisch, z. B. durch emotionale Dauerbelastungen oder erlebte traumatische Situationen. Stress gleich welcher Art erfordert Resilienzmechanismen, um dauernden Schaden oder Einschränkung zu verhindern und auch Lebensqualität zu ermöglichen. Wie funktioniert unser Körper denn genau, wenn er sehr resilient ist, und wenn nicht? Wie ist es möglich, individuelle Resilienz zu steigern und medizinisch zu beobachten?

Resilienz ist ein natürliche Eigenschaft und nicht die Ausnahme. Wie andere Fähigkeiten und Kapazitäten auch, sind diese von Mensch zu Mensch verschieden und können sich auch verändern. Daher wird Resilienz hier nicht als statische Größe verstanden, sondern als eine dynamische Kapazität. Resilienz lässt sich auch testen und weiter trainieren wie jegliche anderen Fähigkeiten auch. Resilienz als Zunahme der psychischen Widerstandskraft wird z. B. in der Traumatherapie als posttraumatischer Wachstum gesehen: eine Qualität, die sich insbesondere aus dem erfolgreichen Umgang mit außergewöhnlichen Herausforderungen entwickeln kann.

Die ganz individuelle Weise des Organismus, mit hohen Belastungen umzugehen, dient der Erhaltung des Lebensgleichgewichts, der Homöostase. Hierfür kommunizieren mehrere Systeme in Regelkreisen und konstanten Feedbackschleifen sinnvoll miteinander. In ◘ Abb. 10.1 wird das Zusammenspiel von Systemen dargestellt, das mit Immunsystem, Hormonsystem und Nervensystem in feiner Abstimmung miteinander die Steuerung unserer Körpervorgänge übernimmt. Adaptiv und assimilierend arbeitet der Körper meisterlich, um sich konstant und optimal Umständen und Veränderungen der internen und externen Welt anzupassen.

Eine Schlüsselrolle spielt dabei das Nervensystem: ein System von Zellen und ihren Verschaltungen, welches seit Millionen Jahren Anteile besitzt, die fast unverändert geblieben sind.

Durch die Erforschung des Nervensystems und dessen Rolle in vielen Prozessen, welche unsere Resilienz beeinflussen, ist das Verständnis für diesen einzigartigen Baustein unseres Befindens stetig gewachsen. Das Entstehen neuer Fachdisziplinen und Interessensgebiete wie z. B. Psychoneuroimmunologie und Psychoneuroendoimmunologie, welche ihre Wechselbeziehungen schon in ihrem langen Namen tragen, weisen auf zukunftsweisende wissenschaftliche Forschung hin. Diese Herangehensweise, verschiedene Systeme ganzheitlich zu betrachten, bietet die Möglichkeit, mit Komplexität sinnvoll umzugehen.

Unter dem Aspekt der Resilienz ist es somit aufschlussreich, sich näher mit dem Nervensystem zu beschäftigen.

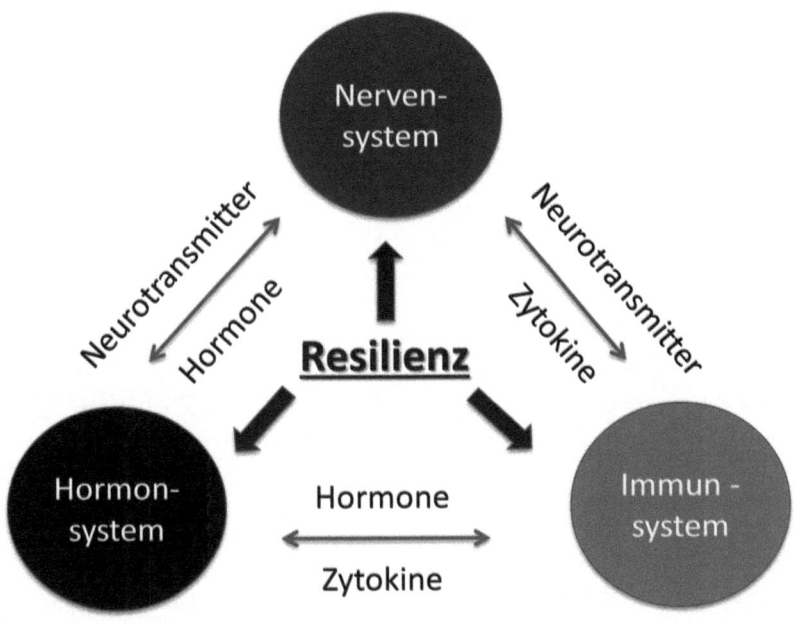

Abb. 10.1 Zusammenspiel von Systemen

10.2 Nervensystem

Die häufig zu findende Unterscheidung in zentrales Nervensystem (ZNS) und peripheres Nervensystem erfolgt aufgrund seiner Lage, wobei das ZNS aus Gehirn und Rückenmark besteht und das periphere NS aus den Nervenstrukturen außerhalb des Schädels und des Wirbelkanals. Sehr interessant ist die Unterscheidung auf Grund der jeweiligen Funktion. Das sogenannte somatosensorische Nervensystem (SNS), das größtenteils im ZNS liegt, ermöglicht den kontrollierten Einsatz von Muskelgruppen und damit die willkürliche Steuerung des Bewegungsapparates. Das vegetative Nervensystem (VNS) dagegen, synonym auch als autonomes Nervensystem (ANS) bezeichnet, entzieht sich weitgehend unserem Bewusstsein und unserer willentlichen Kontrolle. Es kümmert sich um die Erhaltung der Vitalfunktionen wie Atmung, Blutdruck, Körpertemperatur, Stoffwechsel, Schlaf und Sexualfunktionen und ökonomisiert den Organismus.

10.2.1 Bedeutung des autonomen Nervensystems

Das autonome Nervensystem (ANS) oder vegetative Nervensystem (VNS) ist zuständig für das innere Gleichgewicht – die Homöostase. Autonom deshalb, weil es größtenteils unwillkürlich und ohne unsere ständige Bewusstmachung arbeitet. Es ist nicht nur ein peripheres neurales System, es beinhaltet auch Hirnstammstrukturen. Afferente Informationen (von der Peripherie Richtung zentralem NS) werden von den Organen zu den höheren Hirnstrukturen via autonomem Nervensystem transportiert. Der Zustand der höheren Hirnstrukturen beeinflusst seinerseits die neurale Einspeisung an die inneren Organe. Diese vereinfachte Beschreibung einer Feedbackschleife (d. h., Rückkopplung) zeigt einen sehr wichtigen Prozess, mit ständiger Veränderung umzugehen. Der neuronale Kreislauf beschreibt, wie das Umfeld und subjektive Erfahrung physiologische Zustände beeinflussen können – und umgekehrt, wie physiologische Zustände die Fähigkeit eines Menschen (Säugetieres) beeinflussen, mit Veränderungen, insbesondere Herausforderungen der Umwelt umzugehen.

Das ANS besteht aus Sympathikus und Parasympathikus, die ununterbrochen miteinander agieren und den Funktionszustand prägen. Beide sind mit dem enterischen Nervensystem (Darmhirn) verbunden, das als zurzeit eigenständiges autonomes System gilt und noch viel Forschung bedarf.

Für die Bedeutung eines resilienten Nervensystems, welches einen optimalen Umgang mit Herausforderungen ermöglicht, ist das Verständnis der beiden Hauptakteure Sympathikus und Parasympathikus sehr hilfreich.

10.2.1.1 Sympathikus

Die Funktion des Sympathikus ist es, im richtigen Moment blitzschnell Aktion und Aktivität zu ermöglichen. Er bildet einen Nervenkomplex, der funktional für die Leistungsbereitschaft und Leistungssteigerung verantwortlich ist. Er verläuft außerhalb des Rückenmarks entlang der Wirbelsäule vom Brust- zum Lendenbereich, mit Ausläufern zum Hals -und Kreuzbeinbereich.

Die Verbindung zum Gehirn geschieht über den Hirnstamm und den Hypothalamus.

Im Körper wird am Zielorgan der Nervenimpuls überwiegend durch das Katecholamin Noradrenalin, der hier als Botenstoff **(Neurotransmitter)** fungiert, übertragen. Eine Besonderheit ist das Nebennierenmark, eine Ansammlung sympathischer Zellen, die Adrenalin und Noradrenalin ins Blut abgeben können. Durch die Zirkulation im Blutkreislauf wirken sie als **Hormone** und können so zur weiteren Energiebereitstellung beitragen, indem sie wiederum andere Hormonsysteme aktivieren (z. B. die Stressachse Hypothalamus-Hypophyse-Nebennierenrinde). Alles wird darauf eingerichtet, Höchstleistungen zu vollbringen und sich auf eine mögliche Belastung oder Gefahr vorzubereiten. Als praktische Bedeutung heißt das auch: Ist erst einmal der Sympathikus so aktiviert, dass es zur Katecholaminausschüttung (Fight-Flight) kommt, braucht es viel mehr Zeit und einen gut funktionierenden Parasympathikus, um wieder einen ausgeglichenen Zustand zu erreichen. In ◘ Abb. 10.2 sind Parasympathikus und Sympathikus mit ihren charakteristischen Funktionen dargestellt. Es wird verständlich, wie verschiedenartig ihre Aufgabe ist, um eine Abstimmung und Ökonomisierung der Körpervorgänge zu erreichen.

10.2.1.2 Parasympathikus

Den zweiten wichtigen Bestandteil des ANS bildet der Parasympathikus. Dieser wird besonders durch den Hirnnerven Nervus vagus dominiert. Dieser verlässt den Hirnstamm am Schädel und wandert wie ein Vagabund (lat.: umherschweifen) durch den gesamten Körper. Er verdient besondere Aufmerksamkeit, da er wie ein „Dirigent des inneren Orchesters" das Zusammenspiel aller inneren Organe wie Lunge, Herz, Magen, Darm etc. koordiniert. Ähnlich einer feinen und auch groben Bremse ist es seine Aufgabe, dem Körper mit Ruhe und Verlangsamung zu dienen. Seine Aktivierung ermöglicht Erholung und Regeneration, Entlastung nach Belastung und Entspannung nach Anspannung. Das hat ihm auch den Namen „großer Ruhenerv" eingebracht. Ein Teil von ihm bildet zusammen mit drei anderen Hirnnerven (N. oculomotorius, N. facialis und N. glossopharyngeus) eine

Parasympathikus	Sympathikus
Zustand der Erholung und Verdauung	Zustand erhöhter Aufmerksamkeit
Ruhe/Entspannung	Leistungsbereitschaft
Regeneration	Kampf/Flucht
Neurotransmitter: Acetylcholin	Neurotransmitter: Noradrenalin, Adrenalin

◘ Abb. 10.2 Parasympathikus und Sympathikus

spannende Funktionsgruppe, die unsere Kommunikationsweise durch Augenbewegungen, Gesichtsmimik und Stimmbildung prägen. Unter Bedingungen von Ruhe und Sicherheit wird die Funktion des Nervus vagus auch mit „rest and digest" (angloam.: Ruhe/Verdauung) treffend beschrieben.

Die Charakterisierung des ANS mit dem **Sympathikus** als aktivierende und dem **Parasympathikus** als beruhigende Komponente existiert seit dem späten 19. Jahrhundert. Es ist eine sehr einfache Sichtweise zweier „Gegenspieler", die wie Gaspedal und Bremse eine gute Autofahrt ermöglichen. Zwischen 1995 und heute ist eine weitaus differenziertere Sichtweise entstanden, die man durchaus als bahnbrechend bezeichnen kann. Sie findet zunehmend mehr Beachtung, insbesondere, da das Verständnis der Zusammenhänge in beratenden und therapeutischen Settings sehr hilfreich sein kann.

10.3 Polyvagaltheorie

Die entwicklungsgeschichtlichen Forschungen und Studienergebnisse führten bei dem amerikanischen Wissenschaftler Stephen Porges, Professor der Psychiatrie an der University of South Carolina (USA), zu der Überzeugung, dass das autonome Nervensystem in seiner Bedeutung unterschätzt wird. Seit 1995 konnte er zeigen, wie das parasympathische System für zwei grundverschiedene Funktionszustände der „Ruhe" verantwortlich ist: Ruhe zum einen als ein ausgeglichener, erfüllter Wohlfühl-Zustand, in dem sozialer Kontakt und Kommunikation leicht fallen, und auf der anderen Seite die Ruhe der Ohnmacht, eine Ruhe im Sinne eines „Shutdowns". In beiden Fällen verlangsamt sich die Herzfrequenz, und der Blutdruck fällt, wofür der Nervus vagus verantwortlich ist. Doch die Vitalitätsperspektive unterscheidet sich fundamental. Porges hob in seiner Theorie die verschiedenen Nervenfaserqualitäten des Nervus vagus besonders hervor und nannte sie deshalb Polyvagaltheorie (griech. poly: mehrere).

10.3.1 Bedeutung der Polyvagaltheorie

Die Polyvagaltheorie (PVT) fasziniert mit einer Erklärung, unter welchen Voraussetzungen kooperatives und entspanntes, resilientes menschliches Verhalten und Miteinander begünstigt oder ermöglicht wird. Sie liefert einleuchtende Argumente, warum reaktives Verhalten von entwicklungsgeschichtlich entstandenen neuronalen Kreisläufen abhängt. Die PTV beschreibt biologische Voraussetzungen, die erfüllt sein müssen, damit positive und unterstützende Denk-, Gefühls- und Handlungsmuster entstehen können. Umgekehrt zeigt sie auch, wie diese durch die neuronalen Kreisläufe eingeschränkt werden können.

10.3.2 Die drei neuralen Kreisläufe: ein hierarchisches Modell

Im Laufe der Evolution hat sich das autonome Nervensystem in verschiedenen Stufen entwickelt, um sich den veränderten Anforderungen anzupassen. Dabei durchlief es drei grundlegende Stadien, in denen drei autonome Funktionsebenen entstanden sind, die wir Menschen (und Säugetiere) als Erbe in uns tragen.

Das älteste System ist das Vagussystem, es findet sich bereits bei kieferlosen Fischen, also seit mehr als 500 Millionen Jahren. Noch früher, beim einzelligen Organismus, existiert bereits ein Mechanismus, bei lebensbedrohlichen Umweltbedingungen seine Vitalfunktionen zu reduzieren und sich zusammenzuziehen. Dieser Reflex findet sich im ältesten neuronalen Kreislauf, dem „alten" Vagus, auch dorsaler Vagus (lat.: rückwärts, bezieht sich auf die Lage im Hirnkerngebiet) genannt, wieder. Das nächstjüngere neuronale Feedbacksystem ist der Sympathikus. Seine Fasern sind mit Myelin ummantelt und leiten dadurch schneller. Der jüngste neurale Kreislauf ist das ventrale (lat.: bauchwärts)

Vagussystem, das ebenfalls mit den schnell leitenden myelinisierten Fasern ausgestattet ist. Dieser Anteil wird auch sozialer oder „smarter" Vagus genannt, der schneller als Sympathikus und dorsaler Vagus leiten kann. Dadurch ist seine Fähigkeit zur Regulation im Sinne einer Beruhigung oder Abmilderung von Stimulation und Erregung (Sympathikus) fein abgestimmt. Er unterstützt so die schnellstmögliche Anpassung in jeder Situation. Außerdem bildet der ventrale (soziale) Vagus mit anderen Hirnnerven eine Funktionsgruppe, die diese schnelle Anpassungsfähigkeit auch im sozialen Austausch, im Kontakt mit anderen Menschen (Säugetieren) ermöglicht. Diese Funktionsgruppe wird von Porges als „Social Engagement System" (SES) bezeichnet und ist ein Kernstück in der Polyvagaltheorie.

10.3.2.1 Soziale Kommunikation (sozialer Vaguskomplex)

Durch die Lage seines Kerngebiets im Hirnstamm ist der ventrale Vagus in unmittelbarer Nachbarschaft von Nerven, die Stimmgebung, Augenbewegungen, Gesichtsmimik und Hören kontrollieren. Sie bilden eine Funktionsgruppe, die von Porges „Social Engagement System" genannt wurde, um den engen Zusammenhang vom ventralem, sozialem („smartem") Vagus und zwischenmenschlicher Kommunikation deutlich zu machen. Dieses System ist ab dem Tag unserer Geburt extrem wichtig und bleibt es ein Leben lang. Es ist unser soziales Kontaktsystem, das uns zu sozialer Teilnahme und Kommunikation befähigt. Es fördert ruhige Verhaltensweisen und kann den Einfluss des Sympathikus auf das Herz unterbinden. Es kann auch auf die hormonelle „Stressachse" (HPA-Achse) dämpfend einwirken. Dieser Kreislauf wird von ruhiger Gelassenheit, einem „Sich-einlassen" auf die Gegebenheiten und der Umwelt geprägt. Aufnahmefähigkeit und ruhige Aufmerksamkeit ermöglichen Integration. Wir fühlen uns wohl und mit anderen Menschen verbunden, sind aufgeschlossen und interessiert. Zuhören und Kommunikation erfordern somit Ruhe und Sicherheit. Nur wenn dieses soziale Nervensystem aktiv sein kann, sind Empathie, Mitgefühl und Resonanz möglich.

Dieser Kreislauf im sozialen NS ist immer dann aktiv, wenn wir uns in Sicherheit fühlen und keine Gefahr wahrgenommen wird. Porges sieht die Funktion des autonomen Nervensystems darin, dass es unablässig die Umwelt und die Menschen in der unmittelbaren Umgebung nach Sicherheit oder Bedrohung „scannt". Die Wahrnehmung von Gesichtern, Mimik und Gestik, die Lautstärke und Schwingfähigkeit der Stimme, Augenbewegungen und Mimik werden mit den schnell leitenden ventralen Vagusfasern innerhalb der neuronalen Feedbackschleife transportiert, und die Reaktion wird unbewusst und unwillkürlich angepasst.

10.3.2.2 Mobilisation (Sympathikusaktivierung)

Der Sympathikus übernimmt die Kontrolle, wenn Gefahr oder Bedrohung „gewittert" wird. Sowohl innere, aus dem Körper kommende, als auch äußere, aus der Umgebung kommende Trigger können zur Aktivierung führen. Das Ziel in diesem Kreislauf ist die Bereitstellung von Mobilität. Der gesamte Organismus bereitet sich auf die drohende Gefahr mit Bewegung und Handlung vor. Ein erhöhter Sauerstoffbedarf führt zur Steigerung von Atmung, Herzfrequenz und Blutdruck. Hormone (Adrenalin) werden ausgeschüttet, und Blutzucker wird bereitgestellt (Cortisol). Das Immunsystem bereitet sich auf eine mögliche Infektion vor, und die Verdauung sistiert. Die Fokussierung nimmt zu, und die Sinne schärfen sich. Der „weite Blick" weicht dem „Tunnelblick". Das Hören verändert sich in ähnlicher Weise. Aktivierung des Sympathikus beginnt mit innerer Spannung, Unruhe und Bewegungsdrang. Leichter Ärger oder Ängstlichkeit kann sich nach weiterer Aktivierung zu Wut oder Panik steigern. Bei starker Aktivierung wird das Denkvermögen (Neokortex) von Emotionen (limbisches System) überlagert.

Das Kampf- oder Fluchtverhalten (Fight-Flight) charakterisiert diesen Kreislauf. Der vom ventralen Vagus getragene soziale Kommunikationskreislauf wird von dieser Erregung überflutet. Empathie und Mitgefühl sowie soziale Kontakt- und Kommunikationsfähigkeit nehmen ab. Fruchtbare Kommunikation ist je nach Aktivierungsgrad erschwert oder überhaupt nicht möglich. Porges betont immer wieder, wie wichtig und sinnvoll dieser Schutzreflex ist und sozusagen zu unserer neuronalen Grundausstattung gehört. Je schwächer die Aktivierung, umso einfacher ist es, zum sozialen Kreislauf zurückzukehren. Gelingt es, in einen Moment des Wohlfühlens innere Weite oder Sicherheit wahrzunehmen, z. B. durch Distanzgewinnung oder ein angenehmes Beziehungsangebot, kann der Organismus anfangen sich zu regulieren und zu beruhigen. Dabei ist es wissenswert, dass das Abflauen der Erregung bis zu 20 Minuten (Hormonabbau) dauern kann.

10.3.2.3 Immobilisation (dorsaler, alter Vagus)

Dieser älteste neuronale Kreislauf dient dem Organismus als Schutzreflex bei empfundener Lebensgefahr. Wird die Bedrohung unmittelbar im Moment als so groß empfunden, dass jeder Kampf oder jede Gegenwehr sinnlos und eine Flucht unmöglich erscheint, übernimmt der „alte", dorsale Vagus. Dieser Immobilisationskreislauf mit dem unmyelinisierten Vagusast dominiert dann sowohl über den Mobilitätskreislauf (Sympathikus) als auch über den sozialen Kommunikationskreislauf (sozialer, ventraler Vagus). Im Gegensatz zu der modulierenden Qualität des sozialen Vagus „fährt" der dorsale Vagus den Organismus extrem und heftig herunter. Der Herzschlag verlangsamt sich, und der Blutdruck sinkt schnell. Eine Ohnmacht („Shutdown"), ein Abstellen jeglichen Verhaltens mit dem Ziel, die Vitalfunktionen auf ein Minimum zu reduzieren, tritt ein. Dieser „Totstell-Reflex", der aus dem Tierreich gut bekannt ist, ist der älteste Schutzreflex, den unser ANS ermöglichen kann, um den Organismus zu schützen. Der Kontakt zur Umwelt und Außenwelt bricht ab, angloamerikanisch als „Freeze/Faint" (gefroren/ohnmächtig) benannt, und durch Endorphinausschüttung sinkt die Schmerzempfindlichkeit.

10.3.3 Fazit zur Polyvagaltheorie

Die Polyvagaltheorie als hierarchisches Modell, wie in ◘ Abb. 10.3 dargestellt, betont, dass jeder der drei Funktionszustände biologisch sinnvoll und als Schutzmechanismus hilfreich ist. Sie sind entwicklungsgeschichtlich entstanden und hierarchisch organisiert. Der jeweils ältere dominiert bei zunehmender Gefahr über den jüngeren.

Vom Normalzustand des Wohlbefindens (soziales Vagussystem) ausgehend, übernimmt, je weniger Sicherheit und Vertrauen empfunden wird, der Mobilitätskreislauf (Sympathikus) zunehmend die Kontrolle. Bei absoluter Hilflosigkeit, unter dem Eindruck drohender Lebensgefahr, übernimmt der „alte" Vaguskreislauf die Führung mit Einstellung allen Verhaltens. Umgekehrt wirkt die Erfahrung von Sicherheit, „Aufgehobensein" und achtsamer sozialer Intervention beruhigend und stabilisierend auf das ANS,

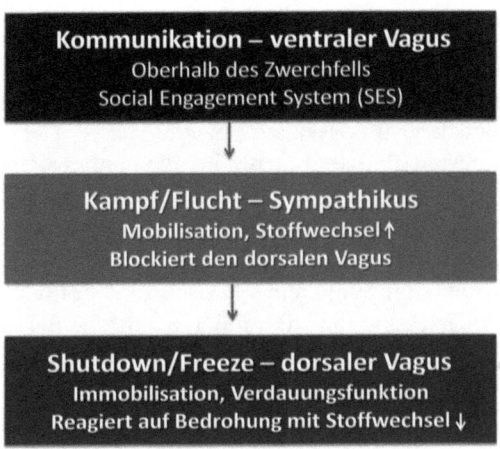

◘ Abb. 10.3 Polyvagaltheorie: ein hierarchisches Modell

sodass der jeweils entwicklungsgeschichtlich jüngere Kreislauf möglich werden kann.

Diese Wechsel der neuronalen Kreisläufe, d. h., das Vorhandensein von schnellem Sympathikus und der noch schnelleren (myelinisierten) oder auch langsameren (unmyelinisierten) Vagusregulation ist ein Maß für die vegetative Selbstregulation des Organismus. Diese „Neuroresilienz" bedeutet aus der Perspektive der Resilienzbetrachtung: Je flexibler das autonome Nervensystem des Organismus ist, umso höher können wir die vegetative Anpassungsfähigkeit in der Auseinandersetzung insbesondere mit unbewussten Anforderungen einschätzen. Das Verständnis der Funktionsweise im autonomen (vegetativen) NS, insbesondere mit der differenzierten und erweiternden Sichtweise der PVT, bietet eine gute Voraussetzung, eines der Messverfahren des vegetativen Nervensystems, die Herzratenvariabilitätsmessung, in der Tiefe zu verstehen.

10.4 Herzratenvariabilität

10.4.1 Die Grundlage der HRV-Messung

Die Herzratenvariabilität (HRV) ist die Veränderung der Herzfrequenz durch autonome, neurovegetative Regulation bei Menschen und Säugetieren. Da im angloamerikanischen Sprachgebrauch Herzfrequenz mit „heart rate" übersetzt wird, hat sich bei uns synonym der Begriff „Herzrate" etabliert. Die Herzratenvariabilität beschreibt die unbewusste Fähigkeit des Organismus (Mensch, Säugetier), von Herzschlag zu Herzschlag den zeitlichen Abstand so zu variieren, dass damit zu jedem Zeitpunkt eine flexible und optimale Angleichung an die inneren und äußeren Gegebenheiten stattfinden kann. Damit ist sie ein Maß für die allgemeine Anpassungsfähigkeit eines Organismus.

Auch wenn wir als herzgesunder Mensch den Eindruck haben, dass unser Herz unter Ruhebedingungen wie ein Metronom gleichmäßig im Takt schlägt, so ist das zum Glück nicht der Fall. Kleinste Veränderungen wie Brustkorbbewegungen beim Atmen, geringste körperliche Anstrengungen, ja sogar Emotionen und Gedanken können in jedem Moment zu einer Veränderung der Herzfrequenz (Herzrate) führen. Die Unterschiede sind häufig so minimal, dass wir sie auch bei genauer Konzentration nicht wahrnehmen.

Wie vorher dargelegt, übernimmt der Sympathikus Verantwortung für Frequenzsteigerungen bei Anspannung und Belastung, während der Nervus vagus (Parasympathikus) mit beiden Anteilen für einen Rückgang oder einen Herzfrequenzabfall sorgt. Je größer die Variabilität, d. h., die Veränderungen, umso größer ist also die Anpassungsleistung des Organismus. Umgekehrt bedeutet das: Folgt auf die Anspannung (Sympathikus) keine Entspannung (Vagus mit ventralem Anteil), oder mit anderen Worten, folgt auf eine Erhöhung der Frequenz bei Belastung keine deutliche Senkung der Herzfrequenz nach Entlastung, reduziert sich damit die Variabilität. Diese Anpassungsleistung kann mithilfe der HRV-Messung dokumentiert werden.

10.4.2 Wie wird eine HRV-Messung durchgeführt?

Ähnlich wie bei einem EKG ist die HRV-Messung nicht-invasiv: Mittels Elektroden oder auch einem Brustgurt wird der Herzschlag und Pulswelle grafisch dargestellt.

Es gibt verschiedene Standardmessungen, bei denen Zeitdauer und Art der Belastung variieren. Meist werden Messungen in größtmöglicher Entspannung und Ruhe mit Messungen, die eine Atemvorgabe beinhalten, kombiniert. Mit der Atemvorgabe wird der Organismus mit einem scheinbar kleinen Reiz gefordert, um die Sympathikus-/Parasympathikusaktivierung sichtbar zu machen. Um Artefakte und eventuelle Rhythmusstörungen erkennen

Neuroresilienz aus medizinischer Sicht verstehen und messen

zu können, ist eine ausreichende Erfahrung der Grundkenntnisse im EKG-Lesen des Anwenders empfehlenswert. Für weitere und detailliertere Informationen zur HRV-Messung verweise ich auf die folgenden Kapitel, die sich der HRV-Messung widmen.

10.4.3 Wie interpretiert man die HRV-Ergebnisse?

Je größer, d. h., je besser die Herzratenvariabilität eines Menschen ist, desto schneller und flexibler kann sich das Herz auf aktuelle Gegebenheiten einstellen.

Es heißt auch: Je größer die Variabilität, umso öfter kommt der ventrale Vagus als Teil des sozialen Nervensystems (SES) zum Einsatz, desto stärker ist somit nicht nur die „Rest-Digest"-Funktion, sondern die gesamte Flexibilität im Nervensystem. Andererseits ist eine eingeschränkte Variabilität ein Hinweis für ein Missverhältnis von momentaner Anforderung und den momentan zur Verfügung stehenden Bewältigungsstrategien.

Mit der am Anfang dargestellten zentralen Rolle des Nervensystems in Verflechtung mit anderen „Körperhaushalten", z. B. Hormon- und Immunhaushalt, bietet die HRV-Messung ein Verfahren, das bei resilienzfördernden Maßnahmen und Therapien wertvolle Unterstützung und Hinweise geben kann.

10.5 Schlussfolgerungen und Ausblick

Die HRV-Messung ist eine Messung, die mit der optischen Darstellung des Funktionszustandes des vegetativen Nervensystems eine Möglichkeit bietet, im Coaching/Training die „vegetative Lage" abzubilden. Es kann als Gesprächsgrundlage dienen und ist besonders dann von Nutzen, wenn durch häufige Anwendung und Beschäftigung mit den Grundlagen des autonomen (vegetativen) NS eine Sicherheit des Anwenders in der Interpretation entsteht. Zusammen mit seiner beobachtenden Wahrnehmung besteht so die Möglichkeit, den Coaching-Prozess und den Erfolg der Intervention zu verfolgen. Um Fehlinterpretationen und Simplifizierungen zu vermeiden, ist eine Kenntnis des wichtigen Nervensystems, insbesondere die Kenntnis des vegetativen NS, lohnend. Die Polyvagaltheorie ist dabei eine enorme Bereicherung. Mit ihrem Verständnis ist für den interessierten Coach/Trainer allerdings auch ohne Messung eine Einschätzung gut möglich.

Die Basis für ein tief zufriedenstellendes, erfolgreiches und nachhaltiges Gesprächsergebnis im (Resilienz-)Coaching und (Resilienz-)Training ist eine sichere, vertrauensvolle und entspannte Grundstimmung. Die Polyvagaltheorie kann diese bekannte Erfahrung aus einem neurophysiologischen Blickwinkel verstehbar machen. Dabei wird diese „Grundstimmung" durch beide, also den Coach und seinen Coachee, gestaltet. Das erfordert zum einen die selbstbeobachtende Wahrnehmung des Coaches von sich selbst, d. h., seines eigenen (vegetativen) Zustandes, und gleichzeitig die Beobachtung und Wahrnehmung des (vegetativen) Zustandes des Coachees oder Teilnehmers. Damit können eventuelle Einschränkungen erkannt werden, und es entsteht Raum für Selbstregulation. Das Verständnis des autonomen Nervensystems, das weitgehend unbewusst für uns arbeitet, kann uns helfen, durch Aufmerksamkeit auf unser Körperempfinden und unsere Wahrnehmung unseren vegetativen Grundzustand einzuschätzen. Apathisches Desinteresse und „Nicht-anwesend-sein", also abgebrochener Kontakt zu sich oder dem Gegenüber oder zu beiden, erfordert Akzeptanz und gefühlvolle Rückführung zu einem angeregten Zustand – wie ein Faden, der verloren war und wieder aufgehoben wird. Herzklopfen, Schweiß, Unruhe, Aufgeregtsein sind (normale) Aktivierungsanzeichen, die anzeigen, dass die Aufmerksamkeit mehr beim eigenen Organismus liegt als beim Gegenüber. Dann, nach weiterer Regulierung in einen unaufgeregten, sich weit und wohl fühlenden, verbundenen Zustand, (z. B. durch bewusstes ruhiges Atmen) nehmen das Interesse und die Bereitschaft, sich auf das Gegenüber einzulassen, auch wieder zu. Dieses gilt für beide Beziehungspartner Coach/Coachee oder Trainer/Teilnehmer/In). Die Polyvagaltheorie hilft, diese Vorgänge zu verstehen und einzuordnen. Sie erklärt, warum nur in einem Gefühl der Sicherheit optimale Austauschbereitschaft und Lernfähigkeit gegeben sind. Dann ist auch einleuchtend, warum das Wissen um Selbstwahrnehmung und Selbstregulationsfähigkeit zum „Handwerkszeug" eines erfolgreichen, nachhaltigen und erfüllenden Coachings/Trainings gehört.

Literatur

Ehlert, U., & Känel, R. V. (2011). *Psychoendokrinologie und Psychoimmunologie*. Berlin: Springer.

Ernst, G. (2014). *Heart rate variability*. London: Springer.

Golenhofen, K. (2006). *Basislehrbuch Physiologie: Lehrbuch, Kompendium, Fragen und Antworten*. München: Elsevier, Urban & Fischer.

Kamath, M. V., Watanabe, M., & Upton, A. (2016). *Heart Rate Variability (HRV) signal analysis clinical applications*. Boca Raton: CRC Press.

Porges, S. W., Kierdorf, T., & Höhr, H. (2017). *Die Polyvagal-Theorie und die Suche nach Sicherheit: Gespräche und Reflexionen: Traumabehandlung, soziales Engagement und Bindung*. Lichtenau: G.P. Probst Verlag.

Schnack, G. (2012). *Der Große Ruhe-Nerv: 7 Sofort-Hilfen gegen Stress und Burnout*. Freiburg im Breisgau: Kreuz.

Stress objektiv messen – der neue holistische Ansatz

Die neue holistische Grundlage für innovative Prävention und effektives Stressmanagement

Silvia Balaban

11.1 Leistungsgesellschaft = Stressgesellschaft – 154

11.2 Modernes Stressmanagement: Verknüpfung von drei Messmethoden – 155
11.2.1 Biografische Analyse: der Fragebogen – 156
11.2.2 Biochemische Analyse: die Stresshormone – 158
11.2.3 Biophysische Analyse: die Herzratenvariabilitätsmessung – 160

11.3 Auswertungsgespräch mit dem Klienten – 161

11.4 Auswertung auf Unternehmensebene – 165

11.5 Fazit und Ausblick – 165

Literatur – 167

© Springer Fachmedien Wiesbaden GmbH, ein Teil von Springer Nature 2019
J. Heller (Hrsg.), *Resilienz für die VUCA-Welt*,
https://doi.org/10.1007/978-3-658-21044-1_11

Stress, der alltägliche Begleiter unserer Leistungsgesellschaft. Stress ist eine subjektive Empfindung. Allerdings unabhängig von dieser individuellen Bewertung, können die stets stattfindenden körperlichen Stressreaktionen objektiv durch zwei wissenschaftlich fundierte Verfahren gemessen werden: Stresshormone und Herzratenvariabilität. Wird diese Datenbasis integriert, ergeben sich effektivere Ansatzpunkte für das Stressmanagement. – Das folgende Kapitel informiert über Funktion, Zusammenspiel und Nutzen subjektiver und objektiver Messdaten: Der Einzelne erhält Informationen über seine körperliche Stressbelastung und seinen Grad der Entspannungsfähigkeit. Aufgrund dieser Datenbasis werden individuelle Aktivitäten erarbeitet und Mikronährstoffe empfohlen, um langfristig Gelassenheit, Vitalität und Lebensqualität zu steigern. Unternehmen können aus den anonymisierten Messergebnissen geeignete Maßnahmen zur Prävention und zur Senkung des Krankenstands ableiten.

11.1 Leistungsgesellschaft = Stressgesellschaft

Die Anzahl der Menschen, die an einem hohen chronischen Stresslevel leiden, steigt seit Jahren an (Knieps und Pfaff 2017). Als Gründe werden nicht selten erhebliche Veränderungen in den Arbeits- und Lebensverhältnissen genannt. Steigende Fehlzeiten und Krankenquoten belasten Unternehmen und Krankenkassen erheblich. Psychische Erkrankungen stellten im Jahr 2012 erstmals die zweithäufigste Krankheitsursache dar, ermittelte die BKK in ihrem Gesundheitsreport (Knieps und Pfaff 2014).

Vorsorge ist unbestritten die beste Medizin. Prävention ist dringend erforderlich. Als Prävention werden Maßnahmen benannt, die eine Beeinträchtigung der Gesundheit vermeiden, verzögern oder eher unwahrscheinlich werden lassen. Gesundheitskonformes Verhalten soll gefördert werden. Es werden unterschiedliche Formen der Prävention differenziert: In der Primärprävention liegt der Fokus auf gesundheitlicher Aufklärung und Maßnahmen der Vorsorge. Die Leitfragen sind: Wie kann die Gesundheit erhalten werden? Wie kann Krankheiten vorgebeugt werden? Eine individuelle Analyse der gesundheitlichen Risiken wird vorgenommen (u. a. berufliche und familiäre Belastung, Lebensstil, genetische Prädisposition etc.). Darüber hinaus zählen Gesundheitsförderung durch Stressmanagement und ein Lebensstil, der von gesunder Ernährung und Bewegung gekennzeichnet ist, zu der Kategorie Primärprävention. Die Früherkennung von Erkrankungen ist Bestandteil der Sekundärprävention. Durch Vorsorgeuntersuchungen und Screenings wird der Versuch unternommen, symptomlose Erkrankungen bei scheinbar gesunden Personen aufzudecken. In der Tertiärprävention soll eine Verschlimmerung oder ein Wiederauftreten bereits bestehender Erkrankungen verhindert werden. Darunter fallen z. B. Maßnahmen der Rehabilitation (vgl. Deutsche Gesellschaft für Nährstoffmedizin und Prävention 2017).

Zwei Verfahren aus der Primärprävention können frühzeitig Hinweise liefern, bevor stressbedingte Erkrankungen entstehen: Die Messung der Herzratenvariabilität und die Bestimmung der Biochemie im Stresslabor, die nachfolgend dargelegt werden. Aus der Praxis werden zwei Fallbeispiele vorgestellt, die in den einzelnen Kapiteln erneut aufgegriffen und näher erläutert werden.

Praxisbeispiele

Herr A., 48 Jahre, ist Geschäftsführer eines Unternehmens aus der IT-Branche. Er hat das Unternehmen vor vier Jahren gegründet und in erheblichem Maße Arbeit, Energie, Geld und Zeit in den Unternehmensaufbau investiert. Der IT-Markt gilt als hart umkämpft. Mittlerweile beschäftigt seine Firma 25 Mitarbeiter. Herr A. ist zum zweiten Mal verheiratet und fährt regelmäßig Rennrad. In letzter Zeit beklagt sich seine Frau über seine mangelnde Gelassenheit und über sein aufbrausendes Verhalten. Gegen Bluthochdruck nimmt Herr A. Betablocker ein.

Auch am Abend beschäftigen Herrn A. vielfach Gedanken um Kundenakquise, laufende IT-Projekte und Mitarbeiter. Herrn A. erkrankt häufig an Infekten. Das Aufstehen am Morgen fällt ihm viel schwerer als früher.

Frau K. ist Anfang 40 und Führungskraft im Vertrieb. Die Vertriebsziele werden jedes Jahr höher. Die neue Geschäftsführung hat umfangreiche Sparmaßnahmen und Changeprojekte angestoßen. Sie führt ein Team von acht Key Account Managern. Privat ist Frau K. verheiratet und hat zwei Kleinkinder. Ihr Mann arbeitet ebenso im Vertrieb, allerdings mit hoher Reisetätigkeit. In ihrer Freizeit liest Frau K. gerne Krimis und geht regelmäßig joggen. Seit mehreren Wochen klagt sie über zunehmende Kopfschmerzen sowie Magen-Darm-Beschwerden. Am Abend fühlt sie sich häufiger energielos. Jedoch läuft sie gleich nach dem Aufstehen auf Hochtouren.

11.2 Modernes Stressmanagement: Verknüpfung von drei Messmethoden

Eine Erhebung der subjektiv empfundenen Stresslast des Klienten mittels Fragebogen ist ein unverzichtbarer Bestandteil im Stressmanagement. Die Psychologie hält zu diesem Zweck einige diagnostische Fragebögen bereit, die die Gütekriterien Objektivität, Reliabilität und Validität erfüllen (Testzentrale 2017). Doch die Aussagekraft der Fragebögen ist auf ein schmales Analysefenster beschränkt, da sowohl die biochemischen als auch biophysischen Parameter nicht beachtet werden. Im Coaching sollte daher das Wissen des neuen interdisziplinären Fachgebiets der Psycho-Neuro-Immuno-Endokrinologie einfließen. Sie bündelt die Erkenntnisse über generelle Regelkreise in einem Organismus und betrachtet die Interaktionen zwischen der Psyche, dem zentralen und dem vegetativen Nervensystem, dem Immunsystem und dem Hormonsystem (vgl. Schubert 2011; Dhabar 2009). Alle Systeme sind untrennbar miteinander verknüpft und beeinflussen sich wechselseitig. Um eine aussagekräftige Datenbasis für den Coaching-Prozess zu erhalten, sollten die Wechselwirkungen von Psyche und Körper bereits in der Analysephase durch Messung der Herzratenvariabilität und Bestimmung der Stresshormone im Fokus stehen. ◘ Abb. 11.1 zeigt die drei Ansatzpunkte für eine aufschlussreiche Stressdiagnostik auf.

Das verwendete Testverfahren besteht aus den drei Komponenten Fragebogen, HRV-Messung und Bestimmung der Stresshormone. Ziel ist eine umfassende Analyse der Ursachen, die für Erschöpfungszustände und Leistungsverlust verantwortlich sind. Gleichzeitig werden individuelle Risiken für Stress-Folgeerkrankungen ermittelt. In dem Auswertungsgespräch werden die Befunde aus Fragebogen, HRV und Labor mit dem Klienten besprochen. Diese wissenschaftlich valide Basis bildet den Startpunkt für das anschließende Coaching.

- **Erfahrungen aus der Praxis**

Dauerstress ohne Ausgleich verursacht unterschiedliche Erkrankungen und somatoforme Störungen. Der amerikanische Neurobiologe Bruce McEwen (1998) prägt in diesem Zusammenhang den Begriff „allostatic load" als zu schwere oder zu lang andauernde Aufhäufung von belastenden Faktoren. Stressbedingte Erkrankungen weisen grundlegend eine Historie auf, denn jedem Sturm gehen Vorboten voraus. Präventivmediziner Prof. Dr. med. Schnack (2016) verweist indes auf die fehlende Entspannung, die für die Erkrankungen verantwortlich sei.

In der Praxis zeigt sich jedoch häufig eine gestörte Körperwahrnehmung der Klienten. Zu beobachten ist eine Diskrepanz zwischen der subjektiven Einschätzung der Stresslast im Fragebogen und den objektiv messbaren Daten der Stresshormone und der HRV (Wolf und Wolf 2013): Während der Klient sein stressorisches Anspannungsniveau subjektiv als wenig bis mittel belastend empfindet, liefern die Messmethoden oft Zahlen, die eine dringende Handlungsbereitschaft

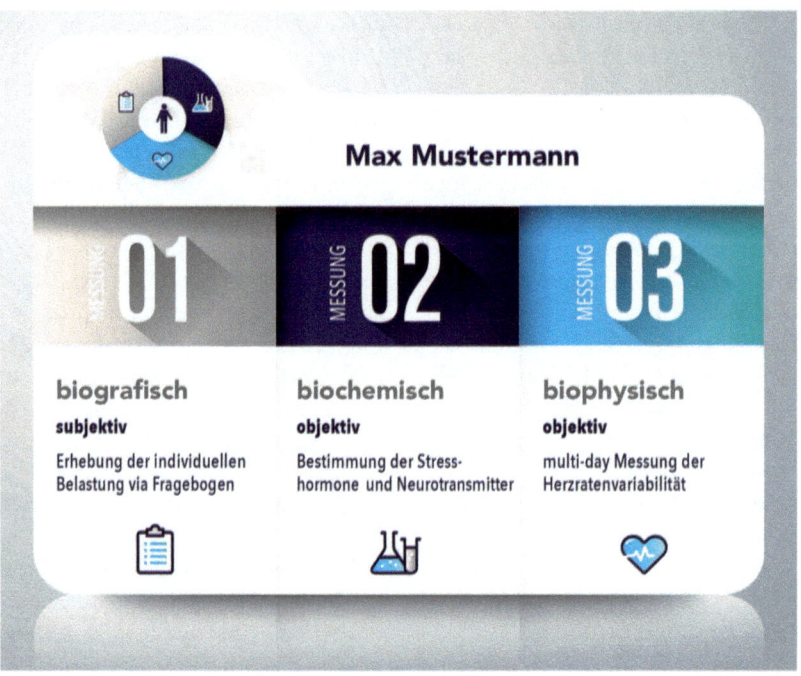

Abb. 11.1 Systemische Diagnostik in der modernen Prävention. (Eigene Darstellung nach Tarapong Siri/Shutterstock.com)

erfordern. Warnsignale des Körpers werden entweder nicht wahrgenommen oder unterliegen einer Falschbewertung (vgl. Techniker Krankenkasse 2016). Nicht nur bei Frau K. und Herrn A. tragen die preußischen Tugenden Pflichterfüllung, Fleiß, Ehrgeiz, Disziplin und Leidensfähigkeit wesentlich zu dieser Kopf-Körper-Entfremdung bei.

Insgesamt bestehen in allen gesellschaftlichen Schichten große Wissenslücken über die Auswirkungen von chronischem Stress und über das Zusammenspiel von Psyche und Körper (vgl. Schedlowski 2005). Das Erfassen von biophysischen und biochemischen Daten stellt ein hilfreiches Verfahren dar, einen Abgleich zwischen der subjektiven mentalen Stresswahrnehmung und der tatsächlichen körperlichen Stressbelastung herzustellen.

Der neurobiologische Ansatz liefert eine neue Klarheit. Eine Klarheit, die häufig ernüchtert. Die jedoch auch Sicherheit und Bestätigung bringen kann.

Darüber hinaus ist er Grundlage für einen Prozess der Sensibilisierung und des Umdenkens hin zu einem gesundheitsförderlichen Lebensstil. Die objektiven Daten zeigen, dass die empfundene Stresslast nicht fiktiv ist, und stellen so eine Legitimation dar, sich die mentale und physische Erschöpfung vor sich selbst, vor der Familie und dem Arbeitgeber einzugestehen.

Zuerst folgt eine Vorstellung der drei Messmethoden. Die Ergebnisse werden ▶ Abschn. 11.3 vorgestellt.

11.2.1 Biografische Analyse: der Fragebogen

Die subjektive Einschätzung des Klienten wird mittels Fragebogen erhoben. Es handelt sich um einen wissenschaftlich gesicherten Online-Fragebogen, der aus mehreren Modulen besteht (Wolf 2017) (◘ Abb. 11.2): Der „Integrale Stress Test™" (IST™) identifiziert

Stress objektiv messen – der neue holistische Ansatz

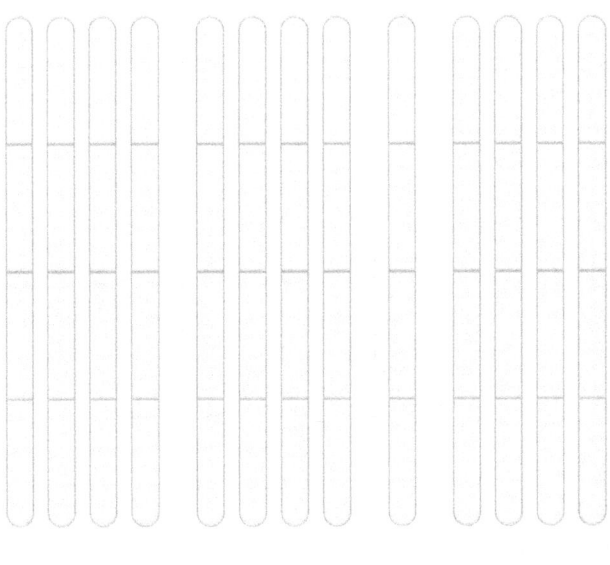

Abb. 11.2 Beispielseite aus dem Online-Fragebogen. (© YourPrevention™ 2017, mit freundlicher Genehmigung)

Stresssymptome, berufliche, familiäre und private Stressoren sowie stressverstärkende Gedanken und Lebensgebote. Der Fragebogen „Copenhagen Burnout Inventar" (CBI) gibt Aufschluss über die Gefährdung für ein persönliches und/oder berufliches Burnout (Erschöpfungsdepression) sowie Burnout durch Kundenarbeit. Der Fragebogen „Patient Health Questionnaire" (PHQ) liefert Verdachtsdiagnosen zu psychischen Störungen nach ICD-10, die selbstverständlich durch einen Arzt überprüft und verifiziert werden müssen. Die Arbeitszufriedenheit wird mit dem „Effort-Reward Imbalance" (ERI) analysiert.

Praxisbeispiele
Herr A. bearbeitet den Online-Fragebogen in 20 Minuten auf seinem Laptop. Auswahl seiner Antworten:
- Stresssymptome: fehlende Gelassenheit, Schlafprobleme, Ruhelosigkeit, Aufbrausen
- Stressoren: Informationsüberflutung, Zeiteinteilung des Tagesablaufs, große Verantwortung am Arbeitsplatz, Arbeitsüberlastung durch Menge, Termindruck, Probleme in der Verbindung von Beruf und Privatleben, gesundheitliche Probleme bei mir oder anderen, finanzielle Sorgen und Druck
- Stressverstärkende Gedanken: Perfektionismus, Überforderung, Gratifikation
- Arbeitszufriedenheit: Hohe Verausgabung

Frau K. füllt den Online-Fragebogen bequem zuhause auf ihrem iPad aus. Auswahl ihrer Antworten:
- Stresssymptome: Schlafprobleme, Leistungsminderung, Erschöpfung, Aufbrausen, verstärkter Appetit, Kopfschmerzen, Magen-Darm-Symptome
- Stressoren: Einführung neuer Arbeitsmethoden, Informationsüberflutung, Zeiteinteilung des Tagesablaufs, große Verantwortung am Arbeitsplatz, Termindruck, Probleme in der Verbindung von Beruf und Privatleben, starke familiäre Verpflichtungen, Magen-Darm Symptome
- Stressverstärkende Gedanken: hohe Selbsterwartung, mangelnde Abgrenzung, Überforderung
- Arbeitszufriedenheit: geringe Gratifikation bei hohem Aufwand

11.2.2 Biochemische Analyse: die Stresshormone

Biochemische Botenstoffe steuern viele Vorgänge im Körper. An der Stressantwort des Körpers sind sowohl unterschiedliche Hormone als auch Neurotransmitter beteiligt, die entweder erregend oder hemmend auf den Organismus wirken.

Die Ausschüttung der Botenstoffe ist eine Anpassungsreaktion des Körpers auf eine Belastungssituation. Der Körper mobilisiert die körpereigenen Energiereserven für eine Fight-or-Flight- Reaktion. Das ist die Erklärung, warum sich im Stress der Atem beschleunigt, Puls und Blutdruck ansteigen, Verdauungstätigkeit und Libido gehemmt werden (wertvolle Energie sparen), sich die Gerinnungsfähigkeit des Blutes erhöht (Schutzfunktion vor Blutverlust), die Muskelspannung ansteigt usw. (vgl. Römmler 2014).

Bei chronischem Stress findet jedoch entweder eine Dauerausschüttung von Stresshormonen und Neurotransmittern statt oder eine signifikante Herunterregulierung als eine Art Schutzfunktion auf die Dauerbelastung. Als Folge steuert der Körper in beiden Fällen langsam, aber sicher auf einen Erschöpfungszustand zu (vgl. Eller-Berndl und Roth 2014).

Ziel einer präventiven und wissenschaftlich gesicherten Labordiagnostik ist es, durch die Bestimmung biochemischer Parameter negative Entwicklungen und Risiken frühzeitig zu ermitteln und ihnen durch entsprechende Maßnahmen entgegenzuwirken. Der Laborbefund ermöglicht eine objektive Beurteilung über den Anspannungs- und Erschöpfungsgrad.

Als nächstes folgt eine Kurzvorstellung der Botenstoffe und der Funktionsachsen:

- **Katecholamine**
Zu der Gruppe der Katecholamine zählen Adrenalin, Noradrenalin und Dopamin. Im zentralen und vegetativen Nervensystem[1] treten sie als Neurotransmitter auf. Adrenalin und Noradrenalin nehmen zusätzlich eine Hormonfunktion wahr.
  – **Adrenalin**
  Das Hormon Adrenalin wird im Angloamerikanischen als Epinephrin bezeichnet. Es wird im Nebennierenmark gebildet und verstärkt bei psychischen oder körperlichen Belastungen sowie in Stresssituationen ausgeschüttet. Adrenalin wirkt minimal auch als Neurotransmitter. Im Kohlenhydratstoffwechsel ist Adrenalin der Gegenspieler des Insulins.
  – **Noradrenalin**
  Noradrenalin ist ein körpereigener Botenstoff, der auch als Norepinephrin bekannt ist. Er wirkt einerseits als Stresshormon und wird auch im Nebennierenmark gebildet. Als Neurotransmitter wird Noradrenalin im Nervensystem (genauer im Locus caeruleus im Mittelhirn) hergestellt. Noradrenalin ist eng mit dem Adrenalin verwandt, aber die beiden Botenstoffe zeigen zum Teil unterschiedliche physiologische Wirkungen.
  – **Dopamin**
  Dopamin ist ein vorwiegend erregend wirkender Neurotransmitter im vegetativen Nervensystem, aber auch Vorläufer der Synthese von Adrenalin und Noradrenalin. Gebildet wird Dopamin u. a. in Nervenendigungen und im Nebennierenmark als Vorstufe von Noradrenalin. Dopamin ist ein Neurotransmitter der Belohnungserwartung, der bei Flow-Erlebnissen ausgeschüttet wird.

- **Serotonin**
Serotonin ist ein Gewebshormon und gleichzeitig ein wichtiger Neurotransmitter, der eine hemmende Funktion innehat. Es kommt u. a. im Blut, im Herz-Kreislauf-System, im zentralen und im Darmnervensystem vor. Gebildet wird es hauptsächlich in der Darmschleimhaut, geringe Mengen werden im Zentralnervensystem, der Leber und der Milz gebildet.

- **Cortisol**
Cortisol ist lebensnotwendig und ist unser wichtigstes Stresshormon. Es wird in der Nebennierenrinde aus Cholesterin gebildet. Die Cortisolwerte unterliegen einem natürlichen Tagesrhythmus. Bei einem Normalverlauf liegt das Maximum am Morgen, und die Werte sinken im Tagesverlauf kontinuierlich ab. Cortisol löst im Organismus unterschiedliche Reaktionen zur Bewältigung der Stresssituation aus. Cortisol wird auch als Energiehormon bezeichnet. Sein Gegenspieler ist das Schlafhormon Melatonin.

◘ Abb. 11.3 zeigt unterschiedliche Cortisol-Tagesprofile auf.

Bei Stress werden im Körper die Neuroendokrinen-Funktionsachsen[2] aktiviert:
– Schnelle adrenerge Stressantwort: Innerhalb von Sekunden nach dem Stressimpuls werden Adrenalin, Noradrenalin und Dopamin freigesetzt.
– Verzögerte endokrine Stressantwort: Noradrenalin setzt über den Hypothalamus und den Hypophysenvorderlappen weitere Steuerungshormone frei, die wie in einer Kaskade innerhalb weniger Minuten eine Cortisolausschüttung aus den Nebennierenrinden bewirken.

---

1 Vertiefend zum Nervensystem siehe ▶ Kap. 10.

2 Die Steuerungshormone CRH und ACTH sowie die Hormone ADH, Prolaktin und ß-Endorphin und die Hypothalamus-Hypophysen-Nebennierenrinden-Achse bleiben in der Kurzvorstellung unberücksichtigt.

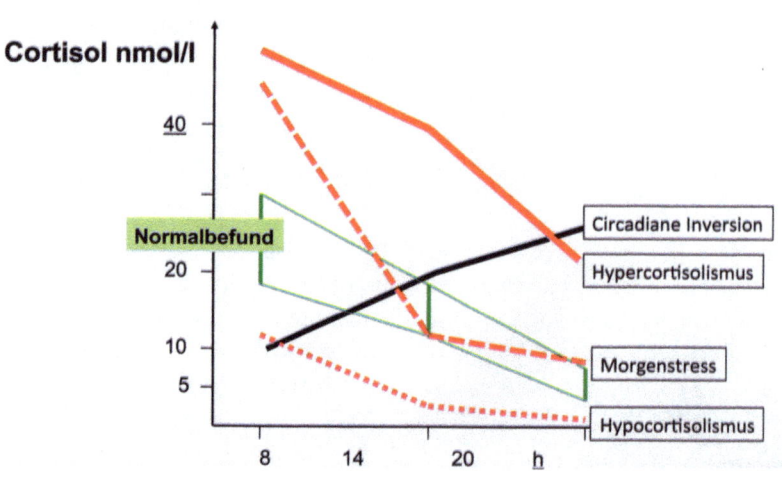

Abb. 11.3 Übersicht unterschiedlicher Cortisol-Tagesprofile (Speichel). (© YourPrevention™ 2017, mit freundlicher Genehmigung)

Praxisbeispiele

Herr A. und Frau K. erhalten jeweils ein Probenset für die Abnahme des zweiten Morgenurins und für drei Speichelproben für das Cortisol-Tagesprofil. Für die erste diagnostische Analyse ist keine Abnahme von Blutserum erforderlich. Schnell und einfach sind die Urin- und Speichelproben während der Arbeitswoche entnommen und per Post auf dem Weg in das Labor. Die Laborkosten werden von der privaten Krankenversicherung beglichen. Nach wenigen Tagen liegt der Befund vor.

Die Vorstellung der beiden Laborbefunde aus den Praxisbeispielen werden in ▶ Abschn. 11.3 vorgestellt.

11.2.3 Biophysische Analyse: die Herzratenvariabilitätsmessung

Die Herzratenvariabilität (HRV) ist ein klinisch valides Verfahren, welches seit 1970 in der Kardiologie und Arbeitsmedizin breite Anwendung findet. Seit geraumer Zeit wird die HRV[3] auch in der Stress- und Präventivmedizin eingesetzt.

Die HRV beschreibt die Fähigkeit eines Organismus, die Frequenz des Herzrhythmus auf sich ändernde innere und äußere Bedingungen anzupassen. In Millisekunden gemessen, schlägt das gesunde Herz unregelmäßig, damit es sich optimal auf Änderungen wie z. B. Emotionen, Stress, Veränderungen im Körper und unterschiedliche Umweltbedingungen einstellen kann. Die Variation der zeitlichen Abstände zwischen den einzelnen Herzschlägen in Millisekunden gibt Auskunft über die Anpassungsfähigkeit: Wenn das zeitliche Intervall von einem Herzschlag zum nächsten sehr variabel ist, besteht eine gute Anpassungsfähigkeit des Organismus. Ist hingegen der zeitliche Abstand nicht flexibel, ist die Anpassungsfähigkeit herabgesetzt. Die HRV ermöglicht eine auf objektive Daten gestützte Analyse des täglichen Anspannungsniveaus und der Erholung. Gleichzeitig werden

---

3 Herzfrequenzvariabilität (HFV) und Herzkohärenz werden synonym verwendet.

die Auswirkungen der Freizeitgestaltung und des Lebensstils (z. B. Sport, Übertraining, TV, Alkohol) auf Stressbelastung und Regenerationsfähigkeit sowie die Qualität des Schlafes dokumentiert (vgl. Marx 2016).

- **Multi-day-Messung**

Um aussagekräftige Ergebnisse zu erhalten, ist die Messung an mehreren, repräsentativen Tagen des täglichen Lebens durchzuführen. Dabei empfiehlt sich die Messung an zwei Arbeitstagen und einem Wochenendtag, weil die Belastungs- und Regenerationsphasen im beruflichen und privaten Leben sehr unterschiedlich ausfallen. Eine 24-Stunden-Messung büßt im Vergleich zur Multi-day-Messung über drei Tage deutlich an Aussagekraft ein.

Ferner zeichnet sich die Regenerationsfähigkeit aus stressmedizinischer Sicht besonders im Schlaf ab. Da der Schlaf von der Tagesbelastung und der Abendgestaltung beeinflusst wird, weist jede Nacht ein unterschiedliches Regenerationsniveau auf. Grundlegend ist erholsamer Schlaf von großer Bedeutung, da er sich positiv auf folgende Prozesse auswirkt: psychische und physische Erholung, Gen-Aktivierung (wichtig für zelluläre Reparatur und Stoffwechselprozesse), Gedächtniskonsolidierung, Immunsystem, Regulationsprozesse des Fett- und Glukose-Stoffwechsels, langfristige Blutdruckkonstanz usw. (Deutsche Gesellschaft für Kardiologie 2015).

Praxisbeispiele

Herr A. und Frau K. erhalten jeweils ein HRV-Mess-Set, welches aus zwei Ein-Euro-großen Klebeelektroden besteht. Eine grafische Darstellung verdeutlicht die optimale Position für das Aufkleben am Körper. Einfach und schnell sind die Elektroden in Herznähe angebracht. Das 25 g leichte HRV-Messgerät ist unter der Bluse von Frau K. wie auch unter dem Businesshemd von Herrn A. unsichtbar. Während des Arbeitens, des Sports oder im Schlaf wird die Herzrate aufgenommen. Nur vor dem Duschen wird das Mess-Set abgenommen. Herr A. startet seine Messung am Sonntagmorgen, Frau K. beginnt Donnerstag früh. Nach drei Tagen werden die Klebeelektroden entfernt und das HRV-Set zurückgegeben. Die Daten werden am Laptop ausgelesen und klinisch aufschlussreiche Parameter berechnet. Darunter z. B. der RMSSD (Quadratwurzel der quadrierten Standardabweichung der Mittelwerte), der einen wichtigen Indikator der Vagusaktivität darstellt. Herr A. und Frau K. erhalten im Auswertungsgespräch eine mehrseitige Dokumentation, die grafisch u. a. die Sympathikus- und Parasympathikus-Aktivität aufzeigt.

11.3 Auswertungsgespräch mit dem Klienten

In einem Auswertungsgespräch werden die individuellen Befunde der biografischen Daten, der biochemischen Werte und der biophysischen Messung ausführlich besprochen. So entsteht ein aussagekräftiges Gesamtbild. Auf dieser diagnostischen Basis erhält der Klient eine Expertise zur Verbesserung seiner Situation. Wichtig hierbei ist, dass Empfehlungen für eine biochemische Unterstützung nur eine begleitende und eher kurzfristige Maßnahme darstellen. Der Fokus der Veränderung liegt in der Verhaltensmodifikation. Was sollte der Klient langfristig an seinem Lebensstil ändern, um zu mehr mentaler und physischer Vitalität zu gelangen? In den folgenden Coaching-Sitzungen bearbeitet der Klient seine stressinduzierten Anlässe.

Eine konsequente Umsetzung der im Coaching vereinbarten Maßnahmen führt zum Erfolg. Dieser kann nach ca. 9–12 Monaten durch eine erneute triadische Messung evaluiert werden.

Es folgt ein Auszug aus den Auswertungsgesprächen der Praxisbeispiele. Ausgeklammert bleibt an dieser Stelle jedoch eine ausführliche Darstellung mit allen Grafiken.

Praxisbeispiel Herr A.
Sein Laborbefund zeigt ein erhöhtes Adrenalin auf. Adrenalin hemmt die zelluläre Immunaktivität, was seine häufigen Infekte erklärt. Herr A. leidet unter Bluthochdruck. Adrenalin bewirkt sowohl einen Anstieg des Blutzuckerspiegels, des Herzminutenvolumens, des Blutdrucks als auch der Pulsfrequenz. Gleichzeitig liegt auch der Noradrenalinwert weit über der Norm. Auch er lässt den Blutdruck ansteigen. Ein im oberen Normbereich liegender Noradrenalinspiegel fördert Konzentration und Motivation. Allerdings löst ein zu hoher Wert fehlende Gelassenheit und Unruhe aus, die Herr A. auch beklagt. Auch der niedrige Serotoninwert ist für Herrn A.s mangelnde Gelassenheit und sein aufbrausendes Verhalten verantwortlich. Zur Wiederherstellung der Neurotransmitter-Balance werden geeignete Mikronährstoffe empfohlen. Sein Cortisol-Tagesprofil zeigt einen sehr steil gestellten endogenen Biorhythmus, der weit oberhalb der Norm liegt, aber voll erhalten ist. Für die Fight-or-Flight-Reaktion stellt Cortisol eine große Energiemenge zur Verfügung, daher steigen u. a. Blutdruck, Blutzucker und der Triglyceridgehalt im Blut an. Ferner hemmt Cortisol die zelluläre Immunreaktion. Die Anfälligkeit für Infekte steigt. Maßnahmen zur Angleichung des Cortisolspiegels auf Normalniveau werden im Coaching erarbeitet. Auch die Ergebnisse der HRV sind äußerst aufschlussreich (◘ Abb. 11.4). Die Messung startet Sonntag früh. Der Sonntag ist durch eine hohe Anspannungsphase gekennzeichnet, obwohl Herr A. den Tag auf der Couch verbringt. Im Auswertungsgespräch erklärt Herr A., dass er die nächste Arbeitswoche in Gedanken durchgehe. Herr A. fährt am Abend Rennrad, doch die Intensität des Abendsports ist zu hoch. Dieses Übertraining verantwortet die abendliche Stressreaktion. Die zwei Einheiten Alkohol stören die Regeneration der ersten Schlafphase. Der zweite Tag dokumentiert die intakte Fähigkeit von Herrn A., während des Tages den Vagus zu aktivieren. Am dritten Tag ist der Sympathikus durchgängig aktiviert. Auch am Abend findet keine Parasympathikus-Aktivierung statt.

Herr A. berichtet von häuslichen Meinungsverschiedenheiten. Der Nachtschlaf bietet keine Erholung, aufgrund der am Abend konsumierten alkoholischen Getränke. Herr A. bestätigt, dass er sich nach knapp 8 Stunden Schlaf aus dem Bett quälte.

In den nächsten Coaching-Sitzungen erarbeitet Herr A. mit seinem Coach folgende Lösungen zu seinen Anliegen:
- Einschlafprobleme → Schlafhygiene und Aufbau von Erholungskompetenz
- Perfektionismus und hohe berufliche Verausgabung → Arbeit an Lebensgeboten durch einen kognitiv verhaltenstherapeutischen Coaching-Ansatz
- Überlastung durch Menge → Delegation und Aufbau von Stellvertretern
- Informationsüberlastung und Zeitdruck → Workshop zur Optimierung der Aufbau- und Ablauforganisation
- Mangelnde Gelassenheit und aufbrausendes Verhalten → Strategien aus dem palliativen Stressmanagement und geeignete Stress-Coping Strategien

Praxisbeispiel Frau K.
Der Laborbefund von Frau K. weist einen unterhalb der Normgrenzen liegenden Dopamin-, Serotonin- als auch Noradrenalinspiegel auf. Der Dopaminmangel erklärt die Motivations- und Leistungsdefizite sowie auch das Verlangen nach Kohlenhydraten, die Frau K. im Fragebogen angab. Kopfschmerzen, Schlafstörungen und verstärkter Appetit sind die Folge des niedrigen Serotoninwertes. Der verminderte Noradrenalinwert ist für den Antriebsverlust verantwortlich. Frau K. erhält eine auf ihren Neurotransmitter-Status abgestimmte Empfehlung für eine Kombination von Mikronähr- und Vitalstoffen. Ihr Cortisol-Tagesprofil (◘ Abb. 11.5) zeigt einen morgendlich sehr steil gestellten Verlauf, der mittags abfällt und am Abend unterhalb der Messwertgrenze liegt. Die Ergebnispräsentationen entsprechen den neusten wissenschaftlichen Erkenntnissen: ein typisches Profil von Morgenstress, keine

Stress objektiv messen – der neue holistische Ansatz

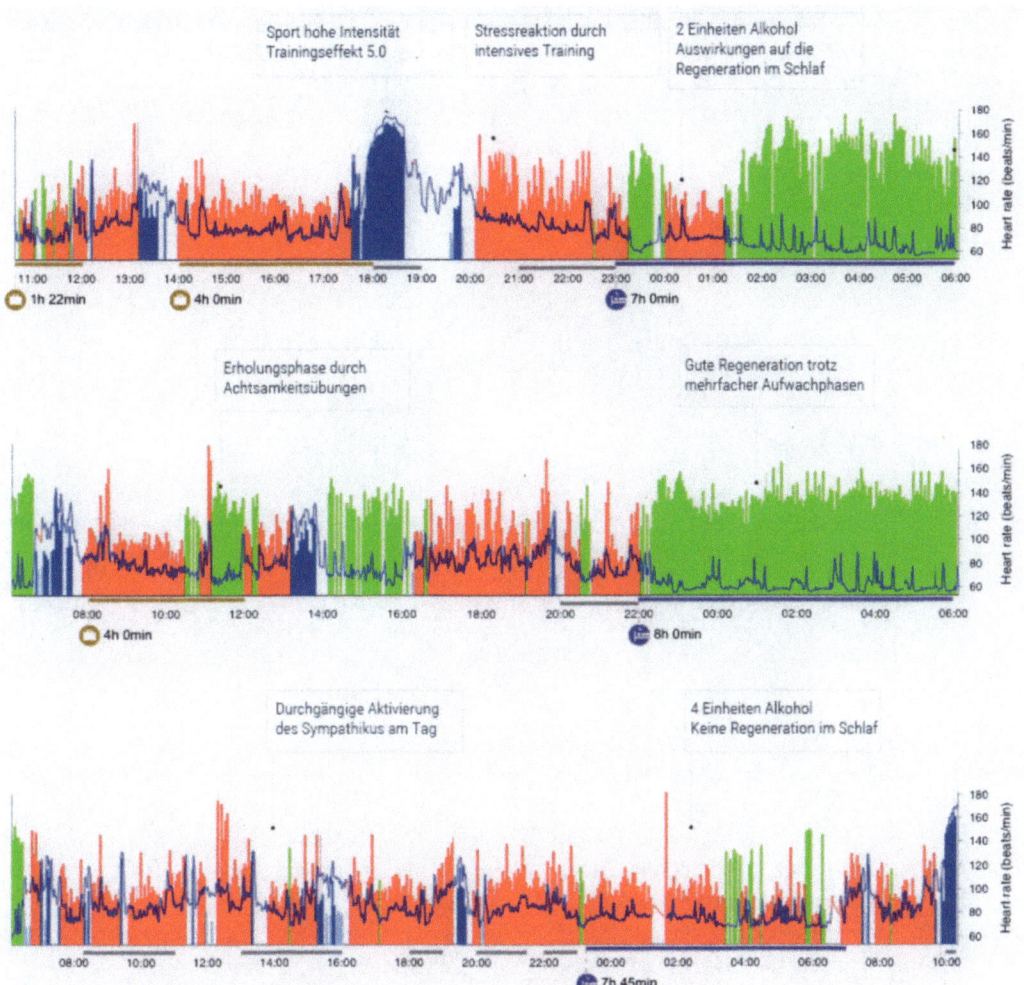

◘ Abb. 11.4 HRV-Multi-day-Messung. (© YourPrevention™ 2017, mit freundlicher Genehmigung)

Regeneration in der Mittagspause und ein erhebliches Erschöpfungssyndrom am Abend. Im Coaching bestätigt Frau K. diese Darstellung: Die ersten Kunden rufen an, Mitarbeiter halten Rücksprache, und die beiden Kleinkinder müssen in den Kindergarten. Eine Mittagspause gönnt sich Frau K. nicht. Meistens wird während des E-Mail-Schreibens schnell ein Brötchen gegessen. Abends schläft Frau K. häufig erschöpft gegen 21 Uhr auf der Couch ein. Insgesamt spiegelt die Biochemie die Symptome von Frau K. wieder.

Die HRV-Messung bestätigt das hohe Anspannungsniveau von Frau K. Der erste Messtag ist Donnerstag. Kundentermine und Vertriebs-Jour-Fixe lassen keine Erholungsphasen zu. Auch der Abend ist von Zeitdruck geprägt: Kinder aus der Kindertagesstätte abholen, Abendbrot zubereiten und Tätigkeiten im Haushalt sind für eine reine Sympathikus-Aktivierung verantwortlich. Der Schlaf ist regenerativ, obwohl Frau K. mehrfach aufwacht. Der zweite Tag weist auch durchgehend ein hohes Anspannungslevel

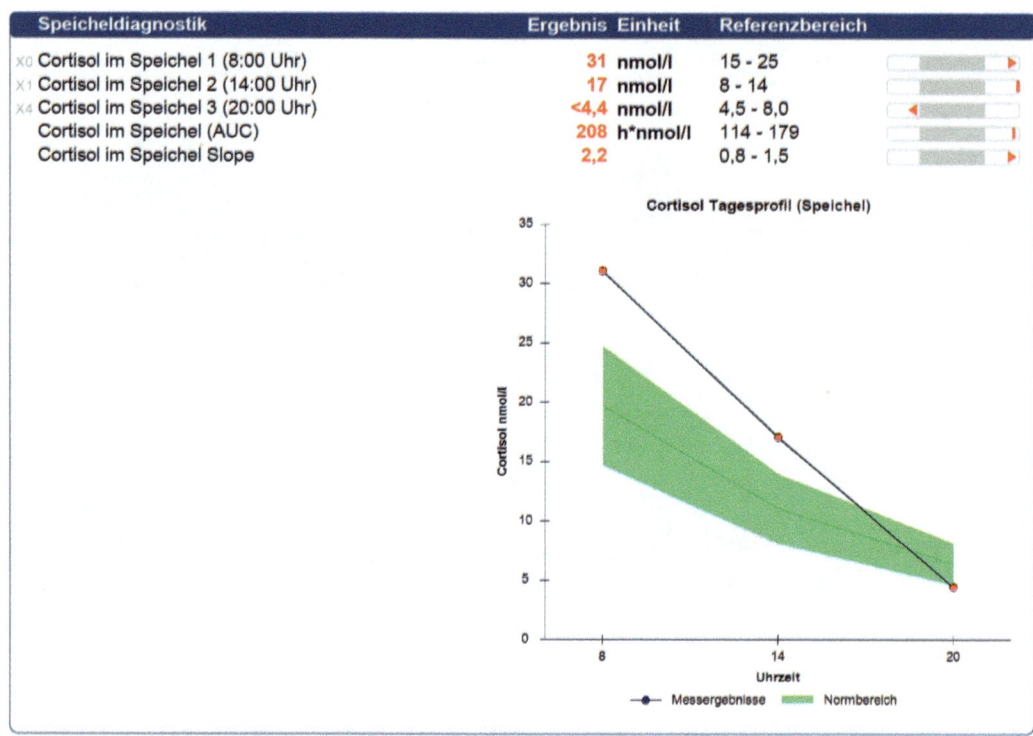

◘ Abb. 11.5 Laborbefund Cortisol-Tagesprofil (Speichel). (© YourPrevention™ 2017, mit freundlicher Genehmigung)

ohne Regeneration auf. Die leichte sportliche Betätigung am Nachmittag verläuft in einer ihrem Trainiertheitsgrad entsprechend angemessenen Intensität. Der Abend ist weitestgehend im Parasympathikus. Jedoch startet der Samstagmorgen wieder mit einer Anspannungsphase. Frau K. führte eine kontroverse Diskussion mit ihrer Schwester am Telefon. Weitere familiäre Verpflichtungen führen die Stressreaktion bis zum späten Samstagnachmittag fort.

Im Coaching erarbeitet Frau K. folgende Lösungen mit ihrem Coach:
- Probleme in der Verbindung von Beruf und Privatleben → Organisation des Alltags
- Hohe Selbsterwartung und mangelnde Abgrenzung → Arbeit an Lebensgeboten durch einen kognitiv verhaltenstherapeutischen Coaching-Ansatz
- Körperlichen Symptome → Tiefenentspannung, Stress-Coping-Strategien
- Einführung neuer Arbeitsmethoden → Selbststeuerung optimieren

Ergebnis der Auswertungsgespräche

Herr A. und auch Frau K. verstehen durch diese stressmedizinische Analyse die Zusammenhänge von Stressbelastungen des Arbeits- und Privatlebens und dem eigenen Verhalten besser und können auf dieser Grundlage zielführende Lösungen mit dem Coach erarbeiten. Darüber hinaus leistet die anfängliche Unterstützung durch Mikronährstoffe einen wesentlichen Beitrag zum Erfolg, der nur durch eine reine Verhaltensmodifikation nicht in dem Ausmaß zu verbuchen gewesen wäre.

Beide Klienten haben konsequent die Lösungen für sich umgesetzt. Nach wenigen Wochen waren bereits ein deutlicher Rückgang der

Stresssymptome und eine Zunahme an Gelassenheit, Vitalität und Lebensqualität zu erkennen. Herr A. entscheidet sich, jährlich erneut eine Messung durchzuführen.

11.4 Auswertung auf Unternehmensebene

Bei einer Analyse für eine größere Anzahl von Mitarbeitern erhalten Unternehmen in einer Zusammenfassung anonymisierte Ergebnisse der Stressdiagnostikmessung der Mitarbeiter auf Unternehmensebene zurückgespiegelt. Diese bildet das Fundament, um relevante und geeignete Maßnahmen zur Prävention, zur Senkung des Krankenstands und zur Steigerung der Arbeitszufriedenheit sowie der Mitarbeitermotivation abzuleiten.

Praxisbeispiel
Der Geschäftsführer eines Unternehmens entscheidet sich, für seine 120 Mitarbeiter ein umfassendes betriebliches Gesundheitsmanagement einzuführen, welches subjektive als auch objektive Daten als Basis berücksichtigt. Ziel der Maßnahme ist neben Fehlzeitenreduktion die Steigerung der Mitarbeitermotivation, der Arbeitszufriedenheit und der Leistungsfähigkeit.
Der Personalleiter verhandelt im Rahmen des Präventionsgesetzes mit der Krankenkasse ein Budget von 40.000 Euro. Alle weiteren Kosten werden durch den Arbeitgeber übernommen. In einem einstündigen Impuls-Vortrag werden die Mitarbeiter über Ziele und Prozess des Projekts „Besser Leben" informiert:
Die Analyse: Online-Fragebogen, Stresslabor und HRV-Messung. Die Teilnahme ist freiwillig. 112 Mitarbeiter nehmen an der umfassenden Diagnostik teil. Alle Daten unterliegen der Schweigepflicht und werden unter vier Augen in einem einstündigen Auswertungsgespräch mit dem Mitarbeiter besprochen.
Der Arbeitgeber erhält nur anonymisierte Daten auf Unternehmensebene in Form des Corporate Performance Index (CPI), nicht auf Bereichs- oder Teamebene. ◘ Abb. 11.6 zeigt eine Auswertung aus dem CPI zu den Stresssymptomen.
Die umfangreichen Informationen des CPI werden der Geschäftsführung und den Mitarbeitern kommuniziert. In unserem Praxisbeispiel leiden z. B. 54 % der Mitarbeiter an Muskelverspannungen und Kreuzschmerzen. In den Workshops wurden verhältnispräventive als auch verhaltenspräventive Maßnahmen erarbeitet und verabschiedet: regelmäßige Informationen über den Zusammenhang von vegetativem Nervensystem, Stress und Rückenschmerzen; Seminare: Stressmanagement, Rückenschule, Entspannungskompetenz; Zuschuss zur therapeutischen Massage im Büro; Fitnessstudio-Zuschuss; Einführung von Stehtischen in Meetingräumen; Schrittzähler-Wettbewerb usw.

Im Allgemeinen gilt: Das Commitment der Geschäftsführung, die Beteiligung der Mitarbeiter und die Strategie „Das Richtige richtig und dauerhaft umsetzen" entscheiden über den Erfolg der Maßnahmen.

11.5 Fazit und Ausblick

Die vorangegangenen Abschnitte stellten den Fragebogen als subjektive Erhebung und die HRV sowie Stresshormonmessung als zwei objektive, stressmedizinisch anerkannte Messverfahren vor. Eine Kombination dieser drei Verfahren ermöglicht eine systemische Ursachenanalyse, die einerseits die Basis für Organisationsentwicklung und andererseits für Verhaltensmodifikation darstellt. Anhand von zwei Fallbeispielen aus der Praxis wurde die Anwendung des neurobiologischen Ansatzes aufgezeigt.

Stress ist eine subjektive Bewertung und gleichzeitig objektiv messbar. Die Stressmedizin stellt effektive Verfahren bereit, um Stress zu senken, Gesundheit zu stärken und Resilienz aufzubauen. Die Anwendung dieser Verfahren entscheiden nicht nur über Leistung, Erfolg

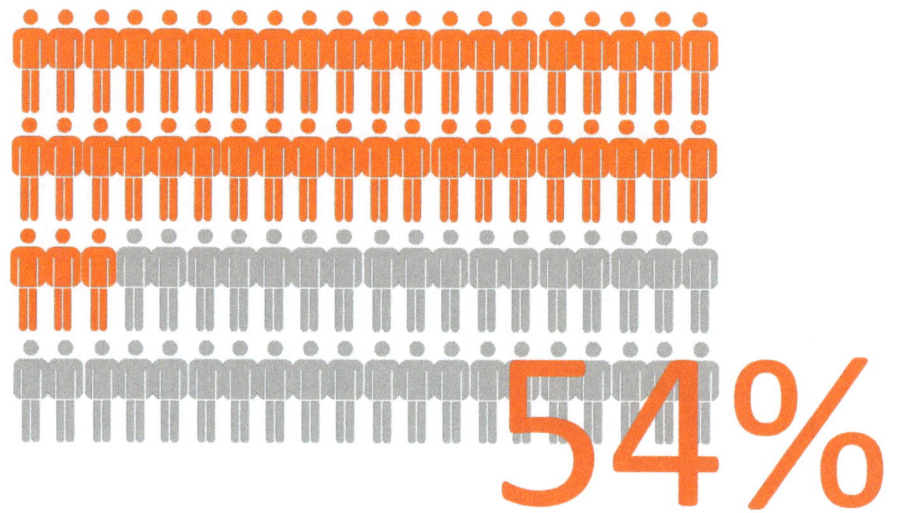

◘ **Abb. 11.6** Beispielseite aus dem Corporate Performance Index. (© YourPrevention™ 2017, mit freundlicher Genehmigung)

und Wettbewerbsfähigkeit des Unternehmens, sondern vor allem über Zufriedenheit, Wohlbefinden und Lebensqualität des Einzelnen.

Zukünftig könnte zur Diskussion stehen, ob und welche Daten aus der Präventionsmedizin in Zielvereinbarungen, HR-Cockpit oder die (Gesundheits-)Bilanz aufgenommen werden. Darüber hinaus sollte die Zusammenarbeit zwischen Unternehmen, HR, BGM-Verantwortlichen, Stressmedizinern und Coaches dringend intensiviert und ein fester Bestandteil in Unternehmen werden. Messbare Daten für eine wissenschaftlich gestützte Prävention sind ein innovativer und vielversprechender Ansatz.

Gesundheit ist eine Frage der Information, der Selbstverantwortung und schließlich der Disziplin. Unternehmen können durch zahlreiche Maßnahmen gesundheitsrelevante Informationen verfügbar machen und gesundheitsförderliche Angebote unterbreiten. Doch was nützen Gemüsetheke, Laufgruppen und Yoga, wenn sie nur von einem Bruchteil der Belegschaft genutzt werden? Wie kann ein Unternehmen Selbstverantwortung und Disziplin seiner Mitarbeiter stärken? Mitarbeiter zu Betroffenen und anschließend zu Beteiligten zu machen, so die Best Practice aus dem Change Management. Und nichts schafft mehr Betroffenheit und gleichzeitig Motivation, als die eigenen objektiven Gesundheitsdaten schwarz auf weiß zu sehen.

Was würden Sie benötigen, um diese modernen Verfahren der Stressmedizin in Ihrem Unternehmen einzusetzen? Welche Vorteile würden sich für Ihr Unternehmen und Ihre Mitarbeiter ergeben?

Literatur

Deutsche Gesellschaft für Kardiologie. (2015). Positionspapier „Schlafmedizin in der Kardiologie". ▶ http://leitlinien.dgk.org/files/2015_Positionspapier_Schlafmedizin.pdf. Zugegriffen: 18. Apr. 2018.

Deutsche Gesellschaft für Nährstoffmedizin und Prävention. (2017). Definition der Präventionsmedizin. ▶ https://www.dgnp.de/wir-ueber-uns/definition-der-praeventionsmedizin.html/. Zugegriffen: 15. Juni 2017.

Dhabar, F. S. (2009). A hassle a day may keep the pathogens away: The fight-or-flight stress response and the augmentation of immune function. *Integr Comp Biol, 49*(3), 215–36. ▶ https://doi.org/10.1093/icb/icp045.

Eller-Berndl, D., & Roth, E. (2014). *Good by(e) Stress. Hilfe durch Präventivmedizin und Body-Mind-Therapien*. Wien: Verlagshaus der Ärzte.

Knieps, F., & Pfaff, H. (2014) (Hrsg.). BKK Gesundheitsreport 2014. Berlin: MWV Medizinisch Wissenschaftliche Verlagsgesellschaft. ▶ https://bkk-dachverband.de/publikationen/bkk-gesundheitsreport/. Zugegriffen: 1. Dez. 2015.

Knieps, F., & Pfaff, H. (2017) (Hrsg.). BKK Gesundheitsreport 2017. Berlin: MWV Medizinisch Wissenschaftliche Verlagsgesellschaft. ▶ https://www.bkk-dachverband.de/publikationen/bkk-gesundheitsreport/. Zugegriffen: 14. Dez. 2017.

Marx, S. (2016). *HerzIntelligenz kompakt. Gesund und gelassen klar und kreativ. Die wissenschaftlich belegte Methode* (6. Aufl.). Kirchzarten: VAK.

McEwen, B. (1998). Stress, adaption and disease. Allostasis and allostatic load. *Ann NY Acad Sci, 840,*33–44.

Römmler, A. (Hrsg.). (2014). *Hormone. Leitfaden für die Anti-Aging Sprechstunde*. Stuttgart: Thieme.

Schedlowski, M. (2005). Stress, Stressreaktionen und Belastungsbewältigung. In Lauterbach, M. (Hrsg.), *Gesundheitscoaching. Strategien und Methoden für Fitness und Lebensbalance im Beruf* (3. Aufl.). Heidelberg: Carl Auer.

Schnack, G. (2016). *Der Große Ruhe-Nerv. 7 Sofort-Hilfen gegen Stress und Burnout*. Freiburg: Herder.

Schubert, C. (2011). *Psychoneuroimmunologie und Psychotherapie*. Stuttgart: Schattauer.

Techniker Krankenkasse. (2016). Entspann dich, Deutschland. TK Stressstudie 2016. ▶ https://www.tk.de/resource/blob/2026630/9154e4c-71766c410dc859916aa798217/tk-stressstudie-2016-data.pdf. Zugegriffen: 1. Dez. 2017.

Testzentrale. (2017). Übersicht Stress Tests. ▶ https://www.testzentrale.de/shop/catalogsearch/result/index/?filtercategoryROOT=Tests&followSearch=9612&limit=15&q=stress&verbose=true. Zugegriffen: 1. Dez. 2017.

Wolf, A. (2017). Chronischer Stress. Pathophysiologie und neurobiologische Folgen. *J Preventive Med, 3,*170–178.

Wolf, A. S., & Wolf, F. (2013). Burn-out. Eigenständige Erkrankung oder Wegbereiter der Depression? Diagnostik und Therapie. *Z f Orthomol Med, 1,*19–23.

YourPrevention™. (2017). ISTTM-Fragebogen. ▶ http://www.yourprevention.com/index.php/de/services/integraler-stress-test. Zugegriffen: 15. Dez. 2017.

Weiterführende Literatur

Firstbeat. (2017). HRV-Auswertungen. ▶ https://www.firstbeat.com/de/. Zugegriffen: 1. Juni 2017.

McEwen, B., & Lasley, E. L. (2002). *The End of Stress as we know it*. Washington D.C.: National Academic Press.

Wolf, A., & Wolf, F. (2014). Der Integrale Stress-Test (IST). *Psychologische Medizin, 25,*23–28.

Körperorientiertes Coaching für ressourcenschonendes Auflösen chronischer Stressreaktionen

Hildegard Nibel und Andreas Herold

12.1 Bifokale multisensorische Interventionen in der Behandlung von Stressverarbeitungsstörungen – 170

12.2 Methodik – 173
12.2.1 Untersuchungen bei verschiedenen Stichproben – 173

12.3 Ergebnisse – 175
12.3.1 Qualitative Ergebnisse – 175
12.3.2 Quantitative Ergebnisse – 176
12.3.3 Vergleich verschiedener Stichproben, die TRE erlernen oder praktizieren – 179

12.4 Diskussion und Resumée – 181

Literatur – 182

© Springer Fachmedien Wiesbaden GmbH, ein Teil von Springer Nature 2019
J. Heller (Hrsg.), *Resilienz für die VUCA-Welt*,
https://doi.org/10.1007/978-3-658-21044-1_12

In den letzten Jahren wurden zunehmend die Grenzen der „Talking Cures" deutlich, insbesondere bei Stressverarbeitungsstörungen. Deshalb wurden in den letzten 30 Jahren viele Therapietechniken entwickelt, die die körperlichen Erfahrungen systematisch in den therapeutischen Prozess einbeziehen, um somit schneller und nachhaltiger Verbesserungen im Befinden zu erreichen. Eines dieser neuen Verfahren sind die TRE Tension, Stress and Trauma Releasing Exercises: Sie basieren auf dem natürlichen menschlichen Reflex, sich bei Gefahr und Bedrohung in die Fötus-Position zu begeben („fetal response") und nach Ende der Gefahr diese Anspannung wieder aufzulösen und durch Muskelzittern abzuschütteln. – Mit unseren Befragungen können wir zeigen, dass diese Traumafolgen nicht unspezifisch den subjektiven Gesundheitszustand beeinträchtigen, sondern sehr spezifisch bestimmte Körperteile und Funktionen in Mitleidenschaft gezogen werden, insbesondere Knie und Füße, Herz, Magen, Kopfschmerzen, Schlaf und Müdigkeit. Die Anwendung der TRE führen zur Verminderung dieser Beschwerden, sowohl bei den befragten TraumatherapeutInnen im deutschsprachigen Raum als auch bei Soldaten im Kriegsgebiet in der Ostukraine. Die Daten sind konsistent mit den Vorhersagen, die die Polyvagaltheorie von Porges (2016, 2011) oder die Defense Cascade von Kozlowska et al. (2015) machen.

In den letzten Jahren wurden zunehmend die Grenzen der „Talking Cures" deutlich. Auch wenn PatientInnen sich ihrer dysfunktionalen Verhaltensmuster bewusst sind und auch wenn sie gerne Verhaltensalternativen entwickeln möchten und dies auch auf einer kognitiven Ebene schon durchgespielt haben, gelingen diese Denk- und Verhaltensänderungen oft nicht. Auch bei Somatisierungsreaktionen auf belastende Lebenssituationen ist die kognitive Einsicht vielfach vorhanden, alleine die Umsetzung alternativer Reaktionen ist langwierig, schmerzhaft und trotz großer Anstrengung oft von wenig Erfolg gekrönt (Bohus 2014; Lambert und Ogles 2013; Pfannmatter et al. 2012).

Noch deutlicher wird das Versagen bisheriger psychotherapeutischer Ansätze bei Traumafolgestörungen, bei denen die Auslöser in der Regel nicht bewusst zugänglich sind und nur an den extremen Reaktionen deutlich wird, dass alte schmerzhafte Erinnerungen berührt und die entsprechenden dysfunktionalen Reaktionen ausgelöst wurden (Egle 2017; Egle et al. 2016; Scaer 2007; Damasio 2004).

12.1 Bifokale multisensorische Interventionen in der Behandlung von Stressverarbeitungsstörungen

Theoretische Modelle zum Zusammenhang von körperlichem und seelischem Verhalten gibt es schon lange, z. B. von Damasio „der Körper als Bühne der Gefühle". Ein qualitativer Sprung erfolgte jedoch erst in den letzten drei bis vier Jahrzehnten, seit einige PionierInnen der Psychotherapie gekonnt die scheinbar unerklärlichen körperlichen Reaktionen mit den psychischen Auslösern verbinden konnten, und damit hochpotente psychologische Interventionstechniken entwickelt haben (Aalberse und Geßner-van Kersbergen 2012). Viele dieser Interventionsmethoden sind – wie so oft in der Wissenschaft – Zufallsfunde, die dann systematisch untersucht und weiterentwickelt wurden. Beispielsweise ist Francine Shapiro beim Spazierengehen im Park im Herbst aufgefallen, wie durch ihre Augenbewegungen beim Verfolgen der fallenden Blätter ihre Ängste und depressiven Gedanken wegen der bei ihr diagnostizierten Krebserkrankung sich merklich verminderten (Shapiro und Forest 1997).

Im Umkehrschluss hat sie ihre PatientInnen dann aufgefordert, während der Erinnerung an schmerzhafte Erfahrungen mit den Augen ihrem Zeigefinger zu folgen, mit dem Effekt, dass der seelische Schmerz abnahm und ihre KlientInnen auch mehr Einzelheiten der traumatisierenden Erfahrung erinnern konnten (Schubbe 2014; van den Hout et al. 2013). Von GegnerInnen ironisch oder polemisch als „Wischtechnik" verunglimpft, hat die WHO zu Beginn dieses Jahrtausends EMDR (Eye Movement Desensitization and Reprocessing) als Intervention in der Traumatherapie empfohlen, weil sie das Leiden der Betroffenen schneller und deutlicher reduzieren kann als bisher eingesetzte Therapieverfahren.

Ebenfalls auf den ersten Blick sehr seltsam mutet die sog. „Klopf-Therapie" an, bei der nach Problemaktualisierung und Selbstaffirmation die PatientInnen sich selber rhythmisch beklopfen und dabei das Problem laut aussprechen. Einzelne dieser seit den 90er Jahren des letzten Jahrhunderts entwickelten Klopf- oder Tapping-Techniken verwenden auch noch zusätzliche Stimuli wie Summen und Zählen oder anderen sensorischen Inputs wie Gerüche oder Geschmäcker. Auch die Tapping-Techniken imponieren in der Regel durch ihre schnellen Erfolge, die seelische Belastung der Klienten nimmt meist schon im Verlauf einer Sitzung deutlich ab. Wegen der leichten Anwendbarkeit wurde diese von Roger Callahan entwickelte Methode schnell aufgegriffen, kopiert und modifiziert. Es entwickelten sich unterschiedliche Schulen (vgl. Brigitte Woman 2015; Bohne 2014; Eschenröder 2014). Erwähnt werden soll hier Gary Craig, der das „Klopfen" entmystifiziert hat und eine leicht verständliche, kurze Prozedur für die Selbstanwendung für Laien entwickelt hat, die als EFT (Emotional Freedom Technique) bekannt ist (► www.eftuniverse.com). Ursprünglich war man davon ausgegangen, dass die berührten Körperstellen auf Energielinien oder Meridianen – aus der asiatischen Medizin bekannt – liegen müssten. Neuere Studien weisen jedoch darauf hin, dass es unerheblich ist, an welcher Stelle auf dem Körper geklopft wird. Die Methode funktioniert sogar, wenn man die Meridianpunkte auf einer Puppe beklopft. Für die soziale Validität und um eine ausreichende Dauer der zentralnervösen Stimulation abzusichern, ist aber die Orientierung an den 13 Meridianpunkte im Gesicht, Oberkörper und an den Händen sicher hilfreich.

Der Erklärungsansatz für die schnelle Wirkung der Tapping-Techniken von Grunwald (2017, 2014) ist viel einfacher, als es die asiatische Heilkunde beschreibt, und auch für westlich geschulte WissenschaftlerInnen gut nachvollziehbar. Durch die Selbstberührung wird im Gehirn ein „Feuer" an Stimuli entfacht: Afferenzen melden die Aktivierung verschiedenster Rezeptoren in der Haut ans primäre sensorische Areal im frontalen Gyrus, ebenso melden die Afferenzen aktiver Muskeln in den Händen und Armen die Lage und Aktivierung der beteiligten Körperteile weiter. Auch ist der präfrontale Kortex aktiviert, weil dort gezielt die Klopfbewegungen gesteuert werden. All diese Aktivierungen finden statt, egal ob auf der eigenen Haut oder auf einer Puppe geklopft wird.

Theoretischer Vorreiter für die Entwicklung dieser sog. „bifokalen multisensorischen Interventionen" waren Bandler und Grinder, die in ihrem Buch *The Structure of Magic* 1975 die zugrundeliegende Technik zum ersten Mal beschrieben, bei der während der Problemaktualisierung systematisch auch die körperlichen Erfahrungen mit erfragt werden (Bandler & Grinder 1975). In einem zweiten Schritt werden Ressourcen aktiviert, ebenfalls unter Einbeziehung körperlicher Indikatoren, und in einem dritten Schritt werden diese Ressourcen auch an einer Körperstelle markiert, z. B. an der Schulter. Im vierten Prozessschritt wird dann wieder das Problem aktiviert und gleichzeitig die Körperstelle berührt, die den „Anker" zu den Ressourcen darstellt, und damit das Problem mit der Lösung verbunden.

Die theoretische Fundierung stammt von Hebb (1949), der postuliert hat, dass Neuronen im Gehirn, die gleichzeitig aktiviert werden, sich in der Folge auch verbinden. In der praktischen Arbeit mit Traumafolgestörungen zeigte sich hingegen, dass viele PatientInnen sich dem alten Schmerz nicht noch einmal aussetzen und ihn aktivieren möchten. Darüber hinaus kommt es bei diesen Interventionen – bei aller Kompetenz und allem guten Willen der TherapeutInnen – immer wieder auch zu Retraumatisierungen, so dass es den PatientInnen nach der Intervention schlechter geht als zu Beginn.

Deshalb wurde von Peter Levine das „Somatic Experiencing" entwickelt, um die PatienInnen nicht noch einmal ihren schmerzhaften Erinnerungen auszusetzen. Bei dieser Technik werden über positive Körpererfahrungen Traumata aufgelöst, so dass zwar über das Bewusstsein die Umstände der Traumatisierung verfügbar werden, dass aber die damit verbundene seelische Belastung oder kognitive Blockaden trotzdem aufgelöst werden, und somit auch die damit verbundene irrationale Generalisierung von dysfunktionalen Verhaltensweisen, die aus der auslösenden Situation stammen (vgl. auch ► www.traumaheilung.de von Dami Charf).

Nach dem gleichen Grundprinzip hat David Grand das „Brainspotting" entwickelt. Bei dieser Technik werden durch die systematische Aktivierung von Blickpunkten („Spots") und durch das Verarbeiten im Gehirn in Verbindung mit körperlichen Empfindungen alte Stressverarbeitungsstörungen aufgelöst (Grand 2014).

Noch einen Schritt weiter ist David Berceli gegangen, der davon ausgeht, dass sich eine existenzielle Bedrohung in der Verspannung einzelnen Körpermuskeln niederschlägt, insbesondere dem Iliopsoas. Diese Verspannungen können bei regelmäßiger Anwendung von sieben einfach zu erlernenden Körperübungen durch unwillkürliches Zittern aufgelöst werden. Weiterer entscheidender Vorteil dieser Methode ist, dass sie fast ohne Sprachverständnis auskommt, auch in sehr großen Gruppen unterrichtet und angewendet und auch zu Hause als Selbsthilfemethode benützt werden kann (Berceli 2015).

Eigentlich ist dieses „Heilzittern" auch nicht neu: Im Rahmen von Gemeinschafts- oder Heilritualen ist es in vielen Kulturen bekannt, z. B. in Namibia (Schweitzer und Bradt 2015), bei den Massai in Kombination mit Musik oder Trommeln und Tanz. In der esoterischen westlichen Welt hat Osho dieses Schütteln und Zittern in seine spirituelle Arbeit aufgenommen. Er initiiert aber bewusst das Zittern in der Kundalini-Meditation, während bei Berceli das Zittern als Heilungsreaktion auf die Muskelanspannung unwillkürlich erfolgen soll. Auch Peter Levine versteht dieses Zittern als heilsame Reaktion auf das Freezing, den Totstell-Reflex, der durch traumatisierende Ereignisse ausgelöst wird: Der Schlüssel zur Heilung körperlicher Verspannung liegt in unserer Fähigkeit, sie abschütteln (zittern) und so durch die Reaktion der Immobilität hindurch zu gehen und wieder ganz beweglich und funktionsfähig zu werden.

Dass Muskelzittern etwas mit gesund und krank zu tun hat, zeigt auf der anderen Seite auch das Zittern bei psychischen Erkrankungen – Zittern vor Angst oder auch das Zittern als Teil einer posttraumatischen Belastungsstörung (PTBS).

TRE hat als Selbsthilfetechnik den Anspruch, eine Methode zur Selbstregulation zur Verfügung zu stellen, die fast überall angewendet werden kann und für die Durchführung keine besondere Ausrüstung, Geräte oder besonderen Räume braucht. Der Vorteil von TRE – im Gegensatz zu vielen anderen bifokalen multisensorischen Interventionen – ist, dass die Übungen auf positive Körpererfahrung fokussieren und Neugier wecken, was der Körper von sich aus Gutes und Heilsames tun kann, um sich von belastenden Erfahrungen zu lösen und sowohl körperlich als auch seelisch wieder flexibler und elastischer zu werden. Darüber hinaus sind die Übungen sehr niederschwellig und entfalten ihre heilsame Wirkung bei regelmäßiger Anwendung schon nach wenigen Minuten. Anders als bei spirituellen Techniken wie Meditation, Tai Chi oder Yoga verlangen sie auch keine Fokussierung oder exakte Durchführung, sondern sie können ganz nebenbei oder ergänzend zu sportlichen Aktivitäten angewendet werden; auch braucht es dazu keine Therapeuten oder Trainer. Youtube-Videos, die TRE-Internet-Seite und TRE-Broschüren bieten vielfältige Anregung, die Übungen auszuprobieren und in den eigenen Alltag als gute Gewohnheit einzufügen. Die heilende Wirkung auf kognitiver Ebene besteht in der Stärkung des eigenen Körpervertrauens, dass diese Eigenbewegung wohltuend ist. Damit verstärkt sich insgesamt das Gefühl von Selbstwirksamkeit, und damit ergibt sich eine Verstärkung der Kontrolle im Frontalhirn über den eigenen Körper und das eigene Leben.

Die TRE-Übungen basieren auf dem natürlichen menschlichen „Reflex", sich bei Gefahr und Bedrohung in die Fötus-Position zu begeben („fetal response"). Wenn sich die Iliopsoas-Muskeln zusammenziehen, die sich vor den Querfortsätzen der Lendenwirbelsäule befinden, bewirken sie die Beugung der Wirbelsäule, damit werden die inneren Organe vor Verletzung bei Angriffen geschützt. Aber welchen Sinn hat Zittern für Säugetiere? Da Tiere während eines bedrohlichen oder stressenden Ereignisses Energie nicht nutzlos verbrauchen würden – sonst hätten sie die Evolution nicht überlebt –, könnte das darauf hinweisen, dass Zittern einen evolutionären Vorteil hat. Tiere, denen es nicht erlaubt oder nicht möglich war, sich nach einer Bedrohung spontan zu schütteln, waren später bei anderen lebensbedrohlichen Erfahrungen weniger widerstandsfähig (Scaer 2007).

Grundsätzlich geht Berceli (2015) davon aus, dass ein Ungleichgewicht zwischen parasympathischem und sympathischem Nervensystem verantwortlich ist für zahlreiche physiologische und psychologische Dysfunktionen (vgl. auch Kozlowska et al. 2015). Die sympathische Überaktivierung wird als Irritation oder Ärger empfunden. Mit zunehmender Aktivierung geht dieses Gefühl in Angst über und führt zur Flucht. Wenn sich der Organismus weiter überfordert fühlt, kann er die Bedrohung nur noch passiv über sich ergehen lassen, was sich in einem Totstell-Reflex äußert, der mit Rückzug und Taubheit („numbing") einhergeht.

Typisch für Menschen mit traumatischen Erfahrungen ist ihr Oszillieren zwischen aktiver und passiver Bewältigung mit den entsprechenden körperlichen Begleitsymptomen, z. B. schnellem Wechsel zwischen Tachykardie und Bradykardie, oder zwischen Verspannungen und Kribbeln und Gefühllosigkeit sowie den ebenso schnell wechselnden Stimmungen zwischen Wut und Ohnmacht (siehe ◘ Abb. 12.1).

12.2 Methodik

Um diese Hypothesen über die Wirkung der TRE zu überprüfen, wurde zu Beginn des Jahres 2014 eine Online-Befragung durchgeführt. Als Erhebungsinstrument wurde ein Fragebogen eingesetzt, der ursprünglich für die repräsentative Befragung von ArbeitnehmerInnen in Deutschland entwickelt worden war, um die veränderten Belastungen in der Arbeitswelt vom Wandel einer Industrie- in eine Dienstleistungsgesellschaft abzubilden (Nöllenheidt et al. 2014). Es wurde bewusst ein Instrument verwendet, das für die Erfassung der Befindlichkeit von gesunden Stichproben entwickelt wurde, weil davon ausgegangen wurde, dass Menschen, die sich für eine TRE-Anwendung interessieren, weitgehend „normal" in ihrem sozialen Setting funktionieren.

12.2.1 Untersuchungen bei verschiedenen Stichproben

Beeindruckt von den sehr positiven qualitativen Aussagen von TRE-KursteilnehmerInnen wollten wir untersuchen, ob sich diese Begeisterung auch in den Antworten auf einen standardisierten Fragebogen über Arbeitsbedingungen und Gesundheitsstörungen niederschlägt.

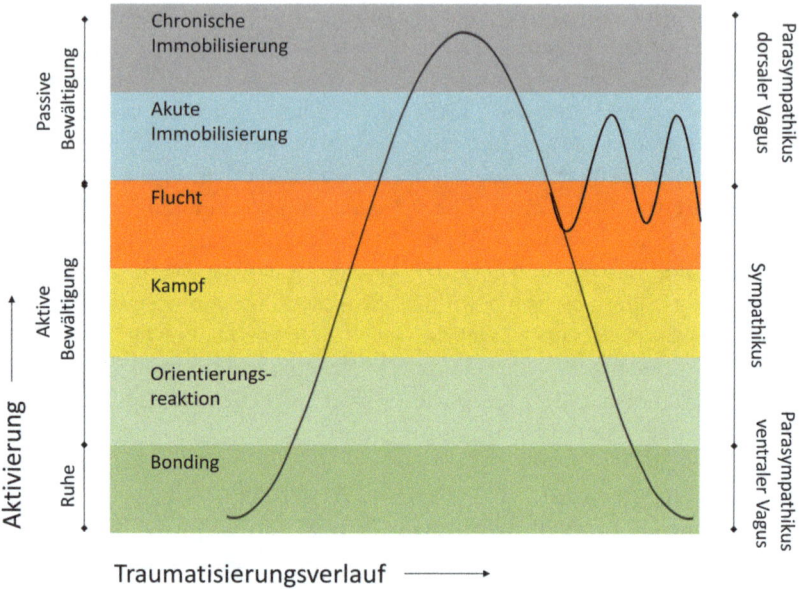

Abb. 12.1 Der Prozess der Traumatisierung und Traumaverarbeitungsstörungen. (Eigene Darstellung, inspiriert von Cheryl Sanders, basierend auf dem theoretischen Modell der Defense Cascade von Kozlowska et al. 2015)

12.2.1.1 Erste explorative Befragung von TRE-Interessierten und TRE-Praktizierenden

Dazu wurden alle Personen, die sich beim NIBA e.V. über eine Therapie oder eine Ausbildung informieren wollten, gebeten, den Online-Fragebogen auszufüllen. Von den 526 Personen, die den Link angeklickt hatten, haben 273 mindestens eine Frage beantwortet. Vollständig ausgefüllt haben den Fragebogen 173 Personen. Im Gegensatz zu unserer ursprünglichen Erwartung der „Normalität" unserer Stichprobe stellte sich bei der Sichtung der Ergebnisse heraus, dass diese sich erheblich von den repräsentativen Stichproben unterschied, die das IAB seit Beginn der 1990er Jahre untersucht: Zum einen waren es v. a. Frauen, die den Fragebogen ausfüllten (80 %; 20 % Männer), mit einem überdurchschnittlichen Ausbildungsniveau (25 % Fach- und HochschulabsolventInnen). Selbstständig Erwerbende sind daher ebenfalls gehäuft mit 40 % vertreten; bei der repräsentativen Stichprobe von BIBB/BAuA geben hingegen nur 11 % an, sie seien selbständig erwerbstätig. Das Durchschnittsalter lag mit 48,5 Jahren ca. 5 Jahre über dem Durchschnittsalter von Erwerbstätigen. Insbesondere die Altersgruppe unter 30 Jahren ist deutlich untervertreten, die Altersgruppe von 40–50 Jahren hingegen übervertreten.

Die auffällig erhöhte Prävalenz von bestimmten Körperbeschwerden schlägt sich in einer Häufung von BezieherInnen von Erwerbsunfähigkeitsrenten (n=42) von 17 % an der Gesamtstichprobe nieder. Dies ist umso auffälliger, als Erwerbstätige mit überdurchschnittlicher Ausbildung und entsprechend selbstbestimmter Berufstätigkeit seltener Erwerbsunfähigkeitsrenten beziehen als Beschäftigte mit durchschnittlichem Ausbildungsniveau. Konsistent damit ist auch, dass nur 76 % der Befragten in unserer Stichprobe ihren Gesundheitszustand als gut einschätzen im Vergleich zu 86 % der repräsentativen Erwerbstätigen. Darüber hinaus werden in einer offenen Antwortkategorie weitere Gesundheitsbeschwerden mit relativ dramatischen Diagnosen angegeben wie PTBS, chronische Depression oder Schmerzen, Zustand nach Organtransplantation oder Multiple Sklerose.

Um Anhaltspunkte für die konkrete Wirkung der TRE zu erhalten, wurde 6–9 Monate nach der ersten Befragung eine Nachbefragung durchgeführt, zu der sich ursprünglich 160 Teilnehmende aus der Erstbefragung zur Verfügung gestellt hatten. 155 Personen haben den Fragebogen geöffnet; 87 haben mindestens eine Frage beantwortet; 78 Datensätze waren verwertbar. 70 Vorher-Nachher-Datensätze waren vollständig.

12.2.1.2 Vorher-Nachher-Befragungen der Teilnehmenden an TRE-Trainings

Um die deutlich erhöhte Prävalenz von Körperbeschwerden bei TRE-Interessierten besser zu verstehen, wurden im Rahmen von TRE-Trainings die Teilnehmenden in verschiedenen Ländern (Schweiz, Österreich und Ukraine) mithilfe des standardisierten Fragebogens befragt. Die TRE-Trainings wurden vom Mitautor dieses Aufsatzes in verschiedenen Ländern zwischen 2015 und 2017 durchgeführt. Die Gruppengröße betrug zwischen 10 und 30 Teilnehmenden. Außerdem wurde die Studierenden einer Modedesign-Klasse an der FHNW in Basel untersucht. In diesem Studiengang wird das Thema Körperwahrnehmung und Sensibilität systematisch im Verlauf des Studiums thematisiert. Die Studierenden in unserer Befragung hatten in dem entsprechenden Semester das Thema „Haut".

12.3 Ergebnisse

Zuerst sollen die wichtigsten Ergebnisse der ersten, eher explorativen Online-Befragung vorgestellt werden.

12.3.1 Qualitative Ergebnisse

Um der Wirkung von TRE auf die Spur zu kommen, enthielt der Online-Fragebogen am Ende einige qualitative Fragen, die ausführlich beantwortet werden konnten. Die erste Frage zielte auf die Erwartungen, die mit dem Besuch des TRE-Trainings verbunden waren. Darauf erhielten wir 67 teilweise recht ausführliche Beschreibungen.

Zehn der professionellen Beraterinnen oder Therapeutinnen nannten TRE als Ergänzung zu ihrem bisherigen Methodenrepertoire, insbesondere für KlientInnen oder PatientInnen mit PTBS/komplexen Traumata, z. B. als Ergänzung zu Jin Shin Jyutsu, Kundalini Yoga, Bioenergetik, Faszienarbeit, als Angebot zur Selbsthilfe für KlientInnen/PatientInnen, für das schnellere Auflösen von Blockaden, für Jugendliche („TRE ist cooler als Entspannungsverfahren") oder um dem eigenen spastisch behinderten Sohn zu helfen.

Als ebenso wichtiges Motiv wurde von weiteren zehn Befragten die Selbstanwendung genannt, zur Auflösung von traumatischem Stress, festsitzenden Traumata, um Verspannungen und Blockaden zu lösen, um zum Kern meiner Traurigkeit zu finden. Zwölf Befragte nannten die Befreiung von konkreten Symptomen oder Schmerzen als Motiv, TRE zu erlernen, u. a. Schmerzfreiheit, Bauchkrämpfe, Entspannung im Becken, um Ausstrahlung von Symptomen in den Beinen loszuwerden, Dauerverspannung, Spannungsabbau, Abbau von Stress, Kribbeln, Übergewicht, Zittern, überreagierendes Nervensystem.

Positiv formuliert erwarteten sieben Befragte ein besseres Körpergefühl (sich normaler fühlen, sich besser verstehen, fremde körperliche Reaktionen verstehen oder auflösen, emotional ausgeglichener werden, mehr Balance zwischen Sympathikus und Parasympathikus) und mehr Entspannung (10-mal, Entspannung, körperliche Entspannung, bessere Gelenkigkeit, beruhigender Einfluss auf Geist und Seele, innere Entspannung, (emotionale) Ausgeglichenheit, Ruhe, Nähe zulassen können).

Andere Erwartungen an TRE bezogen sich auf die Reduktion oder Befreiung von Ängsten (vier Nennungen: Ängste überwinden, innere Anspannung, weniger Ängste und Befürchtungen, angstfreier Alltag).

Neben den dominierenden negativen Motiven (weg von etwas) werden 15-mal auch positive Erwartungen genannt wie Neugier, Selbsterfahrung für Geist, Körper und Seele, in Ergänzung oder als Alternative zu bereits praktizierten Entspannungstechniken, weil TRE „tiefgreifender" wirkt (autogenes Training, Hatha Yoga, progressive Muskelrelaxation, Zilgrei), Zugang zu eigenen Mikrotraumata, mehr Vertrauen ins Leben, Anschub für psychische Prozesse, klareres Denken, bessere Wahrnehmung, Gefühle und Körper besser spüren.

Für die allermeisten der BefragungsteilnehmerInnen haben sich diese Erwartungen auch erfüllt oder sogar übererfüllt; von den 78 ausgewerteten Datensätzen haben 44 auch qualitative Angaben gemacht; davon waren nur fünf nicht zufrieden mit den Wirkungen der TRE-Übungen.

An eingetretene Veränderungen wurden genannt:
- Bessere Körperwahrnehmung (n = 63)
  - 21 unspezifische Angaben
  - 42 spezifische Veränderungen, z. B. „fühle mich viel entspannter, aktiver, gelassener"
- Mentale Veränderungen (n = 36)
  - klarer im Denken und Fühlen, effizienter
  - mehr Anerkennung und Freude beim Arbeiten
- Positive Veränderung in sozialen Beziehungen (n = 10)
- Weniger negative Gefühle (n = 12)
  - sich belastbarer fühlen, weniger innere Unruhe, weniger Angst
- Weniger spezifische Gesundheitsstörungen wie Schmerz, Tinnitus, Kribbeln (n = 5)
- Weniger psychoaktive Substanzen oder Therapien (Antidepressiva, Essen, Alkohol, Kaffee, Physiotherapie; n = 5)

Dabei kommt auch ein sehr paradoxes Phänomen zur Erscheinung: Obwohl viele AnwenderInnen spüren, dass ihnen die Übungen gut tun, führen sie sie nur unregelmäßig durch oder hören ganz damit auf, sobald ihre Körperbeschwerden oder eine negative seelische Befindlichkeit wieder ein erträgliches, d. h., bewältigbares Maß erreicht haben.

Diese Ergebnisse sind konsistent mit den von Rhoades (2014) zitierten: Frauen und Männer erleben ähnlich häufig Traumata. Männer erleben allerdings Traumata, die sie weniger stark als Verleumdung oder Verrat empfinden, und zeigen in der Folge eher psychische Gesundheitsprobleme. Diese führen dazu, dass sie eher fremdaggressiv werden und dann entweder in der geschlossenen Psychiatrie oder im Gefängnis landen. Frauen hingegen erleben Traumata mit einer stärkeren Verratskomponente und reagieren darauf mit Depressionen, Angstzuständen, Dissoziation und Schlafstörungen (Vogt 2014).

Möglicherweise beeinflussen die TRE-Übungen die Schlafqualität positiv, so dass sich in Folge die gesamte Befindlichkeit verbessert, insbesondere auch Konzentrationsfähigkeit und Kommunikation. So verbesserten sich in Folge auch die Arbeitsbeziehungen. Aufgrund der verbesserten Arbeitsqualität der Betroffenen oder deren positiverer Gestimmtheit eskalieren Konflikte am Arbeitsplatz oder in privaten Beziehungen weniger schnell, und die Grundstimmung wurde gelassener.

12.3.2 Quantitative Ergebnisse

Die 12-Monats-Prävalenz von Gesundheitsstörungen liegt in der Stichprobe der 173 TRE-Interessierten und Praktizierenden bei 44 %. Das entspricht zehn Symptomen je Befragter/m aus einer Liste von 24 Gesundheitsbeschwerden. Im Vergleich dazu benennen nur 17 % Befragte in der repräsentativen EU-Erwerbstätigenbefragung mindestens ein Symptom. Das ergibt etwas mehr als vier Symptome/ Befragte (Nöllenheidt et al. 2014). Auffallend häufig werden von der TRE-Stichprobe Magen- und Verdauungsprobleme, Schlafstörungen, Herzbeschwerden, chronische Müdigkeit und Erschöpfung, Nervosität, Depression und

Kniebeschwerden genannt, aber auch Symptome, die typisch für erhöhte Infektanfälligkeit oder Allergien sind wie laufende Nase, tränende Augen oder Husten. Schwer erklärbar ist die um das dreifach erhöhte Prävalenz von Hautsymptomen (◘ Abb. 12.2).

Konsistent mit diesen hohen Symptomwerten geben 51 % der Befragten (n = 85) mäßige bis starke Schmerzen an, 20 % der Gesamtstichprobe fühlen sich dadurch in ihrem Alltag oder bei ihrer Arbeit behindert.

Überraschend ist, dass trotz der hohen Prävalenz der Körperbeschwerden die TRE-Interessierten ähnlich zufrieden sind mit verschiedenen Aspekten ihrer Arbeit wie die repräsentative Stichprobe (61–86 % vs. 60–89 %) und auch nicht mehr Belastungen bei der Arbeit angeben (◘ Tab. 12.1). Da in unserer Stichprobe Selbstständige übervertreten sind, ist auch der Befund nicht unerwartet, dass sie besonders zufriedenen sind mit ihrer Arbeitszeitregelung, aber weniger zufrieden mit ihrem Arbeitsinhalt, ihrer Arbeitsbelastung, der Möglichkeit, ihre Fähigkeiten anzuwenden, oder ihrem Einkommen.

Die an TRE Interessierten fühlen sich etwas stärker belastet durch eine schlechte Arbeitsorganisation und durch einseitige oder ungünstige Körperhaltungen (13–33 % vs. 15–33 %). Diese kleinen Unterschiede können jedoch keinesfalls die deutlichen Unterschiede in der Prävalenz der Beschwerden erklären.

12.3.2.1 Wirkung von TRE nach einem halben bis einem Jahr

Interessanterweise scheint TRE nicht linear alle Körpersymptome positiv zu beeinflussen, sondern die Wirkung scheint sehr spezifisch die Beschwerden in den Augen, Knien, Herz und Magen sowie die Schlafqualität zu verbessern und Müdigkeit, Nervosität und Erschöpfung zu mindern (◘ Abb. 12.3) (als Faustregel gilt, dass Unterschiede von 10 % oder mehr statistisch signifikant sind).

Auch nach mehr oder weniger regelmäßiger Anwendung von TRE bleiben die deutlich höheren Prävalenzen der Symptome in der TRE-Gruppe bestehen. Diesen eher bescheidenen Effekten stehen die begeisterten Aussagen in der qualitativen Nachbefragung entgegen, bis hin zu der Einschätzung, dass eine Befragte ohne TRE die schweren Belastungen durch Verlusterfahrungen in den letzten Monaten nicht so gut überstanden hätte.

◘ **Tab. 12.1** Zufriedenheit mit verschiedenen Aspekten der eigenen Arbeit

	TRE vorher (n = 173)	BIBB/BAuA (2012)
Arbeitszeitregelung	86 %	80 %
Arbeitsinhalt	83 %	93 %
Betriebsklima	82 %	87 %
Räumliche Verhältnisse, Umgebung	80 %	83 %
Vorgesetzte	77 %	84 %
Weiterbildungsmöglichkeiten	77 %	76 %
Arbeitsbelastung	72 %	93 %
Fähigkeiten anwenden	71 %	89 %
Einkommen	66 %	72 %
Aufstiegsmöglichkeiten	61 %	60 %

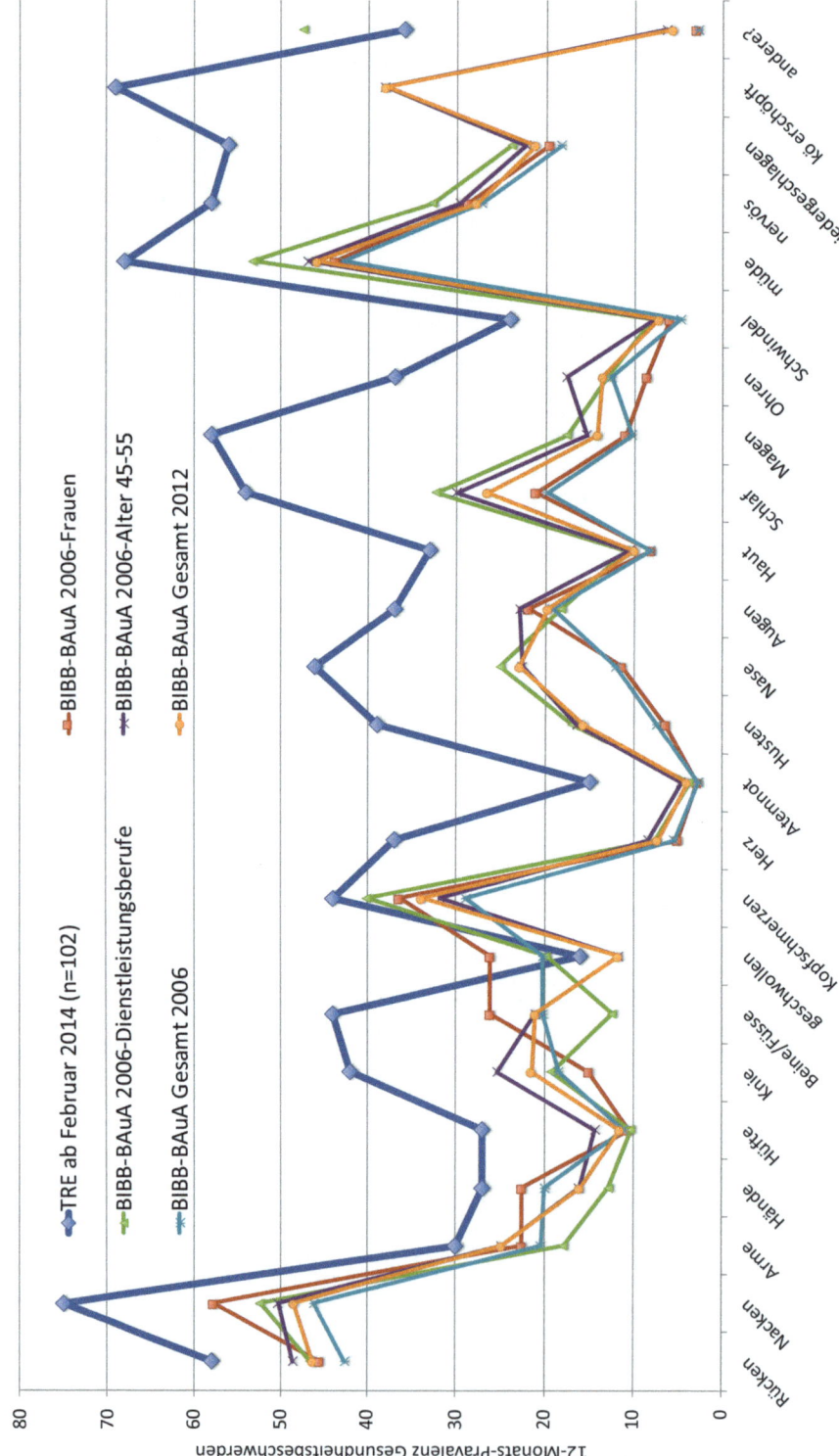

Abb. 12.2 Prävalenz von 24 verschiedenen Gesundheitsbeschwerden in der TRE-Stichprobe im Vergleich zu verschiedenen repräsentativen Stichproben aus den Erwerbstätigenbefragungen (als Faustregel gilt, dass Unterschiede > 10 % statistisch signifikant sind)

Körperorientiertes Coaching für ressourcenschonendes …

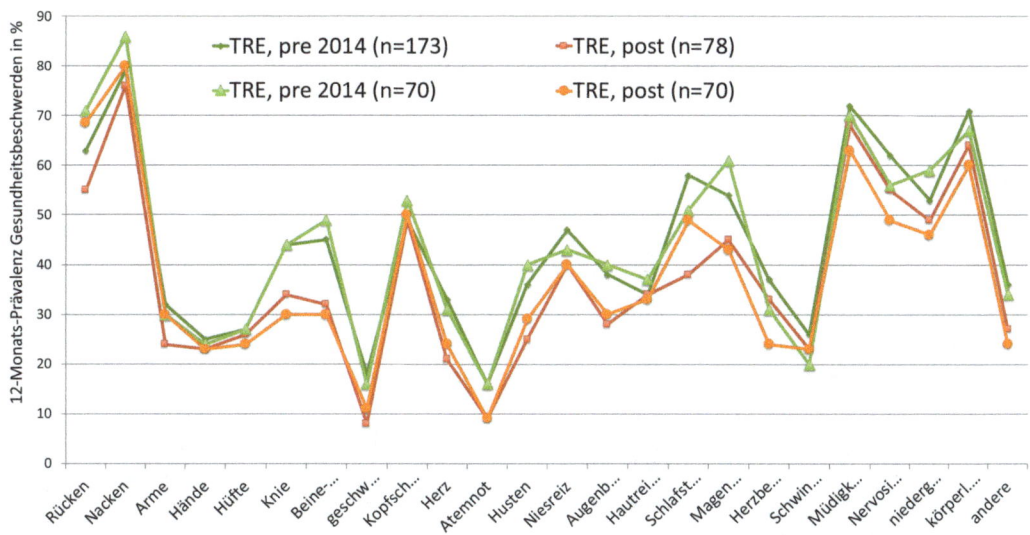

Abb. 12.3 Vergleich Vorher-Nachher in der Online-Befragung von Januar bis Dezember 2014 (als Faustregel gilt, dass Unterschiede über 10 % statistisch signifikant sind)

12.3.3 Vergleich verschiedener Stichproben, die TRE erlernen oder praktizieren

Nach den ersten vielversprechenden Ergebnissen der Online-Befragung haben wir bei verschiedenen TRE-Trainings vor Beginn und am Ende und in den entsprechenden weiterführenden Trainings (Modul I–III) die Symptomfragebogen in verschiedenen Ländern ausgegeben. Dabei zeigten sich auch einige auffällige, scheinbar paradoxe Unterschiede. Beispielsweise, dass junge Studentinnen in einem Traumberuf doppelt so viele Gesundheitsbeschwerden angeben wie PsychotherapeutInnen in einem Land, in dem Krieg herrscht (Studierende im Fach Modedesign in der Schweiz und PsychotherapeutInnen in der Ukraine).

Schwer nachvollziehbar auch, warum sich die PsychotherapeutInnen in Österreich als besonders belastet beschreiben, sogar noch deutlich stärker als die Online-Befragten in der ersten Studie zur Wirksamkeit von TRE überhaupt. Es bieten sich verschiedenen Erklärungen an:

Die österreichischen TherapeutInnen sind
- tatsächlich besonders belastet aufgrund der schwierigen PatientInnen, die sie betreuen, oder
- übersensibel und überaufmerksam auch für kleine Beeinträchtigungen ihres Befindens und rapportieren diese auch entsprechend,
- aufgrund eigener Vorbelastung besonders schmerzempfindlich,
- aufgrund der sekundären Traumatisierung durch ihre therapeutische Arbeit übersensibel.

Für die zweite Hypothese spricht, dass sie ihre Schmerzen gesamthaft geringer einschätzen und auch eine geringere oder nur gleich hohe Beeinträchtigung angeben als andere Stichproben sowie einen leicht besseren Gesundheitszustand. Andererseits geben die Befragten aus Österreich auch eine weniger positive Stimmung an als die anderen Befragten.

Abb. 12.4, **Abb. 12.5** und **Abb. 12.6** zeigen zusammenfassend über alle Stichproben hinweg die Symptombelastung und die in Anspruch genommenen medizinischen Dienstleistungen.

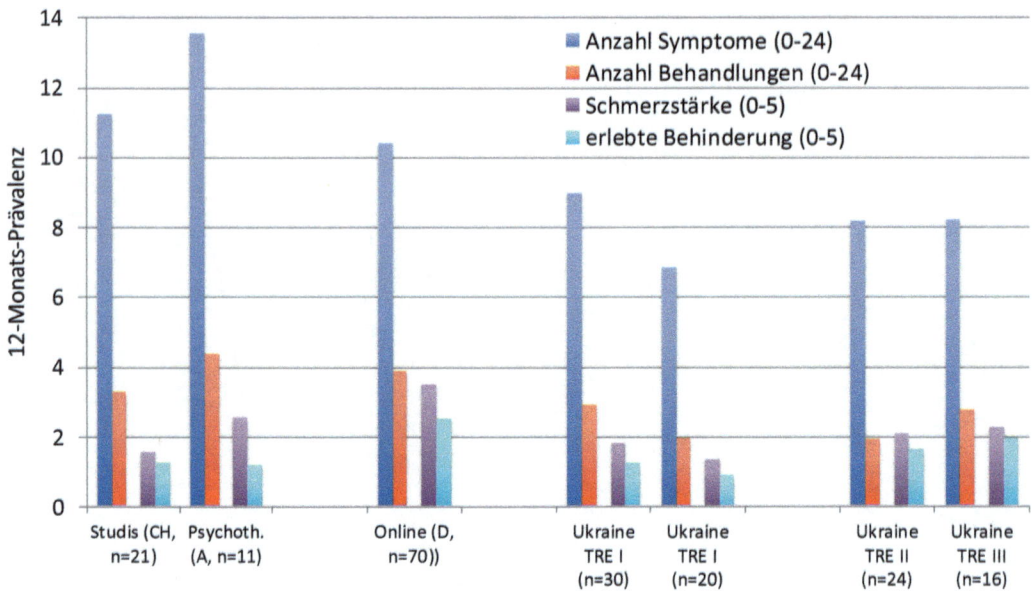

◼ **Abb. 12.4** Gesundheitsbeschwerden, Anzahl in Anspruch genommener Behandlungen, Schmerzstärke und erlebte Behinderung bei verschiedenen Stichproben in Deutschland, Österreich, der Schweiz und der Ukraine

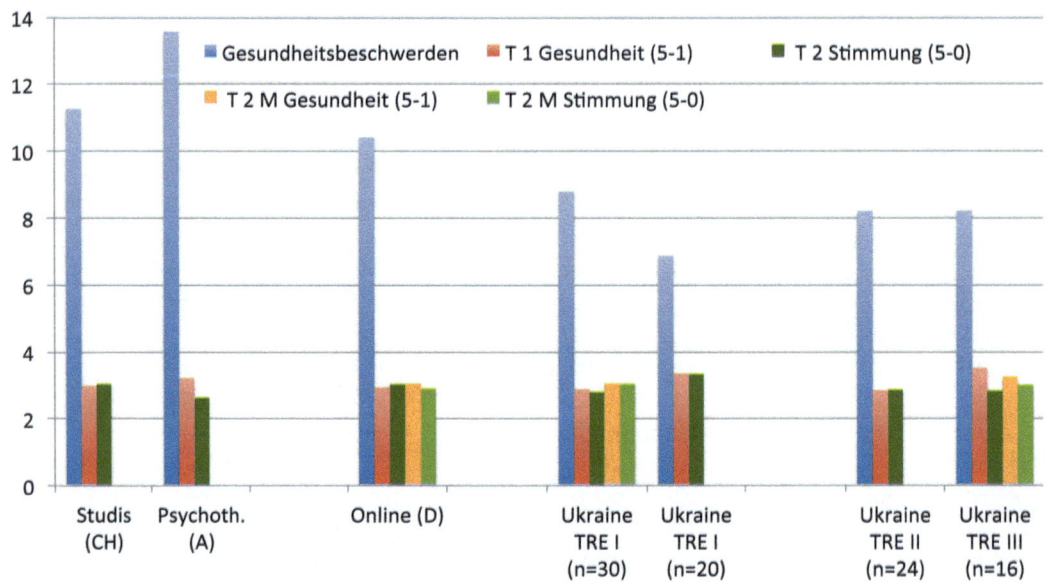

◼ **Abb. 12.5** Subjektiv eingeschätzter Gesundheitszustand und positive Stimmung auf einer 5-Punkte-Skala in verschiedenen Stichproben, zur Kontrolle Gesundheitsbeschwerden (D-A-CH-Ukraine)

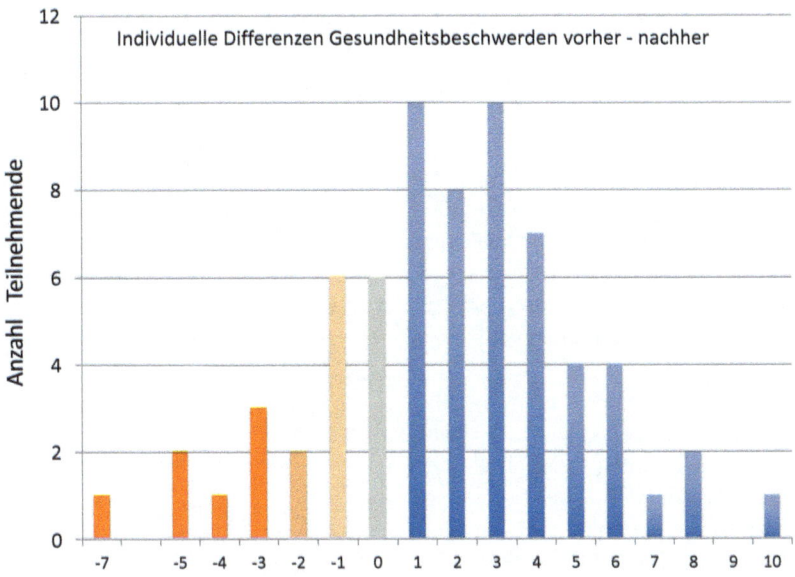

Abb. 12.6 Individuelle Differenzen der Gesundheitsbeschwerden zwischen der ersten Befragung Anfang 2014 und der Nachbefragung im Herbst 2014 (n = 68)

12.4 Diskussion und Resumée

Durchschnittlich sind signifikante Verbesserungen bei den Gesundheitsbeschwerden, den Schmerzen und der erlebten Behinderung zu erkennen, hingegen nicht im subjektiv eingeschätzten Gesundheitszustand und in der positiven Stimmung. Bezogen auf individuelle Differenzen in der Anzahl Symptome sind die Effekte größer, sowohl zum Positiven als auch zum scheinbar Negativen (vgl. Berceli et al. 2014). Diese Wirkungen können mit der Defense Cascade oder der Polyvagaltheorie gut erklärt werden: Traumatisierte Menschen, die sich in einem Freezing-Zustand befinden, können diese Erstarrungen durch die TRE-Übungen loslassen und spüren ihren Körper danach besser, was ungewohnt ist und manchmal auch Irritationen und Angst auslösen kann und in den ersten Wochen zur gesteigerten Inanspruchnahme von medizinischen Leistungen führt. Diese sog. Anfangsverschlechterungen sind aus vielen Therapien bekannt. Bei TRE-Anwendungen können sie vermieden werden, indem sie anfangs nur ganz wenige Minuten durchgeführt werden, allenfalls auch noch verteilt über den Tag – analog zum vielzitierten Satz von Paracelsus, dass der Unterschied in der Wirkung zwischen Heilmittel und Gift nur die Dosierung ist.

Menschen hingegen, die sich hochaktiviert in emotionalen Zuständen von Kampf und Flucht befinden, können sich durch TRE entspannen, ihr Aktivierungslevel senken und so zu einem positiveren Körpergefühl und Empfinden kommen, was sich anscheinend auch positiv auf soziale Beziehungen im Allgemeinen auswirkt, sowohl im privaten Kontext als auch bei der Arbeit.

Die Teilnehmenden an TRE-Kursen berichten teilweise euphorisch über die Wirkungen, die sich allerdings nicht so deutlich in den quantitativen Ergebnissen niederschlagen. Möglicherweise ist das mit einem Kalibrierungseffekt zu erklären: Wenn Menschen mit starken Verspannungen die Übungen zum ersten Mal machen, fühlen sich viele TeilnehmerInnen wie befreit oder gar wie neu geboren. Dieses Gefühl der Befreiung hält aber nicht sehr lange an, sondern das neue positivere Körpergefühl wird nach einigen Tagen oder Wochen zur Selbstverständlichkeit. Darüber hinaus müssen die positiven Veränderungen größer sein als die negativen, damit sie sich überhaupt in Antworten bei Befragungen niederschlagen. Dieser Effekt ist aus der Schmerzforschung bekannt: Damit Patientinnen eine Veränderung als positiv erleben, muss die subjektive Schmerzstärke um zwei Einheiten auf einer 10-Punkte-Skala zurückgehen; hingegen werden Verschlechterungen schon bei einer Veränderung um einen Punkt auf der 10-Punkte-Skala wahrgenommen (vgl. auch Baumeister et al. 2001).

Diese Veränderungen im Organismus in der Grundhaltung zwischen Bonding und Freezing könnten allenfalls über physiologische Messungen erfasst werden, wenn über Langzeitmessungen von Muskelspannung (Nacken, Stirn), Herzfrequenzvariabilität, Blutdruck, Stresshormonen oder Immunaktivität die physiologischen Korrelate dieser Emotionen gemessen werden (Geller und Porges 2012).

Erklärungsbedürftig sind die hohen Beschwerdenangaben der Teilnehmenden an den TRE-Ausbildungsmodulen in der Schweiz und Österreich. Dafür wird immer wieder die Hypothese herangezogen, dass der Umgang mit menschlichem Leid auch die professionellen HelferInnen belastet und diese auch krank macht. Aufgrund unserer qualitativen ersten Online-Befragung gehen wir jedoch wie Kolossa (zit. nach Sonnenmoser 2010) davon aus, dass die befragten TherapeutInnen selber traumatische Erfahrungen in ihrem Leben gemacht hatten und sich möglicherweise deshalb zur Arbeit mit Traumafolgestörungen hingezogen fühlen. In der Arbeit mit den PatientInnen können auch eigene, noch unverarbeitete Stressverarbeitungsstörungen getriggert werden und sich in entsprechend hohen Symptomwerten niederschlagen. Hinreichend belegt ist allerdings der Befund, dass emotionale Deprivation und seelische Gewalt in der Kindheit zu Hyperalgesie im Erwachsenenalter führt (Egle 2017; Egle et al. 2016), so dass die physiologischen Voraussetzungen für die Hyperalgesie sowohl bei TherapeutInnen als auch Patientinnen früh angelegt werden.

Insgesamt sind TRE Tension, Stress and Trauma Releasing Exercises ein äußerst erfolgversprechender Ansatz, um als „Minimal Intervention" für das ressourcenschonende Auflösen körperlicher Stressverarbeitungsstörungen eingesetzt zu werden.

Literatur

Aalberse, M., & Geßner-van Kersbergen, S. (2012). *Die Lösung liegt in Deiner Hand.* Tübingen: dgvt.

Bandler, R., & Grinder, J. (1975). *The Structure of Magic. A book about language and therapy.* Palo Alto: Science and Behaviour Books.

Baumeister, R. F., Bratslavsky, E., Finkenauer, C., & Vohs, K. D. (2001). Bad Is Stronger Than Good. *Review of General Psychology, 5,* 323–370.

Berceli, D. (2015). Shake It Off Naturally. ▶ https://traumaprevention.com/store/shake-it-off-naturally-by-dr-david-berceli/.

Berceli, D., Salmon, M., Bonifas, M., & Ndefo, N. (2014). Effects of Self-induced Unclassified Therapeutic Tremors on Quality of Life Among Non-professional Caregivers: A Pilot Study. *GAHMJ Global Advances in Health and Medicine, 3*(5), 45–48.

Bohne, M. (2014). *Klopfen mit PEP – Prozessorientierte Energetische Psychologie in Therapie und Coaching, Kapitel 4: Wirkhypothesen.* Heidelberg: Carl Auer.

Bohus, M. (2014). Wie profitiert die therapeutische Praxis von der neubiologischen Forschung. Das Rätsel der Dissoziation. Vortrag auf dem internationalen Kongress „Reden reicht nicht", Heidelberg, 2.-5. Mai 2014.

Brigitte Woman Special. (2015). *Ganzheitlich heilen.* Hamburg: Gruner & Jahr.

Demasio, A. R. (2004). *Descartes Irrtum. Fühlen, Denken und das menschliche Gehirn.* Berlin: List.

Egle, U. T. (2017). Es geht uns nicht um Fibromyalgie. *Schmerz, 4,* 400–401.

Egle, U. T., Egloff, N., & von Känel, R. (2016). Stressinduzierte Hyperalgesie (SIH) als Folge von emotionaler Deprivation und psychischer Traumatisierung in der Kindheit. Konsequenzen für die Schmerztherapie. *Schmerz, 6,* 526–536.

Eschenröder, C. (2014). Wie wirksam sind Techniken der Energetischen Psychotherapie, die Exposition mit sensorischer Stimulierung verbindet? *Psychotherapeutenjournal, 2,* 149–155.

Geller, S. M., & Porges, S. W. (2012). Therapeutic Presence: Neurophysiological Mechanism Mediating Feeling Safe in Therapeutic Relationships. *Journal of Psychotherapy Integration, 24*(3), 178–192.

Grand, D. (2014). *Brainspotting. Wie Sie Probleme, Traumata und emotionale Belastungen gezielt auflösen*. Kirchzarten: VAK Verlags GmbH.

Grunwald, M. (2014). Neurobiologische Funktionen von Selbst- und Fremdberührungen. Vortrag auf dem internationalen Kongress „Reden reicht nicht", Heidelberg, 2.-5. Mai 2014.

Grunwald, M. (2017). *Homo hapticus. Warum wir ohne Tastsinn nicht leben können*. München: Droemer Knaur.

Hebb, D. O. (1949). *The Organisation of Behavior*. New York: Wiley.

Hout, M. A. van den, Bartelski, N., & Engelhard, I. M. (2013). On EMDR: Eye movements during retrieval reduce subjective vividness and objective memory accessibility during future recall. *Cognition and Emotion, 27*(1), 177–183.

Kozlowska, K., Walker, P., McLean, L., & Carrive, P. (2015). Fear and the Defense Cascade: Clinical Implications and Management. *Harvard Review of Psychiatry, 23*(4), 263–287.

Lambert, M., & Ogles, R. (2013). Die Wirksamkeit und Effektivität von Psychotherapie. In M. Richard & H. Vogel (Hrsg.), *Berger und Garfields Handbuch der Psychotherapie und Verhaltensmodifikation* (S. 243–328). Tübingen: DGVT.

Nöllenheidt, C., Wittig, P., & Brenscheidt, S. (2014). Grundauswertung der BIBB/BAuA-Erwerbstätigenbefragung 2012. Vergleich zur Grundauswertung 2006. Dortmund/ Berlin/Dresden 2014. ▶ http://www.baua.de/de/Publikationen/Fachbeitraege/Gd75.pdf?__blob=publicationFile&v=10. Zugegriffen: 31. Jan. 2014.

Pfannmatter, M., Junghan, M. U., & Tascher, W. (2012). Allgemeine Wirkfaktoren der Psychotherapie: Konzepte, Widersprüche und eine Synthese. *Psychotherapie, 17*(1), 17–31.

Porges, S. (2011). *The Polyvagal Theory: Neurophysiological Foundations of Emotions, Attachment, Communication, and Self-regulation*. New York: Norton.

Porges, S. (2016). Connectedness as a biological imperative: Understanding trauma through the lens of the Polyvagal Theory. Vorkongress Reden reicht nicht, Heidelberg, 25. Mai 2016.

Rhoades, G. (2014). Kulturelle Unterschiede bei Verleumdung und Verrat. In R. Vogt (Hrsg.), *Verleumdung und Verrat. Dissoziative Störungen bei schwer traumatisierten Menschen als Folge von Vertrauensbrüchen* (S. 160–171). Kröning: Asanger.

Scaer, R. (2007). *The body bears the burden*. Routledge: The Haworth Press.

Schubbe, O. (2014). EMDR, Brainspotting und Somatic Experiencing in der Behandlung von Traumafolgestörungen. *Psychotherapeutenjournal, 2*, 156–163.

Schweitzer, E., & Bradt, K. M. (2015). Dem Malinowski-Blues entgehen: Körperorientierte Entspannungsübungen zur Stressbewältigung während der Feldforschung. *Ethnoscripts, 17*(1), 228–242.

Shapiro, F., & Forest, M. S. (1997). *EMDR: The Breakthrough Therapy for Overcoming Anxiety, Stress, and Trauma*. New York: Basic Books.

Sonnenmoser, M. (2010). Sekundäre Traumatisierung: Mythos oder Realität? *Ärzteblatt*, Ausgabe März, 117.

Vogt, R. (Hrsg.). (2014). *Verleumdung und Verrat. Dissoziative Störungen bei schwer traumatisierten Menschen als Folge von Vertrauensbrüchen*. Kröning: Asanger.

Suizide hochrangiger Firmenchefs – Konsequenzen für mein Coaching

Erwin Schmitt

13.1 Die Sicht auf den Suizid – 187
13.1.1 Philosophische Anmerkungen über Suizid – 187
13.1.2 Ethische Anmerkungen – 187

13.2 Suizide namhafter Führungskräfte – 187
13.2.1 Kränkungsreaktion – 189

13.3 Der „Narzissmus" und das „verwundete Selbst" als Erklärungsmodell für die heftigen Dynamiken, die einen Menschen in die Ausweglosigkeit bringen können – 189
13.3.1 Narzissmus – 189
13.3.2 Narzissmus und Kränkbarkeit – 190
13.3.3 Ein kleiner Blick in die Wirkungsmöglichkeit der Psychotherapie – 191

13.4 Die Stadien des präsuizidalen Syndroms nach Dr. Erwin Ringel – 191
13.4.1 Einengung – 191
13.4.2 Gehemmte und gegen die eigene Person gerichtete Aggression – 191
13.4.3 Selbsttötungsphantasien – 191

© Springer Fachmedien Wiesbaden GmbH, ein Teil von Springer Nature 2019
J. Heller (Hrsg.), *Resilienz für die VUCA-Welt*,
https://doi.org/10.1007/978-3-658-21044-1_13

13.5 Plötzlich können Sie als Coach mit Suizidalität konfrontiert sein ... – 191
13.5.1 Was können Sie als Coach also tun? – 192
13.5.2 Wie sollte das Gespräch geführt werden? – 192

13.6 Übungen – 193
13.6.1 Eine Atemtechnik, die helfen kann, ruhiger zu werden – 193
13.6.2 Einsatz von Zwerchfell-/Rippenheber-Muskeln – 194
13.6.3 HARA-KI-Übung – 194
13.6.4 4–7–8-Atem als Einschlafhilfe – 194
13.6.5 Rückzählmethode von 100 bis 1 zur Beruhigung und Förderung der Kreativität – 195

Weiterführende Literatur – 196

Nach der Finanzkrise 2008 stieg die Suizidrate hochrangiger Führungskräfte deutlich an. Die VUCA-Welt selbst birgt schon genug Risiken zum Scheitern. Kommt noch eine Krise dazu, wird es eng. Was kann man als Coach tun, wenn ein Kunde Suizidabsichten andeutet? So etwas ist doch Sache von Spezialisten! – könnte man denken. Man kann aber jetzt schlecht aufstehen und sagen, man sei für diesen Fall nicht zuständig. Der § 323c StGB verpflichtet uns unter Strafandrohung zur Hilfeleistung, wenn Gefahr für Leib und Leben eines anderen Menschen besteht. Es geht also darum, zu wissen, was man jetzt unternimmt. Die 110/112 wählen und den Fall melden kann für den ohnehin angeschlagenen Klienten höchst fatal sein: Blaulicht, Zwangseinweisung – privat und beruflich verheerend! – In diesem Kapitel werden Suizidfälle dargestellt und die narzisstische Störung mit ihrer hohen Anfälligkeit für Kränkungsreaktionen als Hauptursache für Suizidhandlungen beleuchtet. Detaillierte Handlungsanweisungen und alltagstaugliche Übungen, durch die man lernen kann, im Ernstfall „geerdet" zu bleiben und sich nicht von der eigenen Angst hinwegreißen zu lassen, bilden den Hauptteil dieses Kapitels.

13.1 Die Sicht auf den Suizid

Die gesellschaftliche Sicht auf den Suizid hat sich im Verlauf der europäischen Geschichte gewandelt. Dazu schlaglichtartig einige Vorbemerkungen vorweg:

13.1.1 Philosophische Anmerkungen über Suizid

Platon verurteilt den „Selbstmörder" zwar als einen Menschen, dem es an Ehrfurcht vor dem eigenen Leben mangelt. Allerdings hält er den Suizid für akzeptabel, wenn eine unabwendbare Schmach vorliegt oder ein unheilbares Leiden *(Phaidon)*. **Aristoteles** sieht das Recht eines Menschen, sich selbst zu töten, aus welchen Beweggründen auch immer. Das Problem bestehe jedoch darin, dass der „Selbstmörder" der Gemeinschaft, aus der er stamme, einen schweren Schaden zufüge. Selbstmord sei kein Unrecht gegen die eigene Person, wohl aber gegen die Gesellschaft *(Nikomachische Ethik)*. **Schopenhauer** betrachtet den Freitod als rationalen Akt, dem eine Bilanzierung vorausgeht. Menschen bringen sich um, wenn die „Schrecknisse des Lebens die Schrecknisse des Todes überwiegen" *(Parerga und Paralipomena)*.

13.1.2 Ethische Anmerkungen

In der Antike galt Suizid als vertretbare oder sogar erwünschte Lösung eines sonst unlösbaren Konfliktes. Das **Konzil von Arles** 452 verurteilte Suizid als Verbrechen, als Folge der zornigen Kräfte des Teufels, die im „Selbstmörder" zerstörerisch wirken. Das christliche Begräbnis wurde verweigert. Nach dem **Konzil von Nimes** 1184 ging die Verdammung des „Selbstmordes" aus dem kanonischen in das bürgerliche Recht über. Die Auffassung, dass Suizid Mord ist, hielt sich bis 1790, als Frankreich den Suizid von der Liste der gesetzlichen Verbrechen strich, einige Jahre später zogen Preußen und Österreich nach. In England galt Selbstmord noch bis ins Jahr 1961 als Verbrechen. Versuchte Selbsttötungen wurden strafrechtlich verfolgt.

13.2 Suizide namhafter Führungskräfte

Alex Widmer suizidierte sich 2009. Er war bis zur Finanzkrise Finanzchef von *Julius Bär*, dem erfolgreichsten Privatbanker der Schweiz. Er war überzeugt von grenzenlosem Wachstum, hatte eine Schaffenskraft, die Ihresgleichen suchte, konnte ganze Teams in Euphorie versetzen. *DIE ZEIT* berichtete darüber mit der Schlagzeile: „Der Weg des Samurai", wohl wegen seiner Begeisterung für den japanischen Samurai-Kodex: Beharrlichkeit, Selbstbeherrschung, Stolz. Er trug langes Haar, benutzte japanische Haarpomade, provozierte damit und fand Nachahmer. Die Finanzwelt war deshalb durch seinen Suizid geschockt. Raymond J. Bär soll lapidar dazu bemerkt haben: „Alex hatte wohl erkannt, dass seine Skills in Zukunft weniger gefragt sein würden". „Was passiert eigentlich mit der Seele, wenn sich jemand umbringt?", habe er seine Lebensgefährtin Tage zuvor gefragt und hinzugefügt, „Es ginge euch besser ohne mich". Sie schickte ihn zum Arzt, der Antidepressiva verordnet habe. Ein Kollege habe seinen ganzen Mut zusammengenommen und gesagt: „Alex, du gefällst mir gar nicht", habe noch insistiert: „Alex, du weißt, es gibt auch Medikamente". Widmer aber habe das Gespräch sofort ins Ungefähre abgebogen und noch nicht einmal gesagt, ob er Antidepressiva nehme. Er erhängte sich drei Tage später.

David Kellermann suizidierte sich 2009. Er war Finanzchef von *Freddie Mac*. Das Unternehmen wurde nach Verlusten von 50 Mrd. Dollar verstaatlicht. Er passte nicht ins Klischeebild des raffgierigen Finanzhais, saß im Board der Coalition for the Homeless, der größten US-Organisation, die sich um Obdachlose kümmert. Er wolle „die Gelegenheit haben, etwas zurückzugeben", habe er einmal geäußert. Dieses Desaster erschütterte fraglos das Idealbild, das er von sich selbst hatte.

Adolf Merckle, Chef von *ratiopharm*, suizidierte sich 2010. Er galt als verschwiegener Unternehmer, verspekulierte sich mit der VW-Aktie bei ihrer Berg- und Talfahrt und gleichzeitiger Mehrheitsübernahme von *HeidelbergCement*. Vor dem Suizid habe er geäußert: „Es macht mich traurig, dass in solchen Zeiten wie der jetzigen Finanzkrise die öffentliche Meinung über Handlungen und Personen schlagartig umschwingen kann". Aber auch und vor allem sein Selbstwertgefühl dürfte angesichts des immensen Verlustes massivst angeschlagen gewesen sein.

Adrian Kohler suizidierte sich 2011. Er war Chef von *Ricola*, galt als sensibel, korrekt und häufig von Ängsten geplagt. Wegen Veruntreuung im geringen Umfang wurde er freigestellt. Die Absicht dahinter sei gewesen, dass er sich erholen sollte, schlimme Konsequenzen habe er gar nicht zu fürchten gebraucht. Und doch reichte es, sein Selbstbild so zu beschädigen, dass er diesen Ausweg wählte.

Carsten Schloter, Chef von *Swisscom,* suizidierte sich 2013. Er galt als „innerlich getriebener Visionär", litt daran, dass er keine stabile Partnerschaft hatte, vor allem an Schuldgefühlen nach der Trennung von seiner Frau und seinen zwei Söhnen, verausgabte sich danach mit Extremsport, sein Credo lautete: „Was zählt ist, an Grenzen zu gehen, egal wo man endet". Im Grunde habe er jedoch stets Wert auf mitmenschliche Kontakte und gemeinsame Momente gelegt, hieß es in seinem Umfeld.

Pierre Wauthier, Finanzchef der *Zurich-Versicherungsgruppe,* suizidierte sich 2013. Sein Abschiedsbrief habe mit dem Satz begonnen: „Josef Ackermann ist der schlimmste Verwaltungsratspräsident, den ich je getroffen habe" und weiter, es habe ein „unerträglicher Druck" geherrscht.

Martin Senn, Chef der *Zurich-Versicherungsgruppe,* suizidierte sich 2016. Hatte Wauthier seinerzeit in Abschiedsbriefen dem damaligen *Zurich*-Präsidenten Josef Ackermann vorgeworfen, enormen Druck ausgeübt zu haben, fehlen solch klare Hinweise im Fall Senn bis jetzt. Auf Druck von Investoren sei er vom Verwaltungsratspräsidenten Tom de Swaan „abgesägt" worden.

> Als gemeinsame Merkmale dieser Suizide kann man Kränkungswut, verbunden mit gehemmter und gegen die eigene Person gerichteter Aggression

finden, möglicherweise auch eine unterschwellige Racheaktion: sich selbst treffen und dadurch andere für alle Zeiten vorwurfsvoll belasten.

13.2.1 Kränkungsreaktion

Der legendäre US-Manager **Lee Iacocca**, Spitzenmanager bei *Ford,* später bei *Chrysler,* hat sich in seinen Büchern ausgiebig über seine Kränkungsreaktion ausgelassen. Im Juli 1978 wurde er, der das Erfolgsmodell *Mustang* entwickelt hatte, nach 32 Jahren im Konzern von Henry Ford II Knall auf Fall gefeuert. „Als hätte mich jemand vom Mount Everest hinuntergestoßen, ich habe mich plötzlich wie ein Stück Scheiße gefühlt". Die Erniedrigung sei so tief gewesen, dass in ihm der „Wunsch zu töten" aufgekommen sei, „ich wusste nur nicht, wen: Henry Ford oder mich selbst". Stattdessen habe er „Rache genommen", indem er Chrysler wieder flott gekriegt habe (Lee Iacocca, *An Autobiography*, Bantam Books – Bestseller 1984/85 in den USA). Er galt als Mann guter und schneller Entscheidungen. Seinen „Trick" dabei verriet er später in seinem Buch: Drei weiße und drei schwarze Bohnen, die sich gleich anfühlen, in die Hosentasche nehmen, die „Farbe" der Entscheidung festlegen, fünf Bohnen ziehen, dann die „weiße" bzw. „schwarze" 3:2- Entscheidung zügig umsetzen. Kann man daraus, mit allem nötigen Vorbehalt, auf eine Persönlichkeitseigenschaft schließen, die ihn nicht die Selbsttötung wählen ließ, sondern ihm half, aus dem „Tunnel der Kränkungswut" herauszukommen? Später wurde er ja auch noch von **Jürgen Schrempp** fallengelassen. „Ich hätte meinen rechten Arm dafür gegeben", lautete eine Schlagzeile im *Manager Magazin* 2003, im Konzern gebraucht zu werden. In einem Interview habe er damit seine Enttäuschung ausgedrückt, nicht mehr gebraucht zu werden.

13.3 Der „Narzissmus" und das „verwundete Selbst" als Erklärungsmodell für die heftigen Dynamiken, die einen Menschen in die Ausweglosigkeit bringen können

13.3.1 Narzissmus

Der Begriff „Narzissmus" wird heute kritisch-polemisch zur Kennzeichnung eines nur auf sich bezogenen Menschen verwendet, der sich „aufspielt" und der bei Kritik zusammenschrumpft wie ein aufgeblasener Luftballon, in den man hineinsticht. „Wird nicht fast jeder, der Erfolg hat und sich präsentiert, gleich als Narzisst bezeichnet?", fragt **Bärbel Wardetzki**, die vor etwa 20 Jahren den Begriff „weiblicher Narzissmus" ins Spiel gebracht hat und ihn als die „versteckte" Variante im Gegensatz zur „offenen" bei Männern bezeichnete, die mit dem umgangssprachlichen „sich Aufbrezeln" gekennzeichnet werden kann. Die „versteckte" Form kommt aber auch bei Männern vor. Bei der „versteckten" Form muss durch besondere Leistungen, durch eine besonders tolle Figur oder tolles Aussehen das mangelnde Selbstwertgefühl ständig stabilisiert werden. Mit aller Kraft wird daher vermieden, sich anderen so zu zeigen, wie man ist. Dadurch entsteht eine innere Entfremdung von sich selbst, die dazu führt, dass man sich nur noch mit der äußeren Fassade und mit seinen Erfolgen identifizieren kann. Da aber die äußere Fassade und die innere Befindlichkeit nicht übereinstimmen, sind das ganze Fühlen, Denken und Verhalten stark von Gegensätzen und Widersprüchen geprägt. Häufige Ursache sei, dass Eltern in unserer Gesellschaft oft wollen, dass ihr Kind etwas Besonderes ist. Damit kompensiert es in Wahrheit deren eigenes narzisstisches Defizit. Die Folge ist, dass sich das Kind verlassen fühlt und sich zunehmend mit dem Bild identifiziert, das die Eltern und später die anderen von ihm haben wollen. Ein Narzisst ist daher nicht in Kontakt mit sich, wie er wirklich ist, sondern nur mit der Vorstellung von sich, wie er in den Augen der anderen sein soll.

Arno Gruen schildert diesen traurigen Werdegang drastisch in seinem Buch *Der Verrat am Selbst*: Ein Baby lebt noch in der Einheit mit sich selbst, in der „Seins-Identität". Diese wird wegen mangelnder Spiegelung durch Bezugspersonen oder durch schlimme Umweltereignisse bedroht, oft genug wird das Kind regelrecht „gebrochen", d. h., es wird zugerichtet auf die Erfordernisse der Ersatzidentitäten seiner Bezugspersonen. Diese Zerstörung des Seins-Bezuges ist für das Kind unfassbar und äußerst schmerzhaft. Es reagiert normalerweise erst einmal mit Toben, was ihm schnell aberzogen wird. Dadurch wird die Verbindung mit seiner „Seins-Identität" gekappt. „Ich brauche eure Liebe nicht" ist dann die Ur-Kränkungsreaktion. Die vorherige Erfahrung der Verbundenheit und Einheit wird abgespalten. Eine Ersatzidentität entsteht, dadurch lässt der unerträgliche Schmerz über das verlorene Gefühl für das zutiefst Eigene nach. Durch den Prozess der Abspaltung wird für das weitere Leben die Verbindung zum echten Erleben gekappt. Anstelle dieses echten Erlebens tritt die Wahrnehmung einer Leere, einer Bewusstseinstrübung, einer Nebelwand etc. Die Wahrnehmung dieser Leere ist oft mit intensivsten Gefühlen der Wut, der Angst vor Auflösung, des Schreckens und der Todesangst verbunden, die in ihrer zerstörerischen Intensität nicht unterschätzt werden dürfen!

Diesen Prozess kann man auch als Konditionierung verstehen, die jegliche positive Lernerfahrungen mit der Ausbildung einer eigenen wertvollen Persönlichkeit und mit dem Wert des zutiefst Eigenen unmöglich macht. So entsteht an der Stelle der Seins-Identität das Gefühl der Leere, die immer wieder durch die Fassade der Ersatzidentität gefüllt werden muss.

13.3.2 Narzissmus und Kränkbarkeit

Narzisstische Kränkungen haben eine hohe Sprengkraft. Die allermeisten Tötungsdelikte, Suizide und Kriege beruhen auf Kränkungsreaktionen. Diese „narzisstische Wunde" wird in der Erfolgsgesellschaft allzu oft übersehen oder – schlimmer noch – bewusst ignoriert. Wer hat den Mut, auf die Notsignale eines Gegenübers einzugehen, der sich allzu oft hinter Schneidigkeit und „Dynamik" versteckt? Noch dazu, wo „Narzissten" in ihrer Ausstrahlung eine Rückwirkung auf die gesamte Umgebung ausüben und sie am Ende selber mit hineinziehen.

Vladeta Ajdacic-Gross, Präsident des Forums für Suizidprävention und Suizidforschung Zürich, beklagt, Anforderungen an sich selbst und andere nicht mehr erfüllen zu können bedeute, nichts mehr wert zu sein. Doch nicht alleine die berufliche Situation sei Auslöser für einen Suizid, weitere Umstände spielten eine wichtige Rolle. Meist seien es innere Krisen, die reaktiviert würden. Dann brauche es nur noch wenig, und das Fass laufe über. Entscheidend sei, ob der Betroffene sich in dieser scheinbar ausweglosen Situation Hilfe suche. Sei der definitive Entschluss zum Suizid einmal gefallen, komme es oft schnell zur Tat, oft innerhalb weniger Stunden.

Götz Mundle, ärztlicher Geschäftsführer der auf Depressionen und Burnout spezialisierten deutschen Oberbergkliniken, führt aus: Schwäche zu zeigen passe nicht in die Welt der Führungsetagen. Die Scham, über Fehler oder eigene Unsicherheiten zu sprechen, sei extrem groß, Führungspositionen seien sehr einsame Positionen, oft fehle ein Ansprechpartner bei persönlichen Problemen. Meine eigenen Erfahrungen als ehemaliger Chefarzt der Parkklinik Heiligenfeld in Bad Kissingen, die sich auf die Behandlung von Führungskräften spezialisiert hat, bestätigen das voll und ganz.

13.3.3 Ein kleiner Blick in die Wirkungsmöglichkeit der Psychotherapie

Eine der besonders wirksamen Methoden, die ich bei Dr. Albrecht Mahr erlernen durfte, ist die Dialogarbeit mit den Eltern, an deren Stelle der Therapeut in den Dialog eintritt und Gefühlsantworten gibt. Der Prozess läuft über Vorwürfe an die Eltern hin zum Wiedererleben und zum Ausdruck von Schmerz, Enttäuschung etc. und endet über weitere Zwischenstufen bei der Würdigung der Eltern. Der Patient kann bei diesem Prozess vom „Kränkungsross" heruntersteigen, heilt damit seine „Ur-Kränkung" und kann nun beginnen, seine narzisstische Leere mit liebevollen Gefühlen sich selbst gegenüber zu füllen und damit den Seins-Bezug wiederzufinden.

13.4 Die Stadien des präsuizidalen Syndroms nach Dr. Erwin Ringel

13.4.1 Einengung

- **Situativ:** Die Lebensumstände werden als bedrohlich, unveränderbar und unüberwindbar erlebt, die eigene Person wird als klein, hilflos, ausgeliefert und ohnmächtig empfunden.
- **Dynamisch:** Stimmung, Gedanken, Vorstellungen und Assoziationen gehen entweder nur mehr in Richtung Verzweiflung, Angst und Panik, oder es besteht nach außen hin eine „unheimliche Ruhe", die oft auch von Fachleuten als Zeichen der Besserung missdeutet wird. In Wirklichkeit aber steht der Entschluss zur Selbsttötung fest.
- **Zwischenmenschlich:** Gefühl von Einsamkeit und Isolation, sich von anderen Menschen verlassen und unverstanden fühlen.
- **Die Wertewelt betreffend:** Nichts hat mehr einen „Wert", auch gegebene Versprechen nicht, auch nicht nahestehende Menschen oder gar eigene Kinder.

13.4.2 Gehemmte und gegen die eigene Person gerichtete Aggression

Racheaktion, sich selbst treffen und dadurch andere für alle Zeiten vorwurfsvoll zu belasten, dabei ist die „Gesellschaft" oft das in Wirklichkeit gemeinte Ziel

13.4.3 Selbsttötungsphantasien

Viele Menschen haben schon einmal mit dem Gedanken gespielt, sich umzubringen, was entlastend wirken kann. Solche gelegentlichen Ideen führen nicht zum Suizid. Bei aktiv-willentlich intendierten Suizidvorstellungen und vor allem bei entsprechenden Planungen kommt aber ein Teufelskreis in Gang. Nach und nach werden sie zu Phantasien, die sich gegen den eigenen Willen aufdrängen, sich verselbstständigen und zu einer heftigen Bedrohung werden.

Dr. Ringel hat dieses Erleben in folgendem Gedicht anschaulich geschildert:

> » Immer enger wird mein Denken
> immer blinder wird mein Blick,
> mehr und mehr erfüllt sich täglich
> mein entsetzliches Geschick.
> Kraftlos schlepp ich mich durchs Leben
> jeder Lebenslust beraubt,
> habe keinen, der die Größe
> meines Elends kennt und glaubt.
> Doch mein Tod wird Euch beweisen,
> daß ich jahre-, jahrelang
> an des Grabes Rand gewandelt,
> bis es jählings mich verschlang.

13.5 Plötzlich können Sie als Coach mit Suizidalität konfrontiert sein ...

Angenommen, jemand fragt an: „Ich bräuchte mal 'ne externe Meinung" – und dann tritt tiefsitzende Verzweiflung und das Gefühl völliger Ausweglosigkeit zutage ... was jetzt tun?

Das Wichtigste in einem solchen Moment ist, dass der Klient sich gerade jetzt verstanden fühlt. Das Zweitwichtigste ist, dass man seine Ruhe bewahrt und nicht selbst in einen „Kurzschluss" verfällt. Heißt es nun, dass man als Coach jetzt seine Grenzen überschreitet, wenn man nicht gleich professionelle Hilfe holt? Man hat es sich ja vorher nicht ausgesucht, kann aber jetzt schlecht aufstehen und sagen, man sei für diesen Fall nicht zuständig. Die 110/112 wählen und den Fall melden, kann für den ohnehin angeschlagenen Klienten fataler nicht sein: Blaulicht, Zwangseinweisung mit verheerenden Folgen, privat und beruflich. Man setzt genau die Spirale in Gang, die man unbedingt verhindern wollte. Andererseits kann der Bruch der Vertraulichkeit als „ultima ratio" bei unmittelbarer Gefahr geboten sein (§ 323c StGB – Unterlassene Hilfeleistung bei gemeiner Gefahr oder Not).

13.5.1 Was können Sie als Coach also tun?

Den Klienten erst einmal spüren lassen, dass man bei ihm bleibt und ihn nicht alleine lässt. Finden sich in einem einfühlsamen Gespräch realistische und machbare Alternativen als Ausweg aus der Zwangssituation, kann man aufatmen. Der Gedanke an Suizid ist ja vorrangig der Ausdruck des Wunsches, dass eine als unerträglich empfundene Situation sich ändern möge. Eine detaillierte Diskussion darüber, wie nun in den nächsten Schritten zu verfahren sei, hebt in der Regel das Stimmungsbild des Klienten – und übrigens auch des Coaches. Erst wenn der Klient wieder als gefestigt erscheint, kann die Sitzung beendet werden, dies aber keinesfalls ohne die klare Vereinbarung eines umgehenden Arztbesuchs, um den Klienten in die eigentlich dafür vorgesehenen Hände zu überführen.

Gelingt es nicht, einen Ausweg zu finden, sind es Stunden höchster Verantwortung und höchster Konzentration. Bleibt auch nur der geringste Punkt offen, die 110/112 wählen … aber auch erst dann!

> Wichtig ist, sich vom Vorurteil zu befreien, dass man durch Fragen nach Selbsttötungsabsichten einen anderen Menschen überhaupt erst auf die Idee eines Suizids bringt.

Falsch sind auch die folgenden Annahmen:
- Wer über Suizid spricht, tötet sich nicht.
- Suizide geschehen ohne Vorwarnung.
- Wer von sich aus über Suizid spricht, will nur Aufmerksamkeit erheischen oder Mitmenschen manipulieren.
- Einer Suizidandrohung nimmt man den Wind aus den Segeln, indem man den Kranken mutig konfrontiert, etwa „dann mach' es doch".

13.5.2 Wie sollte das Gespräch geführt werden?

13.5.2.1 Suizidgedanken taktvoll ansprechen

Laden Sie die suizidale Person ein, über ihre Situation zu sprechen. Signalisieren Sie, dass Sie vor allem zuhören wollen und sich dafür eine bestimmte Zeit nehmen werden, ermutigen Sie den Klienten, insbesondere auch seine Gefühle mitzuteilen, lassen Sie ihn spüren, dass Ihnen das Gespräch über Suizid keine Angst macht und dass Sie ihn auch in seiner Suizidalität vorbehaltlos akzeptieren. Verzichten Sie auf Kommentare, Moralisieren, Vorwürfe oder Beschwichtigen wie „Kopf hoch, es wird schon alles gut werden". Unterbrechen Sie nicht und verzichten Sie darauf, den Gedankengang des anderen durch Ihre Fragen zu kanalisieren. Stattdessen kann man etwa durch respektvolle Berührung an Arm oder Schulter zeigen, dass man da ist. Das kann beim Klienten die Gefühlsblockade lockern. Entladen sich heftige Gefühle, diese andererseits nicht zusätzlich verstärken, den Klienten jedoch ausweinen lassen.

13.5.2.2 Gefühlsantwort geben

Melden Sie einem suizidalen Menschen mitfühlend zurück, was Sie verstanden haben, beschreiben Sie es mit eigenen Worten, unterbrechen Sie den Klienten taktvoll bei Selbstbeschuldigungen oder Verallgemeinerungen. Helfen Sie ihm, Vorgänge konkreter und damit realistischer zu beschreiben bzw. zu erkennen. Hören Sie zu und verzichten Sie auf Parteinahme, wenn der Klient Wut oder Ärger gegenüber anderen ausdrückt.

13.5.2.3 Suizidpläne erfragen und dann detailliert ansprechen

Scheuen Sie sich nicht, Suizidpläne zu erfragen (Wie soll der Suizid ablaufen? Welche Vorbereitungen wurden bereits getroffen?). Das alleine kann schon Druck nehmen. Sehr wichtig ist es, danach zu fragen, wie sich ein Suizid auf Angehörige, Freunde und Kinder auswirken wird – oft hat sich der Klient solche Gedanken noch nicht gemacht bzw. wichtige Konsequenzen seiner Pläne ausgeblendet. Solche Fragen ermöglichen es ihm, die Situation aus anderen Perspektiven zu betrachten und dadurch innere Distanz zu gewinnen.

13.5.2.4 Auf bessere Lösungen hin orientieren

Öffnen Sie der suizidalen Person den Blick für Alternativen und orientieren Sie so das Denken auf hilfreichere Lösungen, verdeutlichen Sie ihr, dass sie in einem „Alles-oder-nichts-Denken" gefangen ist – „Alles wieder in Ordnung oder Suizid". In den meisten Lebenssituationen gibt es Alternativen, Zwischenlösungen oder Kompromisse.

Führen Sie dem Klienten vor Augen: **Suizid ist eine endgültige Lösung für ein vorübergehendes Problem!**

13.5.2.5 Beziehung heilt – Beziehung und Hilfe anbieten

Verzweiflung und Suizidgedanken haben oft mit Beziehungskrisen zu tun. Bieten Sie deshalb Ihrerseits eine verlässliche Beziehung an. Machen Sie umgekehrt klar, dass Ihnen die suizidale Person zusagt, sich bis zum nächsten Kontakt mit Ihnen oder einem fachlichen Helfer nichts anzutun. Drücken Sie auch deutlich aus: Er sollte die Konsequenzen kennen, die es für Sie hat, wenn er sich nach Ihrem Gespräch umbringt. Treffen Sie nur solche Vereinbarungen, die einhaltbar und überschaubar sind. Zusagen, die nur Ihrer Beruhigung dienen, sind nicht verlässlich.

Stellen Sie für ihn Kontakte zu fachlichen Helfern her, wenn der Klient damit einverstanden ist (Hausarzt, psychosozialer Dienst, Psychiatrie-Ambulanz). Bei akuter Suizidalität, wenn er z. B. im Gespräch nicht mehr erreichbar ist oder er keine Verantwortung für sich zu übernehmen in der Lage ist, den Rettungsdienst (112) anrufen, der informiert bei Gefahr die Polizei (110).

13.6 Übungen

Um selbst nicht so leicht in einen „Kurzschluss" zu geraten, empfehle ich, die nun folgenden Übungen auszuprobieren und diejenigen, die positive Wirkung zeigen, regelmäßig wie eine Meditation zu üben[1].

13.6.1 Eine Atemtechnik, die helfen kann, ruhiger zu werden

5–10 Atemzüge gedehnt und genüsslich ausatmen, bis verbrauchte Luft raus ist; dann ist Platz für sauerstoffgesättigte Frischluft, ruhige Tiefenatmung kann einsetzen. Die Lunge besitzt Messfühler, die ihr rückmelden, in welchen Partien Sauerstoff ankommt. Dorthin muss sie möglichst alles Blut leiten, denn nur da ist was zu holen. Bei Flachatmung ist in über drei Vierteln der Lunge nichts zu holen, dort muss sie das Blut vorbeileiten. Die Folge ist Bluthochdruck im kleinen Kreislauf. (Für Interessierte: Dieser Vorgang nennt sich Euler-Liljestrand-Reflex.)

---

1 Weiterführend hierzu: die Sendung „Die heilsame Kraft der Meditation", online abrufbar unter
▶ https://www.youtube.com/watch?v=0EoHW-wvC2Y

13.6.2 Einsatz von Zwerchfell-/Rippenheber-Muskeln

Das Zwerchfell kontrahiert sich beim Einatmen und drückt den Bauch raus, die untere Lungenpartie wird so belüftet. Dann in die Seiten hinein atmen, sich „aufplustern" und damit die Lunge seitlich dehnen und dadurch belüften (das bewirken kleine Muskeln an der Wirbelsäule, welche die Rippen mehr in die Waagerechte hochziehen, wodurch sich der Brustkorb verbreitet – man plustert sich auf). **Erst zuletzt** auch in den oberen Brustkorb atmen, in den die meisten von uns hauptsächlich hineinatmen. Leider sind da oben die Lungenspitzen, also atmet man damit gar nicht so viel Luft ein. Atmen in den Bauch und in die Seiten ist etwa 3-mal so effektiv. Das Aufplustern vermittelt zusätzlich auf tiefer Ebene ein Gefühl von Sicherheit. Das Ausatmen immer wie von alleine geschehen lassen, durch elastische Fasern um die Lunge herum zieht diese sich wieder zusammen, wie ein aufgeblasener Luftballon, den man loslässt. Und noch eins: Man sollte dem Ausatmen etwa doppelt so viel Zeit lassen wie dem Einatmen.

13.6.3 HARA-KI-Übung

HARA bedeutet auf Japanisch Bauch, **KI** Lebensenergie, **RI** Stechen; so setzt sich der allgemein bekannte Begriff Harakiri zusammen.

5–10 Atemzüge gedehnt und genüsslich ausatmen, bis die verbrauchte Luft raus ist; dann ist Platz für sauerstoffgesättigte Frischluft, ruhige Tiefenatmung (in Bauch und in die Seite) kann einsetzen. Linke bzw. rechte Hand auf die Region ca. 2–3 cm unterhalb des Nabels legen, auf das HARA, das Energiezentrum des Bauches beim Bushido. Die andere Hand darüberlegen. Dies ist eine unauffällige Alltagshaltung, die zum „Anker" wird. Ins HARA hineinspüren, die Aufmerksamkeit dort halten, wie beiläufig, ohne Anstrengung, dafür aber konstant und ohne anfangs zu viel zu erwarten. Bilder von schönen, behaglichen, sicheren Räumen entstehen lassen, einen Raum in einem schönen Haus oder eine Höhle oder was sonst auftaucht und was gefällt, und dann entscheiden, sich dort einen „2. Wohnsitz einzurichten". (Das entlastet den Kopf auf jeden Fall. Und in Japan bedeutet, „jemand hat Hara" etwa „er lebt aus dem Bauch heraus", das heißt, jemand ist gegründet und stellt etwas dar). Dann vor dem geistigen Auge eine gesunde, klare Quelle auftauchen lassen und mit jedem Einatemzug aus dieser Quelle schöpfen und die wohltuende Wirkung im HARA spüren. Diese Quelle kann mit all dem, was einem wertvoll oder auch heilig ist, in Verbindung gebracht werden. Damit kann z. B. ein Glaubensweg durch das Erleben von Geerdet- oder Getragensein Unterstützung erfahren.

13.6.4 4–7–8-Atem als Einschlafhilfe

Wird u. a. von der LMU München im Internet als hocheffektiv zur Behebung von Einschlafstörungen beworben, wenn man ausdauernd damit übt.

Die richtige Zungenstellung während der gesamten Übung: Die Zungenspitze berührt die Erhöhung direkt hinter den vorderen Schneidezähnen. Die komplette Atemluft geräuschvoll durch den Mund ausatmen, dann den Mund schließen und durch die Nase einatmen, dabei innerlich bis 4 zählen. Nun den Atem anhalten, dabei innerlich bis 7 zählen, dann die komplette Atemluft geräuschvoll durch den Mund ausatmen, dabei innerlich bis 8 zählen. Diese Atemtechnik anfangs 4-mal durchführen, dann bis auf 8-mal steigern; täglich vor allem vor dem Einschlafen anwenden.

Die Luft 7 Sekunden anzuhalten, fällt anfangs schwer, man darf sich also nicht dazu zwingen, so wie es überhaupt geboten ist, all diese Übungen im spielerischen Modus einzuüben.

13.6.5 Rückzählmethode von 100 bis 1 zur Beruhigung und Förderung der Kreativität

(Quelle: „Silva-Mind-Control", die man als „Vorläufer" von Mindfulness Stress Reduction nach J. K. Zinn bezeichnen kann, beides fußt auf Meditation bzw. Yoga). Dies ist eine Übung zur Aktivierung der rechten Gehirnhälfte bzw. des Alpha-Zustandes, etwas esoterisch anmutend, doch ausprobieren lohnt sich! Die Augenwendung leicht nach oben bewirkt, dass das Gehirn in den ruhigen Alpharhythmus von 7–14/sec geht, das ist durch EEG-Untersuchungen bestätigt. Das Herunterzählen bewirkt, dass durch die Konzentration aufs Zählen und Atmen kreisende Gedanken und innere Unruhe nachlassen oder gar verschwinden können.

Sich bequem hinsetzen oder hinlegen, Augen schließen, dabei die Pupillen etwa 20 Grad nach oben wenden. Tief in Bauch und Seiten (sich aufplustern) hineinatmen und beim Ausatmen den Körper entspannen und den Atem herausströmen lassen, ohne nachzuschieben, sich dabei einen friedvollen, angenehmen Platz vorstellen (je nach Wunsch einen Meeresstrand, eine Wiese, einen Wald etc.) und dort für einige Minuten verweilen. Dann mit geschlossenen Augen und weiterhin leicht nach oben gewendeten Pupillen im Rhythmus von etwa 2 Sekunden von 100 bis 1 herabzählen. Bei 1 angekommen sich innerlich sagen: „Jedes Mal, wenn ich mich entspanne, werde ich schneller ruhiger" oder „Positive Gedanken ziehen alles, was ich mir wünsche, magnetisch zu mir hin" oder eigene positive Formulierungen finden.

Am Schluss von 1 bis 5 zählen, bei 3 kurz innehalten und sich z. B. sagen: „Wenn ich die Augen bei 5 aufmache, bin ich hellwach und fühle mich ruhig/bei mir angekommen/großartig". Bei 5 die Augen öffnen und nachspüren, ob man wirklich ruhiger geworden ist.

Bei fortschreitender Übungserfahrung genügt es, von 50, dann von 25 und schließlich von 10 abwärts zu zählen.

Um zu erfahren, was regelmäßiges Üben bewirkt, kann man den Versuch machen, in einem **sehr kleinen** Raum durch regelmäßiges, langgezogenes Hin-Pusten eine Kerze in 3 Metern Entfernung auszublasen. Nach kurzer Zeit beginnt sie zu flackern, dann darf man nicht der Versuchung erliegen, stärker zu pusten, sondern man muss Stärke und Rhythmus beibehalten. Die Luftsäule kommt dadurch in Bewegung und wird durch jeden langgezogenen Ausatemzug in ihrer Bewegung verstärkt, so dass sie kreisförmig im Raum zu zirkulieren beginnt und schließlich solch ein starker Luftzug entsteht, dass die Kerze erlischt.

An den Schluss möchte ich ein Zitat von Pablo Picasso setzen. Er will Mut machen, darauf zu vertrauen, dass sich eine Lösung auftut und dass sich ein Weg findet, wenn man sich wirklich voll und ganz auf Neues und Unbekanntes einlässt:

> Ich suche nicht – ich finde. Suchen – das ist Ausgehen von alten Beständen und ein Finden-Wollen von bereits Bekanntem im Neuen. Finden – das ist das völlig Neue! Das Neue auch in der Bewegung. Alle Wege sind offen und was gefunden wird, ist unbekannt. Es ist ein Wagnis, ein heiliges Abenteuer!
> Die Ungewissheit solcher Wagnisse können eigentlich jene Menschen auf sich nehmen, die sich im Ungeborgenen geborgen wissen, die sich in die Ungewissheit führen lassen, die sich im Dunkeln einem unsichtbaren Stern überlassen, die sich vom Ziele ziehen lassen und nicht – menschlich beschränkt und eingeengt – das Ziel bestimmen wollen.
> Dieses Offensein für jede neue Erkenntnis im Außen und Innen: das ist das Wesenhafte des modernen Menschen, der in aller Angst des Loslassens doch die Gnade des Gehaltenseins im Offenwerden neuer Möglichkeiten erfährt.
> Pablo Picasso

Weiterführende Literatur

Bronisch, T. (2014). *Der Suizid, Ursachen, Warnsignale, Prävention*. München: Beck.

Gruen, A. (1992). *Der Verrat am Selbst: Die Angst vor Autonomie bei Mann und Frau*. München: Dtv.

Hansen, K. (2001). *Zeit- und Selbstmanagement*. Berlin: Cornelsen.

Hemmerich, F. H. (2011). *Wendepunkt Burnout*. Augsburg: Maro.

Hofmann, E. (2001). *Weniger Stress erleben; wirksames Selbstmanagementtraining für Führungskräfte*. Neuwied: Luchterhand.

Korn, O., & Rudolf, S. (2017). *Sorgenlos und grübelfrei: Der Ausstieg aus der Grübelfalle*. Weinheim: Beltz.

Mahr, A. (2016). *Von den Illusionen einer unbeschwerten Kindheit und dem Glück, erwachsen zu sein*. München: Scorpio.

Schmidbauer, W. (1998). *Hilflose Helfer: Über die seelische Problematik der helfenden Berufe*. Reinbeck: Rowohlt.

Silva, J., & Stone, R. (2004). *Der Silva-Mind Schlüssel zum inneren Helfer. Finden Sie den Weg zu Ihren verborgenen Kräften*. Berlin: Ullstein.

Wardetzki, B. (2007). *Der weibliche Narzissmus*. München: Kösel.

Wardetzki, B. (2012). *Nimm's bitte nicht persönlich: Der gelassene Umgang mit Kränkungen*. München: Kösel.

Individuelle Resilienzstärkung

Inhaltsverzeichnis

Kapitel 14 „Coaching to go" – die Kraft der grünen Resilienz nutzen – 199
Beate Hofmann und Olaf Hofmann

Kapitel 15 Innere Ruhe durch stärkenorientierte Selbstwahrnehmung – 213
Teresa Keller

Kapitel 16 Widerstandskraft entwickeln statt Widerstand leben – 227
Karin Lohner

Kapitel 17 Systemische Konfliktbewältigung – 237
Anja Mumm

"Coaching to go" – die Kraft der grünen Resilienz nutzen

Beate Hofmann und Olaf Hofmann

14.1 Erstbegegnung – Natur als Resonanzraum im „Coaching to go" – 200

14.2 Greenery in der VUCA-Welt – 201

14.3 Grüne Resilienz – seelische Widerstandskraft durch Natur- und Wildnis stärken – 205

14.4 „Coaching to go" als Ansatz im systemischen Coaching – 208

14.5 Fazit und Grüne Resilienz im Fokus der personalen Ressourcen des Coaches – 210

Literatur – 211

© Springer Fachmedien Wiesbaden GmbH, ein Teil von Springer Nature 2019
J. Heller (Hrsg.), *Resilienz für die VUCA-Welt*,
https://doi.org/10.1007/978-3-658-21044-1_14

Trainings zur Erweiterung von Resilienz gibt es in immer mehr Unternehmen. Gemeinsam ist ihnen, dass sie die personale und organisationale Resilienz analysieren und nachfolgend aufbauen. Dabei wird der Faktor Natur bisher wenig oder nicht einbezogen. Dank jüngster Forschungen im Bereich der Umweltmedizin und Umweltpsychologie, Naturpsychologie und Soziologie sowie dem hohen medialen Interesse an einem noch jungen Thema mit altem Erfahrungswissen ist es möglich, die heilende und wohltuende Wirkung von Natur in diesen Prozess einzuspielen. – Grüne Resilienz bedeutet, die gesundheitsfördernde Wirkung der Natur bewusst zu nutzen und damit Selbststeuerung, Wohlbefinden, Stressbewältigung und Arbeitszufriedenheit deutlich zu erhöhen. Durch „Coaching to go", einen Coaching-Prozess unter Einbeziehung der Natur, kann eine systemische Veränderung eingeleitet werden, die Person und Organisation gleichermaßen unterstützt. Darüber hinaus sind das Wissen und die angewandte Praxis der grünen Resilienz eine Bewältigungsstrategie für Coaches und Führungskräfte, um die eigene Leistungsfähigkeit und Lebensfreude zu erhalten.

14.1 Erstbegegnung – Natur als Resonanzraum im „Coaching to go"

Der Auftrag war klar, ein mittelständischer Unternehmer suchte in einem Kompakt-Coaching (Setting von 3 Stunden am Stück) Klärung seiner Führungsrolle und Auswege aus der zunehmend stressbelasteten persönlichen Arbeits- und Lebenssituation. Er definierte sich im Vorgespräch als Alpha-Figur des Unternehmens. Sein Anliegen war es, Struktur und Halt, Klarheit und Zukunftsvision für seine Mitarbeitenden zu geben. Doch genau dies war ihm nicht mehr möglich. Er litt selbst unter innerer Gereiztheit, Schlaf- und Bewegungsmangel, zögerte, Entscheidungen zu treffen, und entwickelte eine diffuse Zukunftsangst. Als Auslöser dafür beschrieb er die stark schwankende Auftragslage, eine unsichere Mitarbeitersituation, bedingt durch plötzliche Krankheitsfälle, die Abhängigkeit von Zulieferern und Kunden gleichermaßen und eine schwierige familiäre Situation, ausgelöst von der Pflegesituation der Eltern. Zugleich war klar, es würde nur dieses eine kompakte Coaching-Gespräch geben, dann müssten die Weichen für ein künftiges Handeln gestellt sein. Eine längere Begleitung war nicht möglich.

Wir überlegten, das Coaching unter diesen Voraussetzungen abzulehnen, doch ermutigt von unseren positiven Erfahrungen aus der Erlebnispädagogik beschlossen wir, das geplante Coaching-Geschehen in die Natur zu verlagern, und bereiteten ein „Coaching to go" für diesem Klienten vor. Keiner von uns ahnte, was für einen innovativen Ansatz wir damit entwickelt hatten.

Lediglich der Start des Kompakt-Coachings fand im Raum statt. Danach ging es raus. Wir verbrachten die weitere Zeit auf dem Weg. Es folgten gezielte Wegerfahrungen in der offenen Parklandschaft mit Aussichtspunkten und markanten Naturphänomenen, die als Projektionsfläche und Symbolträger dienten. Im Wald bestand die nächste Intervention aus einer angeleiteten Selbstreflexion, und den Abschluss bildete ein auswertendes Gespräch mit der Möglichkeit zum tatsächlichen Perspektivwechsel, indem wir uns ins Café der Aussichtsplattform des Fernsehturmes begaben.

Es war ein unvergesslicher Tag – nicht nur für den Klienten.

Die Intensität der Erfahrungen, die Stressreduktion, die bereits im entspannten Gehen durch den lindgrünen Wald entstand, und das Gefühl, abschließend sichtbar über den als bedrückend wahrgenommenen Dingen zu stehen, führten zu einer starken Vergewisserung eigener seelischer Ressourcen und zu einer realistischen Einschätzung möglicher Handlungsoptionen. Das erlangte Gefühl der Klarheit und Veränderungsmotivation wäre in einem üblichen Coaching-Ambiente nicht in dieser Intensität entstanden.

Etliche Monate später, als wir uns in der Recherche zu einem Buch über die Kraftquelle Natur in Bezug auf Leistungskraft und Lebensfreude befanden, kam uns diese Situation wieder in den Sinn, und wir beschlossen zu forschen, inwiefern Vitamin „N" ein Faktor ist, den wir für den Aufbau von Resilienz ganz gezielt nutzen können.

14.2 Greenery in der VUCA-Welt

Die Farbe des Jahres 2017 heißt Greenery und ähnelt dem ersten leuchtenden Frühlingsgrün junger Kastanien. Leatrice Eiseman, Farbexpertin der US-amerikanischen Firma Pantone, kürte die Designfarbe in direkter Anlehnung an eine Wahrnehmung, die viele Menschen teilen und die unmittelbar mit den Auswirkungen der so genannten VUCA-Welt korrespondiert. Die zunehmend brüchige, veränderbare, unvorhersehbare, vieldeutige und komplexe Welt hat vor allem in den westlich geprägten Industrienationen eine tiefe Sehnsucht nach Sicherheit, Klarheit, Verbundenheit und Erdung zur Folge. Genau diese Trends stöberte Eiseman mit ihrem Team im Vorfeld der Auswahl der Farbe des Jahres auf. Auf der Website von Pantone lässt sich lesen, was das Team mit Greenery (Grünzeug) als Designfarbe im Sinn hat:

» Greenery ist ein Symbol für unsere neu aufkeimende Hoffnung, unsere Sehnsucht nach Leben in einem schwierigen sozialen und politischen Umfeld. Greenery symbolisiert unser wachsendes Verlangen nach Verjüngung, neuem Leben, Wiedervereinigung mit der Natur und engerem Miteinander.[1]

Schon im 12. Jahrhundert sprach Äbtissin Hildegard von Bingen von der Kraft des Grünen. Viriditas nannte sie die elementar stärkende Kraft der Natur für Körper und Seele des Menschen. Sie beschrieb Viriditas als eine Urkraft, die Menschen, Tieren, Pflanzen innewohnt und die durch zu viel Anspannung geschwächt wird. Dagegen fördern gezielte Aufenthalte und Bewegung in der Natur diese Lebenskraft. Für Hildegard war damals schon ersichtlich, dass Gesundheit eine seelische und eine körperliche Dimension hat. Wilhelm von Humboldt greift diese Grundvorstellung auf, indem er formuliert: „Es ist unglaublich, welche Kraft die Seele dem Körper zu geben vermag." Wir alle wissen intuitiv und spüren es auch deutlich, dass bereits kurze Spaziergänge, die Mittagspause auf der Parkbank oder Gespräche im Freien das Wohlbefinden steigern.

Zu meinen, dass unser heutiges, digitales und modernes Leben unabhängig von den großen Zyklen der Natur verläuft, ist ein großer Irrtum. Wir sind nach wie vor eng damit verbunden, und das ist eine gute Erkenntnis, denn **kein anderes System ist so vielfältig, so anpassungsfähig, innovativ und erprobt wie die Natur. Daher müssen wir dieses Umfeld erforschen, befragen und einbeziehen, wollen wir Strategien für unsere menschliche Zukunft finden.** Dies wird umso wichtiger, je mehr die Menschheit verstädtert. 1950 lebten gerade einmal 30 % der Weltbevölkerung in Städten. Aktuell siedeln etwas mehr als die Hälfte der Menschen in großen urbanen Bereichen. Zahlreiche Mega-Cities mit mehr als 10 Millionen Einwohnern und enormen Herausforderungen in Bereichen der Infrastruktur, Umwelt oder Bevölkerungsdiversität gibt es bereits. Für 2050 ist prognostiziert, dass 70 % der Weltbevölkerung in Städten lebt. Was wird dann aus der Beziehung zur Natur und dem Erleben von Wildnis und biologischer Verschiedenheit? Wie ernst nehmen wir die häufig zitierte Biophilie-These von Edward O. Wilson, Evolutionsbiologe, Naturforscher und Harvard-Professor, die behauptet, dass der Mensch auf Verbundenheit und Natur angewiesen ist, will er gesund leben?

Wenn wir ohne Natur weder glücklich noch gesund leben können, dann sollten wir

---

1 ▶ https://store.pantone.com/de/de/color-of-the-year-2017?gclid=CjwKCAjw6szOBRA-FEiwAwzixBYp9MGov_-VxxWscSLlGvt_HZoVkCnk-l1UiR0oC7QQ2Z8XS3msEaEBoCvQkQAvD_BwE

nicht mehr allein danach fragen, was wir für die Natur tun können, sondern darüber hinaus vor allem erforschen, was die Natur für uns tut. Was macht die Natur zu einer so wertvollen Ressource in unserer VUCA-Welt? Es wird immer deutlicher, das Greenery viel mehr als ein Farbtrend für die Menschheit ist. Was macht das „Grünzeug" zur Quelle für Lebensbalance, Kreativität und Gesundheit?

John Muir, amerikanischer Schriftsteller und Naturforscher, erkannte auf seinen Aufenthalten in der Wildnis vor der Haustür: „Auf jedem Spaziergang in der Natur bekommen wir viel mehr zurück, als wir suchen", und Henry David Thoreau formulierte in seinem Walden-Experiment die berühmt gewordenen Sätze: „Ich ging in die Wälder, denn ich wollte wohl überlegt leben, intensiv leben wollte ich. Das Mark des Lebens in mich aufsaugen, damit ich nicht in der Todesstunde gewahr würde, dass ich gar nicht gelebt hätte."

Es wird Zeit, die Intuition von Naturforschern und Philosophen mit wissenschaftlichen Ergebnissen zu stützen, um aus dem Erfahrungswissen eine starke, allgemein akzeptierte Basis für innovatives Handeln unter Einbeziehung der Kraft der Natur zu entwickeln. Forschungen, die den Zusammenhang von Gesundheit, Lebensqualität, Leistungsfähigkeit und Natur gezielt untersuchen, gibt es erst seit den 1980er Jahren. Momentan hinkt Deutschland der internationalen Forschung in den interdisziplinären Disziplinen der Umweltpsychologie, Naturpsychologie oder Natursoziologie noch hinterher. Es gibt längst aufschlussreiche Erkenntnisse von Forschern aus Japan, den USA oder Schweden. Sie analysieren die heilende Wirkung der Natur auf den menschlichen Körper. Diesen Zusammenhang zu erforschen ist neu, denn meistens lag der Fokus der Forschung eher auf dem sozialen Umfeld und dem Ausloten von Beziehungen oder Prägungen der Menschen. Daraus entstanden zweidimensionale Persönlichkeitsmodelle, die eine Mitwirkung der natürlichen Umwelt vernachlässigten. Dies ändert sich allmählich. Thomas Kistemann, Professor für Umweltmedizin am Universitätsklinikum Bonn, nennt Orte, an denen Menschen Erfahrungen von Resonanz machen, therapeutische Landschaften, und rückt diese als natürliche Ressourcen bewusst in die wissenschaftliche und öffentliche Wahrnehmung.

» Im Zuge des cultural turn der Humangeographie begann die Medizinische Geographie das biomedizinische Krankheitsmodell kritisch zu hinterfragen und wandelte sich zu einer postmedizinischen, salutogenetisch orientierten Geographie der Gesundheit, als deren Leitparadigma das Konzept der Therapeutischen Landschaften angesehen wird. Es stellt den Rahmen für eine mehrdimensionale Analyse der gesundheitswirksamen Interaktionen von Menschen mit Orten und Landschaften,

so Kistemann in einer Zusammenfassung zu dem 2016 erschienenen Buch über Therapeutische Landschaften (Gebhard und Kistemann 2016). Ulrich Gebhard, Mitautor und Professor für die Didaktik der Biowissenschaften an der Uni Hamburg, führt diesen Gedanken weiter und formuliert: „Welche Bedeutung die Natur für die psychische Entwicklung hat, ist eine grundlegende wissenschaftliche Fragestellung."[2] Natürliche Strukturen haben laut Gebhard vielfältige Eigenschaften, die für die psychische Entwicklung des Menschen vorteilhaft sind. Natur ist ständig in Veränderung und bietet zugleich eine verlässliche Kontinuität. So erfahren Menschen Sicherheit und Wandel gleichermaßen in ihr. Farben und Formen regen die Phantasie an. Ungezähmte Natur bietet Freiräume, die die Sehnsucht nach Abenteuer und Unmittelbarkeit aufgreift und stillen kann. Natur ist für Menschen ein Raum, der sie nicht bewertet. Damit kann Natur identitätsstiftend und persönlichkeitsstärkend wirken.

---

2 ▶ https://www.bfn.de/fileadmin/MDB/images/themen/sportundtourismus/Doku-Naturschutz-Gesundheit.pdf

Dass es vor allem Aufenthalte im Wald sind, die dem Menschen gut tun, erforschten Wissenschaftler aus dem Bereich der Forest Medicine in Japan. Zahlreiche Untersuchungen[3] zeigen, dass das menschliche Herz-Kreislauf-System, das Immunsystem, vor allem aber das Stressempfinden von Aufenthalten im Grünen, speziell im Wald, profitieren. So konnten die Forscher nachweisen, dass der Vagusnerv, zuständig für die körperliche Regeneration, bei Aufenthalten in der Natur aktiviert wurde und die Konzentration von Stresshormonen wie Cortisol und Adrenalin deutlich zurückging. Sie beobachteten, dass das menschliche Immunsystem mit pflanzlichen Botenstoffen, so genannten Terpenen, in Kontakt gebracht deutlich erhöhte Aktivität zeigte.[4] Dies ist kein bewusster Vorgang, sondern erfolgt allein durch Aufenthalte des Organismus in einer von derartigen Botenstoffen angereicherten Umgebung, wie wir sie im Wald antreffen. Es scheint einen direkten Zusammenhang zu geben zwischen Waldspaziergängen, Stressreduzierung, erhöhtem Wohlbefinden und einer Aktivierung körpereigener Abwehrsysteme. Daher folgerten die Forscher, ein gezielter, mehrstündiger, entspannter Aufenthalt im Wald sei pure Medizin. Sie nennen es „Waldbaden" (Shinrin Yoku) (◘ Abb. 14.1) und empfehlen Ärzten, Waldspaziergänge auf Rezept zu verschreiben.

Praktische Empfehlungen zur Anwendung
- Bleiben Sie zwei Stunden im Wald und schlendern Sie reichliche zwei Kilometer durchs Grüne.
- Verweilen Sie, gönnen Sie sich Pausen.
- Trinken Sie währenddessen ausreichend Wasser oder Tee.
- Suchen Sie das Innere eines Waldes auf oder nutzen Sie Zeiten nach Regen oder bei Nebel. Dort ist die Konzentration der Terpene höher.
- Für eine langfristig positive gesundheitliche Wirkung planen Sie monatlich zwei bis drei Tage mit zwei bis vier Stunden im Wald ein.

In Südkorea, einem Land, in dem eine hohe Beschleunigung und Digitalisierung von Arbeitsprozessen, gekoppelt mit starker Stressbelastung und Leistungsdruck der Beschäftigten beobachtet wird, werden mittlerweile Gesundheitsförster ausgebildet, die in so genannten Heilwäldern tätig sind. Natürlich seien Wälder auch weiterhin zur Holzgewinnung da, meint Forstminister und Sozialwissenschaftler Shin Won Sop und fügt hinzu: „Aber ich glaube, am meisten nutzt der Wald im Moment der Gesundheitssparte" (Williams 2016). Der Plan ist, dass Südkorea seine drei Heilwälder schon 2017 um 34 weitere Wälder aufstockt. Dies ist eine Reaktion auf die guten Erfahrungen und die stärkende gesundheitliche Wirkung, die vor allem bei depressiven Verstimmungen, bei Krebspatienten, seelisch erschöpften oder stark belasteten Personen festgestellt wurde.

Immerhin haben wir in Deutschland seit Herbst 2016 einen ersten europäischen Kur- und Heilwald im Ostseebad Heringsdorf auf Usedom.

» Ein Aufenthalt im Heringsdorfer Kur- und Heilwald dient der Stärkung des Herz-Kreislaufsystems, wirkt sich positiv auf das Atemsystem aus und ist besonders empfehlenswert bei allgemeinen Erschöpfungszuständen, Hauterkrankungen, Erkrankungen des Bewegungsapparates und bei den tendenziell stark zunehmenden

---

3 ▶ https://www.ncbi.nlm.nih.gov/pmc/articles/PMC4690920/
4 ▶ http://ihrs-en.ibe.med.uni-muenchen.de/health-resorts/forest-therapy/review-waldtherapie-final.pdf

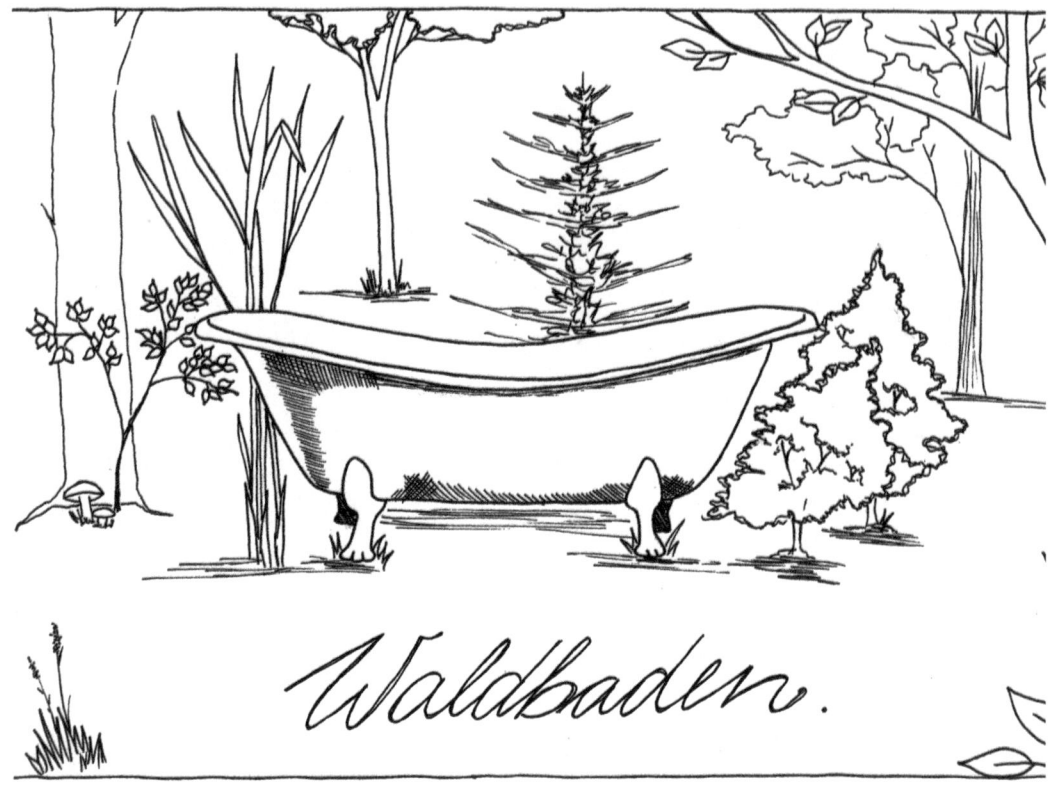

◘ Abb. 14.1 Waldbaden – Shinrin Yoku: einfach und wirkungsvoll gegen Stress. (© hope & soul company)

psychosomatischen Erkrankungen wir z. B. Burnout, Schlaflosigkeit, Depressivität.[5] so die Träger des 187 ha umfassenden Waldgebietes.

Ganz unabhängig von der Art der Umwelt, ob Ostseeinsel, Bayerischer Wald oder Berliner Tiergarten, spielen das räumliche Sehen, die Vielfalt der sinnlichen Eindrücke und die Lichtintensität eine große Rolle für den menschlichen Körper. Wir müssen bedenken, dass Natur einer der wichtigsten Zeit- und Rhythmusgeber des Organismus ist. Der Wechsel von Tag und Nacht, die unterschiedlichen Jahreszeiten mit ihrem Werden und Vergehen, Hell und Dunkel, dies alles beeinflusst den Biorhythmus und damit unsere Leistungsfähigkeit. Wer sich vor die Tür wagt, setzt sich einer zehnfach höheren Dosis Tageslicht aus und erhöht damit den Vitamin-D-Spiegel sowie die Konzentration des Wohlfühlhormons Serotonin im Körper. Während Vitamin D wichtig für den Knochenaufbau ist und vor Autoimmunkrankheiten schützt, führt ein erhöhter Serotoninspiegel dazu, sich gut zu fühlen und dadurch auch belastende oder stressige Zeiten leichter zu bewältigen.

Daher ist es sehr empfehlenswert und gesund, selbst an einem trüben Novembertag das Büro zu verlassen und eine Runde um den Block zu gehen, um eine Lichtdusche zu nehmen.

Die japanischen Forscher zeigen in ihren Studien[6] dass bereits nach einem fünfzehnminütigen Spaziergang im Park die Herz-

---

5 ▶ https://www.kur-und-heilwald.de/

6 ▶ https://www.ncbi.nlm.nih.gov/pubmed/26569271

frequenz sinkt, der Vagusnerv aktiviert wird, Angst und negative Emotionen zurückgehen und einem entspannten Gefühl des Wohlbefindens Platz machen. Greenery ist farblich gesehen ein Trend und darüber hinaus vielmehr ein starker Wegweiser zu einer Ressource, die jedem von uns zugänglich ist und die uns hilft, mit Ungewissheit, wechselhaften Bedingungen oder dynamischen Situationen der VUCA-Welt wesentlich gelassener umzugehen.

14.3 Grüne Resilienz – seelische Widerstandskraft durch Natur- und Wildnis stärken

Resilienz, die seelische Kraft, Krisen zu bewältigen, hängt von äußeren und inneren Faktoren ab. Auf innere Resilienzfaktoren haben Menschen einen direkten Einfluss. Hier können wir gezielt etwas für die eigene Lebenskraft tun. Voraussetzung dafür ist, dass die Natur als Faktor für physische und psychische Stärkung gezielt genutzt wird.

Es ist anzunehmen, dass sich Henry David Thoreau 1845 nicht nur aus purer Sehnsucht nach mehr Wildheit in die Wälder und an den Walden-See begibt, sondern dass er damit einen Ort zur Bewältigung seiner Trauer und seelischen Niedergeschlagenheit sucht. Thoreau befand sich nach dem schmerzlich frühen Tod seines Bruders und nach der Aufgabe ihrer gemeinsam gegründeten privaten Schule in einer persönlichen Krise. Dass er sich entscheidet, diese Krise in den Wäldern, verbunden mit einer Rückbesinnung auf das Wesentliche und dem Aufgehobensein in den großen Rhythmen der Natur, zu bewältigen, war für den Philosophen vermutlich intuitives Wissen. So, wie auch nach den Anschlägen des 11. September 2001 überdurchschnittlich viele Menschen in den Nationalparks der USA gezählt wurden. Menschen spüren, dass Natur in Krisensituationen tröstet, relativiert, ausgleicht und stärkt. Doch nicht erst in der Krise, sondern mitten im Alltag, sozusagen präventiv, ist Natur ein wesentlicher Faktor für die Stabilität der Menschen. Heute weisen große Studien wie „The Greener the Happier?"[7] nach, dass eine erhöhte Lebenszufriedenheit in einem direkten Zusammenhang mit dem Zugang zu Naturräumen steht.

Die klärende, seelisch ausgleichende Wirkung der Natur wird durch die Forscher Kaplan und Kaplan mit der sogenannten ART – Attention Restoration Theory (1995) in Beziehung gesetzt. Die amerikanischen Psychologen gehen davon aus, dass eine permanente zielgerichtete Aufmerksamkeit auf Signale und Interaktionen der Umgebung unser Konzentrations- und Aufnahmevermögen massiv schwächt. Vereinfacht kann man sich das Gehirn wie einen großen Muskel vorstellen, der durch die Reizüberflutung, der ein Mensch in seinem beruflichen und privaten Alltag ausgesetzt ist, irgendwann erschöpft wird und ermüdet. Wer am Computer arbeitet, Zahlenreihen in Tabellen kalkuliert, auf telefonische Anfragen reagiert oder einfach nur mit dem Auto fährt oder in einer Stadt unterwegs ist, weiß, wie ermüdend diese Eindrücke sind und wie sie zu einer inneren Anspannung führen.

Attention Restoration ist das Gegenteil davon. Es bedeutet eine Erneuerung der Aufmerksamkeit. Wenn in einer von VUCA-Symptomen geprägten Welt die Menschen immer häufiger der Unsicherheit oder Ungewissheit ausgesetzt sind, dann wird sich das in der Folge negativ auf ihre Entscheidungsfähigkeit, Konzentrationsfähigkeit und emotionale Belastbarkeit auswirken. Sie sind dann weniger resilient und folglich schlechter in der Lage, krisenhafte Situationen angemessen und elastisch auszutarieren. Sichtbar wird dies an einer geschwächten seelischen Balance und größeren Stressanfälligkeit. Krisen machen krank! Trennungen, Krankheit, Verlust und Tod sind extrem belastend für die Seele

---

7 ▶ https://www.diw.de/documents/publikationen/73/diw_01.c.495061.de/diw_sp0728.pdf

und beeinträchtigen ganz erheblich unsere Gesundheit. Zahlen aus dem AOK Fehlzeitenreport 2017 zeigen, was das für Unternehmen und Beschäftigte bedeutet.

Etwas mehr als ein Drittel der Beschäftigten unter 30 Jahren (37,6 %) berichtet über kritische Lebensereignisse, bei den 50- bis 65-Jährigen sind dies schon fast zwei Drittel (64,7 %). Neu ist, dass der gute Umgang mit krisenhaften Lebenssituationen nicht mehr nur als eine persönliche Herausforderung gesehen wird, sondern zunehmend ein Thema für engagierte Führungskräfte mit Personalverantwortung ist. Denn psychische Belastungen ziehen Erkrankungen nach sich und führen oft zu langwierigen Arbeitsausfällen. Wer betroffen ist, kann nach Angaben der AOK im Schnitt fast 26 Tage nicht arbeiten.

Naturräume bieten uns einen wertungsfreien Raum, einen größeren Sinnzusammenhang, Trost in der Krise und Abstand zum Alltäglichen. Sie fordern die Aufmerksamkeit in einer ganz anderen, nämlich ungerichteten, unspezifischen Weise. Das Gehirn erholt sich förmlich nebenbei, während wir Bäume in ihren verschiedenen Grüntönen betrachten, der Strömung eines Baches mit den Augen folgen oder das Eichhörnchen durch die Büsche springen sehen. Was so normal und unscheinbar daherkommt, hat eine faszinierende Auswirkung auf das menschliche Gehirn und die menschliche Seele. Daher sprechen Rachel und Stephen Kaplan in ihrem 1989 erschienen Buch *The Experience of Nature – A Psychological Perspective* in diesem Zusammenhang von „soft fascination" und meinen eine unspezifische Aufmerksamkeit, die dem Gehirn seine Spannkraft und Kombinationsgabe wieder zurück gibt. Naturerlebnisse beeinflussen vor allem die menschliche Intuition, betont Gebhard. Der Erfahrungsraum Natur setzt eine erhöhte Achtsamkeit und Wahrnehmung in Gang, die uns die dringend benötigte Selbststeuerung wieder zugänglich macht. Allein ein unebener Boden fordert beim Gehen mehr Balance und spätestens beim Laufen über einen schmalen Steig am Berg verschwinden Gedanken an Probleme, Terminsachen oder Schwierigkeiten von ganz allein. Die Aufmerksamkeit richtet sich auf das, was wir unter die Füße nehmen. Wer in der Natur unterwegs ist, dem begegnet eine Fülle von unmittelbaren Eindrücken wie Sonnenlicht, Wolkenformationen welche unsere Aufmerksamkeit und alle Sinne fordern.

Darunter sind eine Menge Fraktale, also selbstähnliche Strukturen. Wir nehmen diese wahr ohne sie zu analysieren, doch wer genauer hinschaut, dem wird auffallen, dass ein Farn in seinen fächerartig verzweigten Blättern ein genaues Abbild des Ganzen produziert. Selbst Zweige eines großen Baumes sehen wie ein Baum selbst aus. Diese geometrischen Formen scheinen unser Gehirn förmlich nebenbei zu ordnen und wirken dabei wie ein großer Scheibenwischer, der die mentale Frontscheibe reinigt. Daher fühlen sich viele Menschen nach einem Spaziergang durch Wald, Park oder Flusslandschaften richtig erholt. Sie sind in der Lage, vorher problematisierte Zusammenhänge aus einer erweiterten Perspektive und klarer als zuvor zu betrachten. Es eröffnen sich damit ganz neue Lösungsansätze und Handlungsspielräume.

„Being away-Effekt" nennt Psychologe David Strayer von der Universität Utah diese Wirkung der Natur, die er mit Experimenten nachgewiesen hat. Der von ihm benannte Dreitageeffekt bezieht sich auf eine Gruppe Probanden, die nach drei Tagen Aufenthalt in der Natur in der Lage waren, Wort-Assoziationstests um bis zu 50 Prozent besser zu bewältigen. Strayer weist damit eine deutlich kreativere Gehirnleistung nach, die entsteht, wenn Menschen (ohne dabei elektronische Medien zu nutzen) in der Natur unterwegs sind. Wer das weiß, wird sich automatisch vor Prüfungsarbeiten, schwierigen Verhandlungen oder redaktionellen Arbeiten ins Grüne begeben. Wir können aus eigener Erfahrung bestätigen, dass dies ein spürbar besseres oder schnelleres und vor allem kreativeres Arbeiten im Anschluss ermöglicht. Wenn Strayer diesen Effekt erklärt, hört sich das so an:

> Unser Gehirn, sagt er sei keine drei Pfund schwere Dauerlaufmaschine. Es ermüde leicht. Darum solle man zwischendurch mal Tempo rausnehmen, die Arbeit unterbrechen und eine schöne natürliche Umgebung auf sich wirken lassen. Danach fühle man sich nicht nur besser, man sei auch geistig leistungsfähiger (Williams 2016).

Wir selbst greifen diese Erkenntnis auf in unseren persönlichen Mikro-Auszeiten, in denen wir die gewohnte Umgebung verlassen um den Abend bis zum nächsten Morgen in der Natur zu verbringen. Nach so einem Abend am Lagerfeuer können wir sagen:

> Wenn wir das gewohnte Umfeld verlassen, hinausgehen in die Natur, dann spüren wir beide ganz stark eine neu aufkeimende Lebenskraft, die damit verbunden ist. Wie sie uns mutig macht, anstiftet, Unmögliches für möglich zu halten und Neues zu wagen (Hofmann und Hofmann 2017a).

Wissenschaftsjournalistin Christina Berndt (2013) formuliert es so: „Resilienz lässt sich wie ein Muskel trainieren". Genau das tun wir, indem wir das Hinausgehen zu einer Gewohnheit machen. Resilienz ist variabel, steigerbar und lernbar. Grüne Resilienz setzt voraus, dass den Menschen bewusst ist, welchen Zusammenhang Natur und psychische Widerstandskraft haben. Wir stellen Resilienz oft mit dem Bild des Schutzschirmes dar. Entsprechend der Wortbedeutung von resilire (lat.) – abprallen ermöglicht uns Natur einen seelischen Schutz in belastenden Situationen, Umbrüchen und bei der Bewältigung unvorhersehbarer Ereignisse. Grüne Resilienz vergleichen wir mit einem Blatt, das sich entfaltet. Folglich beinhaltet unser „Arbeits-Blatt" fünf innere Resilienzfaktoren, die in besonderer Resonanz zu Naturerfahrungen stehen (◘ Abb. 14.2).

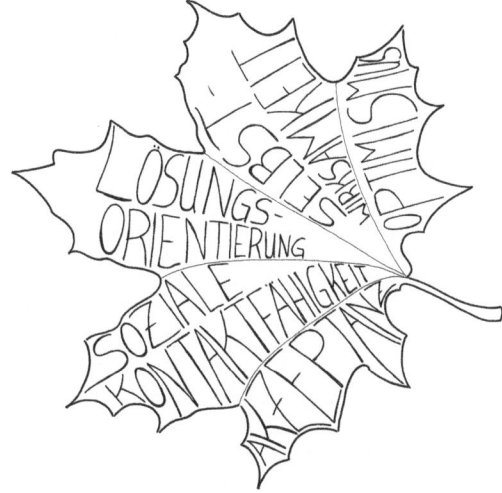

◘ **Abb. 14.2** Grüne Resilienz: 5 Resilienzfaktoren, die im Naturraum gefördert werden. (© hope & soul company)

In der Natur werden die Akzeptanz, der Selbstwert/die Selbstwirksamkeit, die Lösungsorientierung, die soziale Verbundenheit und eine grundsätzlich optimistisch-realistische innere Haltung unmittelbar gefördert. Hier fünf Impulse zu den Aspekten der grünen Resilienz (Hofmann und Hofmann 2017b):

> **Fünf Impulse zu den Aspekten der grünen Resilienz**
> — **Selbstwirksamkeit erhöhen**
>   Jeder, der gärtnert, sieht unmittelbare Folgen seines Handelns. Wer Pflanzen richtig pflegt, kann in kürzester Zeit einen Erfolg beobachten und macht die Erfahrung, dass seine Arbeit etwas bewirkt. Dieses bewusst wahrzunehmen stärkt das Wissen, handlungsfähig zu sein und etwas bewirken zu können.
> — **Soziale Kompetenz und Verbundenheit steigern**
>   In der Natur lassen sich z. B. bei Gänsen Formationen beobachten, in denen die Tiere einander beistehen und sich

den Flug erleichtern. Dies führt zu Analogien in unserem menschlichen Miteinander und regt ein reflexives soziales Verhalten an. Darüber hinaus entsteht in der Natur ein natürliches Gefühl der Verbundenheit mit der uns umgebenden Natur. (Leben inmitten von Leben, was leben will; vgl. Albert Schweizer)

- **Akzeptanz steigern**
Wolken ziehen, der Tag nimmt seinen Lauf, Wachstum geschieht in einem ureigensten Tempo. Am Gras kann niemand ziehen, damit es schneller wächst. Dadurch werden wir darauf zurückverwiesen, dass eben nicht alles machbar ist. Es gilt zu erkennen, dass wir manche Abläufe annehmen müssen, und es ist sinnvoll, ein JA dazu zu entwickeln.
- **Lösungsorientierung steigern**
Wer beobachtet und wahrnimmt, wie kleinschrittig manche Lösungen in der natürlichen Umgebung zustande kommen, wie lange ein Vogel braucht, um Halm für Halm zu einem Nest zu bauen, oder wie lange es dauert, bis aus vielen kleinen Flocken eine Schneedecke entsteht, der wird sensibel für Prozesse auf ein Ziel hin. Es macht Mut, eigene Projekte unter diesem Fokus in kleine Zwischenziele zu unterteilen, und es stärkt die Umsetzungskraft.
- **Realistischen Optimismus pflegen**
Der Adlerblick auf das eigene Leben ist mitunter sehr hilfreich, wenn es darum geht, die Hoffnung in schwierigen Situationen zu behalten. Wer sich im Frühjahr unter einen noch kahlen, knospenden Baum stellt, der ahnt etwas von der innewohnenden Wachstumskraft. Sich diese Kraft auch im eigenen Körper oder Berufsleben oder Seelenleben vorzustellen, kann helfen, problematische Zeiten besser zu bestehen.

14.4 „Coaching to go" als Ansatz im systemischen Coaching

„Coaching to go" ist der Sammelbegriff für Coaching-Interventionen, die Natur aktiv als Element der Stärkung, Reflexion und Neuausrichtung einbeziehen. Eine Beraterin oder ein Coach muss die jeweiligen Rahmenbedingungen selbst nutzen und ein Setting entwickeln, das zu Person, Thema und aktuellen Erfordernissen passt. Wir geben anhand eines Fallbeispiels Anregungen, die auf den vorher dargelegten Grundprinzipien der Zusammenhänge von psychischer, physischer und sozialer Gesundheit mit dem Faktor Natur beruhen:

Eine Angestellte kommt zum Coaching zu uns, nachdem sie vom Arzt wegen eines Erschöpfungszustands krankgeschrieben war und nur wenige Wochen danach spürt, dass sie erneut in ein seelisches Defizit gerät. Als Auslöser beschreibt sie die autoritäre Führung und fachlich unqualifizierte Arbeit ihrer Vorgesetzten sowie das Gefühl, von dieser ausgenutzt und gemobbt zu werden. Die ständige negative Wertung ihrer Arbeitsleistung, verbunden mit nicht vorhandenen Rückzugsräumen zum konzentrierten Arbeiten (die Chefin akzeptiert keine geschlossenen Bürotüren und nimmt sich zu jeder Zeit den Freiraum, strategische Planungsgespräche auf dem Flur oder am Schreibtisch stehend zu führen), bewirkt einen steigenden Druck und den Verlust von Selbstwert der Klientin. Körperliche Symptome wie hoher Blutdruck, Schlafstörungen, Magenbeschwerden und Rückenschmerzen sind nur eine Folge. Erheblich schwerer wirken die Unzufriedenheit, die zunehmend destruktive Sicht der eigenen Lebenssituation und das Gefühl von Perspektivlosigkeit.

Als wir das Coaching beginnen, erfragen wir den bisherigen Zugang der Klientin zur Natur und das räumliche Umfeld der Arbeitsstelle. Ganz gezielt wird in den folgenden Monaten daran gearbeitet, den vorhandenen positiven Zugang zur Natur (die Klientin hat als Kind viel draußen gespielt, die Eltern wohnen in einem Ort mit waldreicher Umgebung, am Wohnort der Klientin gibt es fußläufig einen Park und etwas weiter entfernt einen Fluss) zu vertiefen und zu nutzen. Wir führen das Coaching selbst stets „to go", also im Freien und während eines gemächlichen Spaziergangs durch. Die Klientin erhält im Nachgang zur Coaching-Einheit eine schriftliche Zusammenfassung der wesentlichen Aussagen, Erkenntnisse und Interventionsimpulse, so dass sie daran weiterarbeiten kann. Dabei geht es vorrangig um den Aufbau von Selbstwert und Selbststeuerung, so dass die Klientin in die Lage versetzt wird, selbsttätig in kleinen Schritten an einer Änderung ihrer als festgelegt interpretierten Lebenssituation zu arbeiten. Nachdem deutlich ist, dass die Klientin die Stelle momentan nicht wechseln kann und will, legen wir den Fokus gemeinsam auf folgende Kernaufgaben:

- Gestaltung einer angenehmen Arbeitssituation, um die momentane Arbeitszufriedenheit zu erhöhen.
- Gestaltung von wertungsfreien Räumen zur psychischen Regeneration.
- Gestaltung von gesundheitsförderlichen Ritualen im Zusammenhang mit der beruflichen Situation.

Folgende Änderungen nimmt die Klientin in den folgenden Wochen vor:

- Sie organisiert sich Grünpflanzen ihrer Wahl sowie Landschaftsfotos aus dem Urlaub und richtet sich damit das Büro anders ein. Damit reagiert sie auf die Erkenntnis, dass eine großzügige Begrünung von Räumen nicht nur das Raumklima verbessert, sondern dadurch auch die Konzentrationsfähigkeit, die Stressresistenz und die generelle Arbeitszufriedenheit erhöht.[8]
- Sie verlegt zweimal wöchentlich ihre Mittagspause in den nahe gelegenen Park und geht dort spazieren, das Vesperbrot in der Hand. Damit löst sie sich ganz unmittelbar aus dem Verfügungs- und Bewertungsbereich ihrer Vorgesetzten heraus und erlebt für dreißig Minuten einen wertungsfreien, wohltuenden, natürlichen Raum. Dieser hilft ihr, den aufgebauten Stress durch Bewegung und Naturbegegnung abzubauen und die Selbststeuerung zurückzugewinnen.
- Sie ändert ihren Arbeitsweg dahingehend, dass sie eine Station früher aus dem Bus aussteigt und eine Allee entlang läuft. Sie beschreibt, wie sie selbst dadurch die jahreszeitlichen Veränderungen und das Wetter mehr als früher mit allen Sinnen wahrnimmt. Durch etwas verschobene Gleitzeitbereiche gelingt es ihr, freitags schon früher die Arbeit zu verlassen, und sie nutzt die gewonnene Tageslichtphase am Nachmittag für eine Walking-Einheit im Park.

Es sind flankierende Maßnahmen, die unsere sonstige gemeinsame Coaching-Arbeit (Werteanalyse, Stärkenanalyse, Umgang mit Antreibern und inneren Mustern etc.) unterstützen. Doch gerade die Elemente der Grünen Resilienzstärkung werden von der Klientin als wesentliche Änderungen in ihrem Alltagsleben wahrgenommen. Das bestätigt Forschungsergebnisse, wie sie Wissenschaftsjournalist Richard Louv (2012) unter der Überschrift „Lebensquellen – Die Verbindung von Geist, Körper und Natur" zusammengetragen hat.

Ein halbes Jahr nach Beginn des Coachings hat sich die Situation der Klientin grundlegend geändert. Sie ist in der Lage, ihre Situation klar zu analysieren, hat genug Selbstvertrauen aufgebaut und bewirbt sich jetzt psychisch stabil und gesundheitlich kraftvoll auf eine neue Stelle, die sie auch erhält. Ihre persönliche Situation hat sich so verändert, dass das Rausgehen zur Kraftquelle geworden ist. Sie findet einen Lebenspartner, der diese Vorliebe teilt, und ist inzwischen von der Stadt in den ländlichen, naturnahen Raum gezogen. Ihre berufliche Situation beschreibt sie als Wandel um 180 Grad und sich selbst als glücklich. Derartige Veränderungen haben wir

---

8 ▶ http://www.bio.uni-frankfurt.de/66864051/Wohlbefinden-im-Buero.pdf, S. 29 ff.

bei unterschiedlichsten Personen miterleben können.

Unterstützt werden unsere Erfahrungen von zahlreichen Kollegen, die ähnlich arbeiten, oder auch durch Wahrnehmungen, wie sie Huppertz und Schatanek (2015) in ihrem Buch zusammengetragen haben:

» In der Natur sortieren, beruhigen und verändern sich meine Gedanken zum Positiven ... Die Natur ist Kraftquelle ... Für mich bedeutet in der Natur sein, auf festem Boden stehen, aus dem Kopf in die Wirklichkeit kommen, in die wahre Welt, sich auf das besinnen, was zählt, was wirklich da ist.

Nicht jeder Coaching-Prozess endet mit so vielen positiven und äußerlich sichtbaren Änderungen, doch wir haben inzwischen das Wissen um die Kraft der Natur in alle Seminare eingebaut, die wir anbieten. Resilienzseminare verlegen wir an Orte mit natürlicher Umgebung, die eine Resonanz bei den teilnehmenden Menschen auslösen. Interventionen und Übungen finden zu 80 % unter freiem Himmel statt, und reflexive Gesprächseinheiten führen die Teilnehmenden im Park oder Wald und nicht im Gebäude. Die durchgängig positiven Erfahrungen, die wir damit gemacht haben, führen dazu, dass wir bestrebt sind, auch für uns selbst als Coaches und Berater den Anteil der Naturzugänge in unserem Alltag beständig zu verstärken.

» Die Zukunft gehört denen, die sich die Natur zurück in ihr Leben holen (Louv 2012).

14.5 Fazit und Grüne Resilienz im Fokus der personalen Ressourcen des Coaches

Fragen Sie sich doch einmal, wie stark Sie selbst das Grüne in Ihren Lebensalltag einbeziehen. Wie sieht es in Ihrem Büro aus? Gibt es eine großzügige Begrünung oder Landschaftsbilder an den Wänden? Welchen Blick haben Sie aus Ihrem Büro und vom Schreibtisch? Wie ist der Lichteinfall und in welchem Setting führen Sie Beratungen, Personalgespräche oder Coaching durch?

Es wundert uns, wenn ein Film wie *From Business to Being*, der den Ansatz von Mindful Leadership in den Mittelpunkt stellt, eine Coaching-Sequenz zeigt, die in einem sehr nüchternen Büroraum mit Milchglasscheiben stattfindet. Das passt nicht zusammen und muss überdacht werden. Unserer Erfahrung nach lässt sich jeder Coaching-Prozess, viel mehr aber noch jeder Denkprozess durch den Zugang zur Natur, explizit zum Wald erheblich intensivieren und verbessern. Prof. Schuh von der Münchner Ludwig-Maximilian-Universität fasst es so zusammen:

» Als Ergebnis der Literaturrecherche in den internationalen Datenbanken kann grundsätzlich festgestellt werden, dass ein Aufenthalt im Wald nachgewiesenermaßen zu einem Erholungseffekt führt. Die Schlafqualität wird positiv beeinflusst. Auch Stressreduktion und psychische Stabilisierung durch „Waldbaden" sind gesichert. Gefühle werden positiv beeinflusst. Dies ist besonders evident bei negativen Emotionen wie Wut/Ärger oder Traurigkeit. Der Aufenthalt in der Natur kann zudem die Aufmerksamkeit erhöhen. Außerdem bestehen deutlich Hinweise auf eine Zunahme der Leistungskapazität des Immunsystems[9].

Hier einige mögliche Strategien und Ansatzpunkte für Coaching und Beratung:
— „Coaching to go" – Coaching-Prozesse in die Natur verlagern. Nur Mut! Es lässt sich jeder Park, die firmeneigene Dachterrasse oder ein Flussufer nutzen. Bewegung und Natur sind eine ideale Kombination, um Denkblockaden zu lösen.

---

9   ▶ http://ihrs-en.ibe.med.uni-muenchen.de/health-resorts/forest-therapy/review-waldtherapie-final.pdf, S. 19

- Waldbaden (Shinrin Yoku) in Verbindung mit Wahrnehmungsübungen sind in mehrfacher Hinsicht perfekte Aufgaben für Klienten mit Burnout-Gefährdung oder bei Mobbing-Indikationen.
- ART-Effekt gezielt für strategische Führungskräftetrainings oder Resilienztrainings nutzen. Das heißt, Orte ohne Netzanbindung mit weitläufiger Natur und Ausblick dafür suchen und nutzen.
- Wo verbringen die Klienten ihre Pause? Wie gestalten sie ihren Arbeitsweg? Gibt es dabei natürliche Umgebungen, die als Ressource genutzt werden können?
- Natur/Grün in die Arbeits- oder Lebensumgebung holen. Allein die Aussicht auf Natur sowie der Einfall von Tageslicht erhöhen signifikant das Wohlbefinden.

Wir schulden unseren Kunden, Mitmenschen und Familien das Leuchten in unseren Augen! Daher ist es erforderlich und vor allem glaubwürdig, als Coach und Berater bei sich selbst zu beginnen. Egal, ob es großformatige Naturfotos, der Blick auf den Baum vor dem Fenster oder das regelmäßige Waldbaden ist, wir sollten die Kraft der Natur gezielter nutzen, um persönlich resilient und stark im Leben zu bleiben.

Gerne nehmen wir Goethes Worte auf und sagen: „Warum in die Ferne schweifen? Sieh, das Gute liegt so nah. Lerne nur das Glück ergreifen. Denn Natur ist immer da!" oder, gemäß dem Titel unseres Buches: Einfach raus!

Literatur

Berndt, C. (2013). *Resilienz Das Geheimnis der psychischen Widerstandskraft*. München: dtv.

Gebhard, U., & Kistemann, T. (Hrsg.). (2016). *Landschaft, Identität und Gesundheit. Zum Konzept der Therapeutischen Landschaften*. Wiesbaden: Springer VS.

Hofmann, B., & Hofmann, O. (2017a). *Leben mit tausend Sternen*. Asslar: adeo.

Hofmann, B., & Hofmann, O. (2017b). *Einfach raus! Wie Sie Kraft aus der Natur gewinnen*. Stuttgart-Ostfildern: Patmos.

Huppertz, M., & Schatanek, V. (2015). *Achtsamkeit in der Natur – 84 naturbezogene Achtsamkeitsübungen und theoretische Grundlagen*. Paderborn: Jungfermann.

Kaplan, R., & Kaplan, S. (1989). *The experience of nature: A psychological perspective*. New York: Cambridge University Press.

Louv, R. (2012). *Das Prinzip Natur – Grünes Leben im digitalen Zeitalter*. Weinheim: Beltz.

Williams, F. (2016). Wildnis braucht das Hirn. *National Geographic, 01*, 56–75.

Weiterführende Literatur

Badura, B., et al. (Hrsg.). (2017). *Fehlzeiten-Report 2017. Schwerpunkt: Krise und Gesundheit – Ursachen, Prävention, Bewältigung*. Berlin: Springer.

GEOkompakt Nr. 52 (2017). Unser Wald.

Selhub, E., & Logan, A. (2012). *Your brain on nature – The science of nature's influence on your health, happiness, and vitality*. Toronto: HarperCollins Publishers Ltd.

Sparmann, A. (2017). Draußen sein. Zeitmagazin Nr. 20/2017. ► http://www.zeit.de/zeit-magazin/2017/20/natur-wohlbefinden-gesundheit-wald-wissenschaft. Zugegriffen: 5. Okt. 2017.

Innere Ruhe durch stärkenorientierte Selbstwahrnehmung

Teresa Keller

15.1 Dynamische Welt – 214

15.2 Umgang mit Veränderungen aus Sicht der verschiedenen Wissenschaften – 214

15.3 Stärken – ein Weg zu innerer Sicherheit – 215
15.3.1 Talente – 215
15.3.2 Fähigkeiten – 216
15.3.3 Stärken – 216
15.3.4 Vor- und Nachteile des stärkenorientierten Ansatzes – 216

15.4 Stärken identifizieren – 218
15.4.1 Reflected Best Self – 218
15.4.2 Gallup Strength Finder – 219
15.4.3 Realize 2 – 219
15.4.4 VIA-Charakterstärkentest – 219

15.5 Stärkenorientiertes Arbeiten – 221

15.6 Stärken im Team nutzen – 223

15.7 Ausblick – 223

Literatur – 224

© Springer Fachmedien Wiesbaden GmbH, ein Teil von Springer Nature 2019
J. Heller (Hrsg.), *Resilienz für die VUCA-Welt*,
https://doi.org/10.1007/978-3-658-21044-1_15

In Zeiten von Veränderungen, Dynamik und Disruption ist es gut, ein klares Bild von sich und seinen Stärken zu haben. Dieses Bewusstsein vermittelt Sicherheit und Stabilität. Doch nicht jeder weiß, was seine Stärken sind. Viele Methoden können einem helfen, sich besser zu verstehen, wie beispielsweise der VIA-Charakterstärkentest. Doch werden Stärken erst durch ihre Anwendung und ihre Umsetzung wirksam. Deshalb ist es notwendig, beispielsweise im beruflichen Alltag zu überprüfen, wie wir unsere Tätigkeiten unseren Stärken entsprechend anpassen können. Dies ist auf unterschiedlichen Ebenen möglich. Und auch auf der Ebene der Zusammenarbeit ist es wichtig und hilfreich, die Stärken des Teams zu nutzen, damit die Herausforderungen in einer sich kontinuierlich wandelnden Welt mit innerer Ruhe und Gelassenheit gemeistert werden können.

15.1 Dynamische Welt

Nichts ist, wie es einmal war. Diese Aussage gilt nicht nur für die Gegenwart, sondern auch für die Zukunft und hat wohl auch in der Vergangenheit immer wieder Gültigkeit gehabt. Die Gesellschaft entwickelt sich kontinuierlich weiter, und aktuell werden diese Veränderungen als sehr dynamisch und komplex wahrgenommen. Branchen, die als stabil und vertrauenswürdig galten, werden plötzlich kritisch gesehen (Bankensektor nach 2008), Industriezweige, die für die Zuverlässigkeit einer ganzen Nation stehen, werden plötzlich angezweifelt (Autobranche).

Unser Alltag hat sich durch die technischen Entwicklungen der letzten 15 Jahre drastisch verändert (vom ersten mobilen Telefon hin zum Internet der Dinge), und die politischen Entwicklungen werden immer wechselhafter.

Alle diese Entwicklungen fordern unsere Unternehmen und auch uns Menschen immer wieder heraus. Strategien und langfristige Planung müssen immer wieder revidiert werden, die Umwelt- und Rahmenbedingungen ändern sich kontinuierlich, und die Erwartungen von Mitarbeitern und Kunden wachsen. Es können keine klaren Ziele mehr gesteckt, sondern nur noch grobe Richtungen festgelegt werden.

Dabei geht es nicht nur darum, dass alles komplizierter wird. Komplizierte Probleme lassen sich durch Wissen lösen. Die Probleme setzen sich aus vielen Teilen zusammen, die bekannt sind und in einer lösungsorientierten Weise möglicherweise neu zusammengebracht werden müssen. Die heutigen Aufgaben aber sind überwiegend komplex. Die bisher bekannten Lösungswege werden durch unterschiedliche Interessen, Handlungsoptionen und dynamische Veränderungen immer wieder antizipiert. Deshalb können wir uns nicht mehr auf Gewohntes verlassen, sondern sind mit steigender Frequenz unsicheren Ereignissen und Entwicklungen ausgeliefert. Im Gegensatz zum Fortschritt (der durch seine richtungsgebundene Dynamik von den Menschen angestrebt wird) lösen Veränderungen bei den meisten Menschen erst einmal Unsicherheit aus.

Die Möglichkeiten, auf Unsicherheiten zu reagieren, sind vielfältig. Vom übertriebenen Aktionismus bis hin zum inneren Rückzug gibt es viele Facetten. Die unterschiedlichen Forschungsgebiete bieten hier verschiedene Erklärungsansätze.

15.2 Umgang mit Veränderungen aus Sicht der verschiedenen Wissenschaften

In der Psychologie gibt es beispielsweise das „Broaden and Build"-Modell von Barbara Fredrickson. Sie hat festgestellt, dass wir uns durch positive Emotionen leichter auf Veränderungen und neue Situationen einlassen können (Fredrickson 2011, S. 35 ff.). In der ersten Stufe des Modells erleben wir etwas Positives und entwickeln dadurch positive Emotionen. Diese erlauben uns, unseren Horizont zu erweitern und aus diesem positiven Gefühl heraus auch mal weiter zu schauen und neues auszuprobieren. Dadurch sammeln wir mehr Erfahrungen und Kompetenzen, wodurch wir uns mehr einbringen können, was uns wiederum ein positives Gefühl gibt, und die Aufwärtsspirale setzt sich in Gang (Fredrickson und Cohn 2008, S. 783).

Aber auch aus biologischer Sicht sind wir eigentlich neugierig auf Neues. Das menschliche Wesen möchte gerne wachsen und sucht nach Herausforderungen. Dafür gibt es einige neurobiologische Belege (Esch 2012, S. 44 ff.). Die Erkenntnisse zur Neuroplastizität des Gehirns zeigen, dass wir ein Leben lang in der Lage sind, unser Gehirn zu entwickeln und zu verändern. Tritt allerdings Unsicherheit auf, werden Stresshormone ausgeschüttet, die zunächst eine aktivierende Wirkung haben, aber bei zu starker Erregung den menschlichen Organismus in Alarmbereitschaft versetzen, so dass eine Reihe wichtiger körperlicher Leistungen ausgesetzt werden (wie beispielsweise die Herabsetzung des Immunsystems, Verringerung von sexueller Lust oder auch eine Verlangsamung der Verdauung). Deshalb ist eine andauernde Stressreaktion auch so gesundheitsschädlich.

Und auch in der Philosophie wird immer wieder diskutiert, welche Auswirkungen die Unsicherheit auf den Menschen hat. Niklas Luhmann kam zu dem Schluss, dass durch innere Sicherheit die Unsicherheitstoleranz deutlich gesteigert werden kann (Luhmann 1989, S. 28). Das würde bedeuten, dass wir, je sicherer wir uns fühlen, uns desto weniger von den dynamischen Entwicklungen beeinträchtigen lassen.

Durch was aber lässt sich diese innere Sicherheit manifestieren? Vertrauen und eine gute Einschätzung über das eigene Können sind hilfreiche Stützen dafür, aber auch Anerkennung und Erfolgserlebnisse. Die Antwort auf diese Herausforderung liegt darin, den Schlüssel bei uns selber zu suchen. Ein guter Weg zu diesen positiven Erlebnissen ist die Auseinandersetzung und das Bewusstsein für unsere persönlichen Stärken.

15.3 Stärken – ein Weg zu innerer Sicherheit

Wenn uns die persönlichen Stärken helfen sollen, mehr innere Stabilität zu erzeugen, müssen wir diese erst einmal erkennen und verstehen. Umso wichtiger, dass wir ein klares Bild davon haben, was wir unter Stärke verstehen. Im alltäglichen Sprachgebrauch werden Talente, Fähigkeiten/Kompetenzen und Stärken weitgehend synonym benutzt. Für unsere weitere Vorgehensweise sollte hier aber genauer unterschieden werden.

15.3.1 Talente

Talente sind angeboren. Sie entwickelten sich durch die Anpassung an unsere Umwelt, denn von Anbeginn der Menschheit brauchten Jäger andere Talente als Fischer oder Sammler, um ihr Überleben zu sichern. Sie liegen verankert in unserer genetischen Erbmasse und werden von Eltern oder Großeltern weitergegeben. Die neurobiologische Forschung geht davon aus, dass wir mit einer großen Anzahl von Talenten auf die Welt kommen bzw. durch die sehr starke Verknüpfung von Gehirnsynapsen in der Zeit vom 2. bis zum 15. Lebensjahr vielfältige Optionen zur Nutzung von Talenten haben. Ab dem 15. Lebensjahr bauen sich diese Gehirnsynapsen wieder ab, und es bleiben nur jene Verbindungen übrig, die genutzt, geschult und trainiert wurden. Das bedeutet, dass ein Talent alleine uns noch nicht zu einem Ausnahmesportler oder -künstler macht, sondern nur die regelmäßige Nutzung des Talentes dazu beiträgt, wie wir uns weiterentwickeln. So ist ein gutes Sprachverständnis oder ein starkes Ballgefühl ein Talent. Ob ich dann aber auch wirklich ein guter Fußballer werde, ist dann z. B. vom intensiven Training und ein paar anderen Faktoren abhängig.

15.3.2 Fähigkeiten

Umgangssprachlich werden die Begriffe „Fähigkeiten" und „Kompetenzen" oft synonym verwendet und werden auch hier so verstanden. Der entscheidende Unterschied von Fähigkeiten und Stärken ist, dass Fähigkeiten erlernbar sind, unabhängig von unseren Talenten. In der Schule werden uns Fähigkeiten beigebracht wie Bruchrechnung oder Textanalysen, völlig unabhängig davon, ob es einem leicht fällt oder nicht. Wir sammeln einige Fähigkeiten in unserem Leben, da wir immer wieder Dinge erledigen und bewerkstelligen müssen. Sie dienen uns quasi zur Bewältigung von alltäglichen Arbeiten. Auch die Erfahrungen, die wir in unserem Leben machen, zählen zu unseren Kompetenzen. Wir können uns Fachkompetenz aneignen oder aber auch soziale Kompetenz auf Grund der Erfahrungen vieler sozialer Kontakte.

15.3.3 Stärken

Stärken wiederum setzen sich zusammen aus Talenten und Fähigkeiten oder auch Kompetenzen. Wenn wir ein Talent haben und dieses durch ständiges Üben und Trainieren weiterentwickeln, so dass wir dann gute Fähigkeiten und Kompetenzen aufbauen, die uns helfen, das Talent auch zu leben, dann entwickeln wir Stärken. Robert Biswas-Diener definierte daraus resultierend Stärken wie folgt:

> » ... unsere bestehenden Muster des Denkens, Fühlens und Handelns, die authentisch sind, uns energetisieren, motivieren und anregen und uns zu unserem optimalen Leistungslevel bringen (übersetzt nach Biswas-Diener 2010, S. 21).

15.3.4 Vor- und Nachteile des stärkenorientierten Ansatzes

Die Verbindung von Stärken, Talenten und Fähigkeiten bzw. Erfahrungen ist auch der Grund, warum Stärken so individuell und unterschiedlich sind.

Linley geht davon aus, dass wir eine genetische Veranlagung haben, die sich aus der Evolution heraus entwickelt hat. Mit dieser genetischen Veranlagung machen wir einige frühkindliche Erfahrungen. Dies ist die Phase, in der Eltern immer wieder besondere Talente an ihren Kindern entdecken. Dann kommen besondere Ereignisse und tiefgreifende Erfahrungen hinzu, die dazu führen, dass wir bestimmte Dinge lernen. Und so entwickeln wir durch die Kombination von Talenten, Fähigkeiten und Erfahrungen bestimmte Stärken (Linley 2008, S. 28).

Diese Entwicklung zeigt auch auf, warum unsere Stärken so individuell unterschiedlich sind. Denn selbst wenn wir das gleiche Talent besitzen, werden wir durch unsere Lebenssituation und auch durch die Kombination unserer unterschiedlichen Stärken dieses Talent ganz individuell unterschiedlich ausbauen und nutzen. Nutzt der eine seine Kreativität für gestalterische Dinge, wie in der Malerei oder im Design, kann ein anderer seine Kreativität in der Konfliktlösung oder bei Führungsaufgaben nutzen.

Seine Stärken zu nutzen ist eine extrem effektive Art, die Dinge anzugehen. Denn wir haben bei minimalem Einsatz maximalen Erfolg. Jeder von uns, der schon einmal versucht hat, in der Schule durch Nachhilfe seine Noten zu verbessern, hat gemerkt wie ungemein zeitaufwändig und anstrengend dieses Vorhaben war. Sollten wir aber in unserem Lieblingsfach eine Arbeit erledigen, ging dies schnell und war nicht annähernd so anstrengend. Doch dies ist nur ein Vorteil bei der Nutzung seiner Stärken.

Das auffälligste an einer stärkenorientierten Tätigkeit ist, wie leicht sie einem von der Hand geht. Auch wenn diese Tätigkeit Konzentration und Engagement braucht, so fühlen wir uns danach eher energetisiert und bestärkt als ausgelaugt. Wir genießen es, diese Tätigkeiten auszuüben. Ein weiterer Vorteil ist, dass wir gerne unsere Stärken weiterentwickeln und wir bei auf die Stärke bezogenen Themen viel schneller lernen als in jenen Themen, bei denen wir unsere Stärken nicht nutzen können. Diese kurze Lern- und Entwicklungsphase führt auch zu der hohen Effektivität der Stärkennutzung, die bereits erwähnt wurde.

Durch das Gefühl, etwas bewirken zu können, haben wir auch ein besseres Selbstwertgefühl, getragen von besseren Leistungsergebnissen. Dadurch sind wir wiederum motivierter und wollen uns gerne weiter entwickeln, ganz im Sinne der Aufwärtsspirale von Fredrickson (2011, S. 77 ff.) oder dem Flow-Modell von Czicksentmihaly (2010).

Zusammengefasst bringt eine stärkenorientierte Haltung uns eine Reihe von Vorteilen:
— Wir fühlen uns vitaler und lebendiger.
— Wir nehmen das, was wir tun, als sinnerfüllter wahr.
— Wir können uns besser konzentrieren.
— Wir bringen bessere Leistung.
— Wir können besser mit Rückschlägen umgehen (resilienter).
— Unsere Beziehungsqualität verbessert sich.
— Wir lassen uns eher auf Neues ein.

Was eigentlich selbstverständlich klingt, ist bei genauerem Hinsehen jedoch eine große Herausforderung. Wir fokussieren uns viel zu wenig auf unsere Stärken. Jahrelang wurden wir nach einem allgemein gültigen Bewertungsschema eingestuft, das von einer Gleichheit der Individuen ausging, beginnend im Kindergarten bis zum Abschluss unserer Ausbildung. Stellen Sie sich vor, dass ein Elefant, ein Affe und ein Fisch sich bei einem Zoo bewerben. Und der Zoodirektor sagt: „Aus Fairnessgründen stellen wir allen die gleiche Aufgabe: Klettern Sie auf diesen Baum!". Der gut gemeinte Ansatz der Gerechtigkeit zeigt in diesem Zusammenhang klar auf, dass mit einer individuellen, stärkenorientierten Vorgehensweise sehr viel besser die optimale Person (oder hier Tier) zu finden wäre. Das unterstützt auch die Erkenntnis, dass Diversität in Unternehmen als Erfolgsfaktor gesehen wird. Denn unterschiedliche Charaktere können unterschiedliche Herausforderungen besser meistern. Und dennoch fällt es uns schwer, über unsere Stärken zu reden, bzw. sind uns unsere Stärken nicht sehr bewusst. Das hat die unterschiedlichsten Gründe.

Zum einen gibt es eine sinnvolle, biologisch angelegte Verhaltensweise, nach Gefahren Ausschau zu halten. Diese Fähigkeit sichert uns das Überleben. Wir müssen schnell erkennen, was für uns gefährlich ist und was nicht. Deshalb konzentrieren wir uns in ganz natürlicher Weise immer auf das, was schiefgegangen ist, damit wir ein klares Bild davon bekommen, wo unsere Schwächen und Fehler liegen. Doch dieses Bild ist manchmal ziemlich verzerrt. Unser gesunder Schutzinstinkt sucht häufig sehr viel kritischer als notwendig nach Schwächen, bestärkt durch eine schwächenorientierte Gesellschaft. Nur ca. ein Drittel aller Menschen sind sich ihrer Stärken bewusst und nutzen diese auch (Linley 2008). Zum anderen ist es in unserem Kulturkreis nicht „schicklich", positiv über seine eigenen Fähigkeiten zu reden, da man Gefahr läuft, schnell als Angeber oder Aufschneider sich zu diskreditieren. Dies hat sowohl kulturgeschichtliche Gründe, liegt aber auch in unserer Sozialisation begründet. Hier ist eine langsame Veränderung in den jüngeren Generationen spürbar.

Und zu guter Letzt wissen wir häufig gar nicht, was unsere Stärken sind. Sei es, weil uns unsere Stärken so natürlich vorkommen, dass wir sie gar nicht als etwas Besonderes wahrnehmen (Biswas-Diener et al. 2011), oder sei es schlichte Unwissenheit, was wir eigentlich für Stärken haben. Beides verwehrt uns die Chance, erfolgreicher, effizienter und selbstbewusster zu werden. Deshalb sollen im Folgenden Ideen vorgestellt werden, wie wir uns unsere Stärken bewusst machen können und welche Optionen es gibt, sie aktiv im Alltag zu nutzen.

15.4 Stärken identifizieren

Da wir aus den oben beschriebenen Gründen quasi einen „blinden Fleck" hinsichtlich unserer Stärken haben, ist es wichtig, ganz aktiv und bewusst uns mit unseren Stärken auseinanderzusetzen. Die Erfahrung zeigt, dass wir sehr unmittelbar von den Folgen der stärkenorientierten Wahrnehmung profitieren.

Es gibt verschiedenen Strategien, seine Stärken festzustellen. Eine Möglichkeit ist einfach die Selbstreflexion. Dabei wird reflektiert, welche Tätigkeiten einem leicht von der Hand gehen, bei welchen Tätigkeiten Energie zufließt und auf welche Aufgaben wir uns freuen. Meistens liegen in diesem Bereich Stärken vor. Auch in Bereichen, in denen Lernen sehr leicht fällt, liegen meistens Stärken vor. Die folgenden Fragen helfen uns, einen ersten Blick für unsere Stärken zu bekommen:
- Auf welche meiner Tätigkeiten des kommenden Tages freue ich mich am meisten, wenn ich morgens aufwache?
- Bei welchen Tätigkeiten habe ich das Gefühl, sie stärken mich und vermitteln mir ein gutes Gefühl?
- In welchen Bereichen lerne ich ganz besonders schnell und mit Freude?
- Für welche Tätigkeiten bekomme ich immer besonders viel Lob?

Neben dieser Art der Selbstreflexion gibt es aber auch noch einige weitere, wissenschaftlich erforschte Verfahren, seine Stärken ausfindig zu machen. Im Folgenden finden Sie eine Auswahl.

15.4.1 Reflected Best Self

Eine Methode, seine Stärken zu erforschen, ist diejenige, die von Jane Dutton und ihrem Team 2001 an der Ross School of Business entwickelt wurde. Dieser Ansatz verbindet die Wahrnehmung anderer Menschen mit unserer Selbstwahrnehmung.

Unsere Selbstwahrnehmung ist häufig eingefärbt von kritischen Reflexionen und Erwartungen an uns selbst, die es erschweren, die guten Aspekte in unserem Handeln zu sehen. Der Ansatz des Reflected Best Self bezieht deshalb die Fremdwahrnehmung in die Reflexion mit ein. Es wird vorgeschlagen, ca. 15–20 Personen zu befragen, wann sie uns als „ganz in unserem Element" wahrgenommen haben und in welcher Weise sie davon profitiert haben – indem wir Freunde, Verwandte und Kollegen darum bitten, zwei bis drei unserer Stärken zu benennen und auch entsprechende Situationen zu beschreiben, in denen sie diese Stärke erlebt haben.

In dieser Sammlung von Stärken und ihren Geschichten werden vermutlich gewisse Ähnlichkeiten oder Wiederholungen sein. Diese Ähnlichkeiten müssen zusammengefasst und extrahiert werden. Wenn die Stärken dann definiert und herausgearbeitet sind, geht es darum, die Stärken und ihre Geschichten mit den eigenen Erfahrungen und Wahrnehmungen abzugleichen. Fühlte es sich wirklich wie eine Stärke an? Fühlen wir uns durch diese Handlung gestärkt? Haben wir sie als erfolgreich wahrgenommen? Auf diese Art und Weise reflektieren wir selber noch einmal über unsere Sammlung. Am Ende gibt es eine Reihe von Stärken, die andere an uns wahrnehmen und die dann mit unseren eigenen Erfahrungen kongruent sind.

Neben dieser Übung der Selbstreflexion gibt es eine ganze Reihe von Fragebögen, die uns dabei unterstützen, unsere Stärken zu identifizieren. Vorgestellt werden hier repräsentativ für eine große Anzahl von weiteren Tests der Gallup Strength Finder, der Realize-2-Ansatz und der VIA-Charakterstärkentest.

15.4.2 Gallup Strength Finder

Im wirtschaftlichen Kontext stark verbreitet ist der Gallup Strength Finder (Buckingham und Clifton 2014). Dies ist ein Stärkentest, der durch die Interviews von 80.000 Managern entwickelt wurde. Donald Clifton und sein Team suchten nach Talenten und Stärken, die besonders erfolgreiche Manager und Teams ausmachen. Sie fanden 34 verschiedene Stärken, die sie vier verschiedenen Führungsschwerpunkten zuordneten. Damit wird auch sofort deutlich, dass dieses Verfahren ausschließlich auf den geschäftlichen und beruflichen Kontext ausgelegt ist.

Es werden entgeltlich Zugangsdaten zur Verfügung gestellt, die dann zu einem Fragenleitfaden führen. Hier müssen unter Zeitbegrenzung knapp 200 Fragen beantwortet werden. Danach erhält man die Top-5-Stärken in einer Reihenfolge. Diese Stärken beziehen sich ausschließlich auf den beruflichen Kontext.

15.4.3 Realize 2

Realize 2 ist ein sehr anwendungsbezogenes Testverfahren, das vom Center of Applied Positive Psychology in London angeboten wird und von Alex Linley ausgearbeitet wurde (Linley 2008). Sein Wunsch war es, das Stärkenthema noch praktikabler und verständlicher zu machen. So schlägt er beispielsweise vor, im Sinne des „Strength Spotting" eine besondere Aufmerksamkeit für die kleinen Dinge des Alltags zu entwickeln und jeweils nach den besonderen Stärken, die dahinter liegen, zu forschen (Linley 2008, S. 74 ff.). Dadurch entwickelt sich eine stärkenorientierte Wahrnehmung, die uns bei unserer eigenen Stärkennutzung unterstützt. In seinem Verfahren hat Linley 60 Stärken herausgearbeitet und verteilt diese dann in vier verschiedene Felder: „genutzte Stärken", „ungenutzte Stärken", „Schwächen" und „erlerntes Verhalten". So wird eine sehr praktikable Nutzung der Stärken ermöglicht, die direkt in den Alltag übertragen werden kann.

15.4.4 VIA-Charakterstärkentest

Ein Großprojekt der Positiven Psychologie ist die Entwicklung eines Kompendiums von Charakterstärken und Tugenden durch Martin Seligman und Christopher Peterson zu Beginn der 2000er Jahre (Peterson 2006; Peterson & Seligman 2004). Sie hatten die Idee, ähnlich dem Verzeichnis von psychischen Krankheiten ein Verzeichnis zu schaffen mit jenen Eigenschaften, die die Menschen zufrieden und gesund machen. Hierzu haben sie und ihre Teams von ca. 55 Wissenschaftlern eine Vielzahl von Quellen aus Religion, Philosophie, Psychologie bis hin zum Pfadfinder-Kodex analysiert und erforscht, was die Menschen für Tugenden anstreben. Sie kamen auf die folgenden sechs Tugenden: Weisheit, Transzendenz, Mut, Menschlichkeit, Mäßigung und Gerechtigkeit. Daraufhin suchten sie nach Verhaltensweisen, die dazu dienen, diese Tugenden zu leben, und destillierten 24 Charakterstärken heraus. Diese Stärken beziehen sich, im Gegensatz zum Gallup Strength Finder, nicht nur auf den beruflichen Kontext, sondern auf alle Lebensbereiche. Außerdem wurden sie auf ihre universelle Anwendbarkeit überprüft, unter anderem von Robert Biswas-Diener, der sie auch in ganz entlegenen Kulturen wie bei den Masai in Afrika oder den Innuit in Grönland getestet hat (Biswas-Diener 2006). Aber auch andere Untersuchungen zeigen die internationale Gültigkeit dieser Charakterstärken (Park et al. 2009). Es stellte sich heraus, dass diese Stärken in allen Kulturen geschätzt und angestrebt werden. Mittlerweile wurde der Test von Millionen Menschen weltweit umgesetzt und genutzt.

In ◘ Abb. 15.1 sehen Sie eine Übersicht über die 24 Charakterstärken.

Durch die Beantwortung der entsprechenden Fragen[1] erhält der Teilnehmer

---

1 Es gibt einen Online-Fragebogen, der in Deutsch unter ▶ www.charakterstaerken.org und in Englisch unter ▶ www.authentichappiness.org zur Verfügung steht.

Weisheit und Wissen	Mut	Menschlichkeit	Gerechtigkeit	Mäßigung	Transzendenz
Kreativität/ Einfallsreichtum	Authentizität/ Aufrichtigkeit	Freundlichkeit/ Großzügigkeit	Teamfähigkeit/ Loyalität	Vergebungsbereitschaft/ Gnade	Sinn für das Schöne und Gute
Urteilsvermögen/ Kritisches Denken	Tapferkeit/ Mut	Bindungsfähigkeit/ Fähigkeit zu lieben	Führungsvermögen	Bescheidenheit/ Demut	Dankbarkeit/ Demut
Neugier/ Interesse	Ausdauer/ Beharrlichkeit/ Fleiß	Soziale Intelligenz	Fairness/ Gleichheit/ Gerechtigkeit	Umsicht/ Vorsicht	Hoffnung/ Optimismus
Liebe zum Lernen	Lebenskraft/ Tatendrang/ Enthusiasmus			Selbstregulation/ Selbstkontrolle	Humor/ Verspieltheit
Weitsicht/ Weisheit					Spiritualität/ Glaube

◘ Abb. 15.1   24 Charakterstärken des VIA-Charakterstärkentests

24 Charakterstärken in einer der Beantwortung seiner Fragen entsprechenden Reihung. Die ersten fünf Stärken werden als die Signaturstärken angesehen. Deren Nutzung führt zu mehr Energie, Erfolg und Leistungsfähigkeit, aber eben auch zu mehr Sicherheit und Selbstvertrauen.

Es gibt eine Reihe von Forschungen im Zusammenhang mit diesem Stärkentest. So wurde festgestellt, dass die tägliche, kreative Nutzung unsere Signaturstärken eine der wirksamsten Interventionen ist, um eine höhere Lebenszufriedenheit zu erreichen (Seligman et al. 2005).

Deshalb ist es gut, viel und häufig seine Stärken zu nutzen. Allerdings besteht auch hier die Gefahr, es zu übertreiben, ähnlich einem Bodybuilder, der bestimmte Muskelgruppen zu stark trainiert und dadurch der Körper nicht mehr seine natürliche Form behält. Bei den Stärken ist es ähnlich. Werden Stärken zu einseitig genutzt oder übertrieben angewendet, können negative Effekte entstehen (Freidlin et al. 2017). Beispielsweise die Stärke „Neugier": Sie beschreibt eine Haltung, die immer wieder offen ist für Neues und die Dinge gerne erschließen möchte. Dies bringt uns voran und zeigt uns neue Handlungsfelder auf. Wird sie aber übertrieben, beginnen wir, überall unsere Nase hineinzustecken und alles wissen zu wollen. Ähnlich wäre es mit der Stärke „Vorsicht": Ein guter Sinn für Gefahren und Risiken ist wichtig und sinnvoll und kann einem Team helfen, auch auf die kritischen Aspekte zu schauen. Wird diese Stärke aber übertrieben, kann es passieren, dass durch die zu starke Vorsicht überall nur noch Gefahren gesehen werden und die Handlungsfähigkeit eingeschränkt ist. Deshalb ist es sinnvoll, die Stärken in einer gemäßigten Form anzuwenden (Freidlin et al. 2017; Linley 2008).

Der Perspektivwechsel, Schwächen nicht als Fehler zu sehen, sondern als eine übertriebene Stärke, ermöglicht es, sich konstruktiver und wertschätzender mit seinen Schwächen auseinanderzusetzen. Denn es fällt leichter, sich vorzunehmen, eine Stärke weniger intensiv zu nutzen, als eine Schwäche wegzulassen. Dabei ist es sehr wichtig, sich neben der Stärkenorientierung auch immer wieder mit seinen vermeintlichen Schwächen zu beschäftigen. Robert Biswas-Diener verglich den Umgang mit Stärken und Schwächen einmal mit einem Segelboot (Biswas-Diener 2010, S. 31). Dabei entsprechen die unter- oder übertriebenen Stärken einem Leck im Rumpf. Wenn wir dieses nicht stopfen, dann gehen wir gleich unter oder sind nur damit beschäftigt, Wasser aus dem Boot zu schöpfen. Doch wenn dann das Loch gestopft ist, kommen wir auch nicht vorwärts, solange wir unsere Stärken nicht nutzen, also die Segel nicht setzen. Beides ist notwendig, um Fahrt aufzunehmen.

Doch neben der Dosierung gilt es noch weitere Faktoren bei der Stärkenorientierung zu beachten. Barry Schwartz und Kenneth Sharpe, beide Professoren am Swarthmore College, haben festgestellt, dass die Nutzung von Stärken in hohem Maße kontextabhängig ist (Schwartz und Sharpe 2006). So kann es Situationen geben, in denen es sinnvoll ist, die Stärke „Urteilsvermögen" nicht immer offen zu kommunizieren und der Stärke „Freundlichkeit" mehr Raum zu geben. Schwartz und Sharpe stellen die These auf, dass es wohl eine übergeordnete Stärke geben muss, die sie „practical wisdom" nennen, was sich wohl am ehesten mit „praktische Lebensweisheit" übersetzen lässt. Sie beschreibt die Fähigkeit, innerhalb von Sekunden zu erkennen, welche Stärke wann in welcher Form und in welcher Intensität optimalerweise genutzt werden sollte (Schwartz und Sharpe 2006, S. 385). Und auch die Wechselwirkung von Stärken sollten berücksichtigt werden (Niemiec 2018, S. 9). So wird beispielsweise die Stärke „Teamwork" in der Regel begleitet von einer Stärke wie „soziale Intelligenz" oder „Bindungsfähigkeit", und die Stärke „Selbstregulation" und „Ausdauer" unterstützen sich ebenfalls.

Stärken dienen also dazu, uns selbst Stabilität und Vertrauen zu geben und Erfolge und bessere Leistungen zu erzielen – alles Aspekte, die uns dabei unterstützen, uns in unruhigen und unsicheren Zeiten nicht zu schnell aus dem Konzept bringen zu lassen, und unsere Resilienz aufbauen. Laut Park et al. (2004, S. 610) führen die folgenden Stärken zu besonders hoher Lebenszufriedenheit:
- Begeisterungsfähigkeit
- Optimismus
- Dankbarkeit
- Interesse
- Liebe/Bindungsfähigkeit

Es zeigte sich, dass ca. 75 % aller Menschen zumindest eine dieser Glücksstärken habe. Im Folgenden soll nun betrachtet werden, wie dieser stärkenorientierte Ansatz im beruflichen Kontext angewendet werden kann.

15.5 Stärkenorientiertes Arbeiten

Schon Frederick W. Taylor hat gegen Ende des 19. Jahrhunderts nach Optimierungspotenzial in den Unternehmen gesucht. Sein Ansatz bestand darin, die Produktionsprozesse in kleine Arbeitsschritte zu unterteilen, damit er das maximale Rationalisierungspotenzial erkennen konnte. Heute wird immer noch nach der optimalen Ausnutzung von Ressourcen gesucht, damit Unternehmen wirtschaftlich erfolgreich sein können. Wenn dann bei einer Umfrage des Gallup-Instituts festgestellt wird, dass nur ein Drittel der Arbeitnehmer angeben, sie könnten bei ihrer Arbeit das tun, was sie am besten können (Gallup 2017), wird deutlich, dass hier noch viel Potenzial ungenutzt ist. Der stärkenorientierte Ansatz könnte hier eine Lösung sein.

> Such Dir eine Arbeit, die Du liebst, und Du brauchst keinen Tag im Leben mehr arbeiten! Konfuzius

Über viele Jahrzehnte hinweg haben Human-Resource-Abteilungen ihre Aufgabe darin gesehen, Mitarbeiter zu finden, die bestmöglich auf die anstehenden Anforderungen passen, und dann jene Schwächen, die diese Mitarbeiter haben, zu eliminieren. Es wurden umfangreiche und zeitaufwändige Personalentwicklungsmaßnahmen entwickelt, um den Mitarbeitern die Möglichkeit zu geben, ihre Schwächen zu verringern. Erst in den letzten Jahren haben diese Abteilungen begonnen, mehr und mehr auch danach zu schauen, welche Potenziale sie bei den Mitarbeitern fördern können und wo ihre Stärken liegen. Aus den oben genannten Gründen ist dies eine gute Entwicklung, da es den Mitarbeitern mehr Entwicklungsspielräume gibt und damit den Unternehmen Ressourcen spart und mehr Leistungsbereitschaft erzeugt.

In den unterschiedlichsten wissenschaftlichen Studien wurde immer wieder festgestellt, dass ein stärkenorientiertes Arbeiten die Mitarbeiterzufriedenheit, aber auch die Loyalität der Mitarbeiter und deren Gesundheit deutlich verbessert (Harzer 2012; Grant et al. 2010). So hat beispielsweise Harzer festgestellt, dass jene, die vier ihrer Signaturstärken regelmäßig im Beruf nutzen können, ihren Beruf als Berufung erleben (Harzer und Ruch 2012). So ist auch immer wieder festzustellen, dass Mitarbeiter, die ihre Stärken, aber auch ihre Werte und Interessen in ihre Arbeit integrieren können, zufriedener sind, mehr Spaß an ihrer Arbeit haben und auch mehr Sinn in ihrem Tun erleben (Berg et al. 2010; Wrzesniewski 2003; Wrzesniewski und Dutton 2001). Diese Qualitäten sind vor allem in VUCA-Zeiten, bei unbeständigen, kontinuierlich wechselnden Ausgangsbedingungen wichtige Aspekte. Sie erzeugen bei den Mitarbeitern eine persönliche Stabilität und Sicherheit.

Dutton und Wrzesniewski haben mit ihrem Job-Crafting-Modell einen Weg aufgezeigt, wie sich Mitarbeiter ihren Arbeitsplatz so gestalten können, dass sie ihre Stärken und Kompetenzen einsetzen und damit eine höhere Zufriedenheit erzeugen können (Wrzesniewski und Dutton 2001).

Unter Job Crafting verstehen Wrzesniewski und Dutton:

> what employees do to redesign their own jobs in ways that foster engagement at work, job satisfaction, resilience and thriving! (Wrzesniewski und Dutton 2001, S. 180)

Der Job-Crafting-Ansatz soll dabei unterstützen, aus den gegebenen Ressourcen und unter Berücksichtigung der Ziele der Organisation einen Spielraum zu finden, in dem der Job den persönlichen Bedürfnissen angepasst werden kann.

Die Forschungsarbeiten in diesem Bereich beziehen sich dabei sowohl auf Dienstleistungsbereiche (Berg et al. 2010) als auch auf einfachere Tätigkeiten, wie beispielsweise Reinigungsdienste in Krankenhäusern (Wrzesniewski und Dutton 2001). Je breiter und flexibler die Arbeitsplatzbeschreibungen sind, desto mehr Spielraum ergibt sich dabei für die jeweiligen Personen.

Wrzesniewski und Dutton haben drei Bereiche herauskristallisiert, die sich für ein besonders effektives Job-Crafting eignen (Wrzesnieski und Dutton 2001, S. 185):
1. Aufgabenorientierte Veränderungen (Veränderung der Anzahl, Art und Weise der Tätigkeit)
2. Beziehungsorientierte Veränderungen (Veränderung von Anzahl und Typologie der Beziehungen und auch Veränderung der Art des Umgangs miteinander)
3. Wahrnehmungsorientierte Veränderungen (Veränderung bezüglich der Einordnung des Jobs im großen Ganzen)

Diese eigenständigen Veränderungen des Arbeitsfeldes passieren immer wieder ganz automatisch. Wir fühlen uns hingezogen zu Tätigkeiten, die uns liegen, und haben Freude daran, unsere Stärken zu nutzen. Ein Umfeld, das Offenheit und Flexibilität in der Ausübungen der einzelnen Arbeitsfelder signalisiert, hat eine Chance, wesentlich effektiver und effizienter zu arbeiten. Führungskräfte, die sich mit ihren Mitarbeitern darüber austauschen, wie sie ihre Stärken und Interessen besser in die Arbeit integrieren können, haben die Möglichkeit, gezielt gemeinsam mit ihren Mitarbeitern das ganze Potenzial ihres Teams zu nutzen. In Zeiten von Vollbeschäftigung und Disruption sind die Arbeitszufriedenheit und das Nutzen der individuellen Stärken ein wesentlicher Baustein für resilientes, loyales und effizientes Verhalten. Denn neben der Zufriedenheit werden auch Eigenverantwortung und Arbeitsengagement gesteigert. Beides Eigenschaften, die für eine gute und effektive Arbeit unerlässlich sind.

Ein solches proaktives Vorgehen sichert auch, dass die individuellen Bedürfnisse mit den Zielen und Werten der Organisation abgestimmt werden. Denn hier liegt das Risiko des Job-Craftings. Erkennt der Mitarbeiter nicht, wie er seine individuellen Stärken und Interessen mit der Arbeit zusammenbringen kann, könnte es zu Frustration und innerer Kündigung führen. Deshalb ist es sinnvoll, sich hier Unterstützung durch Kollegen, Führungskräfte oder einen Coach zu suchen, da es uns nicht immer leicht fällt, eine neue Perspektive auf vertraute Tätigkeiten zu entwickeln. Mit ein wenig Übung aber ist Job-Crafting eine wirkungsvolle Möglichkeit, für sich selbst, aber auch für Mitarbeiter oder Kollegen in unruhigen und kritischen Zeiten mehr Stabilität zu erreichen.

15.6 Stärken im Team nutzen

Die stärkenorientierte Selbstwahrnehmung bezieht sich natürlich nicht nur auf das Individuum, sondern auch auf die Teamarbeit. Teamarbeit ist immer dann erwünscht, wenn das Ergebnis der Zusammenarbeit größer ist als die Einzelleistungen, die jedes Teammitglied erbringen kann. Gerade in der oben beschriebenen VUCA-Welt bietet die Teamarbeit eine Möglichkeit, ein breites Erfahrungs- und Wissensspektrum abzudecken und damit den komplexen und dynamischen Herausforderungen gerecht zu werden. Ganz gleich, ob es Projektteams sind, Abteilungen oder agile Teams, der Mensch ist mehr denn je auf die Zusammenarbeit angewiesen. Agilität, Mobilitätsbereitschaft, Flexibilität und viele andere Anforderungen erfordern es, dass wir in der Gemeinschaft arbeiten.

Gerade bei der Frage der Zusammenarbeit im Team wird der Kontextbezug der Stärken deutlich. Denn sowohl die Zusammensetzung des Teams als auch die Art der Aufgaben- und Rollenverteilung sind die Grundlage für alle weiteren Teamleistungen.

Die Zusammensetzung von Teams ist dabei meistens historisch geprägt und die dafür entscheidenden Kriterien sind häufig die Erfahrung und beruflichen Funktionen, manchmal auch die Sympathie oder eine gute Fachkompetenz. Diese Kriterien sind auch relevant dafür, fachlich kompetente Teams zusammenzustellen. Damit aber Hochleistungsteams mit einer optimalen Zusammenarbeit entstehen, sollte darauf geachtet werden, dass genügend Diversifikationen in den Teams vorhanden sind. Zunächst werden dabei Reibungsverluste erwartet. Wird aber die Unterschiedlichkeit der Teammitglieder als vorteilhaft erkannt und als Ergänzung wahrgenommen, dann kann sie zur hilfreichen Säule in der Zusammenarbeit werden.

Der stärkenorientierte Ansatz sorgt hier für mehr Klarheit. Durch die Feststellung der individuellen Stärken entsteht zum einen auf der individuellen Ebene eine verbesserte Selbstwahrnehmung, zum anderen aber lassen sich so die Stärken und Potenziale des Teams schnell und strukturiert erfassen. Durch methodisches Arbeiten mit den verschiedenen Stärken des Teams ist es möglich, die Qualität der Zusammenarbeit zu identifizieren und auch zu veranschaulichen. In vielen Teams entsteht dadurch ein gutes Verständnis für die Prozesse und Dynamiken, die in der Zusammenarbeit entstehen, und in einer logischen Konsequenz dann eine stärkenorientierte Rollen- und Aufgabenverteilung. Durch einen Stärkentest kann ein gemeinsames Vokabular entstehen, das es den Teammitgliedern ermöglicht, sich schnell und effizient über die verschiedenen Stärken im Team auszutauschen und dadurch Klarheit und Struktur zu gewinnen. Und zum anderen kann durch die Stärken ein besseres Bewusstsein für die unterschiedlichen Stärken, Kompetenzen und Fähigkeiten entwickelt und damit ein offenerer und toleranterer Teamgeist erzeugt werden.

15.7 Ausblick

Die stärkenorientierte Selbstwahrnehmung ist eines der wirksamsten Instrumente, sich selbst und auch sein Umfeld in dynamischen Zeiten zu stabilisieren und den sich ständig wechselnden Herausforderungen gelassen und konzentriert ins Auge zu schauen. Sie ermöglicht es, unsere Stärken wahrzunehmen und sie einzusetzen. Da die alltägliche Nutzung unserer Stärken weniger Kraft kostet bei mehr Erfolg, haben wir hier ein großes Potenzial, unsere Energie sinnvoll und effektiv einzusetzen. Durch das Nutzen der Stärken ist es nicht gesichert, dass wir alle friedlicher und konstruktiver miteinander umgehen werden. Aber es erlaubt uns erste Schritte, die Unterschiedlichkeit als Erfolgsfaktor zu erkennen und ein gemeinsames Vokabular zu finden, damit wir uns potenzialorientiert austauschen können.

In Zeiten von Agilität und Flexibilität, von Disruption und VUCA sind wir darauf angewiesen, aus der Vielfalt und der Unterschiedlichkeit der Individuen zu schöpfen. Um wirklich das ganze Potenzial zu nutzen, braucht ein jeder das nötige Selbstvertrauen und die Bereitschaft, sich in diesem Kontext als einzigartig und besonders wahrzunehmen und seine Stärken zu nutzen. Eine wachsende innere Sicherheit erlaubt es uns, mit der äußeren Unsicherheit besser umzugehen. Denn Unternehmen können nur wachsen, wenn sie den Raum schaffen, damit jeder Einzelne wachsen und sich entwickeln kann.

Literatur

Berg, J., Grant, A. M., & Johnson, V. (2010). When callings are calling: Crafting work and leisure in pursuit of unanswered occupational callings. *Organization Science, 21*(5), 973–994.

Biswas Diener, R. (2006). From The equator to the north pole: A study of character strengths. *Journal of Happiness, 7*, 293–310.

Biswas Diener, R. (2010). *Practicing positive psychology coaching. Assessment, activities and strategies for success.* Hoboken: Wiley.

Biswas Diener, R., Kashdan, T., & Minhas, G. (2011). A dynamic approach to psychological strength development and intervention. *The Journal of Positive Psychology, 6*(2), 106–118.

Buckingham, M., & Clifton, D. O. (2014). *Entdecken Sie Ihre Stärken jetzt!: Das Gallup-Prinzip für individuelle Entwicklung und erfolgreiche Führung.* Frankfurt a. M.: Campus.

Csikzentmihalyi, M. (2010). *Flow – das Geheimnis des Glücks.* Klett-Cotta: Stuttgart.

Esch, T. (2012). *Die Neurobiologie des Glücks. Wie die Positive Psychologie die Medizin verändert.* Stuttgart: Thieme.

Fredrickson, B. (2011). *Die Macht der guten Gefühle – Wie eine positive Haltung Ihr Leben dauerhaft verändert.* Frankfurt a. M.: Campus.

Fredrickson, B. L., & Cohn, M. A. (2008). Positive emotions. In M. Lewis, J. Haviland-Jones, & L. F. Barrett (Hrsg.), *Handbook of emotions* (3. Aufl. S. 777–796). New York: Guilford Press.

Freidlin, P., Littman-Ovadia, H., & Niemiec, R. (2017). Positive psychopathology: Social anxiety via character strengths underuse and overuse. *Personality and Individual Differences, 108,* 50–54.

Gallup (2017). Engagement Index 2016. ▶ http://www.gallup.de/183104/engagement-index-deutschland.aspx. Zugegriffen: 14. Nov. 2017.

Grant, A. M., Green, L. S., & Rynsaardt, J. (2010). Developmental coaching for high school teachers: Executive coaching goes to school. *Consulting Psychology Journal: Practice and Research, 3*(2010), 151–168.

Harzer, C. (2012). *Positive psychology at work: The role of character strengths for positive behavior and positive experiences at the workplace.* Dissertation an der Universität Zürich.

Harzer, C., & Ruch, W. (2012). When the job is a calling: The role of applying one's signature strengths at work. *Journal of Positive Psychology, 7,* 362–371.

Linley, A. (2008). *Average to A+ – realising strengths in yourself and others.* Coventry: Capp Press.

Luhmann, N. (1989). *Vertrauen. Ein Mechanismus der Reduktion sozialer Komplexität.* Stuttgart: UTB.

Niemiec, R. (2018). *Chracter strengths interventions. A field guide for practioniers.* Göttingen: Hogrefe.

Park, N., Peterson, C., & Seligman, M. (2004). Strengths of character and well-being. *Journal of Social and Clinical Psychology, 23*(5), 603–619.

Park, N., Peterson, C., & Ruch, W. (2009). Orientations to happiness and life satisfaction in twenty-seven nations. *The Journal of Positive Psychology, 4*(4), 273–279.

Peterson, C. (2006). *A primer in positive psychology.* New York: Oxford University Press.

Peterson, C., & Seligman, M. (2004). *Character strength and virtous: A handbook and classification.* New York: Oxford University Press.

Schwartz, B., & Sharpe, K. (2006). Practical wisdom: Aristotle meets positive psychology. *Journal of Happiness Studies, 7*, 377–395.

Seligman, M., Steen, T., Park, N., & Peterson, C. (2005). Positive psychology progress: Empirical validation of interventions. *American Psychologist, 60*(5), 410–421.

Wrzesniewski, A., & Dutton, J. E. (2001). Crafting a job: Revisioning employees as active crafters of their work. *Academy of Management Review, 26*(2), 179–201.

Wrzesniewski, A. (2003). Finding positive meaning in work. In S. Cameron, J. E. Dutton, & R. E. Quinn (Hrsg.), *Positive organizational scholarship* (S. 296–308). San Francisco: Berrett-Koehler.

Widerstandskraft entwickeln statt Widerstand leben

Wie Führungskräfte und Mitarbeiter durch Encouragement Coaching in ihre volle Kraft kommen

Karin Lohner

16.1 Die VUCA-Welt – 229
16.1.1 Die Bedeutung der Angst vor Veränderungen – 229
16.1.2 Resilienz – eine Folge von Perspektiven – 230

16.2 Herausforderungen in einer VUCA-Welt – die (R)Evolution des Wirtschaftssystems – 230

16.3 Führung in der VUCA-Welt – 231
16.3.1 In Möglichkeiten denken – 231
16.3.2 Der Coach schafft Bewusstsein – 232

16.4 Neue Probleme brauchen neue Lösungen – 232

16.5 Ermutigung macht agil – 233
16.5.1 Ermutigung macht VUCAtil – 234

Literatur – 235

© Springer Fachmedien Wiesbaden GmbH, ein Teil von Springer Nature 2019
J. Heller (Hrsg.), *Resilienz für die VUCA-Welt*,
https://doi.org/10.1007/978-3-658-21044-1_16

Das Ende der Funktionseinheit Mensch: Wir Menschen haben uns in den letzten 100 Jahren hundertfach schneller entwickelt als in den letzten 1000 Jahren. Nicht so sehr, was die „Hardware" betrifft, aber überdimensional, was die „Software" betrifft. Unser Wissen, unser Denken, unser Geist und unser Bewusstsein haben völlig andere Dimensionen erreicht, und durch diese Dimensionen war es uns möglich, die Segnungen der Industrialisierung zu erfinden, zu entwickeln und zu produzieren. Diese industrielle Welt hat eine Veränderung ausgelöst, die es in der Menschheitsgeschichte vorher nie gegeben hat. Wir wurden plötzlich viel unabhängiger von unserer Körperkraft, weil für fast alle schwierigen Herausforderungen Geräte und Maschinen zur Verfügung standen. Alles, was nötig war, waren Menschen, die so viel Wissen aufbauten, dass sie von der Verstandeskompetenz in der Lage waren, diese Geräte und Maschinen, die Fließbänder und Abläufe möglichst fehlerfrei und schnell zu bedienen. Der „Homo oeconomicus", der zeitkonsistente Nutzenmaximierer, war geboren. Für viele Jahrzehnte hatte diese Form Bestand und bestimmte Kultur, Bildungswesen, Wirtschaft und Gesellschaft. Völlig neue Wohnformen entstanden, die es ermöglichten, Arbeiter in Massenunterkünften, sprich: Wohnblocks, unterzubringen. Eine „Befehl-und-Gehorsam-Gesellschaft" entstand, in der „die oben" dachten und „die unten" machten. Die unten sollten auch gar nicht so viel denken, weil von ihnen nicht erwartet wurde, die erdachten Entscheidungen von denen oben in Frage zu stellen. Die Hierarchie in Wirtschaftsunternehmen war geboren. Viele Jahrzehnte war es selbstverständlich, dass der wissende Chef immer Recht hat. Wenn der funktionierende Angestellte daran Zweifel hegte, sagten die ungeschriebenen Gesetze, dass er den Mund zu halten hatte. – Mit den Jahren und Jahrzehnten entwickelte sich eine Bildungskultur, die nicht nach 8 Schuljahren endete für die Masse, sondern es gab weiterbildende Schulen, die auch die da unten besuchen konnten. So kletterten sie mehr und mehr nach oben durch mehr Bildung und mehr Wissen. Heute sind wir an einer Stelle, an der es fast unmöglich erscheint, keine „höhere Bildung" zu besitzen. Auch die Befreiung aus einer sklavisch orientierten Ausbeutungskultur zu einer Mitbestimmungskultur veränderte vieles in Organisationen. Dennoch blieb eine eher angstbestimmte Kultur Hierarchien gegenüber. Oben und unten ist in den meisten Unternehmen immer noch ganz klar und wird selten in Frage gestellt. Es erstaunt mich immer wieder, wie ausgeprägt dieser Gehorsamskult in den meisten Unternehmen immer noch gelebt wird – mehr unbewusst als bewusst. Aus der Macht der Gewohnheit heraus. Die Angst vor der „Obrigkeit" lebt noch. – Vieles hat sich durch die Digitalisierung nun in ein paar wenigen Jahren völlig verändert. Computer übernahmen die Arbeit der Maschinenbedienung, und man kann die gesamte Elektronik seines Hauses über das Smartphone von überall auf der Welt steuern. Der „Homo digitalis" ist geboren. Hochgradig fachlich gebildet, aber nicht wirklich auf eine gelingende Lebensführung vorbereitet. Neue „Krankheiten" wie ADHS bei Kindern (und inzwischen auch bei Erwachsenen) und Burnout bei Erwachsenen (und inzwischen auch bei Kindern) füllen die Arztpraxen, psychosomatische Einrichtungen und kosten die Wirtschaft Milliarden. Das Gefühl, „es nicht zu schaffen", „nicht gut genug zu sein", das Gefühl des zu viel, zu schnell, zu unübersichtlich – diese Gefühle sind die Ursache für den Mangel an Resilienz, an Widerstandskraft, unter dem unser ganzes System flächendeckend leidet. Wir fühlen uns sehr schnell und früh gestresst, denn durch diese gesamte Entwicklung hin zum Komfort, Schwierigkeiten und Herausforderungen nicht mehr selbst überwinden zu müssen, sondern sie erledigen zu lassen, fühlen sich kleine Anforderungen und Probleme riesengroß an. Panik und Leiden kommen nicht mehr aus der Angst ums Überleben, sondern ums zuhause vergessene Smartphone. Es geht nicht mehr darum, satt zu werden, sondern darum, die neueste Version des Smartphones zu besitzen. – Unser größtes Problem ist, dass wir die Veränderungen, vor denen wir durch die komplett neue Struktur eines Systems 4.0 stehen, „wegstecken" können. Dass wir nicht vor jeder Kleinigkeit, die (noch) nicht läuft, in Panik verfallen, dass wir die Ängste, die wir entwickelt haben, zumindest reduzieren und den Mut und die Zuversicht entwickeln, dass uns diese völlig neue Entwicklung gemeinsam gelingen wird. Aus dieser Herausforderung ist die Lösung entstanden, durch Encouragement Coaching und durch eine neue Führungskultur des iLEAD BEings® Menschen, Mitarbeiter wie Führungskräfte in eine Bewusstseinshaltung zu transformieren, die bisher ungenutzte Möglichkeiten in ihnen aufdeckt und zum Leben bringt. Eine Lösung, die sie resilient macht.

16.1 Die VUCA-Welt

Die veränderte und sich weiter rasch verändernde Wirtschaftswelt hat einen Namen bekommen: VUCA.

Was steht nun hinter diesem Akronym? Es handelt sich um die vier Begriffe
- V olatilität
- U nsicherheit
- C omplexität
- A gilität

Hinter „Volatilität" stehen die Unbeständigkeit, also die Häufigkeit, die Geschwindigkeit und das Ausmaß von meist ungeplanten Veränderungen.

Hinter dem Begriff „Unsicherheit" steht das ständig abnehmende Maß an Vorhersagbarkeit von Ereignissen in den verschiedenen Lebensbereichen.

Hinter Komplexität („complexity") steht die immer höhere Anzahl von Verknüpfungen und Abhängigkeiten, die dazu führen, dass der Gesamtzusammenhang undurchschaubarer wird.

Hinter „Ambiguität" steht die Mehrdeutigkeit von Fakten, die Fehler in Interpretation und Entscheidung wahrscheinlicher macht.

Die Deutung und Ableitung zu den vier Begriffen stammen aus dem gewohnten System des linearen Denkens aus der industriell geprägten Welt. Dort waren die VUCA-polaren Werte wie Beständigkeit, Detailgenauigkeit, Kontrolle, Linearität, Vorhersagbarkeit sowie Eindeutigkeit, exakte Planbarkeit, alles in allem SICHERHEIT, der Kern einer funktionstüchtigen Organisation. Nach diesen Werten richtete sich das notwendige Verhalten aller Beteiligten. Daraus entstand das Gefühl für „Normalität". Normalität ist jedoch nichts anderes als eine Sichtweise oder Betrachtungsweise. Am Ende ist es eine gesellschaftlich und kulturell hergestellte Norm.

16.1.1 Die Bedeutung der Angst vor Veränderungen

Neu VUCAtile Werte können aus der „normalen" tradierten Sichtweise erst einmal Angst auslösen. Neues und Ungewohntes wird in der Regel erst einmal mit Angst verbunden betrachtet. An und für sich ist diese evolutionär angelegte Fähigkeit keine schlechte. Das hindert uns daran, „blind" ins Unglück zu laufen, sofern es sich um eine gefährdende Neuerung handeln sollte.

Was wir allerdings sehr ausgeprägt tun, ist die Kultivierung der subjektiven Angst – wir verharren sozusagen im Widerstand, der immer auf Angst basiert. Gelebter Widerstand allerdings reduziert wiederum die Widerstandskraft, die Resilienz. Das ist ein naturgemäßer Überlebenstrick unseres Organismus, ja aller lebenden Organismen. Damit werden ungebetene, also schädliche Einflüsse auf den Organismus mit den notwendigen Widerstandsstoffen bekämpft und das Immunsystem aktiviert. Was aber, wenn es sich um autoimmune Stoffe handelt, also „Eindringlinge", die vom eigenen System missinterpretiert werden? Der Organismus, das System wird aus sich selbst und der Fehlinterpretation krank. Das gilt es zu vermeiden. Die Angst vor VUCA unterliegt heute aus meiner Sicht noch verbreitet genau dieser Missinterpretation.

16.1.2 Resilienz – eine Folge von Perspektiven

Sichtweisen oder Perspektiven führen zu Interpretationen. Tatsachen haben erst einmal keine Bedeutung. Es gibt sie einfach. Ein und dieselbe Tatsache bedeutet für den einen eine Herausforderung, die Spaß macht, und für den anderen eine unüberwindbar scheinende Herausforderung, die Angst macht. Extrovertierte Menschen z. B. haben Spaß am Vertrieb, introvertierte eher an Aufgaben ohne Kontakt mit Menschen. Für diese Menschen ist eine Aufgabe im Vertrieb undenkbar und für die anderen die größte Freude.

Das heißt, dass es in der Resilienzbildung für uns Coaches vor allem darum geht, dass wir die Angst – das heißt, die Sichtweisen und Interpretationen – mit unseren Klienten verändern.

Wenn es uns gelingt, die Interpretation, die Sichtweise zu verändern, können wir VUCA auch als neue „Normalität" empfinden, und dabei steigert sich die Resilienz parallel. Wir hören auf, VUCAle Werte als Eindringling zu bekämpfen, und können beginnen, sie ins System, also in den Organismus als neue Bereicherung zu integrieren. Eine neue „Normalität" entsteht und damit eine neue Gewohnheit. Das haben wir historisch bei praktisch alle Neuerungen – ob Automobil, Flugzeug oder Internet – schon erlebt.

Für VUCA heißt das genauer:

- In raschen, ungeplanten Veränderungen die Chancen und Möglichkeiten suchen.
- Sich der Adaption öffnen, anstatt an (Alt) Bekanntem festzuhalten.
- Vorhersagbarkeit als Begrenzung erkennen und loslassen und sich öffnen für grenzenlose Kreativität.
- Komplexe Tatsachen als Fülle betrachten und den Glauben daran, alles beherrschen und kontrollieren zu müssen, ablegen.
- Ambiguität als Möglichkeit für die Entwicklung neuer Lösungen zu sehen und damit das Spektrum der Lösungsmöglichkeiten deutlich erweitern.

Durch die Veränderung von Sichtweisen entstehen andere Perspektiven, die zum Ende von Belastungen führen. Entlastete Menschen wiederum sind deutlich resilienter als belastete.

Aus der Sichtweise von Möglichkeiten entstehen naturgemäß neue Motive, und aus Motiven entsteht Motivation. Motivation wiederum macht resilient gegen Schwierigkeiten und Probleme, die dann nur noch zu bewältigende Herausforderungen sind.

- **Die Kunst guter Bewertung**

Die zentrale Herausforderung für die Erhöhung der Resilienz im Encouragement Coaching liegt in der Ermutigung zu einer veränderten Sichtweise der erst einmal wertfreien Fakten. Bewertung geschieht immer durch uns Menschen, und wir haben die Wahl, WIE wir bewerten. Bewertungen aus einem Gefühl der subjektiven Angst sind kaum effektiv. Es liegt in unserer eigenen Gefühlsführung, welchen Wert wir einem Fakt, einer Situation, einer Veränderung beimessen. Erfolg ist deshalb immer verbunden mit einer maximalen Angstreduzierung.

16.2 Herausforderungen in einer VUCA-Welt – die (R)Evolution des Wirtschaftssystems

So, wie vor noch nicht einmal 50 Jahren die heutigen „Selbstverständlichkeiten" wie Smartphones, iPads, Laptops oder Google und Amazon überhaupt nicht vorstellbar waren, so können wir uns heute vieles noch nicht vorstellen. Wir werden, seit es uns gibt, vor neue Herausforderungen gestellt, über die wir häufig nicht lange später den Kopf schütteln, weil sie zu Gewohnheiten geworden sind. Die Herausforderung für die VUCA-Welt und ihre Werte ist, Ruhe und Gelassenheit zu entwickeln, mit denen wir eine ganz andere Kraft der Bewältigung entwickeln. Nichts, aber auch gar nichts, kann nicht mit innerer Ruhe und Gelassenheit besser bewältigt werden. Leider verwechseln viele Ruhe und Gelassenheit mit Langsamkeit. Das Gegenteil ist der Fall. Mit Ruhe und Gelassenheit treffen wir schneller und punktgenauer Entscheidungen und wählen die optimale Handlung. Man denke nur an Katastrophen, in denen eine Handvoll Menschen völlig ruhig und gelassen bleibt und nur dadurch eine Menge anderer Menschen durch die richtigen Taten retten kann. Ruhe und Gelassenheit sind Resilienzquellen erster Güte.

Es gilt, kontinuierliche das bestehende Wirtschaftssystem zu revolutionieren, ja noch mehr, zu evolutionieren. Wertesysteme, die Menschen in die Belastung führen, dürfen gegen Werte ausgetauscht werden, die Menschen entlasten, also ermutigen.

> **Veränderung ist Entscheidung:**
> Die Welt verändert sich, weil wir die Welt verändern. Wohin wir die Welt verändern, liegt in großem Maße an unseren Entscheidungen. Entscheidungen sind ein Kernthema von Führung.

Entlastung und damit der Aufbau von Resilienz liegt in unseren Händen:

Weg von	Hin zu
Das haben wir immer schon so gemacht	Mutigem Experimentieren
Fehler sind bedrohlich	Fehler sind wertvolle Signale
Scheitern ist schrecklich	Scheitern ist Grundlage für Entwicklung
Lamentieren	Annehmen und optimieren
Reformieren	Neu formieren
Zeit brauchen	In die Zeit richtig investieren

16.3 Führung in der VUCA-Welt

Die Gesetzmäßigkeiten der VUCA-Welt verlangen von Führung und Führungskräften eine ganz neue Führungskultur. Mit mechanistischem Denken und Handeln wird die Geschwindigkeit, in der Entscheidungen nötig sind, nicht herstellbar sein. Wir müssen als Coach mit den Führungskräften ein völlig neues Wertesystem entwickeln, mit dem sie den Organismus Unternehmen VUCAtil machen. Das heißt, es geht um ein völlig anderes Bewusstsein als jenes, das aus der mechanistischen Welt kommt.

Bewusstsein ist die Grundlage für Bewertung, und unsere Bewertungen sind die Grundlage dafür, ob und wie wir handeln. Auch hier gilt es wieder, Glaubensmodelle, wie sie seit Jahrzehnten als „Wahrheiten" unterwegs sind, auf den Prüfstand zu stellen und agil zu verändern. Die zentrale Führungsaufgabe ist wiederum die Angstreduzierung. Es geht darum, ein Bewusstsein zu schaffen, das den VUCA-Werten ihre Bedrohlichkeit nimmt. Nicht nur das, zentrale Führungsaufgabe ist es, die Menschen im Unternehmen für diese Werte zu begeistern. Begeisterung ist ein Antrieb, der scheinbar unmögliche Leistungen hervorbringt.

16.3.1 In Möglichkeiten denken

Ein verändertes Bewusstsein zu den VUCA-Werten bietet vor allen Dingen eines: neue Möglichkeiten. Die VUCA-Begriffe können ganz einfach mit neuem Bewusstsein ausgerichtet auf Möglichkeiten betrachtet werden. Das setzt unermessliche Kräfte frei, die VUCAtile Unternehmen stark machen:

Volatilität oder Unbeständigkeit liefert die Möglichkeit zu raschen Adaptionen. Ein Bewusstsein, dass Beständigkeit nicht die Grundlage für Sicherheit ist, sondern die Adaptionsfähigkeit, führt zu einem Loslassen von diesem alten Bedürfnis nach Beständigkeit und zu einer Willkommenskultur für Veränderung.

Unsicherheit heißt auch, dass nichts starr festgelegt ist und extrem viel Bewegung in allen möglichen Richtungen stattfinden kann. Sie gibt sehr viel mehr Auswahlmöglichkeiten und fördert die Kreativität für die Lösungssuche. Lösungen wiederum sind die Grundlage für die jeweils nächste Stufe der Weiterentwicklung. Das ist das Wachstum der Zukunft.

Komplex ist nicht zu verwechseln mit kompliziert. Komplexität gibt einen viel größeren Spielraum als Eindimensionalität und sehr viel mehr Wahlmöglichkeiten. Es führt ins „Sowohl-als-auch" und weg vom linearen „Entweder-oder". Es gibt nicht DIE Lösung, sondern es gibt mehrere Lösungsmöglichkeiten, von denen eine bestimmte Menge nicht falsch oder richtig ist, sondern nur anders.

Ambiguität oder Mehrdeutigkeit heißt ebenso, dass mehr Möglichkeiten zur Verfügung stehen. Es kommt lediglich auf die Deutung an, die ich diesen Möglichkeiten beimesse. Wenn das Bewusstsein von „richtig oder falsch" zu einem „im Moment passend und jederzeit veränderbar" ausgerichtet wird, liegt darin ein großes Energiepotenzial für Flexibilität und die richtige Anpassung an das, was gerade ist. Das ist die Grundlage für evolutionäre Entwicklung.

16.3.2 Der Coach schafft Bewusstsein

Wie bringen wir als Coach nun Führungskräfte in die Lage, Bewusstsein für ein Wohlbefinden mit VUCA und den Veränderungen zu schaffen?

Hier gibt es natürlich ein breites Spektrum, das wir hier nicht vollständig abdecken können. Aber zwei elementare Motive, die Menschen in Bewegung aus innerer Freude heraus bringen, sind
- das Gefühl der Verbundenheit und
- das Gefühl, dass das, was ich tue, Sinn macht.

Dinge werden nicht mehr gemacht, weil es jemand sagt, dass sie gemacht werden müssen, sondern die Menschen verstehen, WOZU sie es machen. Menschen wollen Sinnvolles tun. Aus dem Sinn entsteht das Bedürfnis des MachenWOLLENs. Dieser innere Zustand und diese Überzeugung wiederum setzen Kräfte und Energien frei, die Leistungen generieren können, die unvorstellbar scheinen.

Beispiele gibt es dafür genug. Man denke nur an brillante Leistungssportler, Künstler oder auch an sich selbst, wie leicht und schnell einem etwas von der Hand geht, was wir gerne machen. Interessant ist auch, dass wir auf die Frage der Umgebung, „wie wir denn das so leicht schaffen", gar nicht richtig antworten können. Das führt uns zu einem weiteren Element, das wir nicht mehr brauchen in einer VUCAtilen Welt: alles, möglichst im Detail, erklären zu müssen.

Sinn entsteht aus einer Vision, die Perspektiven zur Verbesserung in sich trägt. Auch wenn das Wort Vision inzwischen als unmodern gehandelt wird, ändert das nichts an seiner bewährten Wirkung, die praktisch alle bedeutenden Weltveränderer und Change Manager genutzt haben.

> Eine Vision ist keine mit Tonnen von Text beladene Powerpoint-Präsentation. Ich verwalte sie nicht, sondern sie ist der Grund, warum ich jeden Tag aufstehe. Ein Satz, ein Bild, ein Gedanke, der mich treibt (Boris Gloger, einer der besten Vordenker im Bereich agiles Management).

16.4 Neue Probleme brauchen neue Lösungen

Die Bereitschaft für neue Lösungen entsteht nur, wenn es eine adäquate neue Lösungskultur gibt. Diese Integration der Lösungskultur in einer VUCA-Welt ist Aufgabe von Führung.

Kultur besteht aus gelebten Werten. In einer Kultur die organisch und systemorientiert ist, bekommt der Mensch als Wesen in seiner Einzigartigkeit und seinem Wesen, das gleichzeitig seine Stärken in sich trägt, seine Bedeutung. Wer sich bedeutsam fühlt, entwickelt ein hohes Maß an Resilienz.

Führungskräfte dürfen eine Kulturveränderung etablieren, in der die Organisation zum Organismus mit Organisation wird:
- von statisch nach flexibel
- von linear nach mehrdimensional
- von kontrollierend nach ermutigend
- von der Funktion zum Sinn
- vom Wie? zum Wozu?
- von der linearen Kontrolle zur mehrdimensionalen Kollaboration

Das heißt auch, dass neue Regeln entstehen dürfen. Regeln, die den Flow, die Selbstverantwortung und die Intuition nutzen und wirksam machen. Damit kann in der VUCA-Welt die naturgemäße Schwarmintelligenz, über die auch wir Menschen verfügen, ein Gelingen fördern, wenn nicht garantieren.

Vom leidenschaftslosen Pflichterfüller zum passionierten Beitragenden. Passion ist ein unverzichtbarer Quell für Resilienz. Wer eine Passion hat, empfindet die Leistung nicht als Arbeit, sondern als erfüllendes Gestalten.

16.5 Ermutigung macht agil

> Auch wenn der Begriff in der Managementliteratur ungebräuchlich ist: Die Kunst der Ermutigung ist wohl die wichtigste Führungsfähigkeit überhaupt (Winfried Berner – Die Umsetzungsberatung).

Unternehmen sollen agil werden, aber was ist dieses „agil" eigentlich? Laut Duden bedeutet agil: beweglich, regsam und wendig.

Boris Gloger (Gloges und Rösner 2017) sagt, „Agilität ist eine Haltung, also ein Verhalten", und orientiert sich am agilen Manifest:
- Individuen und Interaktionen statt Prozesse und Werkzeuge
- funktionierende Software statt umfassende Dokumentation
- mehr Zusammenarbeit mit dem Kunden statt Vertragsverhandlungen
- Reagieren auf Veränderungen statt bloßes Befolgen eines Plans

Das ist Ziel im Coaching, die innere Haltung gegenüber einer Tatsache zu verändern. Die Veränderung dieser inneren Haltung verändert automatisch das Verhalten. Aus dem Verhalten einer Menschengruppe entsteht dann das, was wir Kultur nennen. So gelingt es, eine Kultur der Agilität zu schaffen, die durch den Mut zur kontinuierlichen Veränderung entsteht.

Ulf Brandes (Brandes und Gemmer 2014) beschreibt Agilität so:
- Liefern, was gebraucht wird
- Kunden wirklich verstehen
- Organisationen gemeinsam beleben
- Menschen ehrlich begeistern
- Neue Blickwinkel eröffnen neue Ansichten

Beide beschreiben sehr treffend, was Menschen entwickeln dürfen, um aus der statischen Haltung des industriell geprägten Wirtschaftsdenkens und der hierarchisch linear angelegten Struktur zur gemeinschaftlich verantwortlichen und flexiblen Haltung, die Agilität braucht, zu kommen: den starken Willen zur Kollaboration, zur Kommunikation und zur Kooperation.

Es geht um lebendige Gemeinschaft statt starre Organisation. Ein Unternehmen ist eben nicht nur eine Organisation, sondern ein Unternehmen ist ein Organismus mit einer Organisation. Alle darin befindlichen Einzelorganismen, also jeder Mensch, darf und soll den Mut entwickeln, Altes in Frage zu stellen, hinter sich zu lassen, zu experimentieren und in der Veränderung die Möglichkeit zu evolutionärem Wachstum zu sehen.

Aus meiner Sicht ist die Begeisterung die stärkste und zentralste Energie, die VUCA gelingen lässt. Aus dem Gefühl der Begeisterung entsteht eine innere Sicherheit, es entstehen
- Zuversicht,
- Risikobereitschaft,

- Freude und damit gefühlte Mühelosigkeit,
- Selbstverständnis für das Notwendige.

Begeisterung ist ein Zustand, eine innere Haltung, die eintritt. wenn wir uns in dem. was wir tun. wohlfühlen. Diesen Zustand kennen wir auch als „Flow".

Sportler kennen diesen Zustand. Nicht ausschließlich das Training der Fähigkeiten macht (Welt)Meister. sondern die Begeisterung am Sport und an der Herausforderung. Und der unerschütterliche Glaube. es zu schaffen trotz der Gefahr des Scheiterns. Im Flow wird das Scheitern als Signal gewertet, wo es Entwicklungsmöglichkeiten gibt, nicht als Versagen.

Hier setzt Coaching an, nämlich an der Bewusstseinsveränderung vom Negativen zum Notwendigen. Die Bewertung von scheinbar Negativem entscheidet darüber, ob es produktiv genutzt wird oder hemmend.

Das ist Aufgabe von gutem Coaching in der VUCA-Welt: der gelungene Austausch
- vom Selbstzweifel zum kraftvollen Selbstwert
- von der Angst, abgelehnt zu werden, zur Lust am Beitrag
- von der Haltung der Pflichterfüllung zur Haltung der erwünschten Kreativität
- vom statisch linearen Denken zum mehrdimensionalen vernetzten Denken
- von der rationalen Individualleistung zur intuitiven Schwarmintelligenz

16.5.1 Ermutigung macht VUCAtil

Für resilienzstärkendes Coaching bietet die Individualpsychologie Alfred Adlers (2012) eine ausgesprochen wertvolle Basis im Coaching. Die Individualpsychologie (IP) ist eine ermutigende Psychologie, die den Menschen als soziales Wesen versteht, das sich in die Gemeinschaft einbringen möchte. Das angeborene Gemeinschaftsgefühl und das Gefühl der Zugehörigkeit stehen dabei im Zentrum des Ansatzes der IP.

Menschen entwickeln ihren Selbstwert daraus, was sie selbst geschafft oder geschaffen haben. Deshalb ist in der Führungskultur von VUCAtilen Unternehmen das Gewähren von Freiraum und Gestaltungsspielraum existenziell. Für Mitarbeiter bedeutet das, dass sie den Mut haben, sich diesen Freiraum zuzugestehen und ihn sich selbstverantwortlich nehmen. Das wiederum erfordert den Mut der Führungskräfte, loszulassen und darauf zu vertrauen, dass Menschen in ihrem angeborenen Streben, einen Beitrag zum Gesamten zu leisten, zu viel mehr willens und fähig sind, als sich die meisten Unternehmer oder Führungskräfte vorstellen können oder wollen. Das bedeutet auch das Ende der Befehl-und-Gehorsam-Struktur.

Nur durch die Sozialisierung und Konditionierung unserer Gesellschaft werden Menschen entmutigt und entwickeln ein Gefühl der Minderwertigkeit. Konditionierung schafft das Bewusstsein, was man darf oder nicht darf.

Individualpsychologisches Coaching führt zur selbstverantwortlichen Entscheidung für Konditionen, die nutzbringend sind, und zur Fähigkeit und dem Mut, weniger nutzbringende oder schädliche Konditionen zu eliminieren.

Ein weiterer Vorteil von Coaching-Interaktionen auf Basis der IP liegt darin, dass die Ergebnisse sehr schnell sichtbar und wirksam sind. Wir haben mit 40 Führungskräften eine neue Führungskultur mit iLEAD BEings® in einem Prozess über 7 Monate etabliert. Die Leader kamen aus drei verschiedenen bestehenden Unternehmen und brachten völlig unterschiedliche und ausgesprochen traditionell geprägte Kulturwerte mit.

Es ist bereits nach den ersten beiden Tagen des Initialworkshops gelungen, dass Leader noch direkt während des Workshops Entscheidungen getroffen und sie kommuniziert haben, die tags davor noch undenkbar waren. So hat ein Teilnehmer es gewagt, seinem eigenen Chef der nächsten Hierarchiestufe ein klares „Nein" zu einer Forderung, die für ihn nicht sinnvoll war und bereits wochenlang unsinnigen Energieeinsatz forderte, zu bieten. Wie schon zuvor hat sein Chef darauf bestanden, dass das gemacht wird, was er selbst denkt. Nur ist der Teilnehmer dieses Mal überzeugt, ruhig und positioniert bei seinem „Nein" geblieben. Die Folge, also der Erfolg, war, dass genau dieses gesunde „Nein", das längst fällig war, das Projekt erst richtig zum Laufen und dem Teilnehmer die erstaunte und bewundernde Aufmerksamkeit seines gesamten Teams brachte.

Zusammenfassend lässt sich sagen, dass Ermutigung in Resilienz mündet. Angst lähmt und führt zur Starre. Diese Starre ist nicht nutzbringend für eine gelingende VUCA-Welt, deren zentrales Element in der kontinuierlichen Bewegung liegt.

Führungskräfte dürfen Menschen bewegen, so dass die Menschen als Folge Lust bekommen, viel zu bewegen.

Literatur

Adler, A. (2012). *Praxis und Theorie der Individualpsychologie*. Köln: Anaconda Verlags GmbH.

Brandes, U., & Gemmer, P. (2014). *Management Y: Agile, Scrum, Design Thinking & Co.: So gelingt der Wandel zur attraktiven und zukunftsfähigen Organisation*. Frankfurt a. M.: Campus.

Gloger, B., & Rösner, D. (2017). *Selbstorganisation braucht Führung: Die einfachen Geheimnisse agilen Managements*. München: Hanser.

Weiterführende Literatur

Chopra, D. (2016). *Mit dem Herzen führen – Management und Spiritualität*. Dorfen: Koha.

Janssen, B. (2016). *Die stille Revolution: Führen mit Sinn und Menschlichkeit*. München: Ariston.

Lohner, K. (2010). *Hintern hoch und rein ins wahre Leben*. München: Ariston.

Purps-Pardigol, S., & Hüther, G. (2015). *Führen mit Hirn: Mitarbeiter begeistern und Unternehmenserfolg steigern*. Frankfurt a. M.: Campus.

Riemann, F. (2017). *Grundformen der Angst*. München: Ernst Reinhardt.

Schoenaker, T. (2000). *Mut tut gut: Das Encouraging-Training*. Speyer: RDI.

Systemische Konfliktbewältigung

Anja Mumm

17.1 Was ist ein Konflikt? – 238

17.2 Wieso systemisch? – 239

17.3 Systemische Betrachtung eines Konfliktes – 240

17.4 Systemische Interventionen zur Konfliktlösung – 240
17.4.1 Haltung, Haltung und noch mal Haltung – 241
17.4.2 Klärung der Ist-Situation – 242
17.4.3 Zirkuläres Fragen – 242
17.4.4 Wunderfrage – 243
17.4.5 Ausnahmen – 244
17.4.6 Externalisierung – 244
17.4.7 Tetralemma – 245

17.5 Wieso Resilienz und Konfliktkompetenz im Zusammenhang stehen – 246

Literatur – 247

© Springer Fachmedien Wiesbaden GmbH, ein Teil von Springer Nature 2019
J. Heller (Hrsg.), *Resilienz für die VUCA-Welt*,
https://doi.org/10.1007/978-3-658-21044-1_17

Motto meiner späten Teenagerzeit: „Stell dir vor, es ist Krieg, und keiner geht hin …"

(Carl Sandburg)

In diesem Kapitel erfahren Sie, wie Konflikte definiert werden und auf welcher Grundlage diese überhaupt entstehen. Sie bekommen einen ersten Einblick, wie die simple Tatsache, dass ein Mensch nicht nur beobachten kann, sondern gleichzeitig auch immer eine Bewertung der Beobachtung vornimmt, zu der Entstehung von Konflikten beiträgt.

17.1 Was ist ein Konflikt?

Konflikte gibt es immer und überall. Sie gehören einfach zum Leben dazu. Da die Emotionen in einem Konflikt sich für die meisten Menschen nicht besonders gut anfühlen, versuchen sie diese meist so gut es geht zu vermeiden.

Allerdings merken wir recht bald: Nur weil ein Konflikt nicht offen gelegt bzw. angesprochen wird, heißt das noch lange nicht, dass er nicht existiert.

Was ist ein Konflikt eigentlich? Hier einige der gängigsten Konfliktdefinitionen.

> Wir definieren Konflikt als eine Eigenschaft eines Systems, in dem es miteinander unvereinbare Zielvorstellungen gibt, so dass das Erreichen des einen Zieles das Erreichen des anderen ausschließen würde (Galtung 1972).

> In der Psychologie, aber auch in der Sozialwissenschaft allgemein spricht man dann von einem Konflikt, wenn zwei Elemente gleichzeitig gegensätzlich oder unvereinbar sind (Berkel 1999).

> Ein sozialer Konflikt ist eine Interaktion (ein aufeinander bezogenes Kommunizieren oder Handeln) zwischen Aktoren (Individuen, Gruppen, Organisationen …), wobei wenigstens ein Aktor Unvereinbarkeiten im Denken/Vorstellen/Wahrnehmen und/oder Fühlen und/oder Wollen mit dem anderen Aktor (anderen Aktoren) in der Art erlebt, dass im Realisieren eine Beeinträchtigung durch einen anderen Aktor (die anderen Aktoren) erfolgt (Glasl 1999).

Weil Konflikte vielschichtig sind, sind es die Definitionen von Konflikten ebenfalls. Allerdings kann man eine Reihe von Elementen benennen, die – in unterschiedlichen Ausprägungen – in allen Konflikten zu finden sind.

- Die Einstellungen und Haltungen der Konfliktparteien, die eigene Position als die einzig richtige zu empfinden und diese zu verteidigen. Dazu gehören auch die Sichtweisen in Bezug auf die Konfliktursache und die Bewertung des „Konfliktgegners".
- Die daraus entstehenden bestimmten Verhaltensweisen, die auf den Konflikt hindeuten und diesen tendenziell noch verstärken (z. B. Konkurrenzverhalten, Aggressivität).
- Ein Widerspruch, der sich zwischen den unvereinbar erscheinenden Zielen, Bedürfnissen, Interessen der Parteien auftut.

Werden sich die Parteien des Konfliktes nicht rechtzeitig bewusst oder versuchen. den Konflikt zu ignorieren (evtl. in der Hoffnung, der Konflikt möge sich in Luft auflösen), droht eine Eskalation. Der Konfliktforscher Friedrich Glasl hat ein neunstufiges Konflikteskalationsmodell entwickelt, das bis hin zur gegenseitigen Vernichtung gehen kann. Für alle Filmfans sei hier der Film *Rosenkrieg* empfohlen – ein klassischer Film mit Kathleen Turner und Michel Douglas in den Hauptrollen.

Bei der Entstehung und Erhaltung eines Konfliktes spielen die Beobachtung und die daraus resultierende Konstruktion von Wirklichkeit des Einzelnen eine zentrale Rolle. Wieso kommt das?

Wir Menschen werden im Alltag mit so vielen Beobachtungsmöglichkeiten konfrontiert, dass die Aufnahme aller Informationen unser Gehirn total überlasten würde. Um uns selbst zu schützen, selektieren wir, was wir beobachten. Wir treffen also (unbewusst) eine Auswahl.

Beispiel

Sie wollen sich ein neues Auto kaufen. Oder Sie sind gerade werdende Mutter oder Vater. Und kommt es Ihnen nicht so vor, als würden plötzlich viel mehr Autos des von Ihnen gewünschten Autotyps herumfahren? Oder gibt es nicht plötzlich überraschend viele Schwangere in der Stadt?!
Genau: Sie haben Ihr Gehirn unbewusst darauf programmiert, verstärkt auf diese „Objekte" zu achten. Die waren vorher auch schon da – nur wurden sie von Ihnen nicht wahrgenommen.

Diese Beobachtungen lösen in irgendeiner Art Gefühle in uns aus, denn der Mensch kann quasi nicht beobachten, ohne gleichzeitig zu bewerten. Und aus diesen Beobachtungen und Gefühlen entsteht Handlung. Das Konfliktpotenzial, das natürlicherweise durch unterschiedliche selektive Wahrnehmung entsteht, ist enorm.

Konflikte unterscheiden sich von Problemen vor allem dadurch, dass sich die Parteien in der Bewertung und Bewältigung der Situation nicht einig sind und dabei negative Gefühle entwickeln.

17.2 Wieso systemisch?

Die Systemische Beratung nimmt immer das ganze System in den Blick: die einzelne Person, die Konfliktbeteiligten, das System, in dem der Konflikt ausgetragen wird. Jede Handlung und auch jede Nicht-Handlung beeinflusst dieses System, und je weiter der Konflikt fortgeschritten ist, desto mehr werden die bisher Unbeteiligten zu Beteiligten.

Wir Menschen stehen mit unserem Umfeld in permanenter Wechselwirkung und bilden unterschiedliche Systeme. Jede Handlung (und jede Nicht-Handlung) beeinflusst diese Wirkungsgefüge.

Da es in einem Konflikt immer mehrere Beteiligte gibt, sind auch immer mehrere Systeme involviert – wenngleich es meist ein betroffenes „Hauptsystem" gibt, z. B. ein bestimmtes Team oder eine bestimmte Familie. Und je weiter der Konflikt fortschreitet, desto mehr werden bisher Unbeteiligte zu Beteiligten. Das gilt sowohl für interne Konflikte (in einer Person vorhandene Widersprüchlichkeiten wie z. B. die Frage: „Soll ich Karriere machen oder unsere Kinder selbst betreuen?") als auch für externe Konflikte mit mindestens zwei Beteiligten (hier gibt es ein Ich und ein Du). Bei externen Konflikten spricht man dabei auch von dem Phänomen der sozialen Ansteckung. Damit meint man, dass jeweils die Personen um die Konfliktparteien herum oft (gezwungenermaßen) Partei ergreifen.

Die systemische Beratung fokussiert sich auf das gesamte System, in dem die Person agiert. Einer der Hauptgedanken dabei ist die Betrachtung der Rückkopplungsprozesse. Jede Person bezieht sich in ihrem Verhalten auf ein vorausgegangenes Verhalten einer anderen im Sinne von „Weil Du…, habe ich…".

Konflikte mit anderen werden meistens durch Gewinner-Verlierer-Denken oder durch ein Verharren in Entweder-oder-Kategorien aufrechterhalten.

Da Systeme sich in der Regel so verhalten, dass sie im Gleichgewicht bleiben, passiert es häufig, dass Konflikte in diesem Sinne zunächst zu einer Systemstabilisierung beitragen. Damit ein System auf lange Sicht stabil bleibt, muss es jedoch auch flexibel genug sein, um auch Veränderungen aufzunehmen. Wichtig ist, eine Balance zu finden zwischen Veränderung und Konstanz.

> Aus der Idee des konstruktivistischen systemischen Denkens ergeben sich zwei Konsequenzen. Erstens: die Toleranz für die Wirklichkeit anderer – denn dann haben die Wirklichkeiten anderer genauso viel Berechtigung als meine eigene. Zweitens ein Gefühl der absoluten Verantwortlichkeit. Denn wenn ich glaube, dass ich meine eigene Wirklichkeit herstelle, bin ich für diese Wirklichkeit verantwortlich, kann sie nicht jemandem anderen in die Schuhe schieben (Paul Watzlawick 1982).

Die systemische Sichtweise ist, wenn man das Zitat von Paul Watzlawick auf sich wirken lässt, eine Provokation. Sie transportiert einerseits die Forderung in lebende Systeme (Menschen, Teams, Organisationen), sich von kausalistischem Denken – dem Ursache-Wirkungs-Prinzip – zu verabschieden. Die systemische Sichtweise interessiert sich nicht für Ursachen, Schuld oder Probleme, sondern viel mehr für die Wechselwirkung zwischen den Elementen sozialer Systeme. Interventionen seitens Berater oder Coaches sind in diesem Sinne dann auch nur Angebote oder Einladungen. Was der einzelne Mensch dann daraus macht, entscheidet er selbst. Andererseits postuliert Watzlawick damit, dass wir uns unsere (gedankliche) Welt selbst gestalten. Damit sind wir auch verantwortlich für unsere Handlungen in einem Konflikt. Es obliegt uns selbst, aus den bereits oben genannten Spiralen von Ursache-Wirkung und Entweder-oder auszusteigen und uns eine andere Sichtweise zu diesem Thema zuzulegen.

Damit gewinnen wir einerseits die Gestaltungsmacht über unser Leben, unsere Gefühle zurück, andererseits übernehmen wir die Verantwortung für das Geschehen.

» Kein Ereignis hat irgendeine Macht über mich, außer der, die ich ihm in meinen Gedanken gebe (Anthony Robbins, amerikanische NLP-Trainer).

17.3 Systemische Betrachtung eines Konfliktes

Betrachten wir in einem Konflikt das komplexe System, dann geht es darum, Veränderung und Weiterentwicklung anzustoßen und innerhalb der vielen Wechselwirkungen einen möglichst einfachen und praktikablen Hebel für eine Lösung zu finden. Entscheidend ist, dass es bei einer systemischen Betrachtung kein „richtig" und „falsch" oder „schuldig" und „unschuldig" gibt. Systemische Betrachtung ist eine innere Haltung, keine Toolbox.

Konflikte sind normaler Bestandteil eines menschlichen Lebens. Sie sind normal und sie sind in gewissem Umfang auch nötig, denn sie stoßen Veränderung und Weiterentwicklung in und von Systemen an. Ein System, welches Konflikte unterdrückt, verliert seine Lernfähigkeit und auf lange Sicht damit auch seine Über-Lebensfähigkeit. Was wir also brauchen, ist nicht Konfliktvermeidung, sondern die Fähigkeit, Konflikte auf niedriger Eskalationsstufe zu lösen. Mit Konflikten leben lernen bedeutet also, Kompetenz zur Stressbewältigung zu entwickeln und den in einem Konflikt liegenden Veränderungsbedarf zu erkennen und entsprechend damit umzugehen. Da Konflikte eben nicht als Ursache-Wirkungs-Kette verstanden werden, sondern als sehr komplexes System innerhalb eines Systems, gilt es innerhalb der vielen Wechselwirkungen einen möglichst einfachen und praktikablen Hebel für eine Lösung zu finden. Durch die Betrachtung der größeren Zusammenhänge und das Erkennen von Wechselwirkungen wird deutlich, dass Konflikte aus grundlegenden Strukturen entstehen und nicht aus individuellen bösen Absichten oder Fehlern.

Daher gibt es nicht DIE Intervention zur systemischen Konfliktbewältigung. Systemische Beratung ist eine Haltung, keine Toolbox. Natürlich gibt es auch Interventionen, die zu einer Konfliktlösung beitragen können. Im Folgenden stelle ich Ihnen – in meinem Dafürhalten systemisch geeignete – Konfliktlösungsstrategien vor.

17.4 Systemische Interventionen zur Konfliktlösung

Unter „Interventionen" kann zunächst alles verstanden werden, was ein Berater in Anwesenheit eines Klienten tut oder unterlässt. Möchten wir einen Konflikt systemisch betrachten und Lösungsmöglichkeiten entwickeln, dann bedarf es zunächst verschiedener Grundannahmen, wie zum Beispiel meine Konstruktion der Wirklichkeit als Berater und mein humanistisch, systemisch konstruktivistisches Menschenbild. Daraus wiederum ergibt sich eine Vielzahl von Interventionsmöglichkeiten, wie zum Beispiel die „Wunderfrage" oder das „Tetralemma".

17.4.1 Haltung, Haltung und noch mal Haltung

Wenn Sie einen Konflikt systemisch betrachten und Lösungsmöglichkeiten entwickeln möchten, dann brauchen wir vorab einige tief verinnerlichte Weltsichten oder Konstruktionen von Wirklichkeit.

Nützlich generell erscheint ein humanistisches, systemisch konstruktivistisches Menschenbild.

Das humanistische Menschenbild geht von folgenden Grundannahmen aus:
- Der Mensch hat einen konstruktiven Kern.
- Der Mensch strebt nach Autonomie.
- Alle Menschen sind gleichwertig und gleichberechtigt (die Würde des Menschen ist unantastbar).
- Der Mensch ist eine Körper-Seele-Geist-Einheit.
- Der Mensch lebt im Spannungsfeld: Autonomie – Interdependenz.

Das systemische Menschenbild umfasst die Annahmen, dass
- es keine einheitlichen Menschenbilder gibt, sondern sich jeder Mensch viele Bilder konstruiert,
- der Mensch alles notwendige für die eigene, positive Lebensgestaltung in sich trägt,
- jeder Mensch die eigene Situation selbst am besten versteht,
- anstelle eines festgelegten Menschenbildes Fähigkeiten eintreten wie Empathie, Offenheit, Allparteilichkeit und Neugier,
- Vielfalt erwünscht und notwendig ist,
- Kommunikation für das Überleben von sozialen Systemen Grundvoraussetzung ist.

Das konstruktivistische Menschenbild basiert auf folgenden Überlegungen:
- Jeder Mensch konstruiert sich ein individuelles und subjektives Bild seiner Umwelt.
- Veränderungen/Lösungen können nicht verordnet werden, sondern müssen aus einer Person heraus selbst entstehen.
- Jeder Mensch verfügt über eine Vielzahl von Ressourcen, die ihm das (Über)-Leben ermöglichen.

Aus oben genannten Grundannahmen lässt sich nun eine systemische (Berater/Coach-) Haltung entwickeln. Meine eigene Haltung lautet in etwa:
- Würdige und respektiere den Menschen und seine systemischen Verwurzelungen.
- Die Wirklichkeit ist konstruiert (auch meine). Wir erfinden die Welt permanent neu. Daher ist es für den Berater wichtig zu beobachten, welche Geschichte (bzw. Konstruktion von Wirklichkeit) der Klient über sich selbst erzählt.
- Die Ökologie der Veränderung muss gewahrt sein (Vorteile der Nicht-Veränderung und Nachteile der Veränderung müssen geklärt werden).
- Verhalten steht immer in einem bestimmten Kontext, ebenso Probleme und Störungen. Sie erfüllen eine bestimmte Funktion in einem System.
- Um ein Problem/einen Konflikt aufrecht zu erhalten, braucht es bestimmte Ressourcen und Kompetenzen. Jemand, der die Fähigkeit hat, einen Konflikt zu produzieren (und am Laufen zu halten), hat auch die Fähigkeit, ihn zu lösen.
- Um zusammen mit dem Klienten eine Lösung zu entwickeln, braucht es eine neugierige und allparteiliche Haltung.
- Als Berater gebe ich Impulse und lasse das System arbeiten. Die Lösung liegt im System, nicht im Berater.
- Die Arbeit ist ressourcen- und lösungsorientiert.

Daraus ergibt sich eine Vielzahl von systemischen Interventionsmöglichkeiten.

17.4.2 Klärung der Ist-Situation

Die Klärung der Ist-Situation hat verschiedene Aspekte.

17.4.2.1 Klärung der Situation zwischen Klient und Berater

Die Klärung der Auftragssituation spielt eine große Rolle. Vor allem gilt es, die Komplexität von Erwartungen, Hoffnungen und Wünschen zu durchdringen. In einem Konflikt (jedoch nicht nur da) sitzen neben dem Klienten immer noch verschieden andere Beteiligte und Betroffene quasi mit im Raum. Welche Erwartungen haben diese an den Prozess? Wie können diese ebenfalls an dem Lösungsprozess beteiligt werden?

17.4.2.2 Klärung der Wirklichkeitskonstruktionen

Wie schon ausgeführt, wird „Wirklichkeit" als Ergebnis von Konstruktion angesehen. Einerseits als individuelle Konstruktion, andererseits aber auch als Konstruktion von mehreren Personen, einem kompletten System. Obwohl sich diese Beschreibungen von Wirklichkeiten durchaus verändern können, finden sich oft feste Zuschreibungen, vor allem innerhalb eines Konfliktes. „Die Person X macht immer folgendes…", „Die Person Y verhält sich permanent…", „Die Person Z ist einfach…".

Diese Beschreibungen gilt es immer wieder zu hinterfragen: „Was genau macht er? Wie genau verhält sie sich? Was genau tut jemand, dass Sie ihn als … beschreiben?"

Wenn es uns gelingt, diesem Verhalten eine andere Bedeutung zu geben (Reframing), kann hier schon die Lösung liegen.

Beispiel Reframing

Sie haben vorgestern in einem Schaufenster eine Tasche für Ihren Laptop gesehen – genau so eine, wie Sie sie schon lange gesucht haben. Leider hatte der Laden bereits geschlossen, und Sie kommen erst heute dazu, sich wieder darum zu kümmern. Voller Vorfreude und Entschlossenheit betreten Sie das Geschäft. Und erfahren, dass diese Tasche leider ausverkauft ist und das Ausstellungsstück gestern von einem anderen Kunden reserviert wurde. Sie sind wahrscheinlich enttäuscht und ärgern sich vielleicht auch. Mit diesem Gefühl gehen Sie Ihrem weiteren Tagesgeschäft nach und stellen am Ende des Tages fest, dass der ganze Tag irgendwie verdorben war.

Sie hätten sich auch denken können: „Ok, dann habe ich heute eine Menge Geld gespart" oder „Jetzt habe ich so lange auf eine Tasche gewartet, dann kommt es auf ein paar Wochen mehr oder weniger auch nicht an" oder „Wer weiß, wozu es gut ist" oder „Das war noch nicht die beste Lösung". Probieren Sie es aus! Der Tag wird ein anderer werden.

17.4.3 Zirkuläres Fragen

In Konflikten bekommen Menschen einen Tunnelblick. Neurologisch betrachtet werden durch das emotionale Stresserleben im Gehirn Bereiche aktiviert, die für die affektive Bewertung zuständig sind, also das limbische System. Droht Gefahr (Konflikte werden ab einer gewissen emotionalen Belastung als Bedrohung und Gefahr wahrgenommen), schalten wir auf Überlebensmodus. Schnelles Reagieren soll das Überleben sichern – wir fokussieren uns damit nur noch auf die scheinbar wesentlichen Informationen und blenden alles andere aus. Tunnelblick eben.

Zirkuläre Fragen wurden in der systemtherapeutischen Praxis entwickelt und werden erfolgreich eingesetzt, um zirkuläre Prozesse in Beziehungssystemen aufzudecken. Durch eine gezielte Einnahme von unterschiedlichen Beobachtungspositionen sollen starre Kommunikations- und Interaktionsmuster aufgebrochen und in Bewegung gebracht werden. Es soll also der Blick wieder erweitert werden und den Menschen helfen, die Situation wieder mit Abstand zu betrachten. Zirkuläres Fragen ist in erster Linie ein „Um-die-Ecke-Fragen". Aufgrund der Komplexität der Frage kann diese nicht sofort und schnell beantwortet werden. Die Beantwortung erfordert ein gewisses

Nachdenken. Wir reaktivieren dadurch im Gehirn die Bereiche, die für die kognitive Verarbeitung von Informationen verantwortlich sind (Großhirn).

Beispiel zirkuläres Fragen
In meiner Coaching-Praxis war eine Führungskraft, nennen wir sie „Herr Maier", mit dem Thema „Konflikt mit meinem Vorgesetzten" und ziemlich am Ende seiner Geduld. Die ganze Situation schien festgefahren. Ich fragte ihn:
- Wie schaffen Sie es, dass Ihr Vorgesetzter immer auf die gleiche Art und Weise auf Sie reagiert?
- Wenn wir also Ihren Vorgesetzten fragen würden, was würde er denn zu der ganzen Situation sagen?
- Angenommen, Ihr bester Freund würde Sie zusammen mit Ihrem Vorgesetzen beobachten: Was würde er Ihnen raten?
- Gesetzt den Fall, ich würde Ihren Vorgesetzten fragen, welche Lösungsansätze sich in der Vergangenheit bewährt haben, die es wert sein könnten, auch in der Zukunft ausprobiert zu werden – was würde ich da von ihm hören?
- Wie wird der Konflikt in zwei Jahren gesehen?

Durch die Fragen (bzw. Herrn Maiers eigene Antworten darauf) wurde es ihm möglich, wieder lösungsorientiert zu denken und Strategien zu entwickeln, das Problem zu lösen.

Zusammengefasst handelt es sich hier um
- Beobachtungsfragen (… wenn Sie sich selbst beobachten, beobachtet werden)
- systemische Fragen (… was tun Sie, dass andere so auf Sie reagieren?)
- triadisch zirkuläre Fragen (… was denkt Ihr bester Freund, Ihr Vorgesetzter darüber?)
- perspektivische Fragen (… wie sieht das Ganze von außen aus, … wie wird es in zwei Jahren sein?)
- Fragen nach relevanten Personen und Fakten (… welche Personen sind noch mit einzubeziehen,… welche Fakten müssen noch berücksichtig werden?)

17.4.4 Wunderfrage

Menschen, die sich lange mit einem Problem oder Konflikt beschäftigen, geraten in eine Art „Problemtrance". Sie sind nur noch mit dem Problem beschäftigt, und es fehlt jegliche Lösungsidee und Lösungsenergie. Wir fühlen uns ausgelaugt und jeglicher Ressourcen beraubt. Die Wunderfrage erlaubt dem Menschen in dieser Situation, sich vorzustellen, was er erreichen möchte, wie die Lösung, das Zielbild aussieht. Dabei wird das Gehirn gleichzeitig auch noch dazu angeleitet, die einzelnen Schritte, die zur Erreichung der Lösung nötig sind, vorzubereiten.

Die Wunderfrage wurde von Steve de Shazer entwickelt und basiert auf der Arbeit von Milton Erickson. Von entscheidender Bedeutung ist dabei, wie diese Frage formuliert wird und dass der Klient dabei in einem entspannten Zustand ist. Die Wunderfrage hat einen mehr oder weniger festgelegten Wortlaut:

„Nehmen wir also einmal an, Sie gehen heute Abend nach Hause, irgendwann. Sie tun, was Sie immer tun. Vielleicht essen Sie noch zu Abend… (hier können Sie einiges Wissen über Ihren Klienten unterbringen: hat er Kinder, lebt er in einer Partnerschaft etc.), und irgendwann schlafen Sie ein. Über Nacht passiert nun ein Wunder. Das Problem/der Konflikt, den Sie lösen wollen, ist schon gelöst. Einfach so, über Nacht. Und Sie haben es noch nicht einmal gemerkt, denn Sie haben ja geschlafen. Und natürlich wissen Sie auch nicht, dass das Wunder passiert ist, denn Sie haben ja geschlafen.

Woran werden Sie nach dem Aufwachen als erstes erkennen, dass das Wunder passiert ist? Woran noch? Woran werden andere, denen Sie nichts von den Problemen erzählt haben und auch nichts von dem Wunder, erkennen, dass das Wunder eingetreten ist? Woran wird Ihr Konfliktpartner merken, dass das Wunder eingetreten ist? Was machen Sie an dem Tag nach dem Wunder anders als vorher? Angenommen, es wäre an dem Tag nach dem Wunder ein Kamerateam vor Ort und würde einen Film drehen, was würde darauf zu sehen sein?"

Das Ergebnis der Wunderfrage ist in der Regel eine oder mehrere positive Zukunftsphantasie. Daher hilft es, nachdem der Klient Antworten auf die Fragen formuliert hat, dem Klienten ohne viel Worte noch ein wenig Zeit für sich zu geben und das Erlebnis der Trance auf sich wirken zu lassen.

17.4.5 Ausnahmen

In Konflikt- und Problemsituationen wird zumeist unverhältnismäßig viel Energie in die Beschreibung der Situation und erstaunlich wenig in die Beschreibung und Definition möglicher Lösungen investiert. Steve de Shazer legt in seiner lösungsorientierten oder lösungsfokussierten Kurzzeittherapie den Fokus auf die Suche nach Lösungen. Er geht so weit zu behaupten, dass ein genaues oder gar detailliertes Verständnis des Problems nicht nötig sei, um befriedigende und stabile Lösungen zu finden.

Lösungsfokussierung bedeutet, die positiven Unterschiede zu finden, zu erkennen und zu verstärken. Hilfreiche Fragen hierfür sind:
- Wann läuft es gut?
- Was ist anders, wenn es schlecht läuft?
- Was wird in diesen Situationen von wem genau getan, damit das Problem nicht auftritt?
- Was muss passieren, damit Ausnahmen häufiger auftreten?
- Wer kann wie dazu beitragen, dass die Ausnahmen häufiger auftreten?

Über die Beschreibung dieser Situationen, das Erleben und das dabei gezeigte Verhalten werden nachvollziehbare Lösungspotenziale sichtbar. Ausnahmefragen suchen also nach Situationen, in denen einer oder mehrere der Beteiligten bereits Fähigkeiten und Ressourcen für eine mögliche Problemlösung einsetzen konnte.

Beispiel
Hier können wir wieder unserer Führungskraft, Herrn Maier, bei seinem Vorgesetzten-Konflikt begleiten. Auf meine Frage, wann es denn auch mal gut läuft, überlegt er sehr lange. Dann antwortet er: „Meistens, nachdem ich oder er in den Urlaub gehen oder im Urlaub waren." Anders sei dann, dass entweder Vorfreude auf den Urlaub herrsche oder Erholung und Gelassenheit nach dem Urlaub vorhanden sei. Zudem wissen beide, dass sie hier aufeinander angewiesen sind. Sie vertreten sich gegenseitig und haben ein gut funktionierendes Übergabesystem geschaffen. Hier gibt es eine klare Absprache, und beide fokussieren sich auf die Sache. „Wir sprechen nicht über Probleme, sondern beschreiben Situationen und To-do's. Verabreden, unter welchen Umständen z. B. im Urlaub gestört werden darf und wie. Oder beschreiben, was genau in der Abwesenheit passiert ist und wie der momentane Stand der Dinge ist."

Auftreten würden diese Ausnahmen dann häufiger, wenn man sich ganz klar auf eine Sache mit einem bestimmten Ziel konzentrieren würde. Am besten noch mit einem beschränkten Zeitbudget. Und zuletzt: Er selbst und sein Vorgesetzter könnten dazu beitragen. Also: „Lass uns genau darüber reden".

17.4.6 Externalisierung

Besonders bei Klienten, die sich in einer tiefen Problemtrance gefangen fühlen, kreisen die Gedanken ausschließlich um „ihr Problem". Damit verschmilzt das Personenempfinden mit dem Problemerleben. Bei der Externalisierung des Konflikts geht es darum, dem Klienten zu helfen, eine Trennung zwischen sich und der bedrückenden Situation herzustellen. Mit der Unterscheidung „Problem/Konflikt – Ich" fällt es dem Klienten leichter, eine Trennung und damit einen Abstand zu dem Problem zu erleben – eigene Handlungsspielräume werden so greifbarer.

Die Technik der Externalisierung von Konflikten ist zugleich sehr einfach und sehr kompliziert. Wichtig dabei ist die Haltung, dass nicht der Klient oder seine Beziehungen das Problem sind, sondern der Konflikt ist das Problem. Dazu hat Michael White (White

und Epston 2013) zwei Arten von Fragen entwickelt:
- **Wir trennen das Problem sprachlich von der Person**
  Wie würden Sie diese Situation in Ihrem Leben nennen, wenn das Wort Konflikt und der Satz „Ich habe einen Konflikt mit…" nicht mehr existieren würde?

Die Externalisierung kann durch verschiedene Methoden der Visualisierung erleichtert werden. Dazu gehört die imaginäre oder auch praktische Darstellung des Problems, zum Beispiel durch Symbole oder Gegenstände. Räumliches Arbeiten oder die Arbeit mit inneren Anteilen können die Externalisierung verdeutlichen.
- **Wir fragen nach dem Einfluss auf das „Leben des Konflikts"** (wir nehmen hier den Begriff, den der Klient unter 1. genannt hat z. B. „Theater")
  Auf welche Aspekte des Lebens hat das „Theater" den größten Einfluss? Gab es Zeiten, in denen es keinen Einfluss hatte, was war anders? Hat das „Theater" Macht über Sie, oder haben Sie Macht über das „Theater"? Welchen Einfluss haben Sie auf das Leben des „Theaters"? An welcher Stelle lässt das „Theater" Sie gegen Ihren eigenen Willen handeln? Wer ist noch von dem „Theater" betroffen? Wer profitierte am meisten, als „das Theater" einflusslos war?

17.4.7 Tetralemma

Das Tetralemma (gr. Tetra: vier, lemma: Voraussetzung, Annahme) (◘ Abb. 17.1) ist eine logische Figur. Sie besteht aus vier Sätzen, die einem Objekt etwas 1. zusprechen, 2. absprechen, 3. sowohl zu- als auch absprechen, 4. weder zu- noch absprechen. Die indische Logik kennt diese Figur als Catuṣkoṭi. Wenn wir das Prinzip auf Konflikte übertragen, dann könnte man zu der Aussage kommen, dass ein Standpunkt oder eine Aussage
- wahr/richtig (und nur wahr/richtig) sein kann,
- falsch (und nur falsch) sein kann,

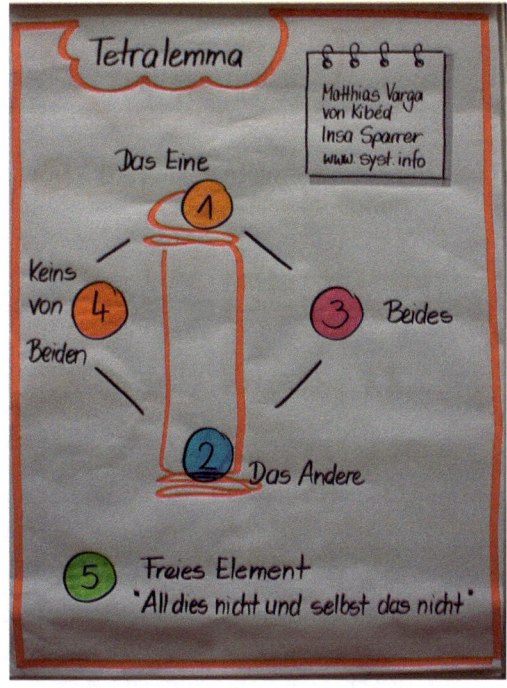

◘ Abb. 17.1 Tetralemma

- sowohl wahr/richtig als auch unwahr/falsch sein kann,
- weder wahr/richtig noch unwahr/falsch sein kann.

In der negativen Variante des Catuṣkoṭi gibt es noch das Postulat, dass keine der vier Möglichkeiten wahr/richtig ist.

Falls Sie nun komplett verwirrt sind, dann sind Sie sicher ein Mensch aus dem westlichen Kulturkreis. Im östlichen Kulturkreis ist dieses Prinzip weit verbreitet und wird als selbstverständlicher Bestandteil des Lebens betrachtet.

Das Tetralemma ist ein ungewöhnlich kraftvolles, allgemeingültiges Schema zur Überwindung jeder Erstarrung im Denken. Aus diesem allgemeinen Schema abgeleitet wurde von Insa Sparrer und Matthias Varga von Kibéd und Sparrer (2001) die Tetralemmaaufstellung entwickelt. Sie dient der Entscheidungsfindung, der Vereinigung von Gegensätzen, der Klärung von Standpunkten, der Überprüfung von Werten, der Aufhebung von Blockaden, der Sichtbarmachung von Übersehenem. Um auf unser eigentliches Thema zurückzukommen: also auch, um aus einem Konflikt herauszufinden und ihn auf einer höheren Ebene zu lösen.

Das Tetralemma als Aufstellungsmethode ist sehr gut dazu geeignet, sich auch körperlich in eine Situation hineinzuversetzen, indem eine Visualisierung durchgeführt wird. Die Aufstellung kann mit Repräsentanten (mehreren Menschen) durchgeführt werden oder im Einzelcoaching mit dem Klienten selbst und Platzhaltern in Form von Stühlen oder Symbolen. Und so sieht die Aufstellung der verschiedenen Positionen aus:

- Das Eine (Lösung/Standpunkt des Klienten)
- Das Andere (Lösung/Standpunkt des Konfliktpartners)
- Beides (Wie können beide Lösungen/Standpunkte vereint werden?)
- Keins von Beiden (Warum kann keine Lösung gefunden, Entscheidung getroffen werden? Um was geht es wirklich?)
- Jenseits des Konflikts, der Entscheidung: Gibt es eine Vision? Womit hat es noch zu tun?

Die Tetralemma-Struktur ist besonders geeignet für Entweder-oder-Situationen, bei denen die beiden Pole dieser Situation als „das Eine" und „das Andere" genommen werden können. Die Position „Beides" weist auf die übersehene Vereinbarkeit der beiden Pole hin, die Position „keins von Beiden" auf übersehene Kontexte bzw. andere Lösungen. Die fünfte „Nicht-Position" stellt eine wesentliche Musterunterbrechung dar.

Beispiel für einen inneren Konflikt, der typisch für eine Tetralemma-Intervention sein könnte

Sie sind in Ihrem jetzigen Job schon seit längerer Zeit unzufrieden. Sie träumen immer wieder davon, Ihr eigener Chef zu sein, denn in Ihrer Firma geht es drunter und drüber. Und auch das Verhältnis zu den Kollegen ist nicht mehr das, was es schon einmal war. Aber die Selbstständigkeit birgt auch viele Risiken. Sie sind hin und hergerissen: „Behalte ich meinen Job oder kündige ich und mache mich selbstständig?" Es gibt also eindeutig erst einmal eine Position 1 (der jetzige Job) und eine Position 2 (Selbstständigkeit). Wenn wir das Thema weiterdenken, gäbe es vielleicht auch eine Form von „Beides" (jetziger Job in Teilzeit, Selbstständigkeit parallel dazu aufbauen; oder: jetziger Job noch bis Ende des Jahres, Selbstständigkeit im neuen Jahr; oder: Kündigung und neue Stelle in Teilzeit suchen, Selbstständigkeit parallel dazu; oder: einen neuen Job suchen, in dem die Vorteile einer Selbstständigkeit integriert sind, ohne die Risiken dazu; oder oder oder). Vielleicht gibt es auch ein „Keins von Beidem" (ein neuer Beruf, Studium, eine Auszeit etc.). Oder geht es vielleicht generell um etwas ganz anderes (eine Vision, ein komplett neuer Lebensentwurf etc.)?

17.5 Wieso Resilienz und Konfliktkompetenz im Zusammenhang stehen

Resilienz beruht grundlegend auf frühen Beziehungserfahrungen. Konflikte haben in der Regel mit Beziehungen zu tun. Daher: Je höher die Resilienz, desto besser die Konfliktkompetenz. Und umgekehrt. Für unsere frühen Beziehungserfahrungen können wir nichts. Konfliktkompetenz hingegen lässt sich auch noch im Erwachsenenleben lernen und stärken.

Der Begriff Resilienz ist hinreichend bereits an anderer Stelle in diesem Buch definiert worden. Ich fasse Resilienz für mich zusammen als erfolgreichen Umgang, erfolgreiche Bewältigung von belastenden Lebensumständen und negativen Stressfolgen.

Sowohl soziale Konflikte als auch innere Konflikte stellen für die meisten Menschen eine Belastung dar, und damit einher geht meistens negativer Stress. Dazu kommt noch, dass Resilienz grundlegend auf Beziehungserfahrungen beruht. In Konflikten greifen wir mit unseren Bewertungen, Konstruktionen von Wirklichkeiten und Handlungsmustern automatisch auf unsere frühen und früheren Beziehungserfahrungen zurück.

Resilienzfaktoren wie soziale Kompetenzen, Stressbewältigung, Problemlösung, Selbstwirksamkeit, Selbststeuerung und Selbst- und Fremdwahrnehmung spielen allesamt in Konflikten eine Rolle.

Verändern wir unsere Einstellung und unser Verhalten in Konflikten, machen wir dann auch andere Beziehungserfahrungen. Unser Gehirn ist bis ins hohe Alter formbar (Neuroplastizität). Es kann also noch (um)lernen. Stärken wir also unsere Konfliktfähigkeit, stärken wir auch unserer Resilienz.

Literatur

Berkel, K. (1999). *Konflikttraining – Konflikte verstehen, analysieren, bewältigen*. München: Sauer-Verlag.

Galtung, J. (1972). Theorien zum Frieden. In D. Senghaas (Hrsg.), *Kritische Friedensforschung* (S. 235). Frankfurt: Suhrkamp.

Glasl, F. (1999). *Konfliktmanagement. Ein Handbuch für Führungskräfte, Beraterinnen und Berater*. Stuttgart: Freies Geistesleben.

Varga von Kibéd, M., & Sparrer, I. (2001). *Ganz im Gegenteil Tetralemmaarbeit und andere Grundformen Systemischer Strukturaufstellungen*. Heidelberg: Carl Auer Systeme.

Watzlawick, P. (1982). *Die Unsicherheit unserer Wirklichkeit*. München: PIPER.

White, M., & Epston, D. (2013). *Die Zähmung der Monster*. Heidelberg: Carl Auer Systeme.

Weiterführende Literatur

DeVito, D. (1989). *Der Rosenkrieg (The War of Roses)*. US-amerikanischer Film. Twentieth Century Fox.

Glasl, F. (2008). *Konflikt, Krise, Katharsis: und die Verwandlung des Doppelgängers*. Stuttgart: Freies Geistesleben.

Simon, Fritz B. (2001). *Zirkuläres Fragen: Systemische Therapie in Fallbeispielen*. Heidelberg: Carl Auer Systeme.

Von Schlippe, A., & Schweitzer, J. (2016). *Lehrbuch der systemischen Therapie und Beratung I: das Grundlagenwissen*. Göttingen: Vandenhoek & Rupprecht.

Watzlawick, P. (2005). *Wie wirklich ist die Wirklichkeit?*. München: PIPER.

Watzlawick, P. (2009). *Anleitung zum Unglücklichsein*. München: PIPER.

Praxisbeispiele zur Resilienzförderung

Inhaltsverzeichnis

Kapitel 18 Praxisnahe Strategien und Umgang mit Problemen aus der VUCA-Welt von Einsatzleitern am Beispiel von Feuerwehreinsätzen – was kann man von Feuerwehr-Einsatzleitern lernen?! – 251
Andreas Gattinger

Kapitel 19 Critical Incident Stress Management – wie professionelle Krisenintervention die Luftfahrt resilienter macht – 269
Stephanie Rascher und Gerhard Fahnenbruck

Praxisnahe Strategien und Umgang mit Problemen aus der VUCA-Welt von Einsatzleitern am Beispiel von Feuerwehreinsätzen – was kann man von Feuerwehr-Einsatzleitern lernen?!

Andreas Gattinger

18.1 Was ist die VUCA-Welt für die Feuerwehr? – 253

18.2 Lösungsstrategien und Arbeitsweise – 254

18.3 **Organisatorische Resilienz – 256**
18.3.1 Einfaches Denken in schwierigen Situationen – 256
18.3.2 Auswirkungen des eigenen Handelns schnell sichtbar – 257
18.3.3 Reduzierung auf das Wesentliche – 257
18.3.4 Universalschema – 258
18.3.5 Aufgaben und Ziele der Feuerwehr – 259
18.3.6 Führungsstruktur – 259
18.3.7 Vordefinierte Regelungen/Konzepte/Prinzipien – 263

18.4 Persönliche Resilienz – 263

18.4.1 Ausbildung in jeder Funktionsstufe – 264
18.4.2 Ausbildung eine Hierarchiestufe höher als die ausgeübte Funktion – 264
18.4.3 Erfahrungsbasierte Entscheidungen – 264
18.4.4 Traineeprogramm – 265

18.5 Übertragbare Lösungsansätze – 266

Literatur – 267

Im folgenden Kapitel werden die theorisierten Punkte der VUCA-Welt auf praktische Einsatzszenarien sowie Überlegungen aus der Feuerwehrwelt übertragen, und es wird aufgezeigt, welche Strategien zur Bewältigung in der Ausbildung, in der Vorbereitung und bei den schwierigen Einsätzen von Feuerwehreinsatzleitern verwendet werden. Auch werden sowohl Methoden zur Identifizierung von Schwierigkeiten und wiederkehrenden Problemen am Beispiel von hoch dynamischen Situationen vorgestellt als auch die unterschiedlichen Lehrmethoden und Praxisstrategien, um diese zu bewältigen, praxisnah dargestellt. Die Mechanismen, die hinter den Überlegungen stehen, werden sowohl auf die Kernaussagen extrahiert als auch in übertragbare und nachvollziehbare Empfehlungen für Sie und Ihr Unternehmen dargestellt.

18.1 Was ist die VUCA-Welt für die Feuerwehr?

Die vier Einzelelemente des Akronyms VUCA beschreiben sehr gut die Herausforderungen der Feuerwehr. Dies verwundert kaum, denn die Beschreibung kommt, wenn man die Quellen für die Entstehung des Begriffs „VUCA" heranzieht, aus dem militärischen Bereich.[1] Da auch die Feuerwehr mit teilweise ähnlichen Problemstellungen und entsprechend chaotischen Einsatzszenarien zu kämpfen hat, wurden hier viele Begrifflichkeiten, vornehmlich auch die Führung betreffende Erkenntnisse und Beschreibungen, vom Militär übernommen. So sind die Bezeichnungen der Einheiten (Trupp, Gruppe, Zug) und die der Taktik (Angriff, Verteidigung etc.) sowie die taktischen Überlegungen selbst stark an die Begrifflichkeiten aus dem militärischen Bereich angelehnt. Anhand eines Einsatzbeispiels lassen sich nachfolgend sehr gut die Problematiken eines Feuerwehreinsatzes darstellen und mit der beschriebenen VUCA-Welt in Beziehung setzen und identifizieren.

Beispiel
Bei einem gemeldeten Zimmerbrand in einem fünfstöckigen Mehrfamilienhaus stellt sich bei Eintreffen des Zugführers oder hier auch Einsatzleiters mit dem zughörigen Löschzug heraus, dass Flammen aus einem Fenster im zweiten Oberschoss schlagen und drohen, auf das dritte Obergeschoss überzugreifen. Zwei Personen stehen am Fenster ebenfalls im zweiten Obergeschoss und sind massiv durch Brandrauch gefährdet. Ein auf der Straße stehender Mitteiler teilt dem Zugführer mit, dass noch eine weitere Person in der Wohnung sein muss und sich bereits dunkler Rauch im Treppenhaus ausbreitet. Eine vergleichbare Situation ist in ◘ Abb. 18.1 zu erkennen.
Folgende Fragen sind zu diesem Zeitpunkt noch ungeklärt und können gravierende Auswirkungen auf den Verlauf des Einsatzes haben:

– Was spielt sich auf der Rückseite des Gebäudes ab? (Menschen in Gefahr, Flammen, Rauch, Zugänglichkeiten etc.)
– Welche Gefahren sind noch in der Wohnung vorhanden? (Gasanschluss, Fehlbodendecke etc.)
– Wie viele Personen befinden sich aktuell im Gebäude oder könnten sich im bereits verrauchten Treppenraum und damit in größter Gefahr befinden?
– Müssen noch weitere Räumlichkeiten kontrolliert werden?
– Reichen die eigenen Kräfte und Ressourcen aus?

sowie weitere Fragen, deren Antworten und Ergebnisse den Einsatzerfolg beeinflussen.

Aus dem beschriebenen Beispiel lassen sich sowohl der Zeit- und Handlungsdruck durch Menschenleben in akuter Gefahr erklären als auch die Komplexität der zu bewältigenden Aufgaben selbst. Auch können sich durch eine Erkundung auf der Rückseite sofort neue und

---

1 Woher kommt der Begriff „VUCA"? – VUCA-WELT.
▶ http://www.vuca-welt.de/woher-kommt-vuca/.

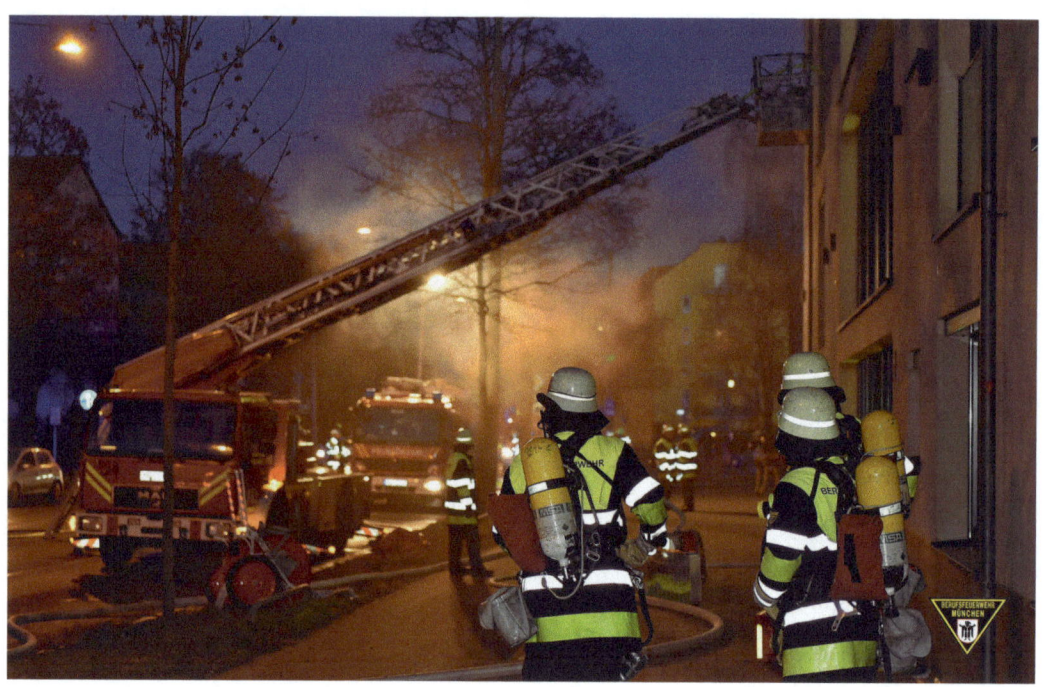

◘ Abb. 18.1 Komplexer Feuerwehreinsatz mit allen Anforderungen aus der VUCA-Welt, Branddirektion München. (Bildstelle der Branddirektion München, mit freundlicher Genehmigung)

weitere unbekannte Problemstellungen (z. B. eine Brandausbreitung über eine Holzfassade) ergeben. Die Situation kann sich auch dynamisch schnell verändern, indem z. B. weitere Personen an den Fenstern erscheinen, weil Rauch in ihre Wohnungen eindringt. Die Entwicklung über einen kurzen Zeitraum ist ebenso wenig absehbar wie der Ausgang des gesamten Einsatzes. Ein weiteres Problem stellt sich durch die möglichen Konsequenzen der eigenen Handlung dar, die im schlimmsten Fall ebenso nicht vorhersehbar sind oder auch Teilbereiche negativ beeinflussen können. Die getroffenen Entscheidungen und Handlungsoptionen sind gerade bei einer vorhandenen Ressourcenknappheit massiv voneinander abhängig. Auch können bestimmte Entscheidungen andere Optionen blockieren, so steht z. B. die zur Menschenrettung eingesetzte Drehleiter nicht mehr als weiterer Angriffsweg zur Verfügung. Die Vielzahl und die hohe Dichte an Informationen in kurzer Zeit könnten den Einsatzleiter bei einem solchen Szenario schnell überfordern. Damit dies nicht passiert und das Richtige zur richtigen Zeit am richtigen Ort getan wird, gibt es bestimmte Strategien und Ansätze, die einen hohen Grad an Resilienz für Feuerwehreinsatzleiter sicherstellen, damit alle Ziele erreicht und alle Einsätze erfolgreich abgearbeitet werden können.

18.2 Lösungsstrategien und Arbeitsweise

Jeder Feuerwehreinsatz ist anders! Schon die kleinsten veränderten Details kurz nach dem Eintreffen an der Einsatzstelle können zu gravierenden Abweichungen und unterschiedlichen Handlungsverläufen mit teils gegensätzlichen Entscheidungsspielräumen führen. Damit alle diese Einsätze, vor allem auch die besonders schwierigen und belastenden, möglichst schnell, effektiv und zielgerichtet abgearbeitet werden können, haben sich in der erfahrungsbasierten Umgebung der Feuerwehr viele Grundregeln, Lösungsstrategien und Handlungsoptionen über einen langen Zeitraum entwickelt. Diese Überlegungen und Empfehlungen, die sowohl in der Ausbildung vermittelt, von Kollegen weitergegeben oder teilweise selbst erarbeitet werden, sollen Ihnen im Folgenden vorgestellt werden.

Zunächst empfiehlt es sich, die prinzipielle Vorgehensweise und die Abarbeitung von Einsätzen im Gesamten ohne Fokus auf Details vorzustellen, um ein besseres Verständnis für die nachfolgenden Empfehlungen zu entwickeln. Die Erkundung steht hier an erster Stelle und beginnt ab dem Moment des Alarms, bei dem bereits die Straße, die alarmierten Einheiten und das Alarmstichwort mitgeteilt werden. So kann hier durch die vorhandenen Ortskenntnisse beurteilt werden, welche Art von Bebauung tendenziell in der anzufahrenden Gegend zu erwarten ist. Dies kann sich auf der Anfahrt noch konkretisieren, auch können hier noch weitere Hinweise durch die Leitstelle ergänzend ebenso hinzukommen, wie z. B. eine sichtbare Rauchentwicklung auf größere Entfernung. Als erste Maßnahme werden vom Einsatzleiter die Fahrzeuge für einen effektiven Einsatz so positioniert, dass Bewegungs- und Aktionsflächen ebenso frei bleiben wie Anfahrts- und Aufstellungsbereiche für weitere nachkommende Fahrzeuge. Direkt im Anschluss werden entweder notwendige Sofortmaßnahmen (Menschenrettung, Flammenüberschlag verhindern, Einsatzstelle absichern etc.) eingeleitet oder weitere Erkundungen durchgeführt. Personen werden befragt, eine Innenansicht und eine Gesamtübersicht werden schnellstmöglich selbst in Augenschein genommen oder mit Hilfe von Erkundungsaufträgen durch Einsatzkräfte sichergestellt. Dabei wird auf gefährdete Menschen oder Tiere, Schadensmerkmale, Zugänglichkeiten und dem Einsatz hinderliche oder förderliche Gegebenheiten geachtet. Liegen alle für eine schnelle Entscheidung notwendigen Erkundungsergebnisse vor, so werden den bereits anwesenden Einheiten die zu erledigenden Aufgaben in entsprechender Reihenfolge der größten Gefahr nach zugewiesen. Diese Maßnahmen werden ständig kontrolliert, mit den neu eingeholten Erkundungsergebnissen abgeglichen, neu bewertet und ggf. angepasst, bis alle Personen gerettet und alle Gefahren beseitigt werden.

- Erkundung
    - Lageeinschätzung auf Anfahrt
    - ggf. Lage-/Eintreffmeldung
    - ggf. Erkundungsaufträge
    - ggf. Kräfte vor Ort befragen
    - ggf. Beteiligte/Betroffene befragen
- Planung
    - Vorhandene Gefahren einschätzen
    - Gefahren priorisieren
    - Maßnahmen und Alternativen abwägen
    - Kräfteansatz für Maßnahmen abwägen
    - Entwicklungsflächen planen
    - Abschnitte planen
    - Verletztensammelstelle und -übergabe planen
    - Bereitstellungsräume planen
    - Anfahrten und Fahrtregulierungen planen
- Befehlsgebung
    - Lage beschreiben
    - Auf Gefahren hinweisen
    - Aufträge an die eigenen Einheiten befehlen
    - Mit Polizei und Rettungsdienst absprechen
    - Lage an die Leitstelle rückmelden
    - ggf. weitere Kräfte nachfordern

Wie anhand dieser kurzen Beschreibung festgestellt werden kann, gibt es keine absolut verlässlichen „Wenn-dann"-Verhältnisse oder immer geltenden Regeln. Dennoch existiert eine grobe Grundausprägung, wie ein Einsatz abgearbeitet werden kann.

Auch ist es offensichtlich, dass hier die bereits in anderen Einsätzen gemachten Erfahrungen eine gute Grundrichtung vorgeben und die Entscheidungsfindung erleichtern. Wichtig ist es hier, jedoch nicht einen Fixierungsfehler zu provozieren und jederzeit auf spontane überraschende Ereignisse gefasst zu sein. Flexibel hier darauf zu reagieren ist eine der größten Stärken aller Feuerwehrdienstleistenden und der Institution Feuerwehr.

18.3 Organisatorische Resilienz

Die Aufgaben und Probleme bei Feuerwehreinsätzen sind im Großen und Ganzen über Jahrzehnte immer relativ ähnlich geblieben. Es kommen zwar immer wieder neue Technologien und damit sowohl Gefahren als auch neue Lösungsmöglichkeiten hinzu, diese können aber in bestehende Grundstrukturen integriert werden. Diese helfen, neue Problematiken richtig einzuwerten und in ähnliche Verfahrensweisen zu adaptieren.

Auch existieren viele Grundprinzipien, die als organisatorische Resilienz verstanden werden können, da diese über die vorgegebenen Regelungen und vordefinierten Methoden erste wirksame Maßnahmen gegen die Probleme der Feuerwehr-VUCA-Welt bereithalten.

18.3.1 Einfaches Denken in schwierigen Situationen

Je schwieriger und dynamischer die Situation, desto mehr geistige Ressourcen werden von den Entscheidungsträgern beansprucht. Auch aus den eigenen Erfahrungen des Autors heraus kann hier von einem regelrechten Tunnelblick gesprochen werden, der sowohl die Wahrnehmung als auch die Fähigkeit zu ruhigem strukturierten Denken drastisch reduziert. Diese „Fight-or-flight"-Reaktion (Cannon et al. 2010) kann bei einigen Einsatzleitern sehr deutlich beobachtet werden. So versuchen einige, den vorhandenen Stress durch Hin- und Herlaufen abzubauen, andere reduzieren ihn durch lautes Reden und wildes Gestikulieren. Beide beobachtbaren Strategien unterstützen die oben genannte Theorie. Allerdings kann auch eine weitere Verhaltensweise erkannt werden, die am besten mit dem Begriff „sich tot stellen" oder in oben genannter Sprechweise als „Freeze" beschrieben werden kann. So werden einige Führungskräfte eher ruhig und statisch. Alle diese Verhaltensweisen sind eine negative Reaktion auf die VUCA-Welt der Feuerwehr und können durch Reduzierung komplexer Denkprozesse minimiert werden. Damit diese beschriebenen tief verankerten Schutzmechanismen nicht überhandnehmen und den Einsatzleiter bei einer ruhigen Entscheidungsfindung behindern, werden die meisten Prozesse möglichst vereinfacht und auf die wichtigsten Informationen reduziert. So werden hier gerne gedankliche Entscheidungsbäume definiert und klare Ja-oder-nein-Entscheidungen gesucht. Eine weitere Strategie ist es, komplexe Abläufe auf einige wenige Punkte zu reduzieren und diese in Akronyme zu verpacken. Diese können gerade zu Beginn eines Einsatzes eine wertvolle Hilfestellung sein, um alle wichtigen Maßnahmen durchzuführen und auf Wirksamkeit zu kontrollieren. Eine der Stärken existierender Handlungsempfehlungen ist die Unabhängigkeit von der Einheitsgröße, also der Anzahl der zu Beginn vorhandenen Einsatzkräfte. So können diese von allen ersteintreffenden Einheiten unabhängig von ihrer Größe angewendet und von nachrückenden Kräften weitergeführt werden. Nachfolgend einige Beispiele für Handlungsempfehlungen zu unterschiedlichen Einsatzszenarien.

- **Maßnahmen zur technischen Hilfeleistung**
    - **A** Absichern der Einsatzstelle
    - **B** Brandschutz sicherstellen
    - **S** Stabilisieren der Situation und des Patienten

- **Maßnahmen bei einem Gefahrguteinsatz**
  - G Gefahr erkennen
  - A Absperren der Einsatzstelle
  - M Menschenrettung durchführen
  - S Spezialkräfte nachfordern
  - N Notdekontamination bereitstellen

einem Einsatzerfolg führen und damit weiter fortgeführt werden oder zugunsten anderer wichtigerer Maßnahmen abgebrochen werden müssen.

Auch erzwingt der hohe Handlungsdruck durch Menschenleben in Gefahr oder die Ausweitung der Schadenslage möglichst schnelle Maßnahmen, die selbst das Gefühl der Untätigkeit gar nicht erst aufkommen lassen.

18.3.2 Auswirkungen des eigenen Handelns schnell sichtbar

Einer der wenigen Vorteile für die Einsatzkräfte zeigt sich in den meisten Fällen an den offensichtlichen Gefahren oder deren Auswirkungen zu bereits bestehenden Ursachen. So ist bei einem Brandeinsatz das Feuer selbst oder in fast jedem Fall zumindest der Rauch leicht erkenntlich oder wenigstens feststellbar. Dies und die Tatsache, dass es fast bei jeder Alarmierung einen Mitteiler vor Ort gibt, erleichtert das Auffinden der ersten feuerwehrtechnischen Problemstellungen um ein Vielfaches. Auch wenn jedoch eine vollumfängliche Erkundung aufgrund einer hoch dynamischen Lage nicht immer möglich ist und somit nicht alle notwendigen Maßnahmen zu Beginn erkannt werden, kann mit den offensichtlichsten notwendigen Maßnahmen schon kurz nach dem Eintreffen begonnen werden. So gibt es hier ganz klare Triggerpunkte für diese Sofortmaßnahmen, wie z. B. eine notwendige Menschrettung oder die Verhinderung eines Feuerüberschlags, die unabhängig von weiteren Erkundungsergebnissen von einem Teil der mitgeführten Einheiten begonnen werden können. Dies hat den Vorteil, dass erste wichtige Maßnahmen bereits parallel zur Einholung weiterer Erkenntnisse für ggf. noch folgende Maßnahmen durchgeführt werden können. Bis diese Erkundungsergebnisse vorliegen, sind i.d.R. die ersten Sofortmaßnahmen bereits abgeschlossen oder so weit fortgeschritten, dass sofort ersichtlich ist, ob die getroffenen Entscheidungen im Gesamtzusammenhang zu

18.3.3 Reduzierung auf das Wesentliche

Aufgrund des meistens vorherrschenden Zeitdrucks sind viele Probleme und Maßnahmen auf das Wesentliche reduziert. Ähnlich wie bei dem vorherigen Punkt „Einfaches Denken in schwierigen Situationen" werden möglichst einfache Kommunikationswege und Strukturen bevorzugt. Darüber hinaus werden alle Maßnahmen immer wieder auf ihre Notwendigkeit hinterfragt, dies hilft auch, für einen möglichen Folgeeinsatz schnell wieder Ressourcen frei zu bekommen. Ein unnötiges Verweilen an einer Einsatzstelle oder Fortführen nicht zielführender Maßnahmen wird es aufgrund dieser ständigen Hinterfragung nur äußerst selten geben. Auch wird versucht, jeden Inhalt und jedes Fachthema auf den wesentlichen Punkt zu bringen und auf die Kernaussage zu reduzieren. Dies kann auch bei den kurzen Absprachen der Führungsdienstgrade untereinander und bei den Lagebesprechungen bei längeren Einsätzen sehr gut beobachtet werden. Alle geäußerten Aussagen sind auf die wesentlichen Informationen reduziert und werden nur mitgeteilt, wenn diese auch für die anderen Abschnittsleiter relevant sind. Ebenso werden Konzepte und Verfahrensbeschreibungen durch viele Feuerwehrführungskräfte in sogenannten Taschenkarten zusammengefasst. ◘ Abb. 18.2 und ◘ Abb. 18.3 zeigen Beispiele solcher zusammengefassten Einsatzkurzinformationen für einen relativ seltenen Kaminbrand und die wichtige Fahrzeugaufstellung, die bei jedem Einsatz beachtet werden muss und die ein paar Grundregeln folgt. Diese Taschenkarten haben

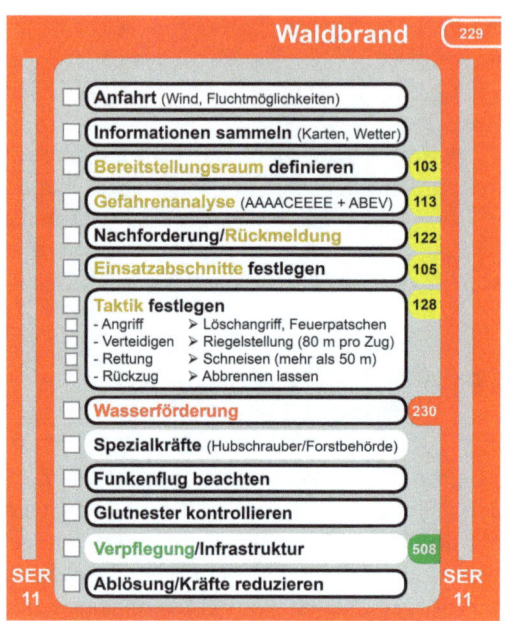

◘ **Abb. 18.2** Standard-Einsatz-Ratschlag „Kaminbrand" aus den Führungshilfen für Feuerwehr-Einsatzleiter von Andreas Gattinger

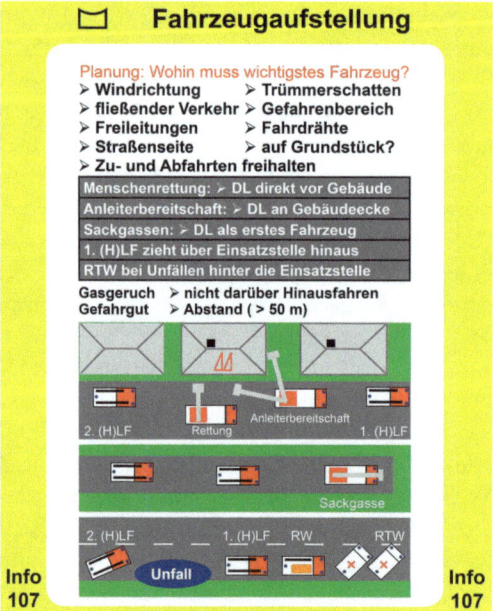

◘ **Abb. 18.3** Info „Fahrzeugaufstellung" aus den Führungshilfen für Feuerwehr-Einsatzleiter von Andreas Gattinger

i. d. R. die maximale Größe von DIN-A5 und beinhalten nur die für einen Einsatz relevanten Informationen zu einem Thema, das so schnellstmöglich erfasst werden kann und die wesentlichen Punkte dabei angewendet werden können.

18.3.4 Universalschema

Für die Ausbildung wird in ganz Deutschland ein einheitliches Planspielschema[2] verwendet, das in erster Linie dazu dient, in der Taktikausbildung einen theoretischen Ablauf durch die Erstmaßnahmen eines Einsatzes zu erlernen und einzutrainieren. Dabei wird in der Regel in einer Modellbaulandschaft, dem sogenannten Planspiel, eine statische Situation dargestellt, und dort werden ohne Zeitdruck alle notwendigen Informationen eingeholt und alle möglichen Maßnahmen mit Vor- und Nachteilen durchgesprochen. Der Planspielablauf dient hier als roter Faden, um alle aufeinanderfolgenden Schritte einzutrainieren und gegen Ende der Ausbildung ohne Hilfestellung eigenständig anzuwenden. Er kann aber auch als Grundstruktur bei einem Einsatz angewendet werden und auch bei schwierigen und neuen unbekannten Situationen helfen, einen Erfolg zu gewährleisten. Als Beispiel seien hier neue, eher noch wenig bekannte Gefahren wie die entstehende Problematik von lungengängigen Fasern durch den Abbrand von Kohlenfaserverbundwerkstoffen zu nennen. Aber auch ganz neue komplexe Situationen wie z. B. ein Amoklauf können hiermit erfolgreich abgearbeitet werden. Durch dieses Universalschema steht so dem Einsatzleiter ein gutes Werkzeug zur Verfügung, um neue Gefahren zu erkennen, zu bewerten und mit den zur Verfügung stehenden Mitteln zu beseitigen.

---

2 Institut der Feuerwehr Nordrhein-Westfahlen,
▶ http://www.idf.nrw.de/ausbildung/neuigkeiten/planspielablauf.php.

18.3.5 Aufgaben und Ziele der Feuerwehr

Die bei einem Einsatz zu erledigenden Aufgaben der Feuerwehr sind in den meisten Gesetzen der Länder verankert und klar beschrieben. Dies ist aufgrund der Tatsache, dass es sich bei der (kommunalen) Feuerwehr um eine Behörde mit Sicherheitsaufgaben handelt, zwingend erforderlich. In den meisten Fällen wird hier zwischen sogenannten Pflichtaufgaben und freiwilligen Aufgaben unterschieden. Hintergrund ist hierbei, dass die gemeindlichen Feuerwehren nicht für andere als die oben beschriebenen Aufgaben herangezogen werden dürfen. Diese bilden somit die Grundlage für ein Tätigwerden und die rechtliche Basis für alle Maßnahmen. Die Aufgaben sind damit klar definiert und werden schon in der Grundausbildung jedem Feuerwehrangehörigen frühzeitig vermittelt. So weiß jeder zu jeder Zeit, was die Kernaufgaben und wichtigsten Ziele bei einem Einsatz sind. Die offensichtlichsten Ziele dabei sind: Menschen und Tiere retten sowie Brände bekämpfen. Aber auch der Schutz von bedeutenden Sachwerten, der Umwelt sowie das Bergen von Leichen und Gegenstände im Rahmen des technischen Hilfsdienstes gehören hier dazu. Bei den freiwilligen Aufgaben ist immer noch eine individuelle Prüfung erforderlich, ob niemand anderes diese Aufgabe mit geringerem Aufwand in vertretbarer Zeit durchführen kann.

Diese (rechtliche) Sicherheit hilft allen Einsatzkräften, in einem Einsatz die offensichtlichen Gefahren zu beseitigen und ggf. nach einer kurzen Prüfung noch ausreichend Spielraum für „vernünftige" Entscheidungen und weitere Maßnahmen nach Notwendigkeit zu haben.

18.3.6 Führungsstruktur

In der Führungsausbildung gibt es ein paar Grundregeln und Prinzipien, die während der Ausbildung in den Fächern Taktik, Führen und allen anwendungsbezogenen Fächern wiederholt vermittelt und eintrainiert werden. Diese Grundsätze bilden Bausteine einer Führungsstruktur, die erst in der gesamten Anwendung effektiv wirken können und je nach Situation unterschiedlicher Gewichtung und Kombinationen bedürfen. Flexibel auf alle Einflüsse reagieren und das zielführendste Werkzeug aus diesem Portfolio anzuwenden sind dabei die wichtigsten Methoden.

18.3.6.1 Führungsprinzip, 2–5-Regel

Eines der ersten vermittelten Führungsprinzipien ist, dass einem Einheitsführer immer eine bestimmte Anzahl an untergruppierten Einheiten zur Verfügung gestellt wird. Hier wird die 2–5-Regel angewendet, die besagt, dass es mindestens zwei, jedoch maximal fünf Einheiten sind, die befehligt werden können. Dies gewährleistet einerseits, dass Aufgaben aufgrund der fehlenden Führungsspanne nicht von zwei übereinander in Linie agierenden Führungskräften redundant mit logischerweise längeren daraus resultierenden Entscheidungs- und Bearbeitungszeiträumen doppelt entschieden und kontrolliert werden. Auf der anderen Seite werden fünf Einheiten als das Maximum angesehen, die in zeitkritischen Situationen noch adäquat geführt und somit auch überwacht werden können. Diese begrenzte Anzahl an zugeordneten Einheiten wird dann in Abschnitte aufgeteilt, die dort selbstständig bearbeitet werden.

> **2–5-Regel**
> Mindestens zwei und maximal fünf Einheiten können in der VUCA-Welt der Feuerwehr vernünftig geführt werden. Eine Überschreitung geht zu Gunsten der Übersichtlichkeit und eines effektiven Controllings verloren. Bei einer „unnötigen" doppelten Führungsstruktur – ein Führer führt nur einen einzelnen anderen Führer – werden Entscheidungen in die Länge gezogen, und Aktionismus durch Unterforderung einzelner wird gefördert.

18.3.6.2 Abschnittsbildung

Aufwachsende Einsätze und große Einsatzstellen können schnell eine Größenordnung erreichen, die von einer einzelnen Person, auch wenn diese als Einsatzleiter an keinen Ort räumlich gebunden ist, nicht mehr vollständig überblickt werden können. Diese Entwicklung kann bei Einsatzbeginn nicht immer vorhergesehen werden und muss bereits zu Beginn einkalkuliert werden. Damit bei einer dynamischen, nicht planbaren Entwicklung von Beginn an eine strukturierte Führung existiert, werden gleich zu Beginn Abschnitte gebildet und Abschnittsleiter bestimmt. Diese bearbeiten, überwachen und steuern diese ihnen zugewiesene Bereiche selbstständig und melden nur Probleme, Verzögerungen und den erfolgreichen Vollzug der Aufgabe an den Einsatzleiter. Auch fordern diese dort notwendige übergeordnete Entscheidungen ein, weitere Ressourcen an und geben Auswirkungen auf andere Abschnitte bei den regelmäßigen Lagebesprechungen bekannt.

Abschnitte können sowohl räumlich bezogen (z. B. Vorder-/Rückseite eines Gebäudes) oder aufgabenspezifisch (z. B. Menschenrettung/Absperrmaßnahmen) zugeteilt werden. Sinn dabei ist es hier, klare Grenzen für die jeweiligen Einheiten zu schaffen, in denen jede für sich arbeiten kann und nicht auf andere Ereignisse außerhalb des eigenen Abschnitts achten muss. Dies hilft u. a. auch, Ablenkungen zu reduzieren und den Fokus auf die zugewiesene Aufgabe im Abschnitt zu lenken.

In der Regel werden hier auch getrennte Kommunikationsstrukturen wie eigene Funkkanäle und Versorgungs- oder Unterstützungsbereiche definiert.

Abschnitte werde gerade auch bei Technischen oder Örtlichen Einsatzleitungen (TEL oder ÖEL) angewendet, die meistens bei Katastrophen oder Großschadenslagen gebildet werden. Dort wird in einer sogenannten Stabsstruktur mit einzelnen Sachgebieten und Fachberatern gearbeitet, die sehr gut die Aufgaben und Abschnittsbildung demonstrieren.

Stabsstruktur
- **EL**: Einsatzleiter und Gesamtverantwortung
- **S1**: Personal/Innerer Dienst
- **S2**: Lageerkundung und Dokumentation
- **S3**: Einsatz und Entscheidungen
- **S4**: Logistik und Versorgung
- **S5**: Presse- und Medienarbeit
- **S6**: Information und Kommunikation
- **Sichter**: Zuteilung und Kontrolle von Aufgaben, Ein- und Ausgängen
- Div. Fachberater, abgestimmt auf die jeweilige Situation

18.3.6.3 Auftragstaktik

Die Auftragstaktik ergänzt hervorragend die vorab beschriebene Abschnittsbildung. Dabei werden den Abschnittsleitern oder auch der Mannschaft, die die Arbeiten ausführt, das Ziel und nicht der Weg oder gar einzelne Handgriffe vermittelt. Als Beispiel überträgt der Zugführer dem Gruppenführer der ersten Gruppe den Auftrag der Menschenrettung einer von Feuer und Rauch bedrohten Person auf dem Balkon im ersten Obergeschoss. Dieser kann weiter selbstständig die Dringlichkeit und die möglichen Optionen erkunden und in dieser Situation die schnellste und effektivste Variante mit den ihm zur Verfügung stehenden Mitteln auswählen. So kann in einer Situation die Rettung über Leitern, aber in einer anderen die Rettung von innen mittels einer Fluchthaube die bessere Variante sein. ◘ Abb. 18.4 zeigt hier einen durchgeführten Auftrag zur Brandbekämpfung, bei dem der Gruppenführer die Variante über Drehleiter von außen als schnellste Möglichkeit umgesetzt hat. Durch den gegebenen Befehl mittels Auftragstaktik weiß der Einsatzleiter, dass sich um diese Aufgabe bestmöglich gekümmert wird und er nur bei Problemen oder neuen Erkenntnissen durch eine Lageänderung wieder eingreifen muss. Die so frei gewordenen Ressourcen können für Absprachen mit anderen Organisationen, zur

Praxisnahe Strategien und Umgang mit Problemen aus der VUCA-Welt …

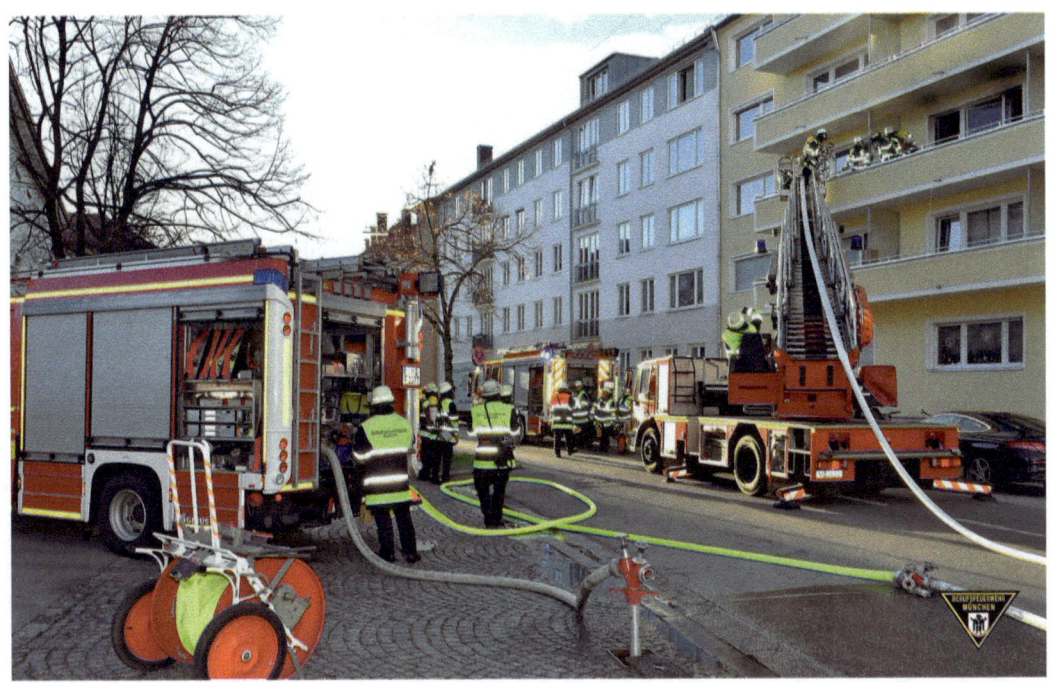

◘ Abb. 18.4 Jede Einheit (Mannschaft, Fahrzeuge und Geräte) der Feuerwehr wird mittels Auftragstaktik geführt, Branddirektion München. (Bildstelle der Branddirektion München, mit freundlicher Genehmigung)

weiteren Erkundung und zur Kontrolle der definierten Aufträge eingesetzt werden.

18.3.6.4 Hierarchiestufen und Aufgabenfestlegung

Bei Feuerwehreinsätzen ist jedem Feuerwehrangehörigen sofort klar, welche Funktion und Aufgaben er zumindest in einer groben Richtung vom Start weg übernehmen wird. Auch wenn manchmal spontan improvisiert werden muss, gerade wenn schnell andere Erkenntnisse vorliegen, bleiben die vordefinierten Funktionen zumindest ähnlich. So ist die Rolle eines jeden vordefiniert und erleichtert gerade zu Beginn die ersten notwendigen Handgriffe oder Überlegungen, was von wem zu tun ist. In einer Standardeinheit, dem sogenannten Löschzug, die ca. 95 % aller Einsätze abarbeiten kann, sind normalerweise mindestens zwei Gruppen plus Sonderfahrzeuge unter der Führung eines Zugführers im taktischen Verbund zusammengesetzt. Jedes dieser Löschfahrzeuge mit der zugehörigen Besatzung hat wiederum weitere zu erfüllenden Funktionen im Gesamtverbund: Der Gruppenführer ist für die richtige Führung seiner zugehörigen Mannschaft und die richtige Verwendung der am Fahrzeug verlasteten Gerätschaften vorgesehen, der Maschinist bewegt das Fahrzeug zur Einsatzstelle, bedient und überwacht dort alle Pumpen und Aggregate. Die Mannschaft besteht i. d. R. aus mehreren Trupps, die wiederum aus zwei Feuerwehrangehörigen bestehen. Der Angriffstrupp ist primär für die Menschenrettung, sowohl unter Atemschutz als auch mittels technischem Gerät, vorgesehen, der Wassertrupp bereitet entweder die Wasserversorgung vor oder übernimmt die notwendigen Sicherungsmaßnahmen, und der Schlauchtrupp übernimmt die Gerätebereitstellung, die nicht nur aus Schlauchmaterial bestehen kann.

Die Zuteilung für die eigenen Aufgaben bei einem Einsatz kann über zwei verschiedene Methoden zustande kommen. Bei beruflichen Einsatzkräften erfolgt zu Beginn einer jeden Bereitschaftszeit eine feste Einteilung auf die benötigten Einsatzfunktionen, so kann sich hier bereits vor einem Alarm jeder auf seine zugewiesene Rolle vorbereiten. Bei freiwilligen Kräften erfolgt die Übernahme der Funktionen zunächst auch wie bei beruflichen Kollegen über die vorhandene Qualifikation und Ausbildung. Wenn diese, meistens Führungsfunktionen, besetzt sind, werden die wichtigsten Funktionen der Reihe nach vergeben. Dabei gibt die Sitzordnung im Fahrzeug die jeweiligen Aufgaben vor, so dass bereits auf der Anfahrt die Rollen klar definiert sind. Auch wissen somit alle Einsatzkräfte, welcher Einheit sie angehören, welche Aufgaben damit verbunden sind und wer die zuständige Führungskraft ist. Diese Hierarchie (◘ Abb. 18.5) wird im Einsatz konsequent angewendet, so dass keine Ebenen von oben oder unten übersprungen werden und damit auch die Kommunikationswege vorgegeben sind. Diese sind somit möglichst einfach und nicht überfrachtet.

18.3.6.5 Kommunikationsregeln

Eine Vielzahl an Befehlen, Aufträgen und Rückmeldungen findet bei Einsätzen standardisiert statt. Dies hat gerade in zeitkritischen Situationen mehrere Vorteile. So kann einerseits der Befehl für den Sender durch die entsprechende Reihenfolge bestimmter Inhalte schon eine Art Checkliste sein, die verhindert, wichtige Teile zu vergessen. Andererseits ergibt sich auch für den Empfänger daraus ein entsprechender Vorteil, bestimmte Inhalte werden an bestimmten Stellen erwartet und erleichtern so das Verständnis bei schweren Wörtern oder stark verkürzten Phrasen. Der Befehl einer Führungskraft wird somit immer in der gleichen Reihenfolge gegeben. Dieser wird zwischen zwei Möglichkeiten unterschieden: Befehl auf Zugebene und auf Gruppenebene.

Ein Befehl ab Zugebene erfolgt nach dem Prinzip der Auftragstaktik bei dem der beabsichtige Plan, das zu erreichende Ziel und die Vorgaben oder Grenzen der Durchführung vermittelt werden.

Einsatzbefehl ab Zugebene
- Lagebeschreibung
- (Gefahrenhinweise)
- Einheit
- Auftrag
- (Durchführung)
- (Versorgung)
- (Führung und Kommunikation)

Bei Befehlen, die auf Gruppenebene gegeben werden und wesentlich detaillierter vermittelt werden müssen, wird hier ein ähnliches, etwas abgewandeltes Schema angewendet, das mehr Platz für technische Beschreibungen zulässt.

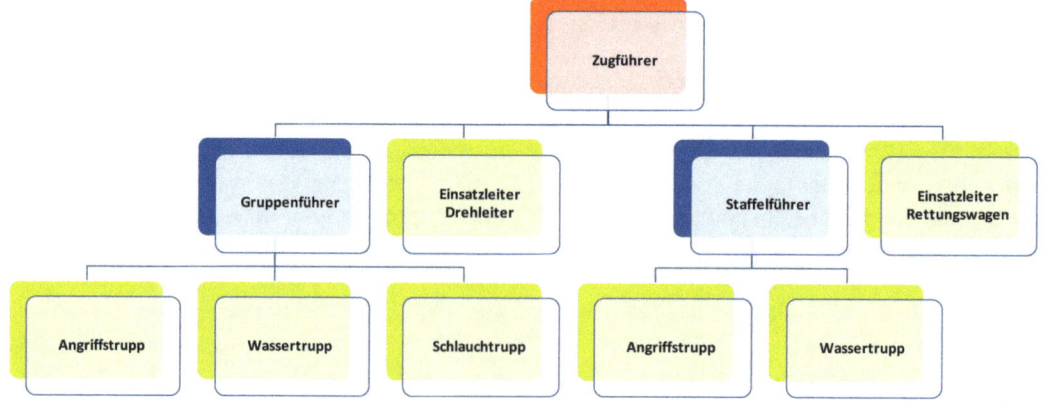

◘ Abb. 18.5 Führungsstufen der Feuerwehr

> **Einsatzbefehl bis Gruppenebene**
> - Lageeinweisung
> - (Wasserentnahmestelle)
> - (Lage des Verteilers)
> - (Gefahrenhinweise)
> - Einheit
> - Auftrag
> - Mittel
> - Ziel
> - Weg

Auch die Rückmeldung der alarmierten Einheiten vor Ort an die Leitstelle, die im Hintergrund weitere Alarmierungen veranlasst, Informationen einholt und notwendige Stellen informiert, erfolgt anhand eines Merkschemas. Dieses wird in jeder Führungsebene und Ausbildung vermittelt und eintrainiert. Das Akronym MELDEN ist hier aufgrund des Inhalts und der Beschreibung besonders hilfreich und erleichtert die strukturierte Aufnahme des Disponenten in der Leitstelle, die Rückmeldung des Einsatzleiters vor Ort und die Lageeinschätzung weiterer auf der Anfahrt befindlicher Einheiten.

> **MELDEN-Schema für Rückmeldungen**
> - M Meldende Einheit
> - E Einsatzort
> - L Lagebeschreibung vor Ort
> - D Durchgeführte Maßnahmen
> - E Eingesetzte Kräfte
> - N Nachforderung

18.3.7 Vordefinierte Regelungen/Konzepte/Prinzipien

Für bestimmte Einsatzsituationen gibt es bei den meisten Feuerwehren sogenannte Konzepte oder Handlungsanweisungen, die ähnliche und wiederholt vorkommende Szenarien beschreiben. Der Sinn dahinter ist, dass bestimmte Definitionen, Begrifflichkeiten und taktische Vorgehensweisen zunächst standardisiert angewendet werden und dadurch Zeit für Absprachen reduziert werden kann. Ein Beispiel kann hierfür ein Hochhauskonzept sein, das einen Brand in einem weiter oben gelegenen Stockwerk beschreibt und bestimmte Begriffe und Vorgehensweisen definiert. So ist der Begriff des „Brandgeschosses" noch gut nachvollziehbar und dass die ersteintreffende Einheit dorthin zur Menschenrettung und Brandbekämpfung vorgeht, ebenso wie die Vorgabe des Angriffswegs. Das Depotgeschoss hingegen ist z. B. zwei Geschosse unterhalb des Brandgeschosses definiert und dient als Ausgangs- und Rückzugsort für alle im weiteren Verlauf des Einsatzes eingesetzten Einheiten. Auch die Ausrüstung, die von der zweiten Gruppe vorgenommen wird, ist vorab definiert und bildet die benötigten Gerätschaften ab, die erwartungsgemäß bei solch einem Brand aus der Erfahrung heraus benötigt werden. Auch werden vorgegebene Funkkanäle und Übergabepunkte beschrieben, die mit dem vorher Aufgezählten eine gleiche Ausgangsbasis für alle beteiligten Einsatzkräfte beschreiben. Müsste dies alles den jeweiligen Einheiten bei jedem Einsatz erst neu mitgeteilt werden, würde dieser so um mehrere Minuten verzögert und im schlimmsten Fall durch Kommunikations- oder Verständnisprobleme fehlgeleitet. Diese vorab definierten Festlegungen für ähnliche Einsätze helfen einerseits, ein gemeinsames Bild zu vermitteln und Kommunikation zu reduzieren, andererseits lassen sie aber noch genügend Flexibilität, um auf die individuellen Gegebenheiten reagieren zu können.

18.4 Persönliche Resilienz

Aber nicht nur die Organisation „Feuerwehr" hat durch die über Jahre entwickelte Struktur eine gewisse Resilienz durch viele hilfreiche einzelne Systeme entwickelt. Auch die Einsatzkräfte selbst sind aufgrund ihrer Ausbildung in der Lage, eine gewisse Resilienz zu generieren und weiter zu entwickeln.

18.4.1 Ausbildung in jeder Funktionsstufe

Die Fachlaufbahn der Feuerwehr ist eine der fachlichen Ausprägungen des öffentlichen Dienstes. Dadurch sind für die jeweilige Laufbahn eine bestimmte Eingangsqualifikation und die Art der Ausbildung während der Anwärterzeit vorgeschrieben. So gilt für den mittleren Dienst eine abgeschlossene Berufsausbildung, für den gehobenen Dienst ein Bachelorstudium und für den höheren Dienst ein Masterstudiengang als Einstiegsvoraussetzung. In der Ausbildung, egal in welcher Hierarchiestufe, lernen die Anwärter jede mögliche für den Einsatz notwendige Tätigkeit bis zu der vorgesehenen Führungsstufe. Gerade Lehrgänge der höheren Führungsebene werden teilweise aufgrund des deutlichen Zeitaufwandes zwar bis auf ein Drittel gekürzt, aber trotzdem mit ähnlichem Inhalt durchgeführt. Reduziert wird hier hauptsächlich der Inhalt bei vergleichbaren Themen und bei den Führungsgrundsätzen, die sich in jeder Führungsposition gleichen.

Auch die Führungskräfte der höheren Ebene durchlaufen von der Grundausbildung über die mittleren Führungsfunktionen bis zu ihrer eigentlichen Ausbildung alle Führungsebenen. Dies gewährleistet, dass ein Verständnis für jede Tätigkeit und jede Führungsfunktion im Einsatz vorhanden ist. So weiß jeder Einsatzleiter, wie anstrengend und zeitaufwändig es ist, unter voller Schutzausrüstung mit allen notwendigen Gerätschaften zur Brandbekämpfung in ein Hochhaus, z. B. in das 23. Obergeschoss, vorzugehen. Auch existiert ein Verständnis für die Probleme und Sichtweisen der untergeordneten Führungskräfte. Praktika in den jeweiligen Führungsfunktionen nach den entsprechenden Lehrgängen bringen hier die notwendige Praxiserfahrung und verbessern die Transferleistung zwischen den Hierarchiestufen.

18.4.2 Ausbildung eine Hierarchiestufe höher als die ausgeübte Funktion

Die stufenweise Heranführung an die finale Führungsfunktion ist hier eine Variante, Resilienz zu fördern. Eine weitere Möglichkeit ist auch, das Verständnis für die nächsthöhere Funktion zu kennen und im besten Falle sogar anwenden zu können. So werden die Führungskräfte in den meisten Fällen eine Hierarchiestufe höher ausgebildet, als sie in ihrer eigentlichen Verwendung eingesetzt werden. So besteht die Anstellungsprüfung für den gehobenen feuerwehrtechnischen Dienst aus einer Verbandsführerprüfung, wobei die überwiegende Mehrheit zunächst als Zugführer eingesetzt wird. Erst nach einigen Jahren Berufserfahrung im Einsatzdienst in dieser Funktion wird hier die nächste Führungsstufe übernommen.

Bis dahin kann bei größeren Einsätzen auf eine vorausschauende Einsatzplanung aufgebaut werden, da bereits bei den zu treffenden Entscheidungen auf den Aufbau der Einsatzorganisation und für größere Dimensionen geplant werden kann. So werden z. B. bei einem Großbrand in einer Lagerhalle die eigenen Einheiten und Maßnahmen nicht zu kleinteilig in mehrere Einsatzabschnitte auf jeder Seite aufgeteilt, sondern in dem Wissen, wie mehrere Einheiten später in größeren Dimensionen zusammen agieren, nur für eine Seite eingesetzt. Dies entspricht einem späteren Abschnitt, bei dem in dem genannten Beispiel vier Löschzüge auf jeder Seite der Lagerhalle agieren können.

18.4.3 Erfahrungsbasierte Entscheidungen

Eine der größten Stärken der Feuerwehr ist es, aus gemachten Erfahrungen in jeglicher Form zu lernen und diese auch anzuwenden. Gerade in gefährlichen und hoch dynamischen Situationen verlassen sich viele Einsatzleiter auf ihr „Bauchgefühl". Dieses Bauchgefühl ist nach Gary Klein (1998) allerdings nichts anderes als die Summe aller bisher gemachten Erfahrungen, wobei die beste Erfahrung als Referenz herangezogen und sowohl als Vergleich als auch als Entscheidungsgrundlage angenommen wird. Die Übersicht und Beschreibung des „Recognition-Primed Decision Model" im Exkurs beschreibt hier sehr gut den Prozess, wie Entscheidungen getroffen werden. Ein Rückschluss aus den Einzelpunkten und den Überlegungen lässt folgende Empfehlungen für Feuerwehr-Einsatzleiter zu: Je mehr Einsätze und Übungen diese selbst erleben, desto besser. Auch der gegenseitige Austausch durch Erzählungen, Fachliteratur und die eigenen Überlegungen, wie ein beschriebener Einsatz gelöst werden könnte, fördern die Erfahrungen, auf die das „Bauchgefühl" zugreifen kann. Als Beispiel sei hier nur die schlichte Betrachtung von Einsatzbildern genannt. Diese fördern die persönliche Einschätzung, wie sich z. B. Feuer und Rauch bei bestimmten baulichen Gegebenheiten verhalten, welche Rauchfarbe welche Auswirkungen generieren und vieles mehr.

> **Exkurs**
>
> **Recognition-Primed Decision Model**
>
> Das Recognition-Primed Decision Model von Gary A. Klein beschreibt in erster Linie einen Kreislauf, der als Ausgangspunkt eine veränderte Situation als Problem erkennt. Unterbewusst findet ein erster Abgleich der neuen Situation mit bereits bekannten Sachverhalten statt. Hierfür werden Ziele und Handlungen ebenso abgeglichen wie die zu erfüllenden Erwartungen. Aus dieser ersten abgerufenen, bereits gemachten Erfahrung oder Erinnerung an eine erfolgreich bewältigte Situation wird ein mentales Modell erstellt und in Sekundenbruchteilen eingeschätzt, ob es für die neue Situation funktionieren wird. Wenn ja, wird dies so ausgeführt und über die erfüllten Erwartungen abgespeichert. Wenn nein, wird ein neues, anderes bekanntes Bild oder eine positive Erfahrung gesucht, diese wird ebenfalls in ein mentales Modell umgewandelt und auf Praktikabilität überprüft. Dies wird so lange als Schleife angewendet, bis ein passendes Bild gefunden wird oder festgestellt wird, dass es bis dato keine vergleichbare Situation gibt. Anschließend erfolgen eine Neueinschätzung der Situation und eine Suche nach weiteren Informationen. Sind neue Erkenntnisse vorhanden, beginnt der Kreislauf von vorne.

18.4.4 Traineeprogramm

Ist die Ausbildung beendet und soll der Einsatzdienst beginnen, werden Einsatzkräfte nicht einfach ins kalte Wasser geworfen, sondern erhalten eine Art Traineeprogramm. Alle Einsatzkräfte ohne Führungsfunktion bekommen einen erfahrenen Mentor an die Seite gestellt, der als Ansprechpartner dient und bei den meisten Einsätzen direkt dabei ist. Dort werden ebenso allgemeine Verhaltenstipps gegeben wie Fragen beantwortet oder Empfehlungen für Verbesserungen gegeben.

Ähnlich wird bei angehenden Führungskräften verfahren, dort gibt es zwei Stufen, bis diejenigen alleine in Verantwortung stehen. Die erste Stufe ist „Führungskraft unter Aufsicht", was bedeutet, dass der eigentliche Einheitsführer immer in der Nähe des Trainees bleibt und bei kritischen Situationen oder schwierigen Entscheidungen sofort eingreifen kann. Bei der nächsten Stufe „Führungskraft in Begleitung" wechselt die Verantwortung, so dass die Aufsicht zu einem Berater wird, der auf Fehler und Verbesserungspotenzial hinweist. Auch kann dieser bei hoch dynamischen Situationen schnell unterstützen und bei schwierigen Entscheidungen Empfehlungen aus den eigenen Erfahrungen weitergeben.

18.5 Übertragbare Lösungsansätze

◘ Abb. 18.6 zeigt eine hoch dynamische, zeitkritische und auch gefährliche Situation eines verunfallten Tanklastzuges mit eingeklemmter Person, die erfolgreich in wenigen Minuten gerettet werden konnte. Die eine oder andere Beschreibung der Situationen könnte auch auf Ihre Arbeit zutreffen? Gut – an dieser Stelle können Sie die wichtigsten Überlegungen zusammengefasst als Lösungsansätze für sich selbst, Ihren Beruf oder Ihr Unternehmen nochmals wiederfinden. Profitieren Sie von den jahrelangen Erfahrungen von Feuerwehr-Einsatzleitern, um mit schwierigen und komplexen Einsätzen umzugehen. Auch wenn sich manche Lösungen nach sehr starren Vorgaben anhören und vermeintlich kaum flexibles Handeln zulassen, so ist dies immer noch ausreichend möglich und gibt allen Beteiligten durch entsprechende Rahmenvorgaben eine gewisse Grundsicherheit. In der VUCA-Welt des Autors und vielen anderen Einsatzleitern funktioniert dies hervorragend – oder brennt in Ihrer Stadt etwa noch ein Feuer?!

- **Vermitteln Sie Ziele!**

Definieren Sie verständliche Ziele und vermitteln Sie diese und Ihre Absichten, wie sie erreicht werden können! Je klarer jeder Beteiligte weiß, was erreicht werden muss und was als großes Ganzes dahintersteht, umso besser können alle an einem Strang ziehen.

- **Geben Sie Aufträge, weisen Sie Abschnitte zu und haben Sie Vertrauen!**

Verteilen Sie Aufträge statt einzelne Arbeitsschritte! Geben Sie die Verantwortung für einen gesamten Bereich ab und überwachen Sie nur die Ergebnisse und Auswirkungen auf andere Bereiche. Wenn es notwendig wird, steuern Sie nach, indem Sie genauere Vorgaben definieren.

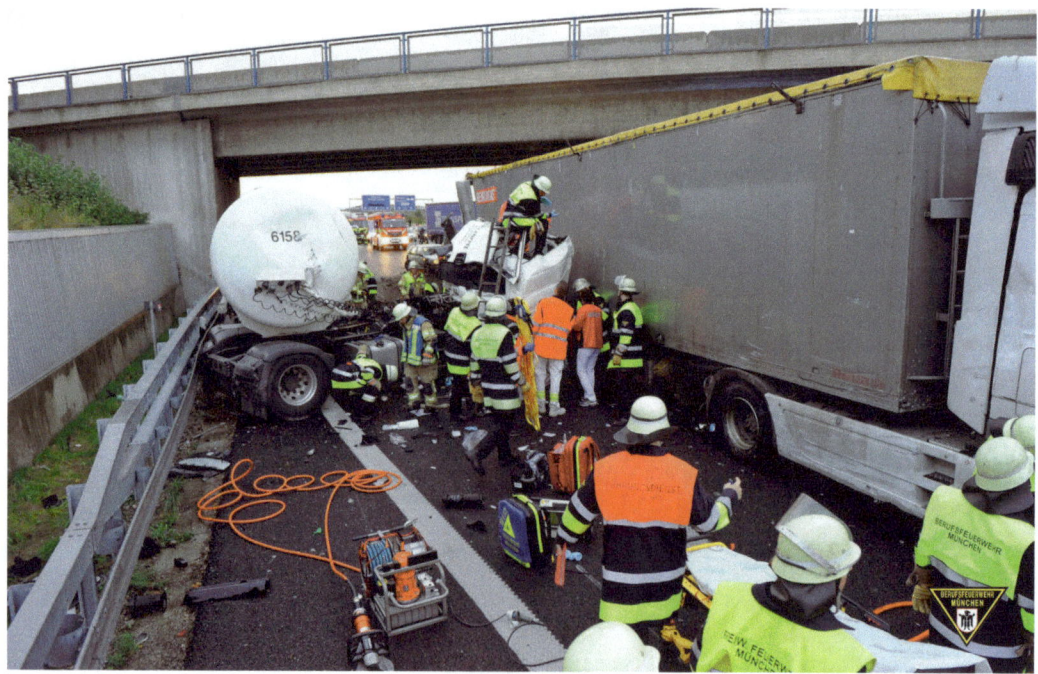

◘ Abb. 18.6 Ein Einsatzleiter der Feuerwehr muss in jeder Situation den Überblick behalten. (Bildstelle der Branddirektion München, mit freundlicher Genehmigung)

Vertrauen Sie dabei den mit der Leitung der Bereiche beauftragten Mitarbeitern oder Abschnittsleitern bei der Erledigung der übertragenen Aufgaben und halten Sie andere Lösungen und auch manche Umwege aus. Das Ergebnis zählt!

- **Geben Sie Entscheidungsspielräume und Grenzen vor!**

Geben Sie Freiheiten und Grenzen der oben definierten Abschnitte vor und ihren eigenen Wissensvorsprung bestmöglich weiter. Je genauer Sie hier die Informationen weitergeben, desto weniger Reibungsverluste durch Doppeltätigkeiten oder notwendige Absprachen, wer welche Aufgaben wie genau machen soll, entstehen. Greifen Sie nur ein, wenn Schnittstellen zu anderen Bereichen tangiert werden oder eine Maßnahme aus einem Bereich Auswirkungen auf einen anderen hat.

- **Definieren Sie Kommunikationswege und -regeln!**

Legen Sie fest, wie in stressigen Situationen über welche Wege kommuniziert werden soll. Verlieren Sie keine Zeit, dies erst im Fall der Fälle zu tun. Haben Sie damit eine Art Notfallplan in der Hinterhand, den Sie hoffentlich nie brauchen, aber froh sind zu haben, wenn es mal so weit ist. Wenn Sie die Kommunikationswege definiert haben, sorgen Sie auch dafür, dass sich alle an die vordefinierten Regeln halten und auch keine Führungsebenen übersprungen werden. Auch wenn Sie vermeintlich keine Zeit haben: Führen Sie gerade in schwierigen Situationen regelmäßige „Lagebesprechungen" durch, bei denen alle auf den gleichen Stand gebracht werden und jeder aus seinem Bereich ein kurzes Statusupdate wiedergibt. Achten Sie darauf, dass hier nur die für alle anderen Bereiche relevanten Informationen weitergegeben werden und alles Weitere bilateral geklärt wird.

- **Beschreiben Sie mögliche Szenarien und üben Sie diese regelmäßig!**

Bestimmte „schlimme Szenarien" sind in jeder Branche zu finden. Gehen Sie hier systematisch vor, vergleichen Sie die Probleme Ihrer Kunden, Zulieferer oder Konkurrenten und identifizieren Sie mögliche Problemfälle, die dort bereits aufgetreten sind. Überlegen Sie sich dann, wie ein Vergleichbares Szenario Sie, Ihre Firma oder Ihre Mitarbeiter treffen würde und welche negativen Auswirkungen dadurch entstehen können. Malen Sie hier richtig schwarz und überzeichnen Sie ruhig das Szenario, dass Sie hier üben wollen. Wenn Sie dann feststellen, wie Sie alle damit umgehen können und welche Schritte in dieser schwierigen Situation funktionieren und welche nicht, können Sie viel für die Zukunft mitnehmen und haben die wichtigsten Resilienzen von Feuerwehr-Einsatzleitern erfolgreich angewendet.

Literatur

Cannon, W. B., et al. (2010). *Fight-or-flight response*. Saarbrücken: Alphascript Publishing.

Klein, G. A. (1998). *Sources of power*. Massachusetts: MIT-Press.

Critical Incident Stress Management – wie professionelle Krisenintervention die Luftfahrt resilienter macht

Stephanie Rascher und Gerhard Fahnenbruck

19.1 Was ist ein „Critical Incident"? – 271
19.1.1 Definition – was ist ein „Critical Incident"? – 271
19.1.2 Psychische und physische Symptome – welche Reaktionen können auftreten? – 272

19.2 Critical Incident Stress Management (CISM) in der Luftfahrt – 272
19.2.1 Definition – was ist CISM? – 272
19.2.2 Zielgruppen – an wen wendet sich CISM? – 273
19.2.3 Organisation – nach welchen Standards arbeitet CISM? – 273
19.2.4 Kriseninterventionsverfahren – welche Maßnahmen kommen zum Einsatz? – 274
19.2.5 Interventionsprozess – wie läuft der Prozess? – 278

19.3 Wirkfaktoren und Effektivität – wie CISM die Luftfahrt resilienter macht – 279

Literatur – 281

© Springer Fachmedien Wiesbaden GmbH, ein Teil von Springer Nature 2019
J. Heller (Hrsg.), *Resilienz für die VUCA-Welt*,
https://doi.org/10.1007/978-3-658-21044-1_19

Das Flugzeug zählt nach wie vor zu den sichersten Transportmitteln. Doch auch in der Luftfahrt gibt es immer wieder Vorfälle, bei denen das Leben eines Crewmitglieds selbst oder einer Person in unmittelbarer Umgebung unmittelbar bedroht ist oder scheint. Die Betroffenen haben zwar neben einer entsprechenden Ausbildung auch persönliche Kompetenzen, um diese herausfordernden Situationen für sich zu bewältigen. Doch auch hier gibt es Grenzen. Die Auseinandersetzung mit aggressiven Passagieren, kranken oder sterbenden Gästen oder schweren Turbulenzen geht auch an sehr erfahrenen Besatzungsmitgliedern nicht spurlos vorbei. Bei der Stressverarbeitung nach belastenden Ereignissen geht man davon aus, dass auch Mitglieder einer Crew nach schwerwiegenden Vorfällen psychisch belastende Reaktionen zeigen können. Entscheidend hierfür ist weniger die objektive Schwere des Ereignisses als vielmehr die subjektiv wahrgenommene Gefährdung und die Möglichkeit, dieses Ereignis aktiv bewältigen zu können. Hierbei können geschulte Kollegen, die gesamte Organisation und Fachleute entscheidend unterstützen. Der folgende Beitrag beschreibt das Critical Incident Stress Management als ein Konzept für in der Luftfahrt operationell tätiges Personal, das konkrete Maßnahmen einer psychischen Ersten Hilfe nach belastenden Ereignissen aufzeigt.

Beispiel
LH 425-Flug von Boston nach München. Die Besatzung eines Airbus A-340 freut sich nach ihrem Aufenthalt an der Ostküste der USA auf die Ankunft in München. Fünf Stunden vor der geplanten Landung bittet ein Passagier um eine Schmerztablette. Es ginge ihm nicht gut, erklärt der blasse und leicht schwitzende Gast. Als die Flugbegleiterin mit der Tablette zurück ist, hat sich der Gesundheitszustand des Passagiers bereits deutlich verschlechtert. Er klagt über zunehmende Engegefühle und Atemnot, sein Gesicht ist fahl und verschwitzt. Wenig später verliert er das Bewusstsein, zwei Flugbegleiterinnen bringen den Gast mithilfe von Passagieren in eine der Küchen und beginnen mit der Reanimation. Ein herbeigerufener Arzt übernimmt diese zusammen mit einer Flugbegleiterin, während der Chef der Kabine das Cockpit über den medizinischen Notfall informiert. Nach Rücksprache mit dem behandelnden Arzt erwägen die beiden Piloten eine Zwischenladung in Neufundland. Bevor die Zwischenlandung eingeleitet werden kann, stellt der Arzt tragischerweise den Tod des Patienten fest. Während eine Flugbegleiterin den toten Passagier vor den Blicken der anderen Gäste abschirmt, kümmert sich eine weitere Kollegin während der verbleibenden Flugzeit um die fassungslose Ehefrau des Passagiers. Nach der Landung in München wird diese von Sanitätern in Empfang genommen und betreut, während die Leiche ihres Ehemanns abgeholt wird.

Ein solcher Vorfall geht auch an erfahrenen Crews nicht spurlos vorbei. Nach Abschluss der Arbeiten an Bord setzt sich die Flugzeugbesatzung mit speziell geschulten Kollegen zusammen, um das aus ganz unterschiedlichen Perspektiven erlebte Ereignis gemeinsam zu besprechen.

Critical Incident Stress Management (Mitchell 1983) wurde in der Luftfahrt weltweit gegen Ende der 1980er und in den 1990er Jahren für das operationell tätige Personal (Piloten, Flugingenieure, Flug- bzw. Frachtbegleiter, Notärzte von Rettungshubschraubern, Militär- oder Privatpiloten, Fallschirmspringer und Gleitschirmflieger) auf freiwilliger Basis eingeführt. Es ging zunächst darum, die Auswirkungen von Vorfällen aufzufangen bzw. zu mildern. Die damalige Annahme war, dass man kritische Vorfälle nicht verhindern kann, es aber möglich ist, deren Verarbeitung durch Betroffene zu verbessern und Symptome zu lindern. Inzwischen geht es insbesondere in der Luftfahrt auch darum, durch entsprechend erweiterte Programme die Sicherheit im Luftverkehr zu erhöhen, indem Piloten hier auch präventiv betreut werden (Fahnenbruck 2017).

Aus Sicht von Piloten werden diese Programme massiv unterstützt. Sie erhalten insbesondere die psychische Gesundheit der Piloten und somit auch deren Arbeitsplatz und Existenz (IFALPA 2015).

19.1 Was ist ein „Critical Incident"?

Heutzutage müssen sich viele Menschen Risiken und belastenden Arbeitsbedingungen aussetzen, die weit außerhalb der üblichen Belastungsgrenze liegen. Hierzu zählen nicht nur Einsatzkräfte von Feuerwehr, Rettungsdienst, Polizei, Ärzte und Pflegepersonal, sondern auch Flugzeugbesatzungen. Aber das Risiko, mit einem traumatischen Ereignis konfrontiert zu werden, beschränkt sich längst nicht mehr auf sogenannte „Hochrisiko-Bereiche".

Terroranschläge wie auf das World Trade Center in New York, Flugzeugentführungen, Amokläufe an Schulen, Anschläge wie in Nizza oder auf dem Berliner Breitscheidplatz haben dazu geführt, dass jeder Einzelne schnell zum Betroffenen werden kann. So hat sich auch in Deutschland in den letzten Jahren ein wachsendes Interesse am Aufbau von psychosozialen Initiativen entwickelt (vgl. Everly und Mitchell 2005).

Aufgrund des besonderen Gefährdungsrisikos von Flugzeugbesatzungen hat sich in der Luftfahrt bereits in den 1990er Jahren ein Kriseninterventionssystem etabliert, das berufsbedingtem Stress und posttraumatischen Syndromen nach sogenannten „Critical Incidents" bei Crews vorbeugen soll.

Dieses Betreuungssystem wird im folgenden Beitrag detaillierter vorgestellt.

19.1.1 Definition – was ist ein „Critical Incident"?

Belastende Erlebnisse wie der oben beschriebene Tod eines Passagiers an Bord werden auch als „Critical Incident" oder „belastendes Ereignis" bezeichnet. Everly und Mitchell (1999) verstehen hierunter ein Geschehen, das eine Krisenreaktion hervorruft oder von ihr begleitet wird. Die schlimmsten Formen solcher belastender Vorfälle können auch als traumatische Ereignisse eingestuft werden.

Stress durch ein belastendes Ereignis (im Amerikanischen: „Critical Incident Stress") ist die Stressreaktion, die eine Person oder eine Gruppe nach einem belastenden Ereignis entwickelt. Sie ist charakterisiert durch eine Vielzahl physischer, kognitiver, emotionaler und verhaltensmäßiger Anzeichen und den Verlust grundlegender Glaubensüberzeugungen. Die meisten Menschen erholen sich innerhalb weniger Wochen von Stress, der durch ein belastendes Ereignis hervorgerufen wurde.

Die Folgen belastender Ereignisse sind bei fliegendem Personal gleich wie bei anderen Personengruppen. So zeigt Fahnenbruck (2015) auf, dass 80 % der Betroffenen keine oder geringere Symptome zeigen. 16 % der Besatzungsmitglieder, die ein belastendes Ereignis erlebt haben, sind kurzfristig von posttraumatischen Belastungsreaktionen betroffen. Eine zunächst normale Reaktion gesunder Menschen auf ein abnormales Ereignis. Erst wenn die Reaktionen länger anhalten und/oder sich verschlimmern, sollte dies hellhörig machen. Laut Fahnenbruck (2015) sind nach einem einzelnen Ereignis 4 % der Kolleginnen und Kollegen des fliegenden Personals davon betroffen (◘ Abb. 19.1).

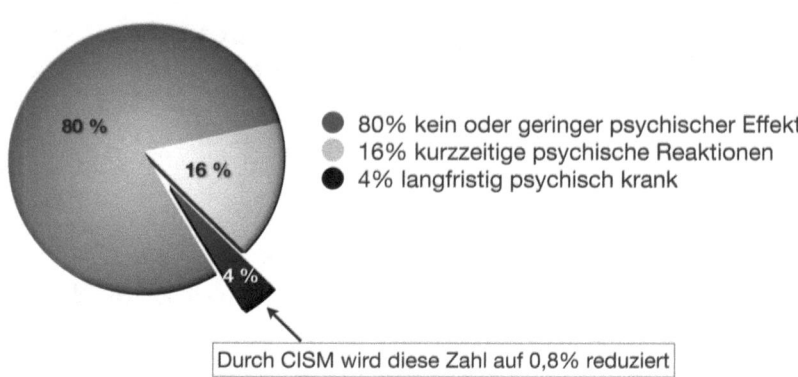

Abb. 19.1 Auftreten von Symptomen nach belastenden Ereignissen

19.1.2 Psychische und physische Symptome – welche Reaktionen können auftreten?

Außergewöhnliche Belastungen bzw. Stress äußern sich in ganz unterschiedlichen Reaktionen und Symptomen. Psychosoziale Stressoren sind

» Ereignisse in der Umgebung einer Person, die Stressreaktionen hervorrufen. Die individuelle Bewertung oder Interpretation dieser Ereignisse als bedeutend oder potenziell herausfordernd, bedrohlich oder aversiv führt zur Stressreaktion (Everly und Mitchell 2005, S. 42).

Die Reaktionen auf außergewöhnliche Belastungen lassen sich in kognitive, körperliche, emotionale und verhaltensmäßige Symptome unterscheiden. Zu den kognitiven Symptomen zählen unter anderem gedankliche Verwirrung, Konzentrationsschwierigkeiten, verkürzte Aufmerksamkeitsspanne und reduzierte Entscheidungsfähigkeit. Körperlich äußern sich außergewöhnliche Belastungen oft durch Übelkeit, Appetitlosigkeit, Schlafschwierigkeiten, Sprachstörungen, erhöhten Blutdruck sowie schnellere Atmung.

Emotional empfinden die Betroffenen oft Gefühle der Angst oder Schuld, Hilflosigkeit, Wut, Trauer und/oder Depression. Auf der Verhaltensebene macht sich die außergewöhnliche Belastung oft durch Ruhelosigkeit, Hektik, Schlaflosigkeit, Änderung vertrauter Verhaltensmuster, verändertes Essverhalten, Distanz zu anderen Menschen sowie emotionale Ausbrüche bemerkbar.

Halten diese Symptome auch nach vier Wochen weiter an oder verschlimmern sich, wird den Betroffenen empfohlen, professionelle Hilfe aufzusuchen.

19.2 Critical Incident Stress Management (CISM) in der Luftfahrt

19.2.1 Definition – was ist CISM?

Worum geht es nun bei der Aufarbeitung von kritischen Vorfällen (CISM) in der Luftfahrt? Die Unfallforschung in diesem Bereich orientiert sich in aller Regel an der Definition der International Civil Aviation Organisation Annex 13 (ICAO Annex 13 2016), die etwas verkürzt von einem Unfall spricht, wenn beim Betrieb eines Flugzeugs Personen- bzw. Sachschaden entstanden ist.

Im Sinne des Managements kritischer Ereignisse und der Betreuung davon betroffener Menschen geht es jedoch nicht um das Ereignis an sich, sondern darum, wie ein solches wahrgenommen und verarbeitet wird.

Entsprechend hat sich folgende Definition für kritische Ereignisse etabliert:

> **Definition**
> Ein Ereignis gilt als kritisch, wenn eine Person selbst oder eine Person in unmittelbarer Nähe mit dem Leben oder der Unversehrtheit bedroht war oder schien (Fahnenbruck et al. 2017).

Diese Definition hebt sehr stark auf die Wahrnehmung der betroffenen Menschen ab, die ausschlaggebend für deren Reaktionen ist. In der Luftfahrt ist in den meisten Fällen ein Unfall im Sinne der Definition der ICAO auch die Ursache für eine wahrgenommene Gefährdung. Es kann aber sehr wohl auch passieren, dass ein Vorgang kein Unfall in diesem Sinne ist, dieser aber von den Betroffenen trotzdem als kritisches Ereignis wahrgenommen wird (z. B. unerwartete Windscherungen oder das schlichte Durchstarten eines Flugzeugs). Genauso gut kann umgekehrt ein Unfall nach ICAO-Kriterien als nicht-kritisches Ereignis wahrgenommen werden, weil er gut vorbereitet war. Ob die Bedrohung tatsächlich bestand, ist nach dieser Definition irrelevant.

Beim **CIS-Management** geht es darum, die betroffenen Mitarbeiter insbesondere emotional aufzufangen, damit ein entsprechendes Ereignis keine nachhaltigen psychischen Auswirkungen hat. Dies geschieht in aller Regel innerhalb komplexer Programme, die eine durchgehende Versorgung potenziell Betroffener sicherstellen. Schulungen stellen sicher, dass die potenziell betroffenen Mitarbeiter bereits vorab Kenntnis über mögliche Auswirkungen von Ereignissen, aber auch Kenntnis über die existierenden Unterstützungsprogramme haben. Die Programme selbst müssen über geschultes Personal verfügen, das in der Lage ist, die entsprechenden Maßnahmen situationsadäquat anzuwenden.

19.2.2 Zielgruppen – an wen wendet sich CISM?

Für die Betreuung nach kritischen Ereignissen kommen insbesondere das an Bord befindliche Personal, also Piloten und Flugbegleiter, aber beispielsweise auch Frachtbegleiter, Rettungssanitäter, Notärzte oder Techniker in Frage. Das Betreuungskonzept sieht intensive Kenntnisse des Umfeldes vor, um sicherzustellen, dass die Betroffenen sich verstanden fühlen und auch tatsächlich verstanden werden. Das senkt die Schwelle der Kontaktaufnahme für Betroffene erheblich und stellt eine frühe und angemessene Versorgung sicher.

Als Betreuer werden Peers eingesetzt, die aus dem gleichen Arbeitsumfeld kommen. Die Stiftung Mayday (► www.Stiftung-Mayday.de) unterscheidet bei der Betreuung hier beispielsweise nach Cockpit- und Kabinenpersonal bzw. ob der oder die Betroffene aus der Verkehrsfliegerei oder der allgemeinen Luftfahrt (Segelflieger, Motorflieger, Fallschirmspringer, Helikopterpilot etc.) kommt. Innerhalb dieser Gruppen wird nach Möglichkeit zusätzlich nach spezifischer Rolle, Geschlecht, Muttersprache, Herkunft, Wohnort und weiteren signifikanten Merkmalen unterschieden, um eine möglichst passgenaue Zuordnung von Betroffenen zu geschulten Betreuern sicherzustellen.

19.2.3 Organisation – nach welchen Standards arbeitet CISM?

Anders als bei kleinen und lokal agierenden Teams wie zum Beispiel Feuerwehren arbeiten CISM-Teams der Luftfahrt überregional. Es stellt sich also die Frage, wie das Team organisiert sein muss, um dezentral nach gemeinsamen Standards agieren zu können. Dies führt in erster Linie zur Frage, wie die Teams auszubilden sind. In der internationalen Luftfahrt hat man sich in den 1990er Jahren darauf geeinigt, nach den Standards der **International Critical Incident Stress Foundation (ICISF)** zu arbeiten. Diese Grundlage stellt sicher, dass Crews in den USA nach den gleichen Standards betreut werden wie in Europa oder Asien, und gewährleistet eine kontinuierliche Weiterbetreuung in der Heimat (vgl. Fahnenbruck 2015).

Darüber hinaus stellt sich die Frage, welche **Teamgröße** optimal ist, um der Betreuungsaufgabe nachkommen zu können. Für große Gruppen potenziell betroffener Mitarbeiter (N > 1.000), die dezentral stationiert sind, hat sich nach Fahnenbruck (2015) als Teamgröße 1 % der Belegschaft als gut erwiesen. Entsprechend arbeitet die Stiftung Mayday mit ca. 300 CISM-Teammitgliedern für ca. 30.000 potenziell betroffene Mitarbeiter.

Ein wichtiger Erfahrungswert betrifft das **Schulungskonzept** für die Teammitglieder. Im Rahmen der Erstbetreuung von operativem Personal (Rettungskräfte, Polizei, Militär, fliegendes Personal) werden Fahnenbruck (2015) zufolge die besten Betreuungsergebnisse mit Freiwilligen aus dem gleichen Arbeitsumfeld gemacht (sog. Peers). Diese ehrenamtlichen Betreuer weisen eine hohe intrinsische Motivation auf, ihre Kollegen bei der Bewältigung und Bewertung der erlebten kritischen Situation zu unterstützen.

Was die **Ausbildung** betrifft, hat sich in der Luftfahrt als Standard eine 3-tägige Einführungsschulung mit einer darauf folgenden 2-tägigen Aufbauschulung etabliert. Danach erfolgt eine 2-tägige Auffrischungsschulung, die alle 2 Jahre durchlaufen werden muss.

Grundsätzlich ist das Schulungskonzept wichtig, um die Qualifikation der Teammitglieder aufrecht zu halten. Der Schulungsrahmen ist aber auch für dezentral arbeitende Teams deshalb entscheidend, weil es die Möglichkeit bietet, den Kontakt zu Teammitgliedern zu halten und sich auszutauschen.

Darüber hinaus trägt das Angebot regelmäßiger **Supervision** dazu bei, auch die Teammitglieder selbst während und nach ihren Einsätzen professionell zu begleiten. Dies ist nicht nach jedem Einsatz erforderlich. Bei der Stiftung Mayday wird nach 1–2 % der Einsätze davon Gebrauch gemacht (vgl. Fahnenbruck 2015).

Entscheidend für eine professionelle Betreuungsarbeit ist aber in erster Linie die schnelle und **zielgruppengerechte Auswahl** der Betreuer. Erfahrungsgemäß ist die Peer-Mitarbeiter-Passung mit erfolgsentscheidend, d. h., Piloten betreuen Piloten, Purser (= Chef der Kabine) kümmern sich um Purser, Flugbegleiter kümmern sich um Flugbegleiter. Dies geschieht mithilfe einer Software, die die Qualifikation der Mitarbeiter und die internen Prozesse der Stiftung Mayday sehr genau abbildet. Alle Fälle werden standardisiert dokumentiert und automatisch ausgewertet.

Ein weiterer Erfolgsfaktor ist die Entscheidung, **Führungskräfte** in den Prozess miteinzubinden. Diesen wurde angeboten, sich zu Betreuern ausbilden zu lassen oder an einer Kurzschulung von 3 Stunden teilzunehmen, auch wenn klar ist, dass sie nach kritischen Situationen nicht eingesetzt werden können. Die Führungskräfte haben aber so ein klares Bild der Arbeit der CISM-Teams und sorgen dafür, dass den Betreuungsteams der Rücken freigehalten wird. Dies ist besonders dann wichtig, wenn ein kritischer Vorfall eintritt und es darum geht, den betroffenen Mitarbeitern und betreuenden CISM-Mitgliedern Raum und Zeit für den Prozess der Krisenintervention zu schaffen.

19.2.4 Kriseninterventionsverfahren – welche Maßnahmen kommen zum Einsatz?

Wie bereits beschrieben, gilt in der Luftfahrt weitestgehend der Standard der ICISF (Everly und Mitchell 2008). Dieser unterscheidet einerseits danach, ob eine einzelne Person, eine kleine Gruppe von Personen oder große Gruppen von

Personen zu betreuen sind. Andererseits spielt es in diesem Konzept eine große Rolle, wann das auslösende Ereignis aufgetreten ist. Um dieses Konzept ein wenig anschaulich zu machen, werden im Folgenden zwei der Gruppenmaßnahmen beschrieben, die zu unterschiedlichen Zeitpunkten Anwendung finden:

Das Defusing, das innerhalb der ersten Stunden nach einem Ereignis zum Tragen kommt, und das Critical Incident Stress Debriefing, das in der Regel nach wenigen Tagen durchgeführt wird (verfügbar unter: ▶ www.icisf.org).

19.2.4.1 Defusing

Beim Defusing (Mitchell 2015) handelt es sich um eine Gruppenmaßnahme für operationelles Personal – in der Fliegerei in aller Regel um die Crew eines Fluges. Im anfangs genannten Beispiel ginge es sowohl um die Cockpitcrew, die für den Flugablauf zuständig war, als auch um die Kabinencrew, die sich maßgeblich um den verstorbenen Passagier und die Angehörige gekümmert hat.

Ziel eines Defusings ist es, ein gemeinsames Verständnis oder Bild der praktisch eben gerade erst erlebten Situation für alle Crewmitglieder zu entwickeln. Dies ist deshalb wichtig, da in der Regel mindestens Teile des gesamten Vorgangs aufgrund der Dynamik der Situation zumindest einzelnen Crewmitgliedern nicht bekannt sind und dies zu der ohnehin schon existierenden Verunsicherung beiträgt.

Das Verfahren ist kognitiv orientiert. Das betreuende Team stellt sich zunächst vor, sorgt für einen sicheren und vertraulichen Rahmen und erklärt den Sinn und Ablauf der kurzen Intervention. In der Austauschphase stellen die betroffenen Crewmitglieder ihre jeweilige Sicht der Dinge dar. Das dadurch entstehende Verständnis der Situation kappt die emotionale Spitze, so dass Betroffene in 99,2 % (Fahnenbruck 2004) der Fälle die Situation in Folge weiter selbst gut verarbeiten können bzw. keiner weiteren Unterstützung bedürfen (◘ Abb. 19.2).

Der Prozess der Verarbeitung wird in der Informationsphase dadurch unterstützt, dass mögliche Symptome nach einer kritischen Situation normalisiert werden und die Betroffenen Hinweise erhalten, wie sie mit diesen Symptomen umgehen können. Die Zeit bis zur vollständigen Erholung kann durch diese Maßnahmen erheblich, meist auf wenige Tage, verkürzt werden.

Emotionen werden im Rahmen des Defusings seitens des Teams zwar als normal zur Kenntnis genommen und bestätigt, zu diesem Zeitpunkt jedoch nicht bearbeitet. Das Risiko einer Retraumatisierung und Verstärkung der Emotionen wäre zu dem sehr frühen Zeitpunkt zu hoch. Stattdessen wird den Betroffenen angeboten, diese in den kommenden Tagen mit dem Team zu besprechen, sollten sich die Gefühle nicht durch den zeitlichen Abstand, Gespräche mit Angehörigen oder den Nachtschlaf reduzieren bzw. verschwinden. Abschließend wird den Betroffenen in der Informationsphase weitere Unterstützung nach Bedarf angeboten.

19.2.4.2 Debriefing

Beim Debriefing handelt es sich ebenfalls um eine Gruppen- (Crew-) Maßnahme. Da das Ereignis zum Zeitpunkt der Maßnahme aber bereits ein paar Tage her ist, kommt es nun in erster Linie darauf an, den Emotionen und Reaktionen der Betroffenen den notwendigen Raum zu geben. Wichtig sind in diesem Verfahren die spezifischen Hilfestellungen im Umgang mit den konkret genannten Emotionen und Reaktionen. Wie im Defusing kann das auslösende Ereignis nicht rückgängig gemacht werden. Der aktive Umgang mit der Situation selbst und den sich daraus ergebenden Emotionen und Reaktionen kann jedoch unterstützt werden (◘ Abb. 19.3).

In den anschließenden Follow-up-Gesprächen wird sichergestellt, dass der zu erwartende Erholungsprozess auch tatsächlich eintritt. Auch hier gilt, dass etwa 99 % der betroffenen

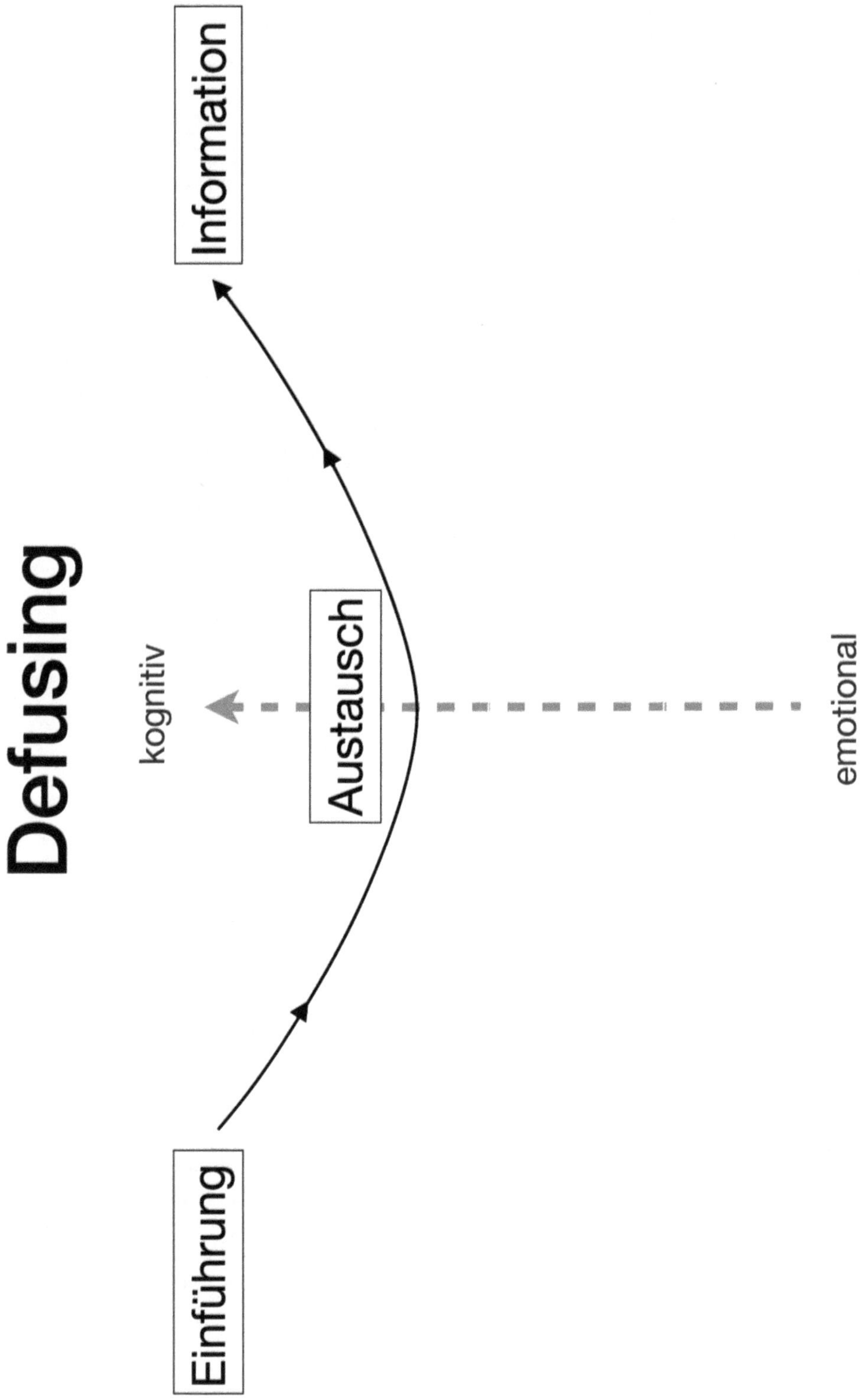

Defusing

Einführung → Austausch → Information

kognitiv ←------- emotional

Abb. 19.2 Defusing. (In Anlehnung an Mitchell 2015)

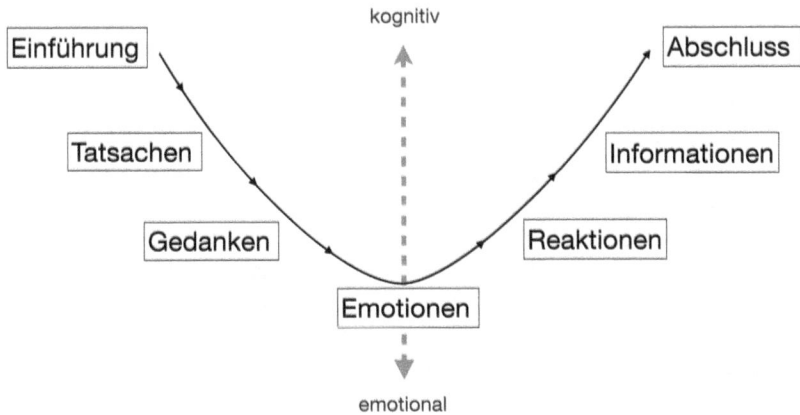

Abb. 19.3 Debriefing. (In Anlehnung an Mitchell 2015)

Crewmitglieder keiner weiteren Betreuung bedürfen (Fahnenbruck 2004; Fahnenbruck und Bühringer 2017; Fahnenbruck 2017).

Sowohl beim Defusing als auch beim Debriefing handelt es sich nicht um therapeutische Maßnahmen. Vielmehr sind beide als „Werkzeuge" der psychologischen ersten Hilfe durch Kollegen zu verstehen. Unabhängig davon hat speziell die Maßnahme des CIS-Debriefings den Status **„evidence based"** erhalten, da seine Wirksamkeit nachgewiesen werden konnte (Durkin 2017, zitiert nach NREPP 2017).

In der Luftfahrt wurde über die klassischen Maßnahmen der International Critical Incident Stress Foundation (ICISF) hinaus das sogenannte **operationelle Debriefing** (Ops-Debriefing) entwickelt. Auch hierfür werden die Kapitäne speziell geschult. Bei dem Verfahren geht es darum, dass die Betroffenen direkt nach dem Vorfall alle relevanten Informationen zusammentragen. In der Regel sind es genau diese Angaben, die zu einer enormen Entlastung der Betroffenen führen und eine weitere CISM-Maßnahme oft überflüssig machen. Dauert das operationelle Debriefing länger als 15 Minuten, ist in aller Regel Unterstützung durch das CISM-Team erforderlich. Im Rahmen des Ops-Debriefings stellt der Kapitän vier Fragen an die Crew, so dass sich alle Teammitglieder einen Überblick über den gesamten Vorfall verschaffen können.

Diese lauten:
- Was ist faktisch und verfahrenstechnisch passiert?
- Gibt es abweichende Wahrnehmungen zwischen verschiedenen Crewmitgliedern?
- Gibt es Bedarf an weiteren CISM-Maßnahmen?
- Wie geht es weiter?

Die Einführung des Verfahrens in der Praxis war so erfolgreich, dass die Zahl der später durch CISM zu betreuenden Crewmitglieder im Folgejahr signifikant zurückgegangen war (Fahnenbruck 2015).

19.2.5 Interventionsprozess – wie läuft der Prozess?

Wie läuft nun der eigentliche **Kriseninterventionsprozess** nach einem Vorfall ab? Die Betroffenen melden sich nach einem Vorfall selbst bei einer Hotline des CISM-Teams. Der sogenannte Koordinator ruft zurück und klärt die Situation mit dem Anrufer. Beide entscheiden daraufhin gemeinsam, welche der möglichen Maßnahmen zum Einsatz kommen sollen. Die betroffene Fluggesellschaft wird nur dann informiert, wenn entweder die gesamte Crew betroffen ist oder wenn operationale Änderungen im Dienstplan erforderlich werden und der Betroffene vorher zugestimmt hat (◘ Abb. 19.4). Die Stiftung Mayday arbeitet nach dem Prozess seit Jahren erfolgreich. Dieser setzt allerdings informierte Betroffene voraus und macht nur Sinn für dezentrale Teams einer bestimmten Größe. Aufgrund der Komplexität der Abläufe sind alle Prozesse dokumentiert und seit 2008 in allen Bereichen ISO-zertifiziert (vgl. Fahnenbruck 2015).

Ein weiterer Punkt, um den sich die meisten Organisationen nur noch indirekt kümmern können, ist die professionelle **Nachsorge** der tatsächlich erkrankten Mitarbeiter. Hierbei sollte man sich im Klaren darüber sein, was man als Institution leisten kann und was man über ein qualifiziertes externes Netzwerk „zukaufen" muss. Dieses Netzwerk muss mindestens aus klinischen Psychologinnen und Psychologen bestehen, die sich auf Traumatherapie spezialisiert haben. Darüber hinaus sind Kontakte zu Kliniken wichtig, die sich mit den Themen Suchtmittelmissbrauch, Depression und posttraumatische Belastungsstörung auskennen, sowie Kontakte zu örtlichen Notfallseelsorgern. Im internationalen Kontext der Luftfahrt sind Kontakte zu möglichen ähnlich aufgebauten Organisationen in der Welt hilfreich, da eine Erstversorgung oft außerhalb der Heimatbasis stattfinden muss. Über das reine CISM hinaus bieten heutige Programme oft weitergehende Unterstützung (rechtliche, finanzielle, organisatorische, medizinische etc.) je nach lokalem Bedarf an.

Will ein Programm im Bereich der Krisenintervention erfolgreich sein, dann muss es 24 Stunden am Tag zur Verfügung stehen. Gerade die Interventionen direkt bis wenige Stunden nach dem Ereignis sind hochgradig wirksam. Inzwischen gibt es Teams, die per Call Center und persönlichem Ansprechpartner zur Verfügung stehen (z. B. Stiftung Mayday oder das Critical Incident Response Program der US-ALPA). Aber auch Teams,

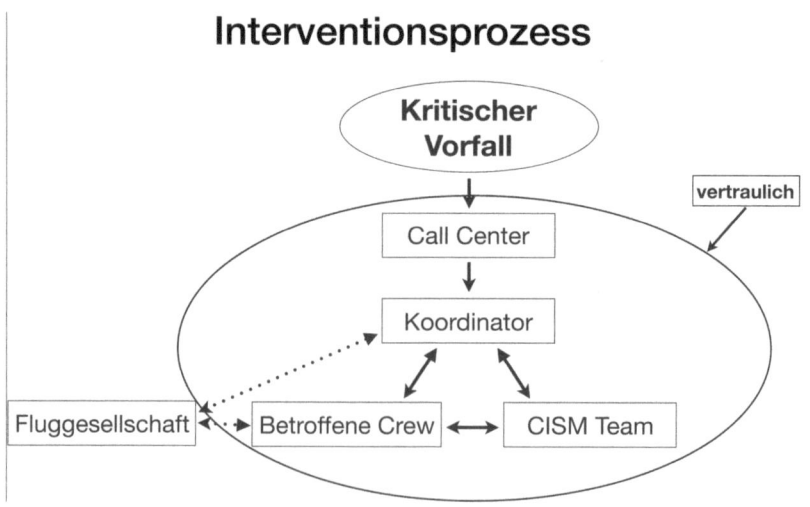

◘ Abb. 19.4 Interventionsprozess nach einem Vorfall. (Aus Fahnenbruck 2015, S. 72)

deren Verfügbarkeit über das Internet und eine daran angeschlossene Alarmierungskette verfügbar sind (British Airways), scheinen problemlos zu funktionieren.

Wichtig ist, dass vertrauliche Informationen tatsächlich vertraulich behandelt werden. Es besteht internationaler Konsens (EASA 2016; FAA 2015; EPPSI 2017) darüber, dass weder Luftfahrtbehörden noch Fliegerärzte oder Arbeitgeber ohne explizite Genehmigung der Betroffenen Informationen erhalten dürfen. Einzige Ausnahme wäre eine akute Selbst- oder Fremdgefährdung, die international in aller Regel polizeilich meldepflichtig ist. Vorkommnisse in diese Richtung sind allerdings die absolute Ausnahme.

Die der Alarmierung folgenden Maßnahmen sollten internationalen Standards folgen und eine Nachbetreuung sicherstellen. Dies ist in den allermeisten derzeit existierenden Programmen gewährleistet.

19.3 Wirkfaktoren und Effektivität – wie CISM die Luftfahrt resilienter macht

Professionelle Kriseninterventionssysteme wie CISM steigern nicht nur die individuelle Resilienz der einzelnen Mitarbeiter, sondern auch die Widerstandsfähigkeit der gesamten Organisation.

Bei 4 % des fliegenden Personals, das nach einem belastenden Ereignis ohne Betreuung bleibt, treten in Folge des Ereignisses gehäuft Suchtmittelmissbrauch, Depressionen oder posttraumatische Belastungsstörungen (PTBS) oder eine Kombination dieser Erkrankungen auf. Mit professioneller Betreuung im Rahmen eines CISM-Systems lässt sich dieser Anteil nach Fahnenbruck (2015) auf 0,8 % reduzieren. An dieser Stelle trägt eine professionelle Krisenintervention dazu bei, eigene Bewältigungsmechanismen der Betroffenen zu aktivieren und den Vorfall mithilfe von Peers und ggf. professioneller Unterstützung zu bewältigen.

Doch was genau stärkt die **individuelle Resilienz** der Betroffenen durch CISM?

Everly und Mitchell (2005) verweisen auf verschiedene Wirkfaktoren, auf die im Folgenden kurz eingegangen wird:
- Frühe Intervention
- Gelegenheit zur emotionalen Entlastung
- Gelegenheit, das Trauma zu verbalisieren
- Wiederherstellung strukturierter Umgebung
- Psychische Struktur
- Unterstützung durch die Gruppe
- Unterstützung durch Peers
- Angebote zur Stressprävention
- Nachsorge und weitergehende Angebote
- Wiedererlangen der Handlungsorientierung

Die **CISM-Maßnahmen** werden sehr **früh**, oft innerhalb weniger Stunden nach dem Ereignis, angesetzt. Zahlreiche Studien konnten belegen, dass die Nachsorge- und Behandlungskosten für die Betroffenen geringer und die Prognosen günstiger waren, wenn die posttraumatischen Stresssyndrome früh erkannt werden und eine frühzeitige Intervention eingeleitet wird (vgl. z. B. Friedman et al. 1988).

Die **Gelegenheit zur emotionalen Entlastung**, auch als Katharsis (griech. = Reinigung) bezeichnet, ist eines der Hauptmerkmale des Erholungsprozesses nach belastenden Ereignissen. Das Aufdecken von traumatischen Ereignissen führt zu einer Verringerung der Stresserregung und zu einer verbesserten Funktion der Abwehrmechanismen.

Im Rahmen der CISM-Interventionen haben die betroffenen Menschen nicht nur die Möglichkeit, ihre Gefühle zu äußern, sondern auch die Gelegenheit, ihre individuellen **Traumata**, Ängste und Sorgen verbal zu rekonstruieren, indem sie **sprachlich verbalisiert** werden. Brunno Bettelheim, der mit Überlebenden des Holocaust und anderen traumatisierten Menschen arbeitete, brachte dies auf den Punkt: „Worüber nicht gesprochen werden kann, das kann auch nicht zur Ruhe kommen" (Bettelheim 1984, S. 166).

Ein belastendes Ereignis ist immer gekennzeichnet von Strukturlosigkeit, Chaos und Unsicherheit. Betroffene und Einsatzkräfte empfinden häufig ein hohes Maß an Hilflosigkeit und haben mitunter Todesangst. Die **CISM-Interventionen** hingegen bieten eine **klare und nachvollziehbare Struktur** und bieten einen Prozess mit genau definiertem Anfang und Ende. Diese strukturierte Umgebung hilft den Betroffenen dabei, sich weniger Sorgen zu machen, weniger krank zu werden und den Anforderungen des täglichen Lebens wieder schneller gerecht zu werden.

Das CISM-Defusing und das CISM-Debriefing folgen einem durchdachten und **strukturierten psychischen Prozess**, der immer auf der kognitiven Ebene beginnt. Den Betroffenen fällt es so leichter, einzusteigen, da sie zunächst sachlich schildern können, was sie im Einsatz getan haben. Anschließend können sie ihre Gedanken äußern, was ebenfalls noch auf der kognitiven Ebene geschieht. Während das Defusing auf der kognitiven Ebene verbleibt, wird im Debriefing im nächsten Schritt die affektive Ebene betreten. Hier werden nun Gefühle und Reaktionen geäußert. Um sicherzustellen, dass die Betroffenen danach nicht in ein emotionales Loch fallen, folgt nun die Reaktionsphase, in der langsam zur kognitiven Ebene zurückgekehrt wird. In der Informations- und Abschlussphase ist die kognitive Ebene wieder vorherrschend.

Die CISM-Interventionen nutzen ganz bewusst die in der **Gruppe** vorhandenen gemeinsamen **Erfahrungen und Ressourcen**. Hierzu gehören neben dem Austausch von reinen Sachinformationen das Ausdrücken von Gefühlen, die Relativierung des Gefühls von Einzigartigkeit und Schwäche, die Entwicklung konstruktiver Bewältigungsstrategien, die Möglichkeit, Zuwendung aus der Gruppe zu erhalten, sowie die Entwicklung von Gefühlen der Hoffnung (vgl. Yalom 1970).

Kollegiale Berater haben sich in verschiedensten Situationen, auch in der Einsatz- und Katastrophennachsorge, vielfach bewährt (vgl. Orner 1994). Peers sind aufgrund ihres beruflichen Selbstverständnisses und ihres Berufsethos glaubwürdig. Gut ausgebildete kollegiale Berater können Hilfe von Kollege zu Kollege leisten, die psychosoziale Fachleute trotz ihrer Qualifikation so nicht anbieten können.

Wissen über die natürlichen Folgen von traumatischem **Stress** helfen den Betroffenen, ihre Erfahrung kognitiv neu zu bewerten (= Reframing) und die Belastung besser zu verarbeiten. Die Teilnehmer erhalten Informationen über vermeidbare Stressverstärker und möglicherweise auftretende Symptome der akuten Belastungsreaktion. Der Schwerpunkt des CISM-Debriefings besteht in erster Linie darin, eine Erfahrung zu „normalisieren".

Im Rahmen des CISM-Debriefings wird den Betroffenen nicht nur Gelegenheit zu Gruppengesprächen, Informationsaustausch und dem Einholen von Unterstützung angeboten. Er bietet darüber hinaus auch die Möglichkeit, Personen zu identifizieren, die weitergehende psychologische Unterstützung benötigen, und diese **Nachsorge** in Form von Kontaktanbahnung zu Therapeuten, Kliniken oder sonstigen Fachleuten zu bieten.

Zentrales Ziel der CISM-Maßnahmen ist die Wiederherstellung der Handlungsorientierung der betroffenen Mitarbeiter. Das CISM-Team stabilisiert die Situation, mobilisiert Ressourcen und ermutigt die Betroffenen, die Verantwortung für ihre Erholung selbst zu übernehmen. Die Teilnehmer spüren, dass sie mit ihren Sorgen und Anliegen ernst genommen werden, aber gleichzeitig in der Lage sind, sich selbst zu helfen

Viele Wirkfaktoren tragen dazu bei, die individuelle Resilienz der Betroffenen nach einem belastenden Ereignis zu erhöhen.

Doch was genau stärkt die **organisationale Resilienz** der betroffenen Organisationen?

Die Organisation selbst trägt schon allein im Rahmen ihrer **Fürsorgepflicht** als Arbeitgeber die Verantwortung, betroffene Mitarbeiter nach einem belastenden Ereignis am Arbeitsplatz zu unterstützen.

Das Engagement und die Fürsorge der Organisation erhöhen aber auch das **Commitment** der betroffenen Mitarbeiter. Für ein Unternehmen, das sich so um seine Beschäftigten kümmert, setzt man sich auch als Mitarbeiter gerne ein und fühlt sich seinem Unternehmen verbunden. Entsprechende positive Effekte hat dies wiederum auf die organisationale Resilienz der Organisation.

Neben den eher sozialen und moralischen Gründen der Arbeitgeber gibt es aber auch **finanzielle Überlegungen**, die für ein CISM-System sprechen. Einer internen Lufthansa-Studie zufolge spart das Unternehmen jährlich > 1.000.000 €, weil es sich um sein Personal in und nach Krisen kümmert. Die Ersparnis kommt im Wesentlichen dadurch zustande, dass die Zahl der kurzfristig Erkrankten nach einem kritischen Ereignis mit Betreuung fast im Normalbereich liegt und dass die Zahl der durch ein kritisches Ereignis langfristig psychisch Erkrankten um 80 % reduziert werden kann. Dies ist besonders relevant, da eine PTBS (posttraumatische Belastungsstörung) eine Krankheit ist, die bis zur Arbeitsunfähigkeit führen kann (Everly und Lating 1995) und den Arbeitgeber bis dahin viel Geld kostet.

Auch wenn belastende Ereignisse wahrscheinlich in keiner Organisation herbeigesehnt werden, so bieten sie doch oft Anlass dazu, **als Team näher zusammenzurücken**, sich auf Wesentliches zu besinnen und sich gegenseitig zu unterstützen. Diese Erfahrung der gegenseitigen Wertschätzung und Hilfe ist nicht nur für die Betroffenen selbst, sondern für die gesamte Organisation meist eine unerwartet neue und positive Erfahrung, die auch nach dem kritischen Ereignis neue Kräfte und Ressourcen freisetzt.

In diesem Sinne zielt CISM darauf ab, die wichtigste Ressource einer Organisation zu bewahren, die sie hat: die eigenen Mitarbeiter.

Es geht also in erster Linie darum, betroffenen Teammitgliedern nach einem kritischen Ereignis beizustehen, sie zu unterstützen, ihre eigenen Bewältigungsmechanismen zu aktivieren und das Erlebte kognitiv neu zu bewerten.

Oder wie es im Bereich der Stressforschung oft formuliert wird: „Es kommt nicht darauf an, was einem Menschen zustößt, sondern darauf, wie er damit umgeht."

Literatur

Bettelheim, B. (1984). Aftterword. In C. Vegh (Hrsg.), *I didn't say good-bye*. New York: E.P. Dutton.

EPPSI. (2017). European Pilot Peer Support Initiative, Launch Seminar, February 2nd 2017, Frankfurt. ▶ http://eppsi.eu/eppsi-launch-seminar-presentations/.

European Aviation Safety Agency (EASA) Opinion No 14/2016. (2016). Aircrew medical fitness, Implementation of the recommendations made by EASA-led Germanwings Task Force on the accident of the Germanwings Flight 9525. ▶ https://www.eurocockpit.be/campaign/aircrew-medical-fitness.

Everly, G. S., & Lating, J. (Hrsg.). (1995). *Psychotraumatology: Key papers and core concepts in post-traumatic stress*. New York: Plenum.

Everly, G. S., & Mitchell, J. T. (1999). *Critical Incident Stress Management (CISM). A new era and standard of care in crisis intervention*. Ellicott City: Chevron.

Everly, G. S., & Mitchell, J. T. (2005). *Critical Incident Stress Management – Handbuch Einsatznachsorge. Psychosoziale Unterstützung nach der Mitchell-Methode*. (Hrsg. und Übers. J. Müller-Lange). Edewecht: Stumpf & Kossendey.

Everly, G. S., & Mitchell, J. T. (2008). *Integrative Crisis Intervention and Disaster Mental Health. Innovations in Disaster & Trauma Psychology* (Vol. 4). Ellicott City: Chevron.

FAA. (2015). Pilot Fitness Aviation Rulemaking Committee Report. ▶ https://www.faa.gov.

Fahnenbruck, G. (2004). The Financial Benefit of „Critical Incident Stress Management" at Lufthansa. Paper presented at the EAAP conference, Sesimbra, Portugal.

Fahnenbruck, G. (2015). Über die Organisation der Betreuung von fliegendem Personal in akuten Krisen – wie arbeitet die Stiftung Mayday? In G. Perren-Klingler (Hrsg.), *Psychische Gesundheit und Katastrophe. Internationale Perspektiven in der psychosozialen Notfallversorgung* (S. 67–75). Berlin: Springer.

Fahnenbruck, G., & Bühringer G. (2017, February). Stiftung Mayday/Anti-Skid – How it works in Germany.Paper presented at EPPSI Launch Seminar, Frankfurt, Germany.

Fahnenbruck, G., & Steinhardt, G. (2017). Peer-to-peer support and development programmes for pilots: time for a holistic approach. In Robert Bor, et al. (Hrsg.), *Pilot Mental Health Assessment and Support* (S. 345–366). London: Routledge.

Friedman, R., Framer, M., & Shearer, D. (1988). Early response to post-traumatic stress. *EAP Digest,* September-October, 45–49.

ICAO Annex 13. (2016, 11. Aufl.) to the Convention on International Civil Aviation, Aircraft Accident and Incident Investigation. ► https://www.icao.int/safety/airnavigation/AIG/Pages/Documents.aspx.

IFALPA. (2015). The International Federation of Air Line Pilots' Associations, Position Paper 15POS21, Mental Health Requirements for Active Pilots. ► https://www.ifalpa.org/publications/ifalpa-statements.html.

Mitchell, J. T. (1983). When disaster strikes … The critical incident stress debriefing process. *Journal of Emergency Medical Services, 13*(11), 49–52.

Mitchell, J. T. (2015). *Group Crisis Intervention, Student Manual* (5. Aufl.). Chevron: Ellicott City.

NREPP. SAMHSA's National Registry of Evidence-based Programs and Practices. ► http://nrepp.samhsa.gov/ProgramProfile.aspx?id=222#hide3.

Orner, R. (1994). *Intervention strategies for emergency response groups: A new conceptual framework.* Paper presented at the NATO conference on Stress, Coping and disaster in Bonos, France.

Yalom, I. (1970). *The theory and practice of group psychotherapy.* New York: Basic Books.

Printed in Poland
by Amazon Fulfillment
Poland Sp. z o.o., Wrocław